临床急救医学

Clinical Emergency Medicine

主　编　Scott C. Sherman［美］

Joseph M. Weber［美］

Rahul G. Patwari［美］

Michael A. Schindlbeck［美］

主　译　吴　晓　胡善友　常　庆

副主译　王　莉　居学丰　王　飞

上海科学技术出版社

图书在版编目(CIP)数据

临床急救医学 /(美)斯科特·谢尔曼(Scott C. Sherman)
等主编;吴晓,胡善友,常庆主译.—上海:上海科学技术
出版社,2019.2(2023.5 重印)
ISBN 978 - 7 - 5478 - 4273 - 7

Ⅰ.①临…　Ⅱ.①斯…②吴…③胡…④常…　Ⅲ.①急救医学
Ⅳ.①R459.7

中国版本图书馆 CIP 数据核字(2018)第 269362 号

临床急救医学

主　编　　Scott C. Sherman[美]　　Joseph M. Weber[美]
　　　　　　Rahul G. Patwari[美]　　Michael A. Schindlbeck[美]

主　译　吴　晓　胡善友　常　庆
副主译　王　莉　居学丰　王　飞

上海世纪出版(集团)有限公司
上海科学技术出版社　出版、发行
(上海市闵行区号景路 159 弄 A 座 9F-10F)
邮政编码 201101　　　www.sstp.cn
上海盛通时代印刷有限公司印刷

开本 787×1092　1/16　印张 28
字数:700 千字
2019 年 2 月第 1 版　2023 年 5 月第 6 次印刷
ISBN 978 - 7 - 5478 - 4273 - 7/R·1753
定价:108.00 元

本书如有缺页、错装或坏损等严重质量问题,
请向工厂联系调换

内容提要

　　本书由美国、澳大利亚、黎巴嫩等国近百位急救医学的专家共同编著而成。全书包含 19 个部分、98 个专题，主要从急救常见操作、急救理论及急救基本处理三个方面进行论述，强调了在遇到常见急救疾病时需要掌握的基本知识点，给出了急救时必须知晓的简明扼要的流程图，通俗、易懂，实用性强。

　　本书内容贴近基层，更侧重于院前及在急诊室的抢救，为进一步的专科诊断及治疗奠定基础，可作为基层急救培训的参考用书。

译者名单

主　译　吴　晓　胡善友　常　庆
副主译　王　莉　居学丰　王　飞

译　者（按姓氏拼音排序）

蔡杰丰	上海健康医学院附属嘉定区中心医院	史俊峰	上海健康医学院分子影像重点实验室
常　庆	上海健康医学院附属嘉定区中心医院	史佩东	上海健康医学院附属嘉定区中心医院
郝　锋	首都医科大学附属北京天坛医院	王　飞	上海健康医学院附属嘉定区中心医院
胡善友	上海健康医学院附属嘉定区中心医院	王　蕾	上海健康医学院附属嘉定区中心医院
黄少冠	上海健康医学院附属嘉定区中心医院	王　莉	上海健康医学院附属嘉定区中心医院
姜婷婷	上海健康医学院附属嘉定区中心医院	吴　晓	上海健康医学院附属嘉定区中心医院
居学丰	上海健康医学院附属嘉定区中心医院	夏建军	上海健康医学院附属嘉定区中心医院
康文慧	上海健康医学院附属嘉定区中心医院	肖文静	北京大学人民医院
李　峰	上海健康医学院附属嘉定区中心医院	谢　莉	北京新世纪妇儿医院
李　缨	上海健康医学院附属嘉定区中心医院	徐　峰	上海健康医学院附属嘉定区中心医院
李海安	上海健康医学院附属嘉定区中心医院	许向东	上海健康医学院附属嘉定区中心医院
李武林	上海健康医学院附属嘉定区中心医院	杨炳华	上海健康医学院附属嘉定区中心医院
刘　跃	上海健康医学院附属嘉定区中心医院	殷　勇	上海健康医学院附属嘉定区中心医院
罗瑾琰	上海健康医学院临床医学院	尤　存	复旦大学附属闵行医院
曲　婧	中国医学科学院阜外医院	游达礼	上海健康医学院附属嘉定区中心医院
冉　国	复旦大学附属眼耳鼻喉科医院	张　磊	上海健康医学院附属嘉定区中心医院
任广胜	上海健康医学院附属嘉定区中心医院	朱　堃	上海健康医学院附属嘉定区中心医院
沈丽娟	上海健康医学院附属嘉定区中心医院	朱瑞航	上海健康医学院附属嘉定区中心医院

编者名单

主　编

Scott C. Sherman, MD
Medical Student Clerkship Director
PA Residency Director
Associate Residency Director
Department of Emergency Medicine
Cook County (Stroger) Hospital
Rush Medical College
Chicago, Illinois

Joseph M. Weber, MD
EMS Medical Director
Department of Emergency Medicine
Cook County (Stroger) Hospital
Assistant Professor of Emergency Medicine
Rush Medical College
Chicago, Illinois

Rahul G. Patwari, MD
Medical Student Clerkship Director
Assistant Professor
Attending Physician
Department of Emergency Medicine
Rush Medical College
Chicago, Illinois

Michael A. Schindlbeck, MD
Assistant Professor
Department of Emergency Medicine
Rush Medical College
Assistant Residency Director
Cook County (Stroger) Hospital
Chicago, Illinois

编　者

Negean Afifi, DO
Department of Emergency Medicine
Cook County (Stroger) Hospital
Chicago, Illinois

Steven E. Aks, DO
Director, The Toxikon Consortium
Division of Toxicology, Department of Emergency
Medicine
Cook County (Stroger) Hospital
Associate Professor
Department of Emergency Medicine
Rush Medical College
Chicago, Illinois

Amer Zia Aldeen, MD
Assistant Professor
Department of Emergency Medicine
Northwestern University Feinberg School of Medicine
Attending Physician
Department of Emergency Medicine
Northwestern Memorial Hospital
Chicago, Illinois

Kim L. Askew, MD
Assistant Professor
Department of Emergency Medicine
Wake Forest University School of Medicine
Winston-Salem, North Carolina

John Bailitz, MD, RDMS
Emergency Ultrasound Director
Department of Emergency Medicine
Cook County (Stroger) Hospital
Assistant Professor of Emergency Medicine
Department of Emergency Medicine
Rush Medical College
Chicago, Illinois

Jeffery A. Baker, MD
Attending Physician
Department of Emergency Medicine
Ochsner Health System
Clinical Instructor
University of Queensland, Ochsner Clinical School
New Orleans, Louisiana

Jonathan Bankoff, MD, FACEP
Medical Director
Emergency Department
Middlesex Hospital
Middletown, Connecticut

Eric H. Beck, DO, NREMT-P
Assistant Professor
Section of Emergency Medicine
The University of Chicago
EMS Medical Director
Chicago EMS
Illinois EMS Region 11, Medical Directors Consortium
Chicago, Illinois

Lauren Emily Bence, MD
Department of Emergency Medicine
University of Chicago Hospital
Chicago, Illinois

Steven H. Bowman, MD, FACEP
Assistant Professor
Department of Emergency Medicine
Rush Medical College
Program Director
Department of Emergency Medicine
Cook County (Stroger) Hospital
Chicago, Illinois

Sean M. Bryant, MD
Associate Professor
Emergency Medicine
Assistant Fellowship Director
Toxikon Consortium
Cook County (Stroger) Hospital
Associate Medical Director

Illinois Poison Center
Chicago, Illinois

Ann Buchanan, MD
Assistant Director/Trauma Medical Director
Department of Emergency Medicine
St. David's Medical Center
Austin, Texas

Paul E. Casey, MD
Instructor in Clinical Medicine
Department of Emergency Medicine
Rush University Medical Center
Chicago, Illinois

Esther H. Chen, MD
Associate Professor
Emergency Medicine
University of California, San Francisco General Hospital
San Francisco, California

George Chiampas, DO
Assistant Professor, Department of Emergency Medicine
Northwestern University Feinberg School of Medicine
Team Physician, Northwestern University
Medical Director, Bank of America Chicago Marathon
Chicago, Illinois

Kristine Cieslak, MD
Assistant Professor
Department of Pediatrics
Northwestern University Feinberg School of Medicine
Chicago, Illinois
Director, Pediatric Emergency Medicine
Department of Pediatric Emergency Medicine
Children's Memorial at Central DuPage Hospital
Winfield, Illinois

Michael T. Cudnik, MD, MPH
Assistant Professor
Department of Emergency Medicine
The Ohio State University Medical Center
Columbus, Ohio

Joanna Wieczorek Davidson, MD
Department of Emergency Medicine
Cook County (Stroger) Hospital
Chicago, Illinois

John Davis, MD, PhD
Assistant Professor
Department of Medicine
The Ohio State University

Attending Physician
Department of Medicine
Wexner Medical Center at The Ohio State University
Columbus, Ohio

Alex de la Fuente, MD
Private Practice
Everett, Washington

Nicole M. Deiorio, MD
Associate Professor
Department of Emergency Medicine
Director, Medical Student Education
Oregon Health and Science University
Portland, Oregon

E. Paul DeKoning, MD, MS
Assistant Professor
Emergency Medicine
Dartmouth-Hitchcock Medical Center
Medical Student Education Director
Emergency Medicine
Dartmouth Medical School
Lebanon, New Hampshire

Bradley L. Demeter, MD
EMS Physician
Emergency Medicine
University of Chicago
Chicago, Illinois

Vinodinee L. Dissanayake, MD
Global Toxicology Fellow Emergency Medicine
University of Illinois at Chicago and Cook County
  (Stroger) Hospital
Clinical Instructor
University of Illinois at Chicago
Chicago, Illinois

Marc Doucette, MD
Associate Professor
Emergency Medicine
University of Colorado School of Medicine
Attending Physician
Emergency Medicine
St. Anthony Hospital System
Denver, Colorado

Matthew T. Emery, MD
Assistant Professor
Emergency Medicine
Michigan State University College of Human Medicine
Attending Physician

Department of Emergency Medicine
Spectrum Health Hospital-Butterworth Campus
Grand Rapids, Michigan

Rakesh S. Engineer, MD
Assistant Professor
Emergency Medicine
Case School of Medicine
Attending Physician
Emergency Services Institute
Cleveland Clinic
Cleveland, Ohio

Jorge Fernandez, MD
Assistant Professor of Clinical Emergency Medicine
Department of Emergency Medicine
University of Southern California
Director of Medical Student Education
Department of Emergency Medicine
LA County+USC Medical Center
Los Angeles, California

Michael T. Fitch, MD, PhD, FACEP, FAAEM
Associate Professor
Department of Emergency Medicine
Wake Forest School of Medicine
Winston-Salem, North Carolina

Alison R. Foster, MD
Department of Emergency Medicine
Northwestern University
Chicago, Illinois

Douglas Franzen, MD, M. Ed, FACEP
Assistant Professor
Department of Emergency Medicine
Virginia Commonwealth University Medical Center
Richmond, Virginia

Casey Glass, MD
Assistant Professor
Department of Emergency Medicine
Wake Forest Health Sciences
Winston-Salem, North Carolina

David C. Gordon, MD
Assistant Professor
Division of Emergency Medicine, Department of
  Surgery
Duke University
Durham, North Carolina

Nihja O. Gordon, MD
Department of Emergency Medicine
Cook County (Stroger) Hospital
Chicago, Illinois

Krista A. Grandey, DO
Department of Emergencey Medicine
Cook County (Stroger) Hospital
Chicago, Illinois

Pilar Guerrero, MD
Assistant Professor
Department of Emergency Medicine
Cook County (Stroger) Hospital
Chicago, Illinois

Marianne Haughey, MD
Associate Professor of Emergency Medicine
Department of Emergency Medicine
Jacobi Medical Center, Albert Einstein College of
    Medicine
Bronx, New York

Tarlan Hedayati, MD
Assistant Program Director
Department of Emergency Medicine
Cook County (Stroger) Hospital
Assistant Professor
Department of Emergency Medicine
Rush Medical College
Chicago, Illinois

Corey R. Heitz, MD
Assistant Professor
Department of Emergency Medicine
Virginia Tech Carilion School of Medicine
Roanoke, Virginia

Ross A. Heller, MD, MBA
Associate Professor
Department of Surgery/Division of Emergency Medicine
Saint Louis University School of Medicine
Saint Louis, Missouri

Colleen N. Hickey, MD
Assistant Professor
Department of Emergency Medicine
Northwestern University Feinberg School of Medicine
Attending Physician
Department of Emergency Medicine
Northwestern Memorial Hospital
Chicago, Illinois

Katherine M. Hiller, MD, MPH, FACEP
Associate Professor
Department of Emergency Medicine
University of Arizona College of Medicine
Tucson, Arizona

Russ Horowitz, MD, RDMS
Assistant Professor
Department of Pediatrics
Northwestern University Feinberg School of Medicine
Attending Physician, Director Emergency Ultrasound
Division of Emergency Medicine
Children's Memorial Hospital
Chicago, Illinois

Craig Huston, MD
Emergency Physician
Department of Emergency Medicine
Blessing Hospital
Quincy, Illinois

Harry C. Karydes, DO
Assistant Professor
Attending Physician
Department of Emergency Medicine
Rush Medical College
Chicago, Illinois

Elizabeth W. Kelly, MD
Assistant Professor
Department of Emergency Medicine
Wake Forest School of Medicine
Winston-Salem, North Carolina

Chad S. Kessler, MD
Section Chief, Emergency Medicine
Department of Medicine
Jesse Brown VA Medical Center
Chicago, Illinois

Sorabh Khandelwal, MD
Associate Professor
Department of Emergency Medicine
Assistant Dean for Clinical Sciences
College of Medicine
The Ohio State University
Columbus, Ohio

Basem F. Khishfe, MD
Department of Emergency Medicine
Cook County (Stroger) Hospital
Chicago, Illinois

Brian C. Kitamura, MD
Emergency Medicine
Maricopa Integrated Health System
Phoenix, Arizona

Nicholas E. Kman, MD, FACEP
Assistant Professor
Department of Emergency Medicine
The Ohio State University College of Medicine
Columbus, Ohio

Amy V. Kontrick, MD
Assistant Professor
Emergency Medicine
Northwestern University Feinberg School of Medicine
Chicago, Illinois

Carl M. Kraemer, MD, FAAEM, FACEP
Assistant Professor
Department of Emergency Medicine
Saint Louis University School of Medicine
St. Louis, Missouri

Brian Krieger, MD
Department of Emergency Medicine
Cook County (Stroger) Hospital
Chicago, Illinois

Rashid E. Kysia, MD, MPH
Attending Physician
Department of Emergency Medicine
Cook County (Stroger) Hospital
Assistant Professor
Rush Medical College
Chicago, Illinois

Patrick M. Lank, MD
Fellow
Division of Medical Toxicology
Toxikon Consortium
Cook County (Stroger) Hospital
Attending Physician
Department of Emergency Medicine
Northwestern Memorial Hospital
Chicago, Illinois

William B. Lauth, MD, FACEP
Clinical Professor
Department of Emergency Medicine
Rosalind Franklin University, The Chicago Medical School
Attending Physician
Department of Emergency Medicine
Captain James A. Lovell Federal Health Care Center

North Chicago, Illinois

Moses S. Lee, MD, FAAEM, FACEP
Assistant Professor
Emergency Medicine
Rush Medical College
Attending Physician
Emergency Medicine
Cook County (Stroger) Hospital
Chicago, Illinois

Trevor J. Lewis, MD
Associate Professor
Department of Emergency Medicine
Rush Medical College
Medical Director Emergency Department
Cook County (Stroger) Hospital
Chicago, Illinois

Nathan Lewis, MD
Assistant Professor
Department of Emergency Medicine
Virginia Commonwealth University School of Medicine
Richmond, Virginia

Chuang-yuan Lin, MD
Department of Emergency Medicine
Cook County (Stroger) Hospital
Chicago, Illinois

Jenny J. Lu, MD, MS
Assistant Professor
Department of Emergency Medicine, Division of
   Medical Toxicology
Cook County (Stroger) Hospital
Chicago, Illinois

David E. Manthey, MD
Professor
Emergency Medicine
Wake Forest School of Medicine
Winston-Salem, North Carolina

Anitha E. Mathew, MD
Clinical Instructor
Department of Emergency Medicine
Emory University School of Medicine
Attending Physician
Department of Emergency Medicine
Emory University Hospital and Grady Memorial
   Hospital
Atlanta, Georgia

Alisa A. McQueen, MD
Assistant Professor
Department of Pediatrics, Section of Pediatric
　Emergency Medicine
University of Chicago Pritzker School of Medicine
Attending Physician
Pediatric Emergency Medicine
University of Chicago Comer's Children Hospital
Chicago, Illinois

Biswadev Mitra, MBBS, MHSM, PhD, FACEM
Emergency & Trauma Centre
The Alfred Hospital
Melbourne, Australia

Brooks L. Moore, MD
Assistant Professor
Department of Emergency Medicine
Emory University School of Medicine
Attending Physician
Department of Emergency Medicine
Emory University Hospital and Grady Memorial
　Hospital
Atlanta, Georgia

Tom Morrissey, MD, PhD
Associate Professor
Department Emergency Medicine
University of Florida-Jacksonville
Jacksonville, Florida

Jordan B. Moskoff, MD
Associate Medical Director
Department of Emergency Medicine
Cook County (Stroger) Hospital
Assistant Professor
Department of Emergency Medicine
Rush Medical College
Chicago, Illinois

Mark B. Mycyk, MD, FACEP, FACMT
Associate Professor
Department of Emergency Medicine
Rush Medical College
Northwestern University Feinberg School of Medicine
Attending Physician
Department of Emergency Medicine
Cook County (Stroger) Hospital
Chicago, Illinois

Isam F. Nasr, MD, FACEP
Assistant Professor
Department of Emergency Medicine

Rush Medical College
Attending Physician
Department of Emergency Medicine
Cook County (Stroger) Hospital
Chicago, Illinois

Michael E. Nelson, MD, MS
Attending Physician, Medical Toxicology Fellow
Department of Emergency Medicine
Cook County (Stroger) Hospital
Chicago, Illinois
Attending Physician
Department of Emergency Medicine
Northshore University Health System
Evanston, Illinois

Erik K. Nordquist, MD
Assistant Professor
Department of Emergency Medicine
Cook County (Stroger) Hospital
Chicago, Illinois

Paula E. Oldeg, MD, FACEP
Attending Physician
Department of Emergency Medicine
West Suburban Medical Center
Oak Park, Illinois
Adjunct Clinical Instructor
Department of Emergency Medicine
Rush Medical College
Chicago, Illinois

S. Margaret Paik, MD
Assistant Professor of Pediatrics
Department of Pediatrics
Associate Section Chief, Pediatric Emergency Medicine
The University of Chicago Comer Children's Hospital
Chicago, Illinois

Lisa R. Palivos, MD
Assistant Professor
Department of Emergency Medicine
Rush Medical College
Attending Physician
Department of Emergency Medicine
Cook County (Stroger) Hospital
Chicago, Illinois

Jonathon D. Palmer, MD
Assistant Professor
Department of Emergency Medicine
University of Arkansas for Medical Sciences
Little Rock, Arkansas

Matthew S. Patton, MD
Department of Emergency Medicine
Northwestern University Feinberg School of Medicine
Chicago, Illinois

Rahul G. Patwari, MD
Medical Student Clerkship Director
Assistant Professor
Attending Physician
Department of Emergency Medicine
Rush Medical College
Chicago, Illinois

Monika Pitzele, MD, PhD
Attending Physician
Department of Emergency Medicine
Mount Sinai Hospital
Chicago, Illinois

Henry Z. Pitzele, MD, FACEP
Deputy Director
Emergency Medicine
Jesse Brown VA Medical Center
Clinical Assistant Professor
Department of Emergency Medicine
University of Illinois at Chicago
Chicago, Illinois

Natalie Radford, MD
Associate Professor
Department of Clinical Medicine
Florida State University
Attending Physician
Bixler Emergency Department
Tallahassee Memorial Hospital
Tallahassee, Florida

Christopher Reverte, MD
Chief Resident
Department of Emergency Medicine
LA County+USC Medical Center
Los Angeles, California
Attending Physician
Department of Emergency Medicine
St. Luke's-Roosevelt
New York, New York

Neil Rifenbark, MD
Department of Emergency Medicine
University of Southern California
Department of Emergency Medicine
LA County+USC Medical Center
Los Angeles, California

Rebecca R. Roberts, MD
Director, Research Division
Attending Physician
Department of Emergency Medicine
Cook County (Stroger) Hospital
Chicago, Illinois

Sarah E. Ronan-Bentle, MD, MS, FACEP
Assistant Professor
Department of Emergency Medicine
University of Cincinnati College of Medicine
Attending Physician
Center for Emergency Care
University Hospital
Cincinnati, Ohio

David H. Rosenbaum, MD, FAAEM
Attending Physician
Department of Emergency Medicine
WakeMed Health and Hospitals
Raleigh, North Carolina
Adjunct Professor
Department of Emergency Medicine
University of North Carolina School of Medicine
Chapel Hill, North Carolina

Christopher Ross, MD, FRCPC, FACEP, FAAEM
Assistant Professor
Department of Emergency Medicine
Associate Chair
Planning, Education, and Research
Cook County (Stroger) Hospital
Chicago, Illinois

John Sarko, MD
Attending Physician
Department of Emergency Medicine
Maricopa Medical Center
Assistant Professor
Department of Emergency Medicine
University of Arizona Phoenix School of Medicine
Phoenix, Arizona

Shari Schabowski, MD
Assistant Professor
Department of Emergency Medicine
Rush Medical College
Attending Physician
Department of Emergency Medicine
Cook County (Stroger) Hospital
Chicago, Illinois

Conor D. Schaye, MD, MPH
Department of Emergency Medicine
Northwestern Memorial Hospital
Chicago, Illinois

Michael A. Schindlbeck, MD, FACEP
Assistant Professor
Department of Emergency Medicine
Rush Medical College
Assistant Residency Director
Cook County (Stroger) Hospital
Chicago, Illinois

Suzanne M. Schmidt, MD, FAAP
Clinical Instructor
Department of Pediatrics
Northwestern University Feinberg School of Medicine
Attending Physician
Department of Pediatrics
Ann & Robert H. Lurie Children's Hospital of Chicago
Chicago, Illinois

Theresa M. Schwab, MD
Attending Physician
Department of Emergency Medicine
Advocate Christ Medical Center
Oak Lawn, Illinois
Assistant Professor
Department of Emergency Medicine
University of Illinois at Chicago
Chicago, Illinois

Brian R. Sellers, MD
Department of Emergency Medicine
Northwestern University Feinberg School of Medicine
Chicago, Illinois

Emily L. Senecal, MD
Clinical Instructor
Department of Emergency Medicine
Harvard Medical School
Attending Physician
Department of Emergency Medicine
Massachusetts General Hospital
Boston, Massachusetts

Michelle Sergel, MD
Assistant Professor
Department of Emergency Medicine
Rush Medical College
Attending Physician
Department of Emergency Medicine
Cook County (Stroger) Hospital

Chicago, Illinois

Scott C. Sherman, MD
Medical Student Clerkship Director
PA Residency Director
Associate Residency Director
Department of Emergency Medicine
Cook County (Stroger) Hospital
Rush Medical College
Chicago, Illinois

Jeffrey N. Siegelman, MD
Assistant Professor
Department of Emergency Medicine
Emory University
Atlanta, Georgia

Jessica Sime, MD
Department of Emergency Medicine
Union Memorial Hospital
Baltimore, Maryland

Lauren M. Smith, MD
Assistant Professor
Department of Emergency Medicine
Rush Medical College
Attending Physician
Department of Emergency Medicine
Cook County (Stroger) Hospital
Chicago, Illinois

William Thomas Smith, MD
Emergency Medicine
Oregon Health and Sciences University
Portland, Oregon

Shannon E. Staley, MD
Pediatric Emergency Medicine Fellow
Department of Pediatrics
University of Chicago Comer Children's Hospital
Chicago, Illinois

Christine R. Stehman, MD
Clinical Fellow
Department of Surgery, Division of Trauma, Burn, and
    Surgical Critical Care
Associate Physician
Department of Emergency Medicine
Brigham and Women's Hospital, Harvard Medical
    School
Boston, Massachusetts

Harsh Sule, MD, FAAEM, FACEP
Assistant Professor
Department of Emergency Medicine
Thomas Jefferson University & Hospitals
Philadelphia, Pennsylvania

Gim A. Tan, MBBS, FACEM
Adjunct Lecturer
Department of Emergency Medicine
Monash University
Senior Emergency Physician
Emergency and Trauma Centre
The Alfred Hospital
Melbourne, Australia

Katie L. Tataris, MD
Department of Emergency Medicine
Cook County (Stroger) Hospital
Chicago, Illinois

Matthew C. Tews, DO
Associate Professor
Department of Emergency Medicine
Medical College of Wisconsin
Milwaukee, Wisconsin

S. Spencer Topp, MD
Assistant Professor
Department of Emergency Medicine
University of Florida Health Science Center-Jacksonville
Jacksonville, Florida

Brandon C. Tudor, MD
Private Practice
Everett, Washington

Katrina R. Wade, MD, FAAEM, FAAP
Associate Professor
Department of Surgery, Emergency Medicine Division
Assistant Professor, Pediatrics
Department of Pediatrics
Saint Louis University School of Medicine
St. Louis, Missouri

David A. Wald, DO
Professor of Emergency Medicine
Medical Director, William Maul Measey Institute for
    Clinical
Simulation and Patient Safety
Temple University School of Medicine
Philadelphia, Pennsylvania

Joseph Walline, MD
Assistant Professor
Department of Surgery, Division of Emergency Medicine
Saint Louis University School of Medicine
Saint Louis, Missouri

Joseph M. Weber, MD
EMS Medical Director
Department of Emergency Medicine
Cook County (Stroger) Hospital
Assistant Professor of Emergency Medicine
Rush Medical College
Chicago, Illinois

Joanne C. Witsil, PharmD, RN, BCPS
Adjunct Clinical Assistant Professor
Department of Pharmacy Practice
University of Illinois at Chicago
Clinical Pharmacist
Department of Emergency Medicine
Cook County (Stroger) Hospital
Chicago, Illinois

Kathleen A. Wittels, MD
Instructor in Medicine
Department of Emergency Medicine
Harvard Medical School
Associate Clerkship Director
Department of Emergency Medicine
Brigham and Women's Hospital, Harvard Medical
    School
Boston, Massachusetts

Lynne M. Yancey, MD, FACEP
Associate Professor
Department of Emergency Medicine
University of Colorado School of Medicine
Denver, Colorado
Attending Physician
Department of Emergency Medicine
University of Colorado Hospital
Aurora, Colorado

Leslie S. Zun, MD
Professor
Emergency Medicine
Chicago Medical School
Chair
Emergency Medicine
Mount Sinai Hospital
Chicago, Illinois

中文版前言

有经验的急诊科医师都知道急诊科临床工作的特殊性，病情急、病程短、变化快等特点决定了急诊科医师或急诊科轮转和实习医师需要具备相当扎实的临床功底，在保证患者生命体征稳定的前提下，必须做到准确、快速、有效地处置。因为，不管是院前急救的医师，还是院内急诊科的医师；不管是可能随时碰到应急处置情况的急诊科轮转医师，还是基层社区医院医师；不管是规范化培训医师，还是实习医师，都会经常碰到患者紧急或亟须处理的情况。然而急诊科医师的处理能力不是一朝一夕能练成的，刚出校门或即将出校门的医师对这些紧急事件的处理思路及应变能力尚薄弱。

美国芝加哥拉什大学医疗中心（Rush University Medical Center）及芝加哥库克郡立医院（Cook County Hospital）的 4 名急诊科教授牵头，联合美国多家医院的相关专业医师及急诊教育工作者撰写了这本《临床急救医学》。该书涵盖了急诊科较常见的急症及急救的基本操作技能，从临床的实用性角度出发，重点强调在遇到紧急情况时，如何快速地稳定生命体征及做出紧急处置，给进一步的专科治疗留下时间和机会。该书使急救的"先救命，再治伤"的精髓得到了完美体现，它贴近临床实际，以临床应急处置为重点，辅以相关文献理论的推荐，能培养医师快速急救处理的临床思维，提高临床实际应急处置能力。对于基层从事急诊急救或应急的医师、学生，本书值得鼎力推荐。基于此，我们引进翻译了此书，希望通过这部专著，能让读者在急救处置能力上有一个"质"的提升。

《临床急救医学》共 19 个部分，98 个专题，涵盖了急诊内科、外科、妇产科、儿科、眼耳鼻喉科、皮肤科的各类急症，并包含了急救的基本操作技能。每一专题均从需要掌握的急诊处置要点开始，然后给出急救初步诊断思维的流程图，便于读者能快速地抓住患者病情的重点，在诊治方向上给予指导。这也是本书的亮点。其次，对各类急诊常见疾病做了简单介绍，同时给予紧急药物的处理建议,并罗列了常用药物的用法、用量,使读者能快速确定患者急救措施。最后,可帮助读者快速识别患者病情的严重程度,并给出进一步治疗的依据,同时给予急诊紧急处置后的出入院标准和建议。

对于本书的出版,我们首先要感谢美国的作者,是他们将临床的知识点化繁为简,并尝试通过4周的学习,读者能掌握初步的实用急救技能,提高急救能力;还要感谢上海健康医学院附属嘉定区中心医院领导的大力支持;更要感谢各位参与翻译的医师,他们对每一句话甚至每一个单词的表达准确性都进行了反复求证,力求在不违背原意的基础上,让表达更加符合中国人的阅读习惯。但由于时间和水平的限制,本书难免会存在疏漏和不足,希望各位读者能提出宝贵意见。

最后,我们希望读者能通过本书的学习,提高自己的实际急救技能。

吴 晓 胡善友 常 庆

2018 年 10 月于上海

英文版前言

作为医学生和初级住院医师在急诊工作的经历，我们还记忆犹新。急诊有其特有的环境，而医学生、实习生、急诊护理人员及初级水平的住院医师在急诊工作（实习）时，会碰到较多的紧急情况及亟须处理的状况，但这些事件发生时需要的知识和技能常常是在学校没有学习到的。基于此，我们撰写了这本书，试图启迪急诊快速处置的思维。

急诊科的疾病范围非常广，为了使医学生及初级水平医师快速抓住疾病的特征，我们对书本的版式和内容进行了精心的设计与编排。每一专题都从某一个疾病或症状的掌握要点开始，包括简单介绍、临床特征（包括既往史和体格检查）、诊断要点、医疗决策制订、治疗和出入院标准。只要有可能，我们都会给予实践的相关信息，如药物剂量、医疗决策流程图、治疗计划和临床标准，使读者能在临床急诊处理时使用得更为便捷。简化复杂的急诊临床问题并指导临床医师正确诊断是本书的一个亮点。

本书一共有 19 个部分、98 个专题，涵盖了急诊医学的全部内容（*Acad Emerg Med*. 2010;17：638 - 643）。我们全体作者均是美国各家医学院或医院从事急诊工作及急诊教育、教学的医师。作为医学生导师，我们相信，对于医学生而言，这是一本极为值得推荐的急救教学书，预期读者能在 4 周的学习中掌握相关知识。

总而言之，我们希望本书能够提高读者的急诊急救技能。

Scott C. Sherman，MD

Joseph M. Weber，MD

Michael A. Schindlbeck，MD

Rahul G. Patwari，MD

致　谢

在很多人的帮助下，我们完成了这本书的写作。我们首先要感谢的是 McGraw-Hill 的编辑 Anne Sydor。Anne 对于我来说不仅仅是编辑，更是一位朋友，是她给了我这样的机会。从一开始的想法到最后这本书的出版，都离不开 Anne 的支持和细致工作。同时，我们也要感谢项目经理 Charu Khanna 对每一页的细致润色及花费的额外精力。

我们要感谢我们的"老板"Jeff Schaider 和 Steve Bowman。Jeff 给予了大家对项目的热情，他会用各种方式让员工满意，对我们来说，Jeff 是良师益友，是榜样，也是朋友。Steve 是培训主任，他承担着国内最大的实习任务。他肩负责任，帮助他的助手追求急诊医学工作的真正乐趣。感谢你们。

Estella Bravo，Ethel Lee，Mishelle Taylor，Delorois Johnson 以及 Hilda Nino 也给予了非常大的支持。Estella 每周要与 24 名学生沟通他们未来的规划、梦想及目标，让学生在和大家相处的时候感到和谐与快乐。

我们还需要感谢很多朋友，我们的作者在写作时花费了很多精力，使得收集和整理工作轻松很多。本书内容获益于专家在急诊的多年工作经验，以及坚持不懈的学习。我们也要感谢学生和实习生，你们给予我们努力的动力，在每天的工作中你们给予我们很多启示。最后，也是最重要的，我们要感谢我们的患者。我们从患者身上学到知识，多年的积累也来自患者。他们是急诊医学真正的贡献者，最应该感谢他们。

目　录

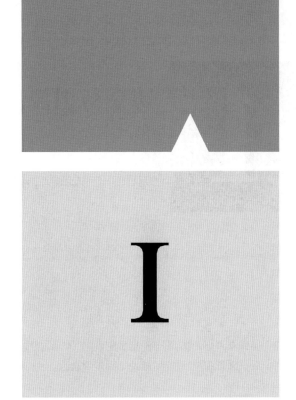

I

常用技术操作

Common Procedures

切开与引流
Incision and Drainage

David E. Manthey，MD

要点

- 切开与引流用于治疗皮下脓肿。
- 除非合并蜂窝织炎，否则不必使用抗生素。
- 用弯止血钳探查脓肿，破坏脓腔并发现深部通道。

- 局部麻醉难以达到麻醉效果，需要注射止痛药和镇静药辅助麻醉。

适应证

切开与引流（incision and drainage，I&D）是治疗所有皮下脓肿的可靠方法。>5 mm 的脓肿需经皮切开并引流。单独使用抗生素不能有效治疗脓肿。事实上，如果皮肤脓肿不合并蜂窝织炎，一经引流，无须进一步抗生素治疗。

体检发现皮肤肿胀、疼痛、发红及波动感，可诊断为脓肿（图 1-1）。有些脓肿会自发引流，仅遗留可疑诊断。除此以外，通过超声检查发现皮下低回声区有助于诊断。可用细针穿刺确诊脓肿。

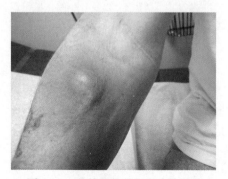

▲ 图 1-1 静脉药物滥用者皮肤脓肿。

虽然根据脓肿部位和（或）结构的不同，脓肿有多种命名，但治疗方法均是切开与引流。指甲周围脓肿命名为甲沟炎和甲床脓肿形成（图 1-2）。手指指腹感染被称为指头脓肿，需特殊方法引流。巴氏腺脓肿发生于潮湿的外阴黏膜。当巴氏腺开口堵塞时会形成脓肿或囊肿。切开与引流后，需放置一字导管确保腺体持续引流。巴氏腺切除或造口术可用于预防复发。

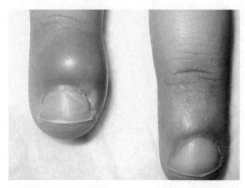

▲ 图 1-2 甲沟炎。

化脓性汗腺炎是累及腋窝和（或）腹股沟等大汗腺的慢性复发性炎症性疾病，形成多发性脓肿及瘘管时需手术治疗。这类脓肿通常需要在急诊室进行切开与引流。

切开与引流也可以治疗毛囊感染或皮脂腺囊肿，并进一步手术治疗切除囊腔，预防复发。

直肠周围脓肿包括：皮下脓肿（如肛周脓肿），可由急诊医师进行引流治疗；深部脓肿（如坐骨直肠间隙脓肿、括约肌间脓肿、骨盆直肠脓肿），这些脓肿需要手术引流。肛周脓肿表现为肛门周围压痛而有波动感的包块；深部脓肿通常表现为肛门痛、排便时痛、直肠与臀部红斑和压痛，以及系统性症状（如发热、易疲劳）。

禁忌证

蜂窝织炎而无潜在脓肿证据时不能切开。跳动性包块可能是感染性假性动脉瘤，也不能切开。

特大或深部脓肿需在麻醉下引流。对于人工瓣膜或心脏瓣膜异常的患者，短暂菌血症有诱发感染性心内膜炎的风险，应适当静脉抗生素治疗。

由于手掌、足底、鼻唇沟、乳腺、指腹、面部及深部直肠周围脓肿伴有并发症，需遵循专家建议分科手术治疗。

器材

- 聚维酮碘（碘伏）或氯己定溶液（清洁皮肤用）
- 1％利多卡因肾上腺素或 0.25％普鲁卡因肾上腺素
- 18 号针头（穿刺用）
- 27 号针头和注射器（局部麻醉用）
- 防护罩或者 18 号留置针（无针头）
- 30 ml 注射器（冲洗用）
- 灭菌注射用水或生理盐水
- 11 号手术刀
- 细菌培养拭子
- 弯止血钳
- 1/4 英寸（1 英寸＝2.54 cm）碘仿包
- 无菌剪
- 手套，无菌衣，防护面罩（全面防护）
- 纱布和胶布

操作步骤

- 签署知情同意书前，向患者解释手术风险和获益。如有必要，可进行超声检查确定脓肿部位。戴手套，穿无菌衣。由于多数脓肿压力较高，需戴防护面罩。帮助患者摆好体位，以便清楚看到并触及脓肿。用聚维酮碘或氯己定溶液清洁皮肤。

- 用 27 号针头从真皮下层开始向皮肤表面注射麻醉药。随着麻醉药的渗入，皮肤组织出现麻木感，并累及需切开的部位。避免将利多卡因注射至脓肿腔内使腔内压增加而加重疼痛。对于更大的脓肿，需进行局部组织麻醉，并给予静脉止痛和（或）镇静辅助。

- 如果不确定是否有脓肿，可用带有 18 或 20 号针头的注射器进行诊断性穿刺。如果确定有脓肿，用 11 号手术刀做切开。切开部位为沿脓肿长轴波动感最明显的位置。通常，切开长度应为脓肿腔直径的 2/3（巴氏腺脓肿切开 0.5～1 cm）。为保证美观，应沿皮肤紧张线的方向做切口。

- 轻轻按压脓肿周围挤出脓液。用弯止血钳顺时针方向破坏脓腔间隔。这也有助于发现脓肿深部通道。如果需要，此时可取脓液培养。

- 冲洗伤口至冲洗液变清亮。用碘伏纱布填塞脓腔，并保证脓腔与纱布充分接触，以便进一步引流。用无菌纱布包扎伤口。

- 治疗巴氏腺脓肿时，用小导管（一字导管）代替碘伏纱布置于脓腔中。保留导管数周，保证瘘管持续引流。

- 嘱患者 48 小时内就诊，取下纱布检查。如无脓肿表现且症状缓解，可行二期愈合治疗。

并发症

脓肿和切口导致的瘢痕形成。皮肤神经损伤后局部感觉麻木。短暂性菌血症。

▼推荐阅读

［1］Fitch MT, Manthey DE, McGinnis HD, et al. Abscess incision and drainage. *N Engl J Med* 2007；357：e20.

［2］Hankin A, Everett WW. Are antibiotics necessary after incision and drainage of a cutaneous abscess? *Ann Emerg Med*. 2007；50：49-51.

［3］Kelly EW, Magilner D. Soft tissue infections. In：Tintinalli JE, Stapczynski JS, Ma OJ, Cline DM, Cydulka RK, Meckler GD. *Tintinalli's Emergency Medicine：A Comprehensive Study Guide*. 7th ed. New York：McGraw-Hill, 2011；Pages 1014-1024.

2

动脉血气
Arterial Blood Gas

Brian C. Kitamura，MD

John Sarko，MD

要点

- 通过动脉穿刺进行血气分析是急诊常用检查。
- 通过桡动脉取血能够快速了解患者的酸碱平衡状态，以及碳氧血红蛋白、高铁血红蛋白和电解质水平等。
- 用传统方法取血困难时，动脉穿刺可以作为取血途径。

适应证

动脉穿刺取血的首要适应证是评估动脉血氧分压、二氧化碳分压，准确评估动脉血 pH。根据实验室条件，用动脉血分析碳氧血红蛋白、高铁血红蛋白和电解质。在静脉穿刺困难或不能及时穿刺、动脉搏动明显的情况下，如对于肥胖患者或者有静脉药物滥用的患者，也可以用动脉血进行其他常规实验室检查。

禁忌证

很少有动脉穿刺血气分析的绝对禁忌证。穿刺部位皮肤创伤、感染，或者其他异常（如烧伤），可能会引起感染或进一步导致瓣膜病变，是动脉穿刺的禁忌证。对于确诊血栓性疾病、服用抗凝药或者可能需用溶栓剂的患者，动脉穿刺有增加出血、血肿形成，或出现更少见的筋膜室综合征的风险，应谨慎。最后，有掌深弓动脉供血不足的病史，或有桡动脉或尺动脉手术史也应被视为禁忌。下文将介绍的 Allen 试验是确定血供充足的方法，但其必要性被质疑。

器材

可购买动脉穿刺包。如果没有，在大多数急诊室可以找到其他穿刺器材。以下器材常被用于动脉穿刺（图 2-1）。

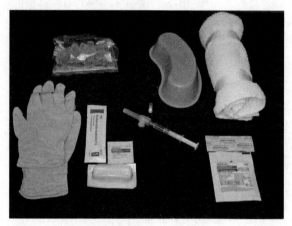

▲ 图 2-1 动脉穿刺器材。

▶ **必需器材**

- 乙醇（酒精），氯己定，或碘剂
- 2~3 ml 肝素化注射器和 23~25 号注射器
- 注射器帽
- 适当的个人保护设备
- 纱布或其他敷料

▶ **建议器材**

- 麻醉药（如利多卡因）

- 超声或多普勒(如果难以触及动脉搏动)
- 毛巾卷或无菌巾(用于稳固和伸展腕部)
- 冰(标本处理时间>10分钟)

并非必须对穿刺部位局部麻醉;但研究表明,适当麻醉能够减轻疼痛,减少反复穿刺的次数。为避免血管痉挛,习惯上用1%利多卡因,避免用肾上腺素。近期研究表明,喷射式注射2%利多卡因也能够达到麻醉效果。

操作步骤

- 在选择合适的腕部穿刺前,需进行Allen试验评估血液供应。术者用手指同时按压桡动脉和尺动脉。嘱患者反复用力握拳30秒,增加手部静脉回流。嘱患者张开手掌,手指明显变苍白。此时仅松开对尺动脉的压迫,手掌颜色迅速变红,表明血供充足。尽管在动脉穿刺前进行此项检查的必要性被质疑,但从常识来讲,如果一侧腕部血供明显少于另一侧,则应选择血供较好的一侧进行动脉穿刺。如果双侧腕部血供均较差,则应再次权衡进行动脉穿刺的必要性和远期严重瓣膜损伤以及指端缺血的风险。
- 在大多数患者中,桡动脉搏动容易被触及。桡动脉走行于前臂桡侧,穿刺部位于第一掌横纹处,桡骨茎突和桡侧腕屈肌之间。伸展腕部,尽量将动脉置于表浅部位。无菌巾或毛巾卷以及胶带有助于将患者腕部固定于此部位(图2-2)。清洁穿刺部位皮肤。适当麻醉表皮及皮下组织。笔

者建议,麻醉后,按摩麻醉部位或休息1~2分钟以达到最佳效果。此时可以准备其他器材。

- 用非优势手定位动脉搏动部位,优势手持穿刺针向患者倾斜30°~45°角缓缓刺入。如果难以触及动脉搏动,可以用超声或多普勒确定穿刺部位(图2-3)。一些操作者以90°角垂直进针,这主要取决于个人习惯。刺入动脉后,血液将被吸至注射器,不必回抽注射器。跳动的或鲜红色血液证明穿刺成功。但在危重患者可能不明显。如果取血不成功,将针头撤至皮下,稍微调整后再次穿刺。不要在皮内划动,这样会破坏血管结构。
- 取血后,取下针头并适当处理。排出注射器内的空气并安装注射器帽,保证血液与注射器帽相接触。持续按压动脉约5分钟,预防血肿形成,用敷料包扎穿刺部位。

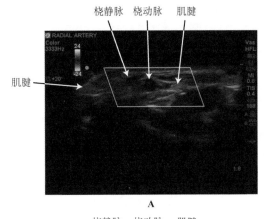

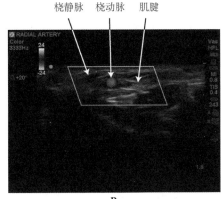

▲ 图2-3 超声下的桡动脉。A. 高频线性传导可根据解剖结构定位血管。超声探头朝向患者拇指。B. 如果在影像中有其他血管结构,可用彩色多普勒辨别搏动血流定位动脉。

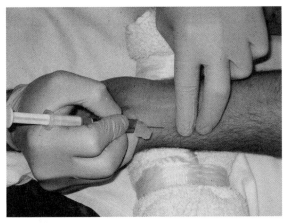

▲ 图2-2 前臂桡动脉穿刺部位。无菌巾或毛巾卷有助于保持患者腕部位置。

并发症

动脉穿刺的并发症少见，主要包括感染、出血、动脉撕裂、假性动脉瘤或动静脉畸形和神经损伤。

▼**推荐阅读**

[1] Dev SP, Hillmer MD, Ferri M. Arterial puncture for blood gas analysis. *N Engl J Med*. 2011;364: e7.

[2] Giner J, et al. Pain during arterial puncture. *Chest*. 1996;110: 1443 – 1445.

[3] Hajiseyedjavady H, et al. Less painful arterial blood gas sampling using jet injection of 2% lidocaine: a randomized controlled clinical trial. *Am J Emerg Med*. 2012;30: 1100 – 1104.

[4] Haynes JM, Mitchell H. Ultrasound-guided arterial puncture. *Resp Care*. 2010;55: 1754 – 1756.

[5] Shiver S, Blaivas M, Lyon M. A prospective comparison of ultrasound-guided and blindly placed radial arterial catheters. *Acad Emerg Med*. 2006;13: 1275 – 1279.

中心静脉通路
Central Venous Access

3

Basem F. Khishfe，MD

Rashid E. Kysia，MD

> **要点**
> - 建立中心静脉通路是急诊医师的必备技术，通常在抢救时进行。
> - 从横膈上、下均可进入建立中心静脉通路。根据建立通路的原因、患者的身体状态和创伤形式选择部位。
>
> - 尽管对于有经验的操作者来说，与建立中心静脉通路相关的总体并发症发生率较低，但仍有严重并发症发生。

适应证

在急诊室中最常见的中心静脉置管原因是危重症患者或严重创伤患者的复苏治疗。内科患者在进行大容量复苏、中心静脉压监测、静脉给予升压药或其他对外周静脉有刺激性的药物（如右旋糖苷、高渗盐水、全肠外营养）、经静脉起搏，或紧急透析的情况下，需建立中心静脉通路。大多数创伤患者需通过中心静脉通路输液及输血进行大容量复苏治疗。中心静脉通路也可用于外周静脉穿刺困难的急诊患者。

禁忌证

可进行外周静脉穿刺及无其他适应证的患者不应建立中心静脉通路。穿刺部位有蜂窝织炎或解剖畸形，如大面积创伤造成解剖标志紊乱的患者，应避免建立中心静脉通路。血栓性疾病是锁骨下静脉置管的绝对禁忌证（不可压迫），是颈内静脉和股静脉穿刺的相对禁忌证。最后，患者需在操作过程中配合保持体位。不能配合的患者被列为相对禁忌，在操作前需镇静治疗。

器材

可购买中心静脉穿刺包（图3-1）。包内含聚维酮碘棉签，导丝介入针，J头导丝，多个5 ml注射器，1%利多卡因，22和25号针头（用于局部麻醉），11号刀片，扩张器，中心静脉导管，带有丝线的三角针。

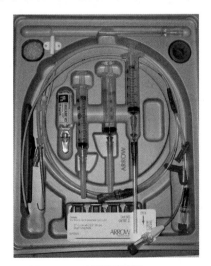

▲ 图3-1 三腔管穿刺包。

有多种型号的中心导管。一般来说，在急诊室中通常用2种类型（图3-2）。三腔导管用于需要多种不同静脉药物治疗的患者或外周静脉穿刺困难的患者。短粗的鞘导管（Cordis）用于置入起搏器、Swan-Ganz 导管以及低血压需快速静脉输液与输入血液制品的患者。这些大导管可以使液体流速升至 1 L/min。

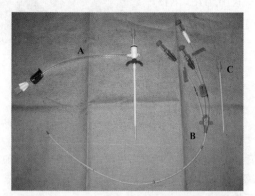

▲ 图 3-2 从左到右：A. 带有扩张器的鞘导管（Cordis）。B. 三腔导管。C. 三腔扩张器。

操作步骤

操作前向患者或他们的代理人交代风险及获益。除紧急情况外，需在操作前签署知情同意书。首先确定穿刺部位的解剖标志（见后文）。然后用聚维酮碘消毒穿刺部位皮肤，铺无菌巾。用利多卡因局麻穿刺部位皮肤。准备工作完成后，用 Seldinger 技术逐步完成操作过程。

▶ Seldinger 技术

• 用带有注射器的大口径穿刺针刺入静脉。回抽注射器于针筒内可见深色无波动血液（图 3-3A）。

• 从针头穿入导丝直至距导丝末端 3～5 cm（图 3-3B）。如果有阻力，拔出导丝并确定穿刺针在血管内。重新置入导丝。

• 置入导丝后，拔出穿刺针（图 3-3C）。由于导丝能够移动入血管内，在操作过程中，绝对不能松开导丝。

• 用 11 号刀片在导丝进入的部位做局部皮肤切口（图 3-3D）。

• 将扩张器穿过导丝并穿入血管（图 3-3E）（Cordis 导管的扩张器和导管嵌在一起）。

• 取下扩张器，将三通穿过导管，直到导管末端伸出棕色端口 2～3 cm。

• 手持导管一段，将导管置入静脉内（图 3-3F）。

• 拔出导丝，回吸血液确保导管在血管内（图 3-3G）。固定导管。

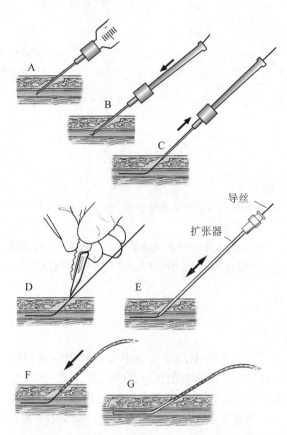

▲ 图 3-3 Seldinger 技术（引自 Reichman EF and Simon RR. *Emergency Medicine Procedures*. New York：McGraw-Hill，2004. Figure 38-10）。

（1）颈内静脉置管：有多种方法。本文将介绍主要方法（图 3-4）。仰卧，轻度 Trendelenburg 位（头低脚高），头部向对侧转 75°。找出胸锁乳突肌的锁骨头、胸骨头和锁骨三者所形成的三角区。在该三角区内找到颈动脉搏动点。在此处，静脉位于动脉外侧且最宽，低于环状软骨水平。从三角区顶点进针，穿刺方向与同侧乳头呈 30°角。进针 2～3 cm。如果不成功，缓缓撤出穿刺针。如果穿透血管，在进针时进针部位收缩，在撤针时将被撕开。穿刺颈内静脉时不能触摸颈动脉搏动。轻轻压迫将会压缩静脉，穿刺更难成功。右侧颈内静脉穿刺优于左侧，因为右侧颈内静脉直接进入右心房，而左侧伴行胸导管，且胸膜顶高于右侧。

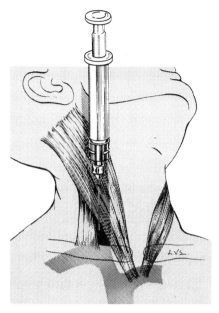

▲ 图 3-4 颈内静脉置管术（引自 Dunphy JE, Way LW. *Current Surgical Diagnosis & Treatment*. 5th ed. Lange, 1981）。

（2）锁骨下静脉穿刺：也有多种方法。在此介绍锁骨下静脉穿刺法（图 3-5）。仰卧，轻度 Trendelenburg 位（头低脚高）。将毛巾卷或毛巾垫

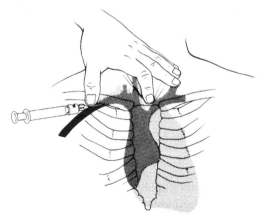

▲ 图 3-5 锁骨下静脉置管（引自 Stone CK and Humphries RL. *Lange：Current Emergency Diagnosis and Treatment*. 57th ed. New York：McGraw-Hill, 2004-2011. Figure 7-7）。

放于肩胛骨之间使肩部背伸，放平锁骨。在锁骨中内 1/3 下部 1 cm 刺入穿刺针。进针方向为锁骨下，朝向锁骨上切迹，紧贴胸壁。需进针 4 cm。

（3）股静脉穿刺：只有一种方法。腹股沟区下方 2 cm 可触及股动脉。股静脉位于股动脉内侧 1 cm。在股动脉内侧，朝向头部方向，与皮肤呈 45°角刺入穿刺针。对于无脉的患者，触及髂前上棘和耻骨结节，并将两点连线。如将连线分为 3 段，中内 1/3 就是穿刺点（图 3-6）。

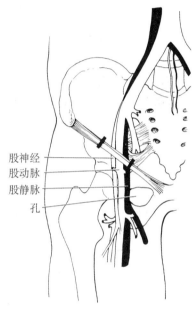

股神经
股动脉
股静脉
孔

▲ 图 3-6 股静脉解剖（引自 Stone CK and Humphries RL. *Lange：Current Emergency Diagnosis and Treatment*. 57th ed. New York：McGraw-Hill, 2004-2011. Figure 7-8）。

并发症

每个部位进行中心静脉置管都有多种常见并发症，包括出血、感染、动脉（静脉）撕裂及空气栓塞。部位特异性的并发症包括有：①颈内静脉：血肿扩大导致的空气压塞、颈动脉撕裂、气胸、心律失常。②锁骨下静脉：气胸、心律失常。③股静脉：深静脉血栓、脓毒症、腹膜后血肿和肠穿孔。

推荐阅读

［1］ Weber J，Schindlbeck M，Bailitz J. Vascular procedures. In：Simon RR，Ross C，Bowman S，Wakim P. *Cook County Manual of Emergency Procedures*. 1st ed. Philadelphia：Lippincott Williams & Wilkins，2012.

［2］ Wyatt CR. Venous and intraosseous access in adults. In：Tintinalli JE，Stapczynski JS，Ma OJ，Cline DM，Cydulka RK，Meckler GD. *Tintinalli's Emergency Medicine：A Comprehensive Study Guide*. 7th ed. New York：McGraw-Hill，2011.

程序性镇静
Procedural Sedation

Paula E. Oldeg, MD

要点

• 程序性镇静是指，通过麻醉药和镇静药降低患者意识水平，以便在患者没有活动或记忆的状态下进行医疗操作。

• 程序性镇静需保持心肺功能正常，无须高级气道辅助装置。

• 镇静前评估及正确选择药物是保证患者安全的关键。

适应证

程序性镇静是一项降低患者意识水平，同时维持保护性气道反射，允许自发通气的临床技术。其目标是在可能引起疼痛或恐惧的医疗操作过程中维持麻醉、失忆及无焦虑的状态。程序性镇静药物一般分3类：镇静药、麻醉药及解离药。急诊室常用这些药物，具有安全性。在进行程序性镇静前，医师应评估系统性疾病及潜在的困难气道。根据美国麻醉医师协会（ASA）的生理状态分类系统量化评估适合程序性镇静的患者（表4-1）。ASA Ⅰ类及Ⅱ类患者在急诊室进行程序性镇静发生并发症的风险较低，通常＜5%。

表4-1 美国麻醉医师协会生理状态分类

Ⅰ	无系统性疾病患者
Ⅱ	轻度系统性疾病——无功能受限
Ⅲ	严重系统性疾病——确定伴有功能受限
Ⅳ	严重系统性疾病——威胁生命
Ⅴ	濒死患者——不进行手术，无生存可能性

注：数据来源于美国麻醉医师协会。ASA，生理状态分类系统。http://www.asahq.org。

程序性镇静的适应证包括关节或骨折复位、腰椎穿刺、儿科影像学检查、切开与引流或心脏电复律诱发的疼痛或焦虑状态。

禁忌证

绝对禁忌证：ASA Ⅲ/Ⅳ类，精神异常，血流动力学不稳定，药物过敏，设备不全或无专业人员。相对禁忌证：进食＜3小时。在麻醉师指导下或者在手术室中进行程序性镇静对高风险患者来说更安全。

器材

严密监测以便发现任何生命体征改变，并避免并发症，特别是呼吸抑制。持续脉氧监测、心电监护、呼气末 CO_2 浓度监测（如果可能）。建立静脉（IV）通路，氧疗（如鼻导管给氧）；准备吸引器、气道管理设备（如简易呼吸器、声门上导气装置、喉镜、气管导管）、抢救车及逆转药物。医疗人员需熟练掌握气道管理技术及患者监测和复苏方法。

操作步骤

• 操作前询问病史，包括对麻醉药过敏或应用麻醉药发生的不良反应、医疗状况、最后一次进食时间。体格检查应包括全面的气道评估，预测用简易呼吸器通气或气管插管的可能性。检查义齿、颈部活动度、肥胖程度和 Mallampati 分级（图4-1）。在急诊室进行程序性镇静一般限于 ASAⅠ级和Ⅱ级的患者。建议禁食 3 小时。不过，研究表明，禁食时间短于 3 小时不会增加误吸风险。紧急程序性镇静通常要求操作前禁食。签署知情同意书，记录谈话内容。许多机构有标准的程序性镇静记录表用于记录知情同意书、相关病史及体格检查内容。

• 专业人员实施程序性镇静操作，给予药物以及进行床旁监测。给药并滴定至有效剂量。根据程序性镇静的类型选择药物（表4-2）。联用镇静药/麻醉药（如咪达唑仑/芬太尼）通常产生一致的临床结果。对儿童患者，其他常用药物包括单用氯胺酮或联合阿托品（0.01 mg/kg 静脉或肌内注射给药）、丙泊酚联合麻醉药（芬太尼），或咪达唑仑联合麻醉药。

• 医师应在护士或其他医师监护患者的情况下进行程序性镇静。完成全部操作过程后，应持续监护患者，直至患者精神状态恢复到基线水平。离院标准包括生命体征稳定、精神状态恢复至基线水平、能进食流质食物、能够理解出院指导。

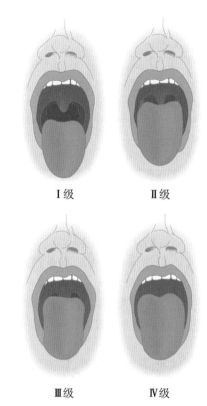

Ⅰ级　　　　Ⅱ级

Ⅲ级　　　　Ⅳ级

▲ 图4-1　Mallampati 分级（引自 Vissers RJ. Chapter 30. Tracheal intubation and mechanical ventilation. In: Tintinalli JE, Stapczynski JS, Cline DM, Ma OJ, Cydulka RK, Meckler GD, eds. *Tintinalli's Emergency Medicine: A Comprehensive Study Guide*. 7th ed. New York: McGraw-Hill, 2011）。

表4-2　急诊室程序性镇静常用药物

药物(分类)	剂量	效应	起效时间	维持时间	不良反应	拮抗剂
咪达唑仑(苯二氮䓬类)	0.02~0.1 mg/kg, IV	镇静,失忆,抗抑郁	2分钟	20~30分钟	窒息,低血压	氟马西尼
吗啡(阿片类)	0.1~0.2 mg/kg, IV	麻醉	2分钟	3~4小时	组胺释放	纳洛酮
芬太尼(阿片类)	0.5~0.1 μg/kg起至总量2~3 μg/kg, IV	麻醉,轻度镇静	2分钟	30分钟	呼吸抑制和胸部僵硬综合征	纳洛酮
氯胺酮(五氯苯酚类解离剂)	0.5~1 mg/kg, IV 或 3~5 mg/kg, IM	镇静,失忆,麻醉,抗抑郁	1分钟	1~2小时	分泌物增多,窦性心动过速,急诊室反应,颅内压增加	无
依托咪酯(咪唑类解离剂)	0.1~0.2 mg/kg, IV	镇静,失忆,抗抑郁	30秒	10~30分钟	肌阵挛,窒息	无
丙泊酚(芳香族化合物)	1~2 mg/kg, IV	镇静,失忆	40秒	3~5分钟	低血压,窦性心动过缓,注射部位疼痛	无

表 4-3　拮抗剂

药物	剂量	效应	起效时间	维持时间	不良反应
氟马西尼	0.2 mg，IV 起，可能需重复给药至最大量 1 mg	苯二氮䓬类拮抗剂	1～2分钟	45分钟	癫痫，苯二氮䓬类药物停药症状
纳洛酮	0.1～2 mg，IV	阿片类拮抗剂	数秒	30分钟	长期用药者能够突然停药

并发症

呼吸抑制是最常见的不良反应。严密监测脉氧和观察呼吸动作可提醒医师患者存在潜在通气障碍。如果需要，可用气道定位及简易呼吸器支持呼吸。近期研究数据证明，通过连续呼气末 CO_2 监测能够在脉氧监测显示低氧血症前发现低通气状态。如果出现持续呼吸抑制，则考虑应用逆转药（表 4-3）。恶心和呕吐是另一种可能发生的副作用。翻转患者、使用吸引器及呼吸支持治疗可预防误吸，保证气道通畅。不充分的失忆或麻醉也会增加程序性镇静的难度；相反，反复应用镇静药将会延长镇静时间。严密滴定药物及监测效果能够避免这些并发症。

推荐阅读

[1] American College of Emergency Physicians. Clinical policy for procedural sedation and analgesia in the emergency department. *Ann Emerg Med*. 1998;31：663-677.

[2] Deitch K, Miner J, Chudnofsky CR, Dominici P, Latta D. Does end tidal CO_2 monitoring during emergency department procedural sedation and analgesia with propofol decrease the incidence of hypoxic events? A randomized, controlled trial. *Ann Emerg Med*. 2010;55：258-264.

[3] Green SM, Roback MG, Miner JR, Burton JH, Krauss B. Fasting and emergency department procedural sedation and analgesia：a consensus-based clinical practice advisory. *Ann Emerg Med*. 2007;49：454-461.

[4] Miner JR. Procedural sedation and analgesia. In：Tintinalli JE, Stapczynski JS, Ma OJ, Cline DM, Cydulka, RK, Meckler GD. *Tintinalli's Emergency Medicine：A Comprehensive Study Guide*. 7th ed. New York：McGraw-Hill, 2011：283-291.

腰椎穿刺
Lumbar Puncture

5

Pilar Guerrero，MD

要点

- 进行腰椎穿刺时，需熟悉解剖标志及无菌操作技术。
- 穿刺部位皮肤感染和颅内肿瘤引起的颅内压增高是 LP 绝对禁忌证。
- 脑疝是腰椎穿刺最严重的并发症。腰椎穿刺后头痛是最常见的并发症。

适应证

在急诊室进行腰椎穿刺术(lumbar puncture，LP)主要用于诊断中枢神经系统(central nervous system，CNS)感染(如脑膜炎)和蛛网膜下腔出血(subarachnoid hemorrhage，SAH)。也可用于减轻脑脊液压力(cerebrospinal fluid，CSF)，以及确诊特发性颅内高压(假性脑肿瘤)。其他适应证包括脱髓鞘病变或中枢神经系统炎症性疾病，以及恶性肿瘤、转移瘤。

禁忌证

LP 的绝对禁忌证包括：穿刺部位感染，占位性病变(肿瘤、脓肿)引起的颅内压升高(intracranial pressure，ICP)，腰椎创伤或占位。以下情况需在腰椎穿刺前进行头颅 CT 平扫排除颅内占位：精神异常，局部神经功能缺损，ICP 体征(视盘水肿)，免疫抑制，年龄＞60 岁或近期发作癫痫。相对禁忌证：易出血体质或凝血障碍(表 5-1)。

表 5-1 腰椎穿刺禁忌证

穿刺部位周围皮肤感染
中枢神经系统或脊髓占位引起的颅内高压

（续表）

血小板计数＜$20×10^9$/L 是绝对禁忌证；血小板计数＞$50×10^9$/L 腰椎穿刺安全[*]
国际标准化比值≥1.5[*]
24 小时内用普通肝素或低分子肝素[*]
血友病，血管性血友病，其他凝血功能障碍性疾病[*]
脊柱创伤

注：[*] 腰椎穿刺前纠正凝血因子和（或）血小板水平。引自 Ladde JG. Chapter 169. Central nervous system procedures and devices. In：Tintinalli JE, Stapczynski JS, Cline DM, Ma OJ, Cydulka RK, Meckler GD, eds. *Tintinalli's Emergency Medicine：A Comprehensive Study Guide*. 7th ed. New York：McGraw-Hill，2011。

器材

大多数急诊室配有腰椎穿刺包，含 20 号腰椎穿刺针、22 和 25 号利多卡因注射针头、4 个收集管、活塞和测压管、无菌巾、皮肤清洁海绵和利多卡因(图 5-1)。可以用更小的脊髓穿刺针(22 或 25 号)减少穿刺后头痛发生率，22 号或更大的穿刺针可精确测定开放压。其他设备包括 1% 不含肾上腺素的利多卡因、聚维酮碘(betadine)和无菌手套。

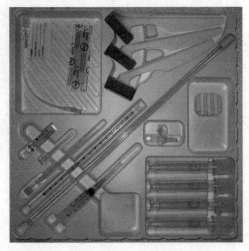

▲ 图 5－1　腰椎穿刺包。

操作步骤

• 腰椎穿刺术是侵入性操作。在腰椎穿刺术前需进行神经系统查体。向患者解释操作过程、操作风险及收益和潜在的并发症，并签署知情同意书。准备操作器械，并放于方便拿取的位置。患者侧卧于硬板床上，背部向前屈曲呈弓形，屈髋屈膝，以便更好地打开腰椎间隙。保证患者的肩、背和髋垂直于床面。患者也可以采取坐位，将上肢置于托架上，身体前倾。后一种方法适合于肥胖、有关节退变或呼吸困难的患者。精确测定开放压力时只能采取侧卧位。

• 两侧触诊髂后上棘顶点，连线至脊柱，在 L₄ 间隙水平与脊柱相交。触诊棘突，确定 L₃~₄ 和 L₄~₅ 间隙。这些腰椎间隙都可以进行腰椎穿刺（图 5－2）。

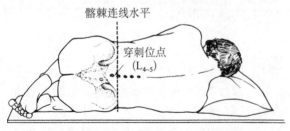

▲ 图 5－2　侧卧位腰椎穿刺（引自 Krupp MA, et al. *Physician's Handbook*. 21st ed. Lange, 1985）。

• 打开无菌托盘，将 betadine 倒入穿刺包的空盒里。戴无菌手套。吸取利多卡因，按顺序排列集合管（从 1 至 4 标号）。连接测压管和活塞。用被 betadine 浸泡过的海绵从穿刺中心向外以画圈的方式消毒。消毒范围包括 L₄ 之上和以下腰椎间隙。消毒区域干燥后，将无洞巾铺于床上，将洞巾（有孔的）铺于穿刺部位。再次触诊标志。用 25 号注射器吸取利多卡因，在穿刺部位注射形成皮丘。然后用 20 或 22 号注射器沿腰椎穿刺针的进针路径麻醉皮下组织。注射前回抽，避免误将药物注射至静脉。

• 再次用非优势手触诊腰椎间隙确定标记。沿中线向头侧偏 10°慢慢进针。在穿刺针进入硬脊膜和蛛网膜下隙之前将穿透 3 层韧带（依次为棘上韧带、棘间韧带和高弹性的黄韧带）（图 5－3）。穿透黄韧带时会有"落空感"。穿刺针斜面指向患者一侧（左侧或右侧），避免切断硬脊膜长轴纤维。从理论上来说，这将会减少持续脑脊液渗漏以及穿刺后头痛。进针 4~5 cm 或有"落空感"后，拔出针芯，脑脊液流出至穿刺针末端。如果无脑脊液流出，插入针芯继续进针或拔出穿刺针重新穿入。必须拔出穿刺针至皮下组织，增大向头侧偏斜的角度再次进针。进入蛛网膜下隙前的穿刺深度取决于患者体型。绝不能刺入无针芯的穿刺针，以免阻塞针头。

• 当穿刺针进入蛛网膜下隙时，脑脊液流出，评估开放压。连接测压管和穿刺针，调整三通方向，使穿刺针和测压管相通。当流入测压管的脑脊液停止流动时，记录压力。正常开放压 7~18 cmH₂O。取下测压管，将脑脊液置入 1 号收集管。成人每

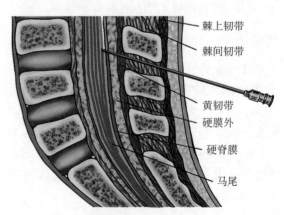

▲ 图 5－3　腰椎间隙解剖（引自 Ladde JG. Chapter 169. Central nervous system procedures and devices. In: Tintinalli JE, Stapczynski JS, Cline DM, Ma OJ, Cydulka RK, Meckler GD, eds. *Tintinalli's Emergency Medicine: A Comprehensive Study Guide*. 7th ed. New York: McGraw-Hill, 2011）。

管收集脑脊液 1～2 ml。按监测需要或标本要求，可用更多的收集管收集脑脊液(病毒滴度、隐球菌抗原等)。收集够 4 管脑脊液后，置入针芯，拔出穿刺针。这也能减少腰椎穿刺后头痛的发生率。理论上对这种作用的解释是针芯将可能沿硬脊膜穿刺孔流出的脑脊液推回至软脊膜。硬脊膜穿刺部位的所有组织都会阻碍穿刺孔闭合，导致脑脊液渗漏。

• 1 号管和 4 号管送细胞计数。2 号管监测蛋白质和葡萄糖。3 号管送培养和革兰染色。肥胖的患者或关节退变的患者进行腰椎穿刺难度较大。透视(由影像科医师操作)或超声检查可确定解剖学标志，方便在这类患者中进行腰椎穿刺术。

并发症

"创伤性"腰椎穿刺(从硬脊膜损伤至蛛网膜血管)是常见并发症，50％以上的腰椎穿刺术可见 1～50 个红细胞。选择适当的患者以及正确的进针部位能够减少创伤性腰椎穿刺的发生率。鉴别创伤性腰椎穿刺和蛛网膜下腔出血的最好办法是：在创伤性穿刺中，从 1 号管到 4 号管脑脊液中的红细胞明显减少，4 号管红细胞接近 0。黄变则代表 SAH。

脊髓出血(硬膜外、硬膜下和蛛网膜下腔)是腰椎穿刺的少见并发症，常发生于凝血功能紊乱的患者(如血友病)。在腰椎穿刺前需纠正凝血功能紊乱。

脑疝常发生于对肿瘤引起颅内压增高进行腰椎穿刺放脑脊液的患者，因此强调对可疑颅内占位病变的患者进行头颅 CT 检查。

腰椎穿刺术后头痛是最常见的并发症，通常认为是由于硬脊膜穿刺位点持续渗漏脑脊液引起。20％～70％的患者发生腰椎穿刺术后头痛，年轻人常见。腰椎穿刺术后头痛常表现为额枕部痛、恶心、呕吐和流涕。大多数情况下，头痛发生在腰椎穿刺术后 24～48 小时内，与体位有关(直立位或 Valsalva 动作)。头痛常持续 1～2 天，偶尔持续 14 天。治疗包括持续静脉输液、咖啡因(静脉或口服)、止吐药、止痛药、巴比妥类、苯海拉明和麦角胺类药物。麻醉师硬膜外阻滞可缓解持续＞24 小时的头痛。如果头痛与体位无关，且持续时间＞1周，或者缓解后再发，考虑可能存在硬膜下血肿。桥静脉撕裂引起脑脊液容量下降可形成硬膜下血肿。

患者也可能主诉腰椎穿刺术后轻度背痛。常见于腰椎穿刺针造成的创伤，具有自限性，几天内可缓解。其他可能的并发症包括无菌操作不当、操作区域污染或穿刺针污染引起的医源性感染。感染并发症包括蜂窝织炎、皮肤脓肿、硬膜外或脊髓脓肿、关节盘炎或骨髓炎。

▼ 推荐阅读

[1] Fong B, VanBendegom J. Lumbar puncture. In: Reichman EF, Simon RR. *Emergency Medicine Procedures*. 1st ed. New York: McGraw-Hill, 2004.

[2] Ladde JG. Central nervous system procedures and devices. In: Tintinalli JE, Stapczynski JS, Ma OJ, Cline DM, Cydulka RK, Meckler GD. *Tintinalli's Emergency Medicine: A Comprehensive Study Guide*. 7th ed. New York: McGraw-Hill, 2011: 1178 - 1180.

[3] Miles S. Ellenby, et al. Lumbar puncture. *N Engl J Med*. 2006;335: 12.

[4] Wright BL, Lai JT, Sinclair AJ. Cerebrospinal fluid and lumbar puncture: a practical review. *J Neurol*. 2012;259: 1530 - 1545.

撕裂伤修复
Laceration Repair

Jeffrey N. Siegelman，MD

要点
- 伤口缝合时间取决于瘢痕形成过程中可能存在的感染风险。
- 伤口缝合前确认异物已去除。
- 翻转伤口边缘，美化外观。
- 伤口冲洗及清创术有助于预防感染。

适应证

任何比表面挫伤深的伤口都应闭合以达到美容效果，保持组织活性，保留抗张强度。可用缝合线、组织黏合剂或固定器进行此项操作。组织黏合剂适用于低压力部位创伤止血，感染率低。固定器可用于肢端、躯干、头皮相对整齐的撕裂伤。

禁忌证

是否修复撕裂伤及修复撕裂伤的时间由很多因素决定，按广义分为宿主因素和伤口因素。宿主因素包括年龄（老年患者感染率是年轻人的3～4倍，伤口愈合缓慢）、营养不良和免疫抑制（如糖尿病）。伤口因素包括时间、部位、机制和污染。受伤后3～6小时细菌计数开始增加，因此应尽快缝合伤口。但是没有证据支持确切的伤口缝合时间。面部和头皮有丰富血供，伤口风险小（1%～2%），这些部位的伤口可在24小时内或稍晚进行缝合。上肢（4%）和肢端（7%）伤口感染率较高，许多医师在6～12小时缝合伤口。钝性撕裂伤和挤压伤破坏很多局部组织，因此与锐器伤（如刀切伤）相比感染率更高。细菌进入穿刺伤组织后很难被清除，因此感染率也很高。肉眼可见

的污染使感染风险增加1倍。咬伤（如狗、猫、人）后，由于口腔内细菌繁殖，感染率较高。总的来说，除非咬伤造成组织缺损或影响美观（如脸部），否则无须进行缝合。

固定器和组织黏合剂不应用于深部伤口，这些伤口需进行多层缝合。组织黏合剂不应用于黏膜表面、头皮内或关节以上（无固定），用于眼周时必须小心。

器材

缝合伤口需用到以下器械：聚维酮碘溶液，局麻药（1%利多卡因预混或无预混1∶100 000肾上腺素），25或27号针头以及注射器，冲洗用生理盐水或灭菌注射用水，60 ml注射器，冲洗防护（或18号导管）。一些作者认为可用非蒸馏水冲洗非复杂伤口。同样，要戴无菌手套，尽管某研究显示戴无菌手套处理<6小时的清洁伤口与戴清洁手套相比感染率并无下降。器械包括持针器、组织镊（采样器）和剪刀（图6-1）。因为缝合线越细，瘢痕越小，用最小的缝合线足以拉紧伤口。通常4-0线（最粗，用于躯干和肢端）到6-0线（最细，用于面部）足够用于伤口缝合。伤口处理后用抗生素药膏、纱布和绷带。

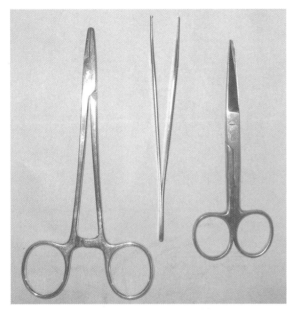

▲ 图 6-1　缝合器械。从左到右依次为：持针器，组织镊（采样器）和剪刀。

操作步骤

▶ 时间

· 伤口愈合时间分为初期愈合、二期愈合和三期愈合。初期愈合最常用，包括创伤后即刻用缝合线、固定器、绷带或组织黏合剂闭合伤口。二期愈合需进行伤口清洁，保持开放，使其自然愈合。这种方法用于初期愈合后感染风险高的伤口。三期愈合（延迟初期愈合）能够减少高度污染伤口的感染率。即刻清洁，引流污染伤口，3～5天后缝合。

▶ 伤口处理

· 首先保证光线充足，止血充分，以便进行全面评估。在对伤口进行局部麻醉前需详细检查血管神经功能。如条件允许，也应评估肌腱功能。伤口探查可以发现体内异物，诊断深部结构损伤。如果不能探查伤口深度，怀疑体外异物（如患者摔倒在玻璃上），建议进行 X 线平片检查。平片检查可见＞2 mm 的玻璃碎片。平片检查不能发现塑料或者木质异物，需进行更进一步检查（CT、超声或磁共振）。

· 修复头皮撕裂伤前需进行更充分的准备。将头发剪短至 1～2 mm（不是剃光）或用抗生素药膏涂抹头发，远离伤口边缘，以便在缝合时更好地暴露伤口，减少感染风险。不要去掉眉毛或发际线部位的毛发，因为会导致毛发生长受损或异常生长。

· 伤口边缘用聚维酮碘溶液消毒，注意不要将聚维酮碘倒入伤口内，这样会抑制伤口愈合。用注射器吸取 1％利多卡因，用 25 或 27 号针头进行浸润麻醉。将利多卡因与碳酸氢盐混合后可减轻注射痛。将 1 ml 碳酸氢钠与 9 ml 1％利多卡因混匀，即刻使用。在伤口边缘及整个伤口用利多卡因浸润麻醉（局部阻滞）。对于污染伤口，刺穿伤口周围皮肤（理论上降低感染率）；对于清洁伤口，刺穿伤口边缘及伤口（减轻注射痛）。请记住，无肾上腺素的利多卡因最大用量是 4 mg/kg，等同于 70 kg（154 lb）成人 280 mg 或 28 ml 1％利多卡因（10 mg/ml）。利多卡因肾上腺素的最大用量是 7 mg/kg。加入肾上腺素的优点是减少出血，增加麻醉时间。经验性用药提示，有血管损伤或血管病史的患者，在动脉末端区域（如手指、足趾）使用肾上腺素需小心，但临床证据不多。

· 伤口冲洗及清创术对于减少伤口感染发生率最重要。冲洗伤口时，使用防护服可减少护理人员暴露，加压冲洗减少细菌数。如果不可行，可用连接 60 ml 注射器的 18 号导管冲洗。生理盐水包或顶端打孔的瓶装生理盐水无法产生足够的压力。生理盐水具体使用量不确定，基本原则是每 1 cm 伤口用 50～100 ml。

▶ 伤口缝合

· 进行单纯间断缝合可遵循以下几个原则（图 6-2）。夹住缝合针中部。握住缝合针末端会损坏刀口，增加缝合难度。90°角进针有助组织外翻。与内翻相比，外翻可加速上皮组织形成，避免收缩后形成瘢痕。组织钳可用于提拉伤口边缘组织。应避免太用力抓紧组织（特别是有齿钳），以免破坏组织。使用齿状物或皮肤拉钩提拉皮下组织。缝合针在一侧刺入后，在另一侧也应保持相同深度。打 4～5 个结保证外科结牢固。过紧牵拉伤口边缘可能造成伤口绞窄，减少血供，应避免过紧牵拉伤口边缘（表现为皮肤苍白）。缝合针刺入两侧伤口边缘的距离及深度应相通，缝合线距离相等。面部应为 1～3 mm，其他部位可稍长。

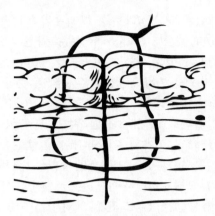

▲ 图 6-2 单纯间断缝合。

• 垂直缝合和水平缝合都可使伤口美观,在有张力和难以拉紧的情况下有助于伤口对合(图6-3、图6-4)。垂直缝合适用皮下组织少的深部区域缝合,如手或关节上方。这种缝合方法对头皮撕裂伤亦有止血作用,缺点是会导致组织绞窄。

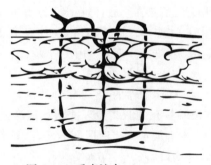

▲ 图 6-3 垂直缝合。

• 深部缝合适用于多层组织(如全层唇部撕裂伤),减少缺损部位皮肤张力。深部缝合需用可吸收线。深部缝合时,从伤口最深部位进针,穿过表面位,在伤口深部打结(图 6-5)。将深部组织与伤口边缘有效缝合,避免感染。在靠近打结部位剪断缝合线。

• 首次伤口边缘外翻可用固定器。启动固定器的原则同上。

• 需止血、清洁、干燥的伤口使用 4~5 层组织黏合剂能发挥近似的作用。不能在伤口内单独使用黏合剂。在黏合剂发挥功能前需用绷带包扎。

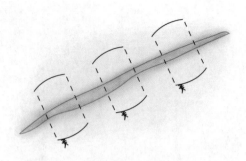

▲ 图 6-4 水平缝合。

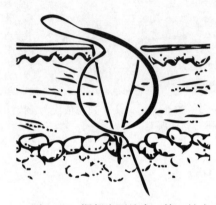

▲ 图 6-5 深部皮下缝合。第 1 针应穿过伤口深部,以便在伤口底部打结。

▶ **伤口护理**

• 伤口表面涂抹抗生素药膏能够保持伤口湿润,促进表皮生成,减少感染。使用组织黏合剂后不能用抗生素药膏。伤口严重污染、明显动物或人咬伤、易感染部位(口腔、足底)、开放性骨折、肌腱或关节受累、免疫抑制、人工心脏瓣膜或深部穿刺伤患者,建议预防性口服抗生素。

• 完整儿童期疫苗接种、免疫时间>10 年、清洁小伤口的患者,可给予破伤风(T)、白喉类毒素(D)肌内注射(TD 0.5 ml 肌内注射)。其他伤口(污染、穿刺伤和挤压伤),如免疫时间>5年,注射破伤风免疫球蛋白。免疫时间<3 年、污染伤口周围肌内注射破伤风免疫球蛋白(TIG)3 000~5 000 U。

• 外用软膏(如杆菌肽),无菌换药。24 小时内去掉敷料,用肥皂和清水轻柔清洗伤口,保持缝合线干燥。

• 建议面部和颈部的拆线时间为 3~5 天;上

肢、胸部、腿部和头皮 7～10 天；手、背部、臀部、足和关节上部 10～14 天。

并发症

并发症包括感染和瘢痕。虽然尽量减少感染风险，但是感染依然发生。首次出现感染征象时，患者应返回急诊室（如发热、脓性引流物或红斑）。如感染风险高，应在 24～48 小时内返回至接诊医师或急诊室进行再次检查。应告知患者伤口愈合后会形成瘢痕，伤口深、伤口走行与皮肤纹理不平行及用可吸收线者瘢痕明显。无充分数据推荐常规使用表面愈合乳，如维生素 E、芦荟胶或其他产品。

推荐阅读

［1］Desai S, Stone SC, Carter WA. Wound preparation. In：Tintinalli JE, Stapczynski JS, Ma OJ, Clince DM, Cydulka, RK, Meckler GD. *Tintinalli's Emergency Medicine：A Comprehensive Study Guide*. 7th ed. New York：McGraw-Hill, 2011, pp. 301 - 306.

［2］Singer AJ, Hollander JE. Methods for wound closure. In：Tintinalli JE, Stapczynski JS, Ma OJ, Clince DM, Cydulka, RK, Meckler GD. *Tintinalli's Emergency Medicine：A Comprehensive Study Guide*. 7th ed. New York：McGraw-Hill, 2011, pp. 306 - 315.

［3］Singer AJ, Hollander JE, Quinn JV. Evaluation and management of traumatic lacerations. *N Engl J Med*. 1997；337：1142 - 1148.

7

胸膜腔穿刺引流术
Needle and Tube Thoracostomy

Ann Buchanan，MD

要点

• 不要混淆气胸和肺大疱。

• 神经血管束走行于肋骨下，穿刺部位应位于肋骨之上，切勿在肋骨之下进行穿刺。

• 如果引流管脱出胸膜腔，不可继续使用，应更换新引流管。

适应证

胸膜腔穿刺术适用于可疑张力性气胸的紧急减压。胸膜腔引流术适用于胸膜腔穿刺术后、单纯气胸、创伤性血胸或大量胸腔积液抑制呼吸。

禁忌证

气胸胸部 X 线检查易与肺大疱相混淆。肺大疱表现为薄壁充气区，肺间质结构被破坏，肺大疱明显变大，与气胸表现相近。肺大疱主要位于肺尖，常见于慢性阻塞性肺疾病患者。在胸膜腔引流前，需确定有无气胸。第 24 个专题内容将进一步介绍用减少侵入或保守方法代替胸膜腔引流治疗气胸。

器材

胸膜腔穿刺术需 12～16 号、3～4.5 英寸（1英寸＝2.54 cm）长的导管，5～10 ml 注射器。成人血胸胸膜腔引流术需 36～40 F 引流管，儿童需20～24 F 引流管。对于单纯性气胸，成人需 18～28 F 引流管，儿童需 14～16 F 引流管。胸膜腔引流术所需其他器材包括聚维酮碘（betadine）溶液、无菌巾、无菌手套、1％预混肾上腺素的利多卡因20 ml、10 号手术刀、大号弯手术钳及直手术钳、持针器、2－0 缝合线、引流装置或将 3 个空瓶用作引流装置。

操作步骤

• 清洁上胸部穿刺部位皮肤，于锁骨中线第 2肋间（第 3 肋上缘）插入穿刺针并置入导管。胸膜腔穿刺术后气体冲出、生命体征稳定可诊断为张力性气胸。此步骤亦适用于胸膜腔引流术。

• 进行胸膜腔引流时，将患者受累侧手臂置于头部上方并使用软物固定，用聚维酮碘溶液消毒腋中线至腋前线第 4 肋间（第 4 肋以下）胸部皮肤。在第 5 肋上缘用利多卡因麻醉皮肤，并麻醉深部组织。然后麻醉第 4 和第 5 肋间区域，直至壁层胸膜。如有必要，可进行镇静或肋间神经阻滞。充分麻醉后，在第五肋腋中线和腋前线间切开 2～3 cm切口（图 7－1A）。用大弯止血钳钝性分离第 4 肋及第 5 肋间软组织，并刺穿肋间肌，注意不要刺入胸膜（图 7－1B）。打开止血钳扩大肋间肌空间。将手指沿止血钳方向插入胸膜间隙后撤出止血钳。用手指确定无肺组织黏附（图 7－1C）。用手指或止血钳将引流管插入胸膜腔，向后、向上调整引流管方向，确保引流管在胸膜腔内（图 7－1D）。连接引

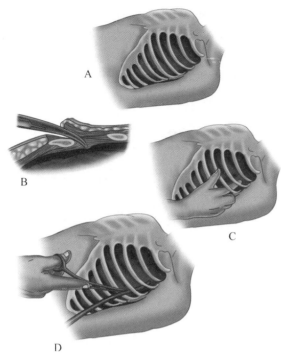

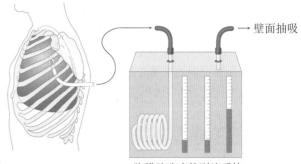

胸膜腔造瘘管引流系统

图 7 - 2(续) Pleur-Evac 系统工作原理相似。一端连接胸膜腔引流管,另一端连接吸引器。Pleur-Evac 系统中每个空瓶应按说明装满无菌水(引自 Stone CK, Humphries RL. *Lange: Current Diagnosis and Treatment Emergency Medicine*. 7th edition. New York: McGraw-Hill, 2011)。

林油纱布和绷带包扎伤口。进行胸部 X 线检查确定引流管位置,确定肺复张(图 7 - 3)。

图 7 - 1 A~D. 胸膜腔引流步骤(引自 Cothren C, Biffl WL, Moore EE. Chapter 7. Trauma. In: Brunicardi FC, Andersen DK, Billiar TR, Dunn DL, Hunter JG, Matthews JB, Pollock RE, eds. *Schwartz's Principles of Surgery*. 9th ed. New York: McGraw-Hill, 2010)。

流管与吸引装置(图 7 - 2)。间断缝合、固定引流管。打第 1 个结后缠绕引流管数圈再打第 2 个结。引流管以上皮肤用缝合线间断缝合。用凡士

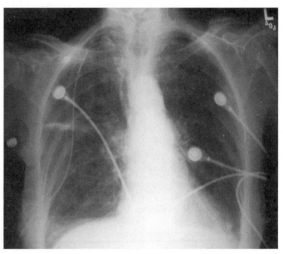

图 7 - 3 胸部 X 线检查显示右肺胸膜腔引流管位置正常。

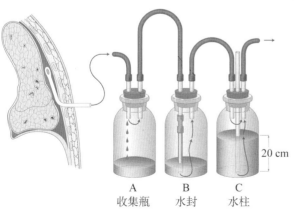

20 cm

A   B   C
收集瓶   水封   水柱

图 7 - 2 胸膜腔引流术和 3 瓶引流装置示意图。瓶 A 连接胸膜腔引流管,收集引流液送检,并估算引流液容量。瓶 B 发挥活瓣的作用,预防引流管末端在大气压中开放引起肺萎陷。瓶 C 用于调整胸膜腔负压。吸引器应保持瓶 C 中持续气泡冒出。胸膜腔负压应等于瓶 B 和瓶 C 液面高度差。

并发症

最常见的胸腔穿刺术并发症是不能缓解压力。穿刺导管大小由患者体型决定。如 3 cm 穿刺导管不能穿至胸膜腔,应立即更换 4.5 cm 穿刺导管。

感染仍是胸部创伤患者胸腔引流术的严重并发症,发生率为 2%~25%。因此应严格遵守

无菌术,如果引流管脱出不能再插入胸膜腔,应更换新引流管。出血也是胸膜腔引流术的并发症,可表现为切开部位表浅静脉或表浅动脉出血,也可为肺或腹部脏器的医源性损伤。置管部位错误可能导致引流管打结,皮下置管或真空孔位于胸膜腔外,将导致无效引流或者持续空气泄漏。复张性肺水肿是少见但可危及生命的并发症,常见于肺脏完全受压数天的患者。为避免这一并发症,对于肺脏压缩时间较长的患者,置入引流管后,将引流管末端置于水下,可以逐渐复张肺部。

▼ 推荐阅读

[1] Brunett PH, et al. Pulmonary trauma. In: Tintinalli JE, Stapczynski JS, Ma OJ, Cline DM, Cydulka RK, Meckler GD. *Tintinalli's Emergency Medicine: A Comprehensive Study Guide*. 7th ed. New York: McGraw-Hill, 2011, pp. 1744 - 1758.

[2] Joseph KT. Tube thoracostomy. In: Reichman EF, Simon RR. *Emergency Medicine Procedures*. 1st ed. New York: McGraw-Hill, 2004, pp. 226 - 236.

急诊超声介绍
Introduction to Emergency Ultrasonography

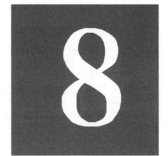

John Bailitz，MD
Basem F. Khishfe，MD

要点

- 过去 10 年,越来越多的急诊医师使用超声检查。
- 急诊超声使用指征包括：创伤,腹主动脉瘤,宫外孕,胆囊检查,肾脏检查及辅助其他医疗操作(如建立静脉通路)。
- 2008 年美国急诊医师协会超声指南描述了急诊超声发展史,并阐述了目前 11 个主要急诊超声适应证的操作方法。

适应证

急诊超声(emergency ultrasound, EUS)是急诊医师在床旁快速诊断、安全进行有创操作及监测治疗效果的有效方法。2008 年美国急诊医师协会超声指南描述了急诊超声发展史,并阐述了目前 11 个主要急诊超声适应证的操作方法。急诊超声最常用于评估和治疗以下临床情况:

(1)腹部和胸部创伤:创伤重点超声评估法(FAST)是快速、可重复、便携及无创评估心包、胸膜、腹膜积血的有效方法。也可用于评估气胸。

(2)宫外孕:在妊娠前 3 个月,腹部/盆腔痛或者阴道出血是常见的临床表现。通过对绝大多数患者进行 EUS 检查可有效排除宫外孕。

(3)腹主动脉瘤:对于非特异性腹痛或者下腰部疼痛的患者,EUS 能够快速排查腹主动脉瘤(abdominal aortic aneurysm, AAA),避免进行 CT 检查。对于低血压伴腹部或者背部疼痛的患者,EUS 能够快速诊断 AAA,尽快将患者转入手术室,避免因 CT 检查延迟抢救。

(4)急性胆囊炎:体格检查和实验室检查通常无特异性。EUS 能够协助诊断或排除胆囊炎,

快速进行干预治疗。

(5)肾绞痛:非特异性患者有侧腹痛伴血尿,EUS 检查发现轻到中度肾积水,支持肾结石诊断,无须进行其他检查。

(6)辅助其他医疗操作:超声辅助进行外周和中心静脉置管,体内脓肿和异物定位,可视化进行腰椎、心包、胸膜腔及腹腔穿刺术。

禁忌证

EUS 相对禁忌证:患者肥胖,肠过度积气及医师无经验。如果 EUS 不能确诊或无特异性发现,则进行下一步检查。EUS 是先进的诊疗手段,但不能替代更确切的检查方法。

器材

超声检查工作原理类似于声呐系统。超声探头发射超声波,穿过体内组织并被反射回探头,探头接收信号。计算机通过计算超声穿过组织的时间计算深度。反射的回声强度在计算机屏幕上表现为结构亮度或密度。

(1)超声:超声是连续而重复的压力波。人耳可听见的声音为 16 000～20 000 Hz(转/秒),

而诊断超声波为 2～12 MHz(百万转/秒)。

(2) 探头:探头可通过压力-电效应发射和接收信息。探头由复杂、精密且昂贵的晶体片组成,晶体片将电能转换为声能。探头接收到的超声波被转换为电能。探头维护非常重要。如果探头裂开或者明显被破坏,不能继续使用。

(3) 频率:探头发射超声波频率越高,组织分辨率越清晰,而频率越低,传播越深。不同类型探头可用于解决不同临床问题。低频探头(2～5 MHz)可用于胸膜腔和腹膜腔检查深部组织。高频超声(8～10 MHz)辅助临床操作,如中心静脉置管或神经阻滞,检查表浅结构则需要更高的分辨率。

(4) 回声性质:根据回声性质描绘图像。骨密度是强反射,表现为明亮或高回声性质。脾脏密度较低,表现为颗粒状回声。液体组织或急性出血无反射波,表现为黑色或无回声区。气体表现为亮度分散且后部伴阴影。

(5) 方向:探头标志与屏幕指针一致。在屏幕上指针位于医师左侧是急诊医师和影像学专家公认的操作标准。在矢状位(长轴方向),探针标志指向患者头部,在屏幕上表现为头部位于屏幕左侧,脚位于右侧(图 8-1A)。在冠状位(横位方向),探头标志指向患者右侧,在屏幕上表现为患者右侧位于屏幕左侧,与 CT 影像相似(图8-1B)。

(6) 类型:最常用的是成像法(B 型超声)。其他包括动态法(M 型超声,常用于评估胎儿心跳),以及评估血流的彩色多普勒超声。

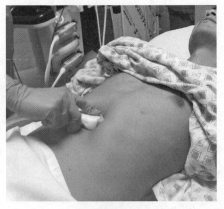

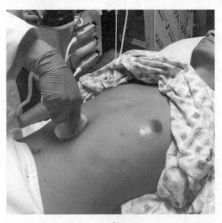

▲ 图 8-1　A.长轴探针方向。探头标志指向患者头部。B. 横轴探头方向。探头标志指向患者右侧。

操作步骤

基本 FAST 检查包括腹部和下胸部多部位超声。患者应仰卧于床上,医师和超声探测仪位于患者右侧。

(1) 剑突下影像:探头位于剑突下,探头标志横向解剖平面,指向患者左肩胛骨。内脏和心包积血表现为无回声区(图 8-2)。

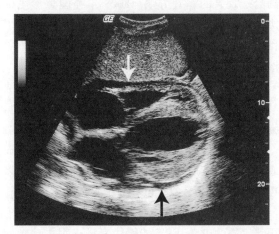

▲ 图 8-2　剑突下方向显示心包积液。

(2) 右上象限(RUQ)影像:探头位于腋中线 9～12 点方向,探头标志在冠状平面指向患者头部。可检查右侧血胸、肝肾隐窝(Morison 窝)及下结肠旁沟。Morison 窝位于盆腔以上,是检查腹膜腔内游离液体的最可靠部位(如出血)(图 8-3)。

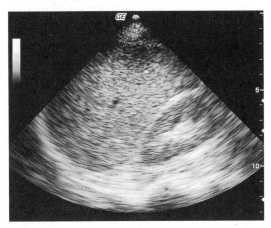

▲ 图 8 - 3　右上象限图像显示肝肾之间的 Morison 窝。未见游离液体。

（3）左上象限（LUQ）影像：探头位于腋后线 8～12 点位置,探头标志在冠状位指向患者头部。可检查左侧血胸、膈下间隙、脾肾隐窝及左下结肠旁沟。

（4）盆腔影像：探头位于耻骨联合以上腹中线长轴位。对女性患者可检查子宫反折区（Douglas 窝）出血;男性可检查输尿管反折区出血。

并发症

并发症主要来自结构显示不清或影像学解释错误。操作本身通常不会引起并发症。

推荐阅读

［1］ American College of Emergency Physicians Emergency ultrasound guidelines. *Ann Emerg Med*. 2009;53: 550 - 570.

［2］ Hoffmann R, Pohlemann T, Wippermann B, et al. Management of sonography in blunt abdominal trauma. *Unfallchirurg*. 1989;92: 471 - 476.

［3］ Ma OJ, Mateer JR, Ogata M, et al. Prospective analysis of a rapid trauma ultrasound examination performed by emergency physicians. *J Trauma*. 1995;38: 879 - 885.

［4］ Melniker LA, Leibner E, McKenney MG, et al. Randomized controlled clinical trial of point-of-care, limited ultrasonography for trauma in the emergency department: The first sonography outcomes assessment program trial. *Ann Emerg Med*. 2006;48: 227 - 235.

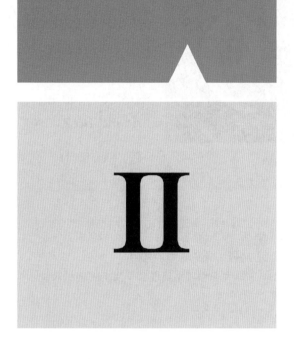

复苏

Resuscitation

9 急诊医疗服务
Emergency Medical Services

Bradley L. Demeter，MD

Eric H. Beck，DO

要点

- 急诊医疗服务是院前急救的延伸。
- 1973 年美国急救服务系统设立了接受资助的关键要素。
- 2012 年,美国医学专业委员会批准急诊医疗服务为医学亚专业。

引言

急诊医疗服务(emergency medical services, EMS)是包括院前救护转运在内的医学学科。EMS 指院前基本救护或整体救护系统的一部分,包括主要救护提供者,如医院。

急诊医疗救护的概念来源于 1973 年 EMS 系统条款。该条款设立了 15 项 EMS 系统接受资助的基本药物。下面将着重讨论这些要素。

▶人员配备

提供院前救治的人员数量主要基于当地人口密度。城镇地区一般通过政府部门向服务提供者或者大型公共场所(如机场、娱乐场所等)的公共安全服务官员支付费用。郊区、农村或野外通常多是志愿者。

▶培训

美国交通部国家高速公路交通安全委员会(National Highway Traffic Safety Administration, NHTSA)指定的院前急救服务人员国家标准培训课程分 4 个等级:第一反应者、初级医疗救护员、中级医疗救护员和医务辅助人员。目前依据这 4 个等级制定了 4 项国家标准水平认证:紧急医疗响应应者(emergency medical responder, EMR),急救医疗救护员 (emergency medical technician, EMT),高级急诊医疗救护员(advanced EMT, AEMT)和医疗辅助人员。每一等级培训针对特定的人群、技术及基础知识(表 9-1)。总的来说,EMS 服务人员培训强调气道、呼吸和循环(airway, breathing, and circulation, ABCs)功能以及在进行救护前服务人员确认环境安全。尽管美国在标准化教育和认证急救人员服务方面做出了巨大努力,但每个州、每一等级的院前急救人员实施院前急救的成功率及特殊药物使用情况却不尽相同。

▶通讯/便利就诊

早在 20 世纪 70 年代,目前常用的"9-1-1"就成为急诊服务的方式。电话中心一般由经过培训的调度员负责。他们收集求救者信息,并分配、调度最优资源。越来越常见的是由调度员为求救者提供院前急救指导,如指导普通人实施心肺复苏。

▶转运

根据特定反应模式和医护人员执业范围,所选运输车辆、设备不同。基础生命支持(basic life support, BLS)配备自动体外除颤仪、基本创伤救护及气道护理设备,包括供氧装置、简易呼吸器、吸引设备及口鼻通气设备。高级生命支持(advanced

表 9-1 院前医疗服务人员

认证水平	描述
紧急医疗响应者(EMR)	应第一时间到达现场,经培训可应用有限的资源立即进行生命支持直至其他EMS人员到达。他们可进行 CPR、脊柱固定、供氧、止血和体外自动除颤治疗(AED)
急诊医疗救护员(EMT)	初级急诊培训水平。EMT 技术包括 EMR 所掌握的技术以及患者转运、辅助患者服用常规用药,如定量雾化吸入或服用硝酸甘油片。他们也可以提供一些医疗服务,包括口服葡萄糖、阿司匹林、沙丁胺醇以及用肾上腺素抗过敏
高级急诊医疗救护员(AEMT)	在医师指导下,AEMT 可以开放静脉通路或骨髓通路,进行手动除颤、解读心电图以及应用其他药物
医疗辅助人员	院前最大范围医疗操作的最高水平。操作技术包括:气管插管、环甲膜切开、胸膜腔穿刺。可用药物包括:血管活性药、苯二氮䓬类、阿片类止痛药。也可进行更高级别的心电图分析培训,使用抗心律失常药、电复律、手动复律和经皮起搏等
重症监护医疗辅助人员	对急救知识和操作的附加训练,在患者转运时开始或维持高水平治疗。重症监护辅助人员通常具备胸膜腔导管置换和管理、球囊反搏管理、新生儿护理、中心静脉置管、开放动脉管路及血流动力学监测等技术。其他可用药物包括神经肌肉阻滞剂、镇静药等

life support,ALS)配备了医疗辅助人员操作需要的设备,包括静脉通路建立、相关药物和用于心脏节律分析与干预的心电监护仪、除颤仪。一些系统具备特殊的重症监护转运物品,可用于持续静脉输液、通气,或者其他特殊医疗设备,如主动脉内球囊反搏器或者早产儿保育器。空中医疗转运包括普通飞机和直升机。表 9-2 列出了空中医疗转运的一般说明。

表 9-2 空中医疗转运的相对适应证

路面转运患者时间较长,距离远
路面转运可能加重患者病情
某些地区医疗结构可能无法进行特殊治疗
路面交通不便利
特殊情况下,无法派遣路面转运

▶ **医院/重症监护室**

一般来说,院前患者应被运送至最近的医院。某些情况下可以由患者指定医院。以下两种情况需进行救护车转移:其一为最近的医院满员,需将患者转运至另一个有诊治能力的医疗中心;其二是需将患者转运至有诊治能力的医院。按诊治能力转运包括以下内容:"创伤中心"手术团队应处于待命状态;"卒中中心"应具备即刻进行神经外科手术的能力;"心脏病中心"应配备心脏导管室及可用于对急性冠脉综合征(acute coronary syndrome,ACS)和心搏骤停进行治疗的低体温治疗设备。在某些地区具备产科、儿科和烧伤中心,可接收特定患者。

▶ **公共安全服务机构**

院前应答通常由警察、消防局和急诊医疗服务体系医护人员共同协作完成。依据当地条件分配力量。一些更常见的 EMS 组成包括以消防局、第三方机构及医院为基础的急救服务。消防局急救车由当地消防部门配备人员并指挥,而第三方机构的 EMS 不同于警察或消防局。私人救护车公司能够提供非紧急转运或与当地政府联系提供紧急医疗服务。最后,医院的急救车上有医院工作人员提供医疗支持。

▶ **用户参与/公共信息和教育**

EMS 功能最重要的一部分是社会服务,包括进行 CPR 训练的教育机构。在公共 EMS 组织中请公众代表参与监督和制定决策也很常见。EMS 通常是公共安全和公共健康的交叉点；EMS 数据和医务人员是公共健康和预防干预机构的重要一环。

患者转运

EMS 最主要的目标之一是将患者转运至有能力诊治的地方。在很多情况下，包括将患者从受伤或医疗事件现场转运至接收医院，也包括将患者从一个医疗机构转运至另一个医疗机构。《紧急医疗和积极救助法》明确规定在转诊至另一医疗机构前需保证患者病情稳定。接收医院在患者转运前确定接受转运。

保存患者就诊记录

许多系统目前都有电子医疗记录，用图表方式记录患者各个系统的信息。院前急救相关研究的主要障碍是在病历书写、数据明细和报告要求。将院前数据或转归数据整合有时会很困难。

回访和评估

医疗主任监督院前急救人员工作。每天用常规模板（离线医疗控制——指导医疗草案）或在线医疗控制（实时电话或医务人员录音回答临床问题或接收指令）。根据系统需要及当前科学研究定期升级草案。协调系统可强化质量、改进过程。通过协调系统能够发现 EMS 数据需要改进的部分。

灾难应急计划/防灾准备

包括地区、省和国家三个等级的急诊应答计划。主要作用是，当超过能力负荷时（指大量伤亡时）制定跨部门沟通规定和选择性分配有限资源的协议。在这些情况下，"简单分诊和快速处理"（simple triage and rapid treatment，START）方法能够评估外伤严重性和决定优先运送。在主要对 ABCs 评估时，医务人员将伤情不同的患者标记为 4 种不同的颜色（表 9-3）。

表 9-3　简单分诊和快速处理系统（START）

绿色（轻）	可以观察（例如：简单的肢体创伤）
黄色（中）	需要立即处理（例如：明显的出血征象）
红色（重）	需要立即进行生命支持治疗（例如：严重大出血或气道损害）
黑色（死亡）	创伤所致的死亡或濒死，任何一种急救措施都不能改变死亡的结局

互相援助

邻近区域协议或各 EMS 服务通常支持某一部门的急诊应答系统。应建立良好关系以便部门间沟通和设备互用。

推荐阅读

[1] *Emergency Medical Services：Clinical Practice and Systems Oversight*. National Association of EMS Physicians. Dubuque，IA：Kendal/Hunt，2009.
[2] Mechem CC. Emergency medical services. In：Tintinalli JE，Stapczynski JS，Ma OJ，Cline DM，Cydulka RK，Meckler GD. *Tintinalli's Emergency Medicine：A Comprehensive Study Guide*. 7th ed. New York：McGraw-Hill，2011，pp. 1-4.
[3] National Highway Traffic Safety Administration. *The National EMS Scope of Practice Model*. DOT HS 810 657. Washington：National Highway Traffic Safety Administration，2007.

呼吸心搏骤停
Cardiopulmonary Arrest

10

Katherine M. Hiller，MD

要点

- 心脏病是美国非创伤性猝死的最主要原因。
- 在美国，每年心脏性猝死人数达 30 万以上。心脏性猝死的存活率与脉搏停跳时间、心跳节律及并发症密切相关。
- 早期的持续胸外按压及早期除颤是成功复苏的关键。

引言

呼吸心搏骤停指意识丧失，呼吸、脉搏消失。心脏性猝死（sudden cardiac death，SCD）与冠状动脉性心脏病（coronary artery disease，CAD，简称"冠心病"）有关，急性血栓事件占心搏骤停的 $20\%\sim40\%$。25%心搏骤停无心脏病史（如肺栓塞、呼吸停止、溺水和药物过量）。最常见的心律失常是心室纤颤（ventricnlar fibrillation，VF，简称"室颤"），占 30%，其次为心搏骤停和无脉性电活动（pulseless electrical activity，PEA）。

有冠心病危险因素的患者，其心脏性猝死是无危险因素患者的 4 倍；有心脏病的患者，其心脏性猝死风险是无心脏病患者的 $6\sim10$ 倍。结构性心脏病（如心肌病、心力衰竭、左心肥厚和心肌炎）心脏性猝死占 SCD 的 10%。另外 10% 的 SCD 患者无结构性心脏病或冠心病。Brugada 综合征、心脏震荡、长 QT 间期综合征和家族性室性心动过速（简称"室速"）都会引起恶性心律失常而导致 SCD。

其他增加 SCD 的风险因素包括吸烟、糖尿病、高血压、血脂代谢异常和心脏病家族史。适度的酒精摄入（$1\sim2$ 杯/天）被认为是 SCD 的保护性因素，而过量的酒精摄入（>6 杯/天）是 SCD 的危险因素。

尽管心脏复苏术已取得长足进展，但院外 SCD 生存率也仅为 $3\%\sim8\%$。院外 SCD 幸存者主要与心律有关。室颤患者幸存率是心搏骤停患者的 15 倍（34% *vs.* $0\sim2\%$）。

临床表现

▶ 病史

从医护人员、旁观者及家属口中获取病史。包括用药史、治疗史、过敏史、创伤和导致 SCD 的其他事件。

▶ 体格检查

全面体格检查同时不中断治疗（包括胸外按压和简易呼吸器通气），如对患者进行气管插管，使用呼气末 CO_2 监测仪确定插管位置。

诊断方法

▶ 实验室检查

如患者恢复自主循环（return of spontaneous circulation，ROSC），进行全血细胞分析、电解质、肾功能及心肌标志物等检查（如肌钙蛋白），也可进行凝血功能检查、血气分析及乳酸检查。

▶ 影像学检查

如患者恢复自主循环，进行 X 线检查确定插管位置,心电图检查评估心肌缺血情况。

操作步骤

• 无脉性电活动(PEA)怀疑心脏压塞时,可进行心包穿刺,超声检查也可用于协助诊断心脏压塞。长脊髓穿刺针从剑突下向左肩方向穿入心包,用 60 ml 的注射器进针并同时回抽,直至看到血液流出。

• 如果怀疑 PEA 与张力性气胸有关,可进行胸膜腔穿刺。将 18 号穿刺针穿入锁骨中线第 2 肋间。恢复自主循环的患者,细针穿刺后进行胸膜腔引流。

医疗决策

SCD 的鉴别诊断很多,治疗 SCD 主要是依据当前的心律;然而,对每一名室颤或室速患者均应进行持续高质量胸外按压,对心搏骤停或无脉性电活动患者应给予肾上腺素,纠正 PEA 的原因,如"5H"和"4T"(表 10-1)。一旦 ROSC,立即开始复苏后治疗,包括低体温治疗,该治疗能够改善神经功能的预后。

表 10-1　无脉性电活动"5H"和"4T"

5H
Hypoxia 缺氧
Hypovolemia 低血容量
Hydrogen ion(acidosis)氢离子(酸中毒)
Hypo-/hyperkalemia 低/高钾血症
Hypothermia 低温

4T
Toxins 毒素
Tamponade(cardiac)压塞(心脏)
Tension pneumothorax 张力性气胸
Thrombosis(pulmonary, cardiac)血栓形成(肺、心脏)

治疗

如患者或委托律师签字声明拒绝复苏治疗,或复苏治疗不能逆转死亡(断头、死后僵直),则不应进行复苏。

复苏团队在处理呼吸心搏骤停时,需同时评估和抢救(图 10-1)。

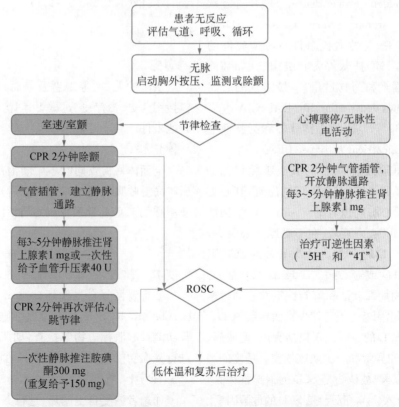

▲ 图 10-1　心跳停搏流程图。U,单位;VT/VF,室速/室颤;PEA,无脉性电活动。

（1）除颤：适用于室颤或无脉性室速。1 分钟内室速除颤成功率＞90％，而后续除颤成功率每分钟下降 10％。

（2）胸外按压：在低流量状态下，颈动脉搏动是最可靠的判断方法。如未触及颈动脉搏动，就应开始胸外按压。正确的胸外按压（深 5～6 cm，100～120 次/分）及减少按压延迟或中断能够显著提高生存率。胸外按压需持续进行，不能因通气中断；胸外按压每 2 分钟进行一次评估。满足除颤适应证时，手动除颤仪或 AED 充电过程中也应持续胸外按压。除颤时可短时中断胸外按压（＜10 秒），除颤后应立即继续胸外按压。

（3）通气：无意识患者最常见的气道梗阻原因是舌后坠，用严格抬颌法即可缓解。然后用简易呼吸器辅助通气，直到使用高级气道通气的辅助装置及其他急救人员进行持续胸外按压和电除颤。气管插管是明确用于心搏骤停的气道管理技术，迅速进行气管插管，并避免中断持续高质量的胸外按压。

（4）药物治疗

• 肾上腺素。推荐肾上腺素起始剂量 1 mg，每 3～5 分钟重复 1 次，大剂量肾上腺素应用无益，反而可能有害。无静脉通路时，可经气管插管给予 2～2.5 倍静脉剂量的肾上腺素。

• 抗心律失常药。对于除颤后反复发作的室速或室颤，静脉推注胺碘酮 300 mg，之后重复静脉推注 150 mg。对于尖端扭转性室速的患者，可静脉推注硫酸镁 2 mg。

• 复苏后治疗。呼吸心跳恢复的昏迷患者应接受低体温治疗（24 小时持续 33 ℃，24 小时后复温）。

处置

所有恢复自主循环的患者都应转入重症监护病房或心脏监护病房进行进一步治疗，同时对导致心搏骤停的危险因素进行管理。如果 SCD 发生的病因主要是冠心病或急性冠脉综合征，则相应的治疗应被考虑，尤其是经皮冠状动脉介入治疗。

▼ 推荐阅读

［1］Field JM, Hazinski MF, Sayre MR, Chameides L, Schexnayder SM, et al. Part 1. Executive summary: 2010 American Heart Association guidelines for cardiopulmonary resuscitation and emergency cardiovascular care. *Circulation*. 2010;122: S640-S656.

［2］Neumar RW, Otto CW, Link MS, Kronick SL, Shuster M, et al. Part 8. Adult advanced cardiovascular life support: 2010 American Heart Association guidelines for cardiopulmonary resuscitation and emergency cardiovascular Care. *Circulation*. 2010;122: S729-S767.

［3］Ornato, JP. Sudden cardiac death. In: Tintinalli JE, Stapczynski JS, Ma OJ, Cline DM, Cydulka RK, Meckler GD. *Tintinalli's Emergency Medicine: A Comprehensive Study Guide*. 7th ed. New York: McGraw-Hill, 2011, pp. 63-67.

11 气道管理
Airway Management

Theresa M. Schwab，MD

要点

- 急诊优先选择快速程序气管插管。
- 根据临床表现决定是否进行气管插管。在快速程序气管插管前,如时间允许,需先评估困难气道。
- 气管内插管的标准包括不能保护气道、不能提供足

够氧气、不能排出 CO_2。
- 当患者不能通气且初次气管插管失败时,应选择另一种插管技术(环甲膜切开术)。

引言

成功气道管理需迅速识别通气不足,确定影响简易呼吸器(bag-valve-mask, BVM)辅助通气或气管插管(endotracheal tube, ETT)置换的危险因素,并且用最安全有效的技术保护气道。根据临床症状,气管插管需满足以下 3 个主要条件中的 1 条:吸气时不能成功保护患者的气道,不能成功将氧气输送至血液(低氧血症),或者不能成功清除细胞呼吸新陈代谢的产物(高碳酸血症)。其他的适应证包括呼吸做功能力下降(脓毒症),需高通气治疗(颅内压增高),以及对不能配合的患者(精神异常)进行影像学检查时的个体化选择。

不稳定气道管理技术包括从患者体位的基本变化到侵入性手术干预。标准基础生命支持建议仰头抬颌法打开梗阻气道,这一体位对口咽和鼻通气的操作而言简单有效,但通常不能被充分应用。如这种方法无效,则进行气管插管。快速程序气管插管(rapid-sequence intubation, RSI)前,联合诱导麻醉和肌肉松弛药(简称"肌松药"),可为气管插管创造条件,是急诊室气道管理的优先选择。

用 3 种方法均不能成功完成气管插管就视为

插管失败。这种情况的发生率为 3%~5%。替代设备包括喉面罩(laryngeal mask airway, LMA)、纤维支气管镜等,有助于气道管理。约0.6% 的患者需要气管切开。对大多数急诊患者来说,紧急环甲膜切开术是优先选择。

临床表现

▶ 病史

在急诊即刻进行气道干预,无须询问详细病史及体格检查。如时间允许,进行快速气道评估确定危险因素并预测困难气道,获取当前药物治疗及药物过敏史,确定导致急诊情况的紧急事件。

预测困难气道的危险因素包括不能进行BVM 通气,以及不能成功进行 ETT 的患者。前者包括面部创伤、解剖结构变化、肥胖患者颈部软组织过多、支气管哮喘及气道高反应性。后者包括脊柱退变限制颈椎活动(如类风湿关节炎及强直性脊柱炎)、头颈部肿瘤改变正常颈椎解剖、气道和周围组织肿胀(如血管性水肿)。

▶ 体格检查

对所有危重患者应快速检查气道,对并发颈椎损伤的患者应适当固定。详细检查面部,明显

的面部创伤及长胡须都会影响 BVM 效果;检查口咽部,确定有无义齿;检查牙齿大小和是否有明显的牙颌畸形;检查软腭、悬雍垂及扁桃体支柱(如 Mallampati 分级);检查有无明显的气道水肿。口咽部出血或出现分泌物提示不能保护气道。记住评估气道的法则:3-3-2。以检查者手指为标准,开口无法达到 3 横指,舌-颌间距少于 3 横指,甲状软骨在舌骨下 2 横指,预测气管插管困难。评估颈椎活动范围,确定有无隐匿外伤。

诊断方法

▶ 实验室检查

尽管血气分析异常(高碳酸血症)或脉氧监测异常(低氧血症)可能预示着气道通气不足,这些检查的正常值不能证明在临床情况下延迟干预治疗。连续监测发现检查结果进行性恶化($PaCO_2$ 升高,PaO_2 降低)提示临床失代偿,需进行气道干预。

▶ 影像学检查

影像学检查不能预测是否进行气道干预。气管插管后进行胸片检查确定插管位置,气管插管头部应位于隆突以上 2 cm,插管过深容易进入右主支气管。

医疗决策

气管插管前需考虑引起通气障碍的可逆性因素(如低血糖、阿片类药物过量)。恰当的干预治疗可改善通气障碍的昏迷患者,使其成为有气道保护能力的清醒患者。按步骤确定有困难气道以及需要特殊治疗的患者(如预防头部外伤、低血压、颈椎损伤)(图 11-1)。

操作步骤

▶ 简易呼吸器辅助通气

• 适当的简易呼吸器辅助通气需要开放气道,在面罩和患者的面部之间需严密结合。仰头抬颌法(创伤患者用双手抬颌法)开放气道,插入口咽或鼻通气管,使气道保持开放。对有咽反射的患者避免使用口腔通气辅助装置,有明显中面部创伤的患者避免鼻辅助装置通气。用适当的技术和高流量给氧,这种方法能够提供 FiO_2 约 90%(图 11-2)。

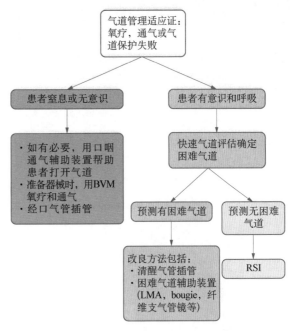

▲ 图 11-1　气道诊断流程图。LMA,喉面罩;RSI,快速程序气管插管。

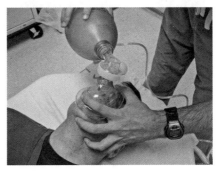

▲ 图 11-2　BVM 通气法。

▶ 快速程序气管插管

• RSI 前预先用高速流氧源[如非循环(nonrebreather,NRB)面罩]给氧数分钟。避免因正压通气(如 BVM)导致气体进入胃内,因其可能增加患者窒息风险。此时准备并检查设备,保证开放足够静脉通路,并保证抽吸装置工作正常,取下患者义齿,确定不存在其他口腔异物。选择适当管径的 ETT,管腔直径为 2.5~9 mm。7.5 或 8 mm 分别适用于成年女性或男性。用皮球监测导管有无漏气及是否含有导丝。年龄<8 岁的患者气道狭窄部分在声带以下环状软骨环水平,因此适用无囊套 ETT。也就是说,目前对成年患者选

择有囊套 ETT;对于儿童患者,可根据公式 ETT 直径＝(年龄/4)＋4 或(年龄/4)＋3 选择无囊套 ETT,或者选择与儿童第五指同等粗细的无囊套 ETT。

• 检查喉镜灯光,确保正常。喉镜大小为 0～4 级,有 2 个主要型号。Macintosh 喉镜是弯喉镜,可间接从声带提升会厌。其上同时设置了一个凸起,在插入时可将舌拨至一边,提高声带可视性。Miller 喉镜是直喉镜,可直接从声带提升会厌,适用于气道靠前且会厌肥大的患者。3～4 级 Macintosh 喉镜适用于成年急诊患者(图 11 - 3)。

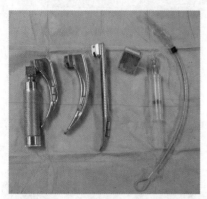

▲ 图 11 - 3　成人气管插管器械。从左至右依次为：安装 Macintosh 3 镜片、Macintosh 4 镜片及 Miller 4 镜片的喉镜把手,终末 CO₂ 监测仪,10 ml 注射器,带导丝的气管导管。

• 某些临床情况证明改良标准 RSI 能够缓解气管插管的生理反应。对颅脑外伤患者,用利多卡因(1.5 mg/kg)和非去极化神经肌肉阻滞剂(如泮库溴铵 0.01 mg/kg)缓解气管插管伴随高颅内压。对大多数儿童患者,用抗胆碱能药(如阿托品 0.02 mg/kg)预防反射性心动过缓。快速升高的血压和心率通常会造成灾难性后果(如主动脉夹层)。对这类患者需预先用阿片类麻醉药(如芬太尼 3 μg/kg)缓解儿茶酚胺过量释放。但需注意,关于这些预处理药物的临床应用目前还存在争议。

• 除前述预处理药物外,其他 RSI 药物分为诱导剂或肌松药。诱导剂可以诱使快速镇静,易化置管过程。多种诱导剂可供选择,包括依托咪酯(0.3 mg/kg)、丙泊酚(1 mg/kg)、氯胺酮(2～3 mg/kg)和咪达唑仑(0.05～0.1 mg/kg)。其中,依托咪酯快速起效、快速清除,保持血流动力学相对平稳,是急诊室最常用的肌松药。低血压患者应避免用苯二氮䓬类和丙泊酚,颅脑外伤患者避免用氯胺酮。

• 肌松药可被分为去极化型和非去极化型两类。琥珀酰胆碱(1.5 mg/kg)是唯一的去极化型肌松药,由于能够快速起效并短时间维持活性,是 RSI 最常用的肌松药。大多数患者 1 分钟内肌肉松弛,2～3 分钟肌肉完全松弛,10 分钟可恢复运动动能,但高钾血症的患者应用琥珀酰胆碱会导致致命性室性心律失常,应避免使用。大多数非去极化型肌松药(如阿曲库铵)肌松时间较长,应避免用于 RSI。

• 某些困难气道患者通过应用低于正常剂量的诱导剂,不用肌松药,可从插管中获益。这种方法也被认为是"在清醒状态下插管",会造成肌松困难,因此无呼吸的患者不能用此种方法插管。最后,窒息患者或心搏骤停患者不能进行 RSI。这些情况下不允许预先给氧或预处理,并且这些患者无意识状态,无须 RSI 药物进一步镇静或者肌松,直接给予 BVM 辅助通气直至进行紧急气管插管。

• 为看清声带,左手持喉镜,将镜片沿舌下行插入咽喉部。轻轻上提把手从喉头提起会厌,暴露声门(图 11 - 4)。同时进行外喉部操作能够更清楚暴露声门。请注意儿童气道较成人靠前,舌体和会厌相对肥大,通常需 Miller 镜片。

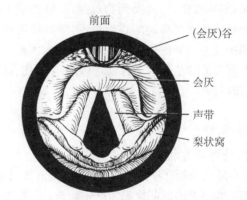

前面

(会厌)谷

会厌

声带

梨状窝

▲ 图 11 - 4　喉镜示意图[引自 Kempe CH, Silver HK, O'Brien D, (editors): *Current Pediatric Diagnosis & Treatment*. 4th ed. Lange, 1976]。

• 在可视情况下,插入 ETT 直至球囊通过声门,进一步插入 ETT 直到达到(距门齿)导管直径

3 倍。但需注意，这只是估计深度，所有患者都需进行 X 线检查确定 ETT 深度，可立即通过床旁听诊双侧呼吸音及进行呼气末 CO_2 分析。

• 在诱导麻醉时轻轻压迫环状软骨（Sellick 手法）能够缓解窒息，但许多文献质疑这一手法不能预防窒息，而且不能充分暴露声门，从而影响 ETT 插入的成功率。如果轻压环状软骨时患者恶心，立刻放开，预防继发性食管撕裂。

▶ 困难气道辅助

• 多种方法可用于辅助管理困难气道。喉面罩（LMA）遵循口咽自然曲度，可盲插至声门上部。合适的插管与喉头形成密封状态，可进行机械通气。LMA 插管不能预防窒息，不能认为是确切的气道。

• 诱导插管是对声门不能充分暴露的患者最有用的方法。长而有弹性的导丝，末端弯曲，盲插入会厌下部，沿自然角度下行进入咽部，通过声门。当能够感觉到导丝末端穿过气管环时，则证明气管导管成功地盲插入气道（图 11-5）。

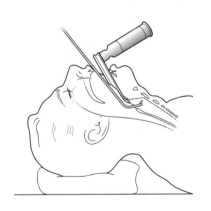

▲ 图 11-5　使用 bougie 示意图。

• 环甲膜切开术通过经皮切开环状软骨膜形成小切口或插入小 ETT（图 11-6）。当没有其他方法保护气道时，这一方法可用于抢救濒危者。适应证包括大面积面部创伤和血管性水肿。禁忌证是儿童年龄<8 岁，这类患者应进行环甲膜细针穿刺。

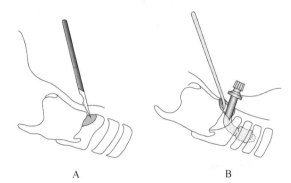

▲ 图 11-6　环甲膜切开术。A. 11 号解剖刀用于切开环甲膜。B. 皮肤拉钩打开切口，抬高甲状软骨，以便气管造口管或 ETT 能够插入气道（引自 Bailitz J, Bokhari F, Scaletta TA, et al. *Emergent Management of Trauma*. 3rd ed. New York：McGraw-Hill Education，2011）。

处置

所有需进行气道管理的患者都应住重症监护室。

▼ 推荐阅读

［1］ Hedayati T, Ross C, Nasr N. Airway procedures. Rapid sequence intubation. In：Simon RR, Ross CR, Bowman SH, Wakim PE. *Cook County Manual of Emergency Procedures*. 1st ed. Philadelphia：Lippincott Williams & Wilkins，2012，pp. 14-21.

［2］ Roman AM. Noninvasive airway management. In：Tintinalli JE, Stapczynski JS, Ma OJ, Clince DM, Cydulka, RK, Meckler GD. *Tintinalli's Emergency Medicine：A Comprehensive Study Guide*. 7th ed. New York, NY：McGraw-Hill，2011，pp. 183-190.

［3］ Vissers RJ, Danzl DF. Tracheal intubation and mechanical ventilation. In：Tintinalli JE, Stapczynski JS, Ma OJ, Clince DM, Cydulka, RK, Meckler GD. *Tintinalli's Emergency Medicine：A Comprehensive Study Guide*. 7th ed. New York：McGraw-Hill，2011，pp. 198-215.

12 休克
Shock

Lauren M. Smith，MD

Nihja O. Gordon，MD

要点

- 不要等到发生低血压时才诊断休克。
- 早期诊断、积极治疗能显著提高生存率。
- 感染性休克患者需启动早期目标导向治疗。
- 早期血运重建是改善心源性休克患者预后的关键。

引言

每年美国急诊休克患者≥100万，虽然重症医学不断进展，但死亡率仍居高不下。当患者的循环系统不能输送足够的氧气和营养物质满足患者代谢需求时就会发生休克。休克起始是可逆的，而持续低灌注最终导致细胞内持续低氧，扰乱重要生化过程。从临床的角度看，休克可分为以下几种亚型：低血容量性休克、心源性休克、梗阻性休克和分布性休克。低血容量性休克是由于严重脱水或失血引起的有效循环血容量减少，创伤性低血容量性休克最常见于年龄＜40岁的患者。心源性休克是继发于心脏泵血功能受损或严重的节律紊乱导致的心搏量显著降低，心肌梗死（myocardial infarction，MI）是心源性休克的首要原因，40％心肌无功能时会发生休克。梗阻性休克是指心脏以外的因素导致静脉血不能返回至心脏［如心脏压塞、张力性气胸和大面积肺栓塞（pulmonary embolism，PE）］。最后，分布性休克继发于血管调节功能障碍（如脓毒症、过敏反应、神经源性休克和肾上腺危象）。神经源性休克最常见于高位脊髓损伤造成的继发性交感神经调节功能缺失，是排除性诊断，这类患者典型表现为低血压和矛盾性的心动过缓。对于老年、免疫抑制和虚弱的患者，尽管毒性反应仅表现为意识障碍，但仍需怀疑感染性休克。心源性和感染性休克患者的预后仍不乐观，死亡率为30％～90％。

休克的病理生理过程包括3个基本范畴：系统的自主反应、终末器官细胞缺氧和分泌促炎症介质。机体自主的初始反应是通过增加心排血量表达组织的低灌注，随着组织灌注的持续下降，皮肤、肌肉、肾脏和内脏器官血管床等器官体内分流减少，肾脏肾素血管紧张素轴反射性增强，促进各种血管活性物质释放，以保证大脑和心脏等重要器官组织灌注。

如果前述保护性反应不足，尽管有充足的组织供氧，细胞内缺氧仍会导致有氧代谢向无氧代谢转变，自然状态下，无氧代谢不能产生足够的三磷酸腺苷保持正常的细胞功能，组织内乳酸聚集导致酸中毒，并导致广泛的组织死亡，而损伤及死亡的细胞会促进有害炎症介质的产生和分泌，导致全身炎症反应综合征，表现为发热、心动过速、呼吸急促及白细胞增多。

临床表现

▶ 病史

主诉无特异性，如疲劳和不适可能是唯一症状，特别是老年患者。对于精神状态改变的患者，朋友、家属和院前急救人员是询问病史的主要来源,过去史包括用药史,可以揭示免疫抑制、可能的心脏病和过敏反应。

▶ 体格检查

尽管低血压和心动过速是休克的主要特点,但因生理代偿,很多患者表现体征正常。当不能满足中枢神经系统代谢时,精神状态的改变更为常见。心源性休克患者常伴有颈静脉怒张、心脏杂音和肺部啰音。由于分布性休克肢体末梢充血使皮肤温暖,但心源性休克、低血容量性休克和梗阻性休克,其全身血管收缩导致肢体末梢花斑出现及皮肤湿冷,故详细的皮肤检查非常重要;而且,异常的皮肤表现,如弥漫性荨麻疹、红斑和紫癜有助于确定休克的原因和类型。腹部检查需重点关注腹膜炎体征或波动性包块。由于低容量是指绝对或相对容量减少,评估尿量能够指导复苏。

诊断方法

▶ 实验室检查

单独的实验室检查不能诊断休克。全血细胞计数可能表现为白细胞升高、正常或降低,但无论白细胞计数是否减少,杆状核粒细胞增高>10%提示感染的存在。详细的代谢组学分析能够评估肾脏和肝脏功能,以及酸碱平衡状态。阴离子间隙升高预示着乳酸酸中毒、尿毒症或中毒;血气分析有助于确定血清 pH、乳酸水平及碱缺乏。血清乳酸是预测组织低灌注和脓毒症休克的敏感标志物,乳酸水平>4 mmol/L 提示持续细胞内缺氧。其他临床重要检查包括心肌标志物、尿常规、凝血功能、毒物筛查及妊娠试验。如果怀疑脓毒症休克,即刻进行血、尿培养(如果可能,可进行脑脊液培养)。

▶ 影像学检查

单独影像学检查不能诊断休克。胸部 X 线检查能提示炎症浸润(脓毒症)、心影扩大(心脏压塞)、膈下游离气体(脓毒症)、肺水肿(心源性休克)或气胸。在脓毒症、腹部闭合性损伤、妊娠、腹主动脉瘤和心脏压塞等情况下,可通过超声进行检查、诊断和治疗,且下腔静脉超声评估能够有助于指导液体复苏。CT 检查可用于诊断 PE、动脉夹层及腹膜腔内病变。

操作步骤

- 为减少严重休克患者的呼吸做功及改善全身代谢,需进行气管插管。中心静脉置管能够快速输入液体或血制品,给予血管活性药物,并分析中心静脉压(central venous pressure, CVP)。

医疗决策

一旦发现休克,快速确定休克类型及诱发因素,及早制订治疗方案(表 12-1)。时间对患者非常重要,治疗延迟将显著影响预后。同时评估患者的气道、呼吸和循环(ABCs)状态,稳定所有重症患者。用前文提到的实验室辅助检查和影像学检查辅助诊断和治疗(图 12-1)。

表 12-1 休克:鉴别诊断

休克原因协助记忆	
S	脓毒症,脊髓(神经源性休克)[septic, spinal (neurogenic)]
H	低血容量,出血(hypovolemic, hemorrhagic)
O	梗阻(肺栓塞,心脏压塞)[obstructive (pulmonary embolism, tamponade)]
C	心源性(cardiogenic)
K	皮质醇(肾上腺危象),过敏[kortisol (adrenal crisis), anaphylaktic]

治疗

一是保存正常细胞功能,二是去除诱发因素。由于呼吸肌过度兴奋将使脑血流量减少 50%以上,早期通气能够显著改善代谢需求,因此所有患者需进行氧疗。建立至少两条静脉通路,需输入大量液体、使用血管活性药物或监测中心静脉压的患者,可进行中心静脉置管。输入生理盐水补充血容量。如果需要扩大循环血氧气输送功能,可以输红细胞悬液。对反复液体治疗无效或难治性休克(如心源性休克)患者,可以使用血管活性药物。置入导尿管准确评估尿量。下面将讨论特殊类型休克的治疗方法。

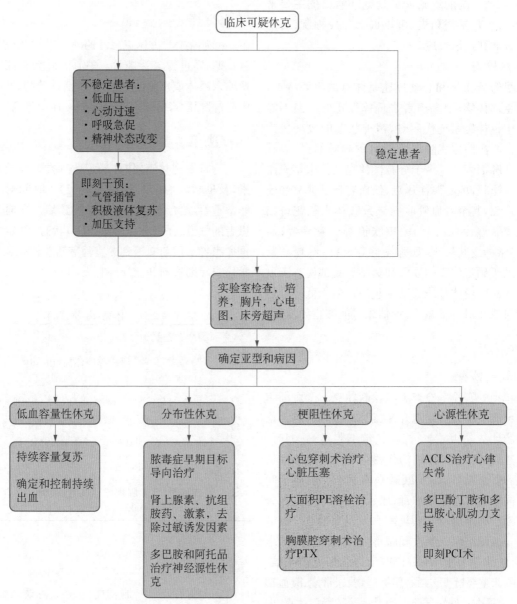

▲ **图 12 - 1** 休克诊断流程图。ACLS,高级心脏生命支持;PCI,经皮冠状动脉介入;PE,肺栓塞; PTX,气胸。

▶ 低血容量性休克

通过快速补充静脉容量保持足够的组织灌注。对失血性休克补液治疗无效的患者,需给予数升生理盐水及数单位红细胞悬液。单纯脱水的患者症状很快改善。避免对创伤患者过度补液,以免引起伤口闭合部位再次出血。对这类患者需进行滴定治疗,目标为平均动脉压(mean arterial pressure,MAP)60 mmHg,保持正常精神状态。

▶ 分布性休克

(1)脓毒症:感染性休克需开启早期目标导向治疗。监测 CVP 指导液体复苏,通过积极静脉输入数升生理盐水将 CVP 升至 8～10 mmHg。对于持续低血压的患者,需给予静脉去甲肾上腺素等血管活性药物,并持续输液将 MAP 升至> 65 mmHg。使用广谱抗生素进行目标性治疗,必要时进行清创或手术。

（2）神经源性休克：神经源性休克是排除性诊断，需先确定有无其他病因的休克，通过补充数升生理盐水积极补充循环血量。对于液体治疗无效的患者，静脉给予多巴胺进行血管加压支持。可使用小剂量阿托品（如 0.5 mg）治疗前文提到的反射性症状性的心动过缓。

（3）过敏性休克：过敏性休克可快速致命，需尽快治疗。静脉给予生理盐水、抗组胺药和激素。肌内注射肾上腺素（1∶1 000 溶液）0.3～0.5 mg 保证全身灌注。对治疗无效的患者，每 2～3 分钟静脉给予 0.3～0.5 mg 肾上腺素（1∶10 000 溶液）。积极查找并去除过敏原（如软组织内刺入的蜜蜂针）。

▶ **梗阻性休克**

（1）心脏压塞：紧急床旁心包穿刺术后静脉输入 1～2 L 生理盐水。对胸部贯通伤、治疗无效的患者需紧急开胸手术。

（2）肺栓塞：对于生命体征不稳定的患者给予小剂量生理盐水（250～500 ml）后，予血管加压支持治疗。对于进行性低血压（MAP＜60 mmHg）、顽固性低氧血症（氧疗后 SpO_2＜90％）或心搏骤停的大面积肺栓塞患者，可进行溶栓治疗。

（3）张力性气胸：紧急胸膜腔穿刺置管，同时给予 1～2 L 生理盐水。

▶ **心源性休克**

心源性休克的治疗目标是在减少心肌负荷的同时提高心排血量。避免过量输液增加左心前负荷，继发肺水肿。对静脉输液后持续低血压的患者给予增强心肌收缩力及血管加压的支持治疗。一线治疗通常为多巴胺联合多巴酚丁胺（单用多巴酚丁胺治疗会加重低血压），对治疗无反应的患者可联合去甲肾上腺素。但前述的治疗均是对症治疗，应及时进行血运重建（如经皮冠状动脉介入治疗或溶栓治疗）。

处置

所有休克患者需住监护病房。

▼ **推荐阅读**

［1］Cherkas D. Traumatic hemorrhagic shock: Advances in fluid management. *Emerg Med Pract*. 2011;13: 1 - 20.

［2］Dellinger, RP, Levy, MM, et al. Surviving Sepsis Campaign: international guidelines for management of severe sepsis and septic shock: 2008. *Crit Care Med*. 2008;36: 296 - 327.

［3］Otero RM, Nguyen HB, Rivers EP. Approach to the patient in shock. In: Tintinalli JE, Stapczynski JS, Cline DM, Ma OJ, Cydulka RK, Meckler GD, eds. *Tintinalli's Emergency Medicine: A Comprehensive Study Guide*. 7th ed. New York: McGraw-Hill, 2011.

［4］Reynolds HR, Hochman JS. Cardiogenic shock: current concepts and improving outcomes. *Circulation*. 2008;117: 686 - 697.

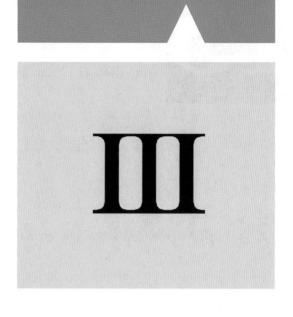

心脏急症

Cardiovascular Emergencies

胸痛
Chest Pain

Jonathon D. Palmer，MD

要点

- 胸痛是急诊患者中很常见的主诉。
- 及时做心电图和胸片有助于鉴别不同原因引起的胸痛。
- 排除威胁生命的胸痛病因是急诊医师的首要任务。

引言

胸痛是急诊最常见的主诉。由于很多致命疾病都会伴随胸痛，及时、彻底判断胸痛是否紧急非常重要。需对胸痛患者进行广泛的鉴别诊断，并利用病史、体格检查和辅助检查来缩小病因。

根据不同的病因，胸痛的病理生理也会有极大不同。不论疼痛源自什么部位，最终均由内脏或躯体神经纤维刺激产生疼痛。躯体神经纤维分布于皮肤和壁层胸膜，疼痛程度剧烈，患者通常可以准确定位，其潜在病因包括肺栓塞、气胸、肌肉骨骼损伤、带状疱疹、肺炎和胸膜炎。相反，内脏神经痛往往疼痛感觉模糊，疼痛部位不确切，并且经常牵涉邻近部位。患者通常不会真正说"痛"，而更多地使用沉重、压迫、不舒服来描述病情，其潜在病因包括急性冠脉综合征（ACS）、主动脉夹层、胃食管反流和心包炎。

临床表现

▶ 病史

在评估胸痛患者时详细询问病史必不可少，因为在确定病因或严重程度上没有任何一个敏感或具体因素可以独立存在并进行判断。确定疼痛性质可以帮助确定疼痛是内脏痛还是躯体痛。

例如，剧烈并刺激的疼痛患者肺栓塞更常见，而不大可能是 ACS。确定疼痛准确部位并判断是否牵涉其他部位。原发性缺血性胸痛存在于胸骨下或左侧，辐射至左臂或下颌，而直接辐射至背部的中胸部"撕裂性"疼痛通常与主动脉夹层相关。确定疼痛的严重性和持续时间。轻微、尖锐的持续时间仅为几秒钟的疼痛很少与严重的病理性疾病相关，而＞10 分钟的疼痛可能暗示更严重的病因。每次发作时疼痛持续数小时或数天的复发性疼痛不太可能是心脏疾病。

在具有已知心脏病史的患者中，应确定他们是否有早期症状。与既往心肌梗死（MI）类似或有更严重的疼痛患者发生 ACS 可能性显著增加。正确识别加重或缓解因素可以快速进行干预。有潜在心脏病的患者通常情况下运动后疼痛加剧，休息后疼痛缓解。咳嗽或深吸气（胸膜痛）后疼痛加剧的患者通常是胸膜炎（由肌肉骨骼引起）或肺栓塞。饭后腹痛加剧通常由胃肠道病因引起。最后，需要询问各种可能的相关症状。例如，恶心和出汗与 ACS 高度相关。

然而，潜在心脏疾病的长期危险因素（高胆固醇、吸烟、高血压、糖尿病、家族史）还没有对急诊医师在急性胸痛的划分中提供帮助。除此以外，病史应受到重视。有潜在高凝状态的病史（例如妊娠、恶性肿瘤)提醒医师考虑肺栓塞(PE)的可能,而基础结缔组织疾病(Marfan 综合征)的病史应提示主动脉夹层的可能。医师还应询问患者是否经常服用禁药,因为已经证实使用可卡因可加速动脉粥样硬化、急性心肌梗死和主动脉夹层的发生。

▶ 体格检查

要注意患者表现。ACS 或有其他严重病因的患者可能会捂住胸部,经常出现焦虑、苍白和出汗。这种"似病非病"的表现能指导医师迅速开始检查。与所有急性患者一样,评估生命体征并确保气道、呼吸和循环(ABCs)充足。同时应注意异常生命体征,以帮助指导鉴别诊断。对心脏、肺、腹部、四肢和神经系统的详细检查将确保没有忽略胸痛的紧急原因。以下列出了一些与潜在身体检查结果相匹配的急症。

(1) ACS:生命体征因发生缺血或梗死的区域的不同而有很大差异。例如,由于迷走神经张力增加,下壁 MI 可能伴有心动过缓和低血压。可能出现心脏杂音和异常心音,如 S3 或 S4。肺部检查有爆裂音,与继发性肺水肿相似。

(2) 张力性气胸:呼吸音减弱、气管偏移和呼吸窘迫是典型体征。自发性气胸多发生在体型较瘦的年轻人中,急性发作伴气短。

(3) 心脏压塞:尽管不常见,但患者可能会出现 Beck 三联征(低血压、心音遥远、颈静脉扩张)的典型体征。奇脉是心脏压塞的典型症状,其敏感度高但特异性低,因为引起胸膜腔内压力升高的任何病因都可能有奇脉。

(4) 肺栓塞:呼吸困难是肺栓塞(PE)患者最常见的症状,还包括胸膜性胸痛,尤其是那些引起顶叶胸膜继发性梗死的节段性肺栓塞。由于肺血管阻力突然剧烈增加,面积较大的肺栓塞(大面积或次大面积)患者通常血流动力学不稳定,仔细检查心脏和肺部可能会有啰音、P2 亢进或分裂。下肢检查可能会出现与深静脉血栓形成一致的单侧肿胀。

(5) 主动脉夹层:胸痛一开始即达到高峰,通常从膈肌放射到其他部位。这些患者通常血压升高,还可能在桡动脉和(或)股动脉出现脉搏短细。两上肢血压有明显差异(>20 mmHg)具有非常重要的意义。

诊断方法

对所有胸痛或有 ACS 症状和体征的患者在 10 分钟内进行心电图(ECG)检查。在所有疑似 ACS 的患者检测心脏标志物,包括肌钙蛋白测定、CK-MB 分析。D-二聚体可以帮助评估 PE 中的低危患者。

大多数急诊胸痛患者应做胸部 X 线检查。前后位和侧位视图最佳,对于需要进行持续心电监护的患者,前后位视图已经足够。急性主动脉夹层可能存在扩大的纵隔或主动脉异常。气胸和皮下气肿较易识别。食管破裂(Boerhaave 综合征)可观察到气胸,伴随(或不伴随)左侧胸腔积液(由于左食管壁相对较薄)。

新一代 CT 血管造影是诊断肺栓塞和主动脉夹层的方法,可能在评估潜在冠状动脉疾病患者方面发挥着不可替代的作用。

胸腔积液回波通常是易于获得的,临床上可用于评估 ACS 和大面积肺栓塞患者中可能存在的心包积液、心脏压塞、心室运动功能减退的患者,床旁经食管心脏超声(transesophageal echocardiography,TEE)对于急性主动脉夹层但未做 CT 血管造影患者非常敏感。

医疗决策

详细病史和体格检查,并结合心电图和(或)胸部 X 线检查,可提供足够的证据,可对多数的紧急情况进行诊断,当这些不能满足时,可以用实验室检查和预测疾病相结合来指导决策(图 13-1)。

治疗

▶ ACS

吸氧,给予负荷剂量阿司匹林(162～365 mg),并舌下含服硝酸甘油(每 5 分钟给予 0.4 mg),这些治疗针对多数 ACS 患者,无须知道禁忌证(例如过敏、低血压)。进一步抗血栓形成治疗(如氯吡格雷)和抗凝治疗(如低分子肝素)将会根据实

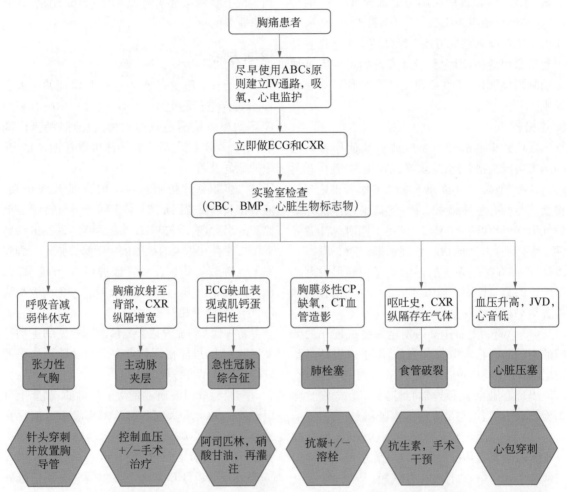

▲ 图 13-1　胸痛诊断流程图。BMP,基础代谢监测;BP,血压;CBC,全血细胞计数;CP,胸痛;CT,计算机断层扫描;CXR,胸部 X 线;ECG,心电图;JVD,颈静脉怒张。

际情况有所不同。值得注意的是,之前的干预措施往往只是临时性措施,对于急性 ST 段抬高的患者,早期进行血运重建是非常必要的。

▶主动脉夹层

主动脉夹层的患者需要尽早减慢心率和降低血压,目标心率为心率保持在<60 次/分,收缩压<100 mmHg。多种药物可供选择,为达到目标,通常需要同时输液。当使用双重治疗时,在降低血压之前控制心率是最重要的,以避免"反射性心动过速",从而扩大夹层。

▶肺栓塞

治疗将根据栓塞的血流动力学影响而变化。用低分子肝素或普通肝素抗凝。血流动力学不稳定的患者可能需要溶栓治疗。

▶Boerhaave 综合征

食管破裂较少见,典型症状是呕吐后发生突发性胸痛,等待手术治疗前需使用广谱抗生素。

▶气胸

所有气胸患者都应给氧。张力性气胸需立即用针头穿刺胸膜腔减压,并进行胸膜腔引流。自发性气胸进行引流或观察治疗。

▶心脏压塞

床边超声可以很快诊断心脏压塞,不稳定的患者应立即进行心包穿刺,同时进行手术治疗。

处置

▶ **住院**

所有患者都应进行监护,后续内容将详细讨论患者的具体处置方式。

▶ **出院**

经过治疗,通过对一系列指征严格进行重新评估后,大多数胸痛患者可以出院。注意排除有紧急病因和具有明显的非紧急病因(例如胸壁疼痛、带状疱疹、消化不良)的病例。如果无法确定病因,应谨慎处置,最好继续住院观察。

推荐阅读

[1] Anderson JL, Adams CD, Antman EM, et al. ACC/AHA 2007 Guidelines for the management of patients with unstable angina/non ST-elevation MI: A report of the ACC/AHA task force of practice guidelines. *Circulation*. 2007; 116: e148.

[2] Fesmire FM, Brown MD, Espinosa JA, et al. Critical issues in the evaluation and management of adult patients presenting to the emergency department with suspected pulmonary embolism. *Ann Emerg Med*. 2011;57: 628 - 652.

[3] Green GB, Hill PM. Chest pain: Cardiac or not. In: Tintinalli JE, Stapczynski JS, Ma OJ, Cline DM, Cydulka RK, Meckler GD. *Tintinalli's Emergency Medicine: A Comprehensive Study Guide*. 7th ed. New York: McGraw-Hill, 2011, pp. 361 - 367.

[4] Swap CJ, Nagurney JT. Value and limitations of chest pain history in the evaluation of patients with acute coronary syndromes. *JAMA*. 2005;294: 2623 - 2639.

14 急性冠脉综合征
Acute Coronary Syndromes

Christopher Ross，MD

要点

- 对所有胸痛和(或)呼吸困难患者进行急性冠脉综合征初始评估。
- 在妇女、老年人和糖尿病患者中，非典型表现很常见。
- 对可能的急性冠脉综合征患者进行心电图检查，迅速识别是否为 ST 段抬高型心肌梗死。
- STEMI 患者应立即行溶栓或经皮冠状动脉介入等再灌注治疗，以期最大限度挽救尚存活的心肌。

引言

急性冠脉综合征(ACS)包括一系列疾病：不稳定型心绞痛(unstable angina，UA)、非 ST 段抬高型心肌梗死(non-ST-segment elevation MI，NSTEMI)和 ST 段抬高型心肌梗死(ST-segment elevation MI，STEMI)。三者间的区别主要基于病史、心电图诊断和心脏生物标志物检测。ACS是工业化世界的主要死亡原因，占美国所有死亡人数的 25％ 以上。每年在急诊有超过 500 万的患者怀疑是 ACS，其中只有不到 10％ 诊断为急性心肌梗死(acute MI，AMI)。也就是说，在所有ACS 患者中，有 2％～4％ 的患者最初被误诊并离开急诊科，导致发病率和死亡率显著增高，这在美国医疗事故中占很高的比例。

心肌缺血的病理生理可以简单认为是冠状动脉供血和心肌需血的比例失衡，绝大多数 ACS都有冠状动脉粥样硬化形成。这个过程开始于青少年患者的冠状动脉中沉积脂肪条纹，到成年进展到有组织的纤维脂肪斑块的形成。发育过程中，斑块随之扩大，它们逐渐限制冠状动脉血流量，并且可能最终诱发心绞痛。此时，斑块有可能破裂，引起继发性腔内血栓形成和冠状动脉灌注突然减少(例如 AMI)。

UA 是临床诊断，心电图或心脏生物标志物无特异性改变，典型的 UA 患者会有新增的、频率增加或严重程度增加的心前区疼痛。从病理生理的角度看，UA 和 NSTEMI 很相似，后者会有心肌生物标志物升高。这两种情况都是由冠状动脉的非完全闭塞引起，可引发二次缺血和梗死。冠状动脉完全闭塞会引起心肌透壁性梗死，引起 ST段抬高和心肌酶升高。值得注意的是，NSTEMI和 STEMI 患者的死亡率在 6 个月随访时相同。

了解冠状动脉的基本解剖学并识别 ECG 表现，对于预测临床并发症非常重要。左冠状动脉(即左主干动脉)源于主动脉根部，其分支很快进入左前降支(left anterior descending artery，LAD)和左回旋支(left circumflex artery，LCX)。LAD 在心脏的前方运行，并向左前心室和室间隔提供主要血液供应，而 LCX 在左心房和左心室之间的房室(atrioventricular，AV)沟中运行，并向左心室以及左心室的外侧和后部区域提供血液。右冠状动脉(right coronary artery，RCA)也直接来自主动脉根部。它在右心房和右心室之间的

AV 沟中运行,并且向心脏的右侧和左心室的下部提供血液。窦房节由 RCA 灌注,而 AV 结在大多数患者中通过 RCA 和 LAD 的共同灌注。

冠状动脉性疾病(CAD)危险因素包括 >40 岁的男性或绝经女性、高血压、血脂异常、糖尿病、吸烟、CAD 家族史、肥胖和久坐的生活方式。值得注意的是,这些危险因素是基于大量的人口学分析得出的,不能用于预测特定的 CAD 患者。大约有一半的 ACS 患者除年龄和性别外,没有任何危险因素。

临床表现

▶ 病史

详细询问病史是诊断 ACS 的最敏感的工具,有经验的临床医师将永远警惕其可能发生的变化。胸痛是最常见的主诉,心肌缺血很典型,通常描述为胸骨后或心前区压榨性疼痛。此时应继续询问疼痛的性质、持续时间、频率和强度,确定是否有放射痛、伴随症状以及加重和缓解因素。症状通常与心肌缺血相关,包括恶心、出汗、呼吸急促和心悸。UA 的疼痛几乎可能放射到任何部位,肩部、手臂、颈部和下颌最为常见。需要指出的是,疼痛的强度不能预测心肌损伤的整体严重程度,症状极少的情况也可能导致死亡。

ACS 患者中有 1/3 会有胸痛以外的症状,包括呼吸困难、呕吐、精神状态改变、腹痛和晕厥等,可能会使 ACS 的诊断进一步复杂化。非典型表现风险增加的患者包括老年人、妇女、滥用药物者、精神疾病患者和少数非白种人群体。由于对他们的诊断、记录和处置会延迟,这些患者的死亡率增加了近 4 倍,所以应尽快获知详尽社会关系和近期使用药物情况。经证实,习惯性使用烟草是 CAD 独立危险因素,而可卡因的使用不仅可以在急性环境中明显诱发冠状动脉痉挛,还可以在长期滥用药物时加速动脉粥样硬化过程。

▶ 体格检查

对于 ACS 患者,物理检查通常没有特殊性,一般都正常,应获得一套完整的生命体征检查,并密切监测不稳定患者。由于迷走神经张力增加,心动过缓与下壁缺血有关,而心动过速可能代表卒

中体积减小的代偿表现,心肌耗氧量的增加可能会加剧潜在缺血,因此急性心源性休克预后极差。

应仔细进行心脏听诊,以发现异常心音。心室顺应性的急性改变可能引起 S3 和 S4,或者 S2 分裂。存在新的收缩期杂音可能意味着二尖瓣关闭不全的乳头肌梗死、二次穿孔的室间隔梗死。还应寻找急性充血性心力衰竭(congestive heart failure,CHF,简称"心衰")的体征,包括颈静脉怒张、肝颈静脉反流征和吸气时爆裂音。进行直肠检查,寻找胃肠出血证据。可能需要用抗凝血剂或溶栓药物治疗的患者,应全面记录神经系统检查。

诊断方法

▶ 心电图检查

对于疑似 ACS 患者获得 12 导联心电图,STEMI 的紧急诊治能够限制进一步的心肌损伤,获得院前心电图可以减少治疗延误。请记住,单个心电图只能提供孤立的心肌电活动,因此任何临床改变都应该提示重复检查。此外,不到一半的 AMI 是 STEMI,在 NSTEMI 或 UA 患者中,心电图可能完全正常。ST 段抬高表明存在急性透壁性梗死,而 ST 段压低则表明有活动性心肌缺血。AMI 的 ST 段抬高通常是平直的凸向上的,而压低的 ST 段抬高通常预示良性病因(左室肥厚、早期良性复极化、心包炎)。疑似 ST 段改变的 ACS 患者,不论是抬高或压低,都能在相应的不同解剖区域中看到(表 14-1)。关于心肌缺血的其他发现包括倒置和超急性 T 波(增宽且非对称的高振幅 T 波)。提示心肌坏死的 Q 波通常在 ACS 患者的进程中出现较晚,在急性决策过程中不能依赖。

表 14-1 通过心电图分析心脏的解剖区

解剖位置	梗死部位	缺血导联	波及导联
前壁	LAD	V2, V3, V4	Ⅱ, Ⅲ, aVF
侧壁	LCX	Ⅰ, aVL, V5, V6	V1, V2
下壁	RCA, LCX	Ⅱ, Ⅲ, aVF	多导联
后壁	RCA, LCX	V8, V9	V1, V2
右室	RCA	V1, V4R	多导联

基于冠状动脉解剖分布,ACS 的 ECG 分析应始终以标准方式进行(图 14-1、图 14-2)。有趣的是,下壁 AMI 通常表示 RCA 的闭塞。在导联Ⅲ与Ⅱ更明显的 ST 段抬高是右心室(right ventricle, RV)受累的微小线索。获得患者右室 ECG(导联 V4R,在胸骨右侧,位置和 V4 对称)可以更好地评估 RV,使用硝酸甘油时应非常小心,

以避免影响血流动力学。另外,大多数患者的 RCA 直接影响后降支动脉(posterior descending artery, PDA),RCA 的急性闭塞应引起对并发后壁梗死的关注。心电图后壁梗死的发现包括 V1 和 V2 中的 R 波振幅>S 波振幅,以及 V1~V4 中对应的 ST 段压低和高耸 T 波,对于这些患者还应获得后壁心电图(导联 V8 和 V9)。

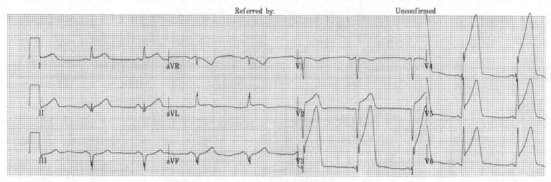

▲ 图 14-1　前壁心肌梗死。该患者左前降支动脉 100% 闭塞。

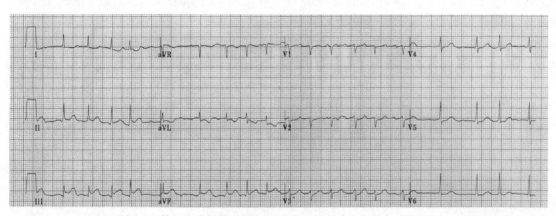

▲ 图 14-2　下壁心肌梗死。值得注意的是,导联Ⅱ、Ⅲ和 aVF 的 ST 段抬高,导联Ⅲ中 ST 段比导联Ⅱ更明显,可能右心室壁受累。

应密切观察患者是否存在烦躁、心律失常、传导延迟或心脏传导阻滞(见第 15 个专题内容),6% 的 AMI 患者存在高度房室传导阻滞(Ⅱ或Ⅲ度),由于迷走神经张力或 AV 节缺血继发性增加,下壁梗死(15%)患者的发生率较高。前壁梗死也可以由于 His 或双侧束支的局部缺血而产生 AV 阻滞,从而导致宽 QRS 波复合型心律失常。新发左束支传导阻滞治疗类似于 STEMI。

▶实验室检查

损伤的心肌组织会释放特有的心肌酶,可以通过血清检测获得。请记住,通过 ECG 检查高度怀疑 STEMI 的患者无须等待血清检测结果,应立即进行再灌注治疗,也就是说,血清学在无法用 ECG 确定的 NSTEMI 患者中非常有用。值得注意的是,没有单一的心脏检查数据具有足够的准确性,并可以在症状发作的最初 6 小时内准确识别或排除 AMI。此外,ST 段抬高可以也确实会继发于非 ACS 相关病症,包括心肌炎、失代偿性 CHF 和急性肺栓塞。

诊断 AMI 常用的实验室检查为肌钙蛋白(包括 T 和 I 两种亚型)。肌钙蛋白(Tn)值是心肌坏

死最具特异性的标志物,成为诊断金标准。Tn 值可在心肌损伤 3 小时内开始升高,12 小时达高峰,升高持续 3～10 天。心肌损伤的严重程度和死亡率与肌钙蛋白升高程度相关。

肌酸激酶可以在所有肌肉组织中存在,而 MB 亚型在心肌损伤中更具特异性。CK - MB 通常在症状发生后 4～6 小时升高,24 小时达峰值,2～3 天恢复正常。肌红蛋白也可用于评价 AMI。虽然在理论上可以评价 AMI,但因为在症状发作的 1～2 小时内才能检测到显著的升高,所以血清肌红蛋白特异性分析在临床应用中受到限制。

▶ 影像学检查

主诉胸痛或气短的患者要尽快做胸部 X 线检查,影像学检查对 ACS 诊断意义不大,其主要作用是排除其他疾病。ACS 继发的急性 CHF 有典型影像学改变。

医疗决策

在进行紧急再灌注治疗的同时立即做 ECG 确定患者是否是 STEMI,心源性休克、急性失代偿性 CHF、室性心律失常和伴有严重症状需要进行侵入性治疗的患者,做紧急经皮冠状动脉介入治疗(percutaneous coronary intervention, PCI)。ECG 无法诊断时,需进行心肌标志物检测。如果患者心肌标志物升高,应诊断 NSTEMI。如果心肌标志物起初为阴性,则应继续检测 ECG 和心肌标志物,并根据这些患者的危险因素对其进行危险度分层。危险因素包括:患者年龄≥65 岁,符合 CAD 的 3 个危险因素、已知冠状动脉狭窄≥50%、ST 段改变、心肌标志物值升高、发病 7 天内服用阿司匹林、24 小时内心绞痛发作至少 2 次。下一步治疗需要根据患者危险度分层(图 14 - 3)。

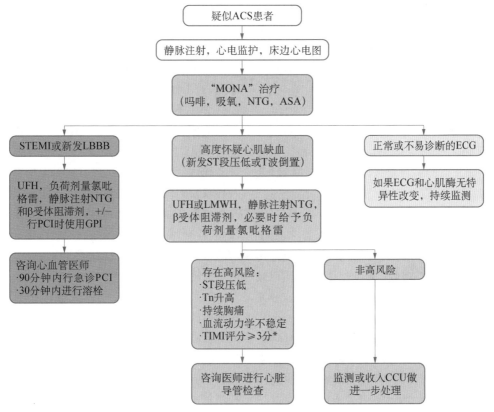

▲ 图 14 - 3 ACS 诊断流程图。ACS,急性冠状动脉综合征;AMI,急性心肌梗死;ASA,阿司匹林;CAD,冠状动脉性疾病;CCU,心脏病重症监护室;ECG,心电图;GPI,糖蛋白Ⅱb/Ⅲa 抑制剂;LBBB,左束支传导阻滞;LMWH,低分子肝素;NTG,硝酸甘油;NSTEMI,非 ST 段抬高型心肌梗死;PCI,经皮冠状动脉介入治疗;STEMI,ST 段抬高型心肌梗死;TIMI,心肌梗死溶栓;Tn,肌钙蛋白;UA,不稳定型心绞痛;UFH,普通肝素。* UA/NSTEMI 的 TIMI 危险评分基于以下 7 个危险因素:年龄≥65 岁,≥3 个 CAD 危险因素,已知 CAD,近 1 周使用 ASA,近期发生心绞痛,心肌酶升高,ST 段改变≥0.5 mm。TIMI 达到 3 分,在未来 2 周内发生严重心脏事件(AMI,死亡,血运重建)率为 13%。

治疗

ACS管理应迅速并积极。ACS患者治疗时应在有复苏设备的区域,包括高级气道支持和除颤。监测患者通气和循环状况,并连接心电监护。建立静脉通路并吸氧,确保$SpO_2 \geqslant 94\%$。治疗的首要目的是通过改善冠状动脉灌注,同时减少心肌耗氧需求,尽可能改善供需不平衡。进一步治疗视STEMI或UA/NSTEMI情况而定。

▶ **硝酸甘油**

因硝酸甘油有多种作用途径,故可广泛应用于ACS。它通过减少心室前负荷来减少心肌耗氧量,通过扩张冠状动脉血管床改善心肌灌注,并显示出一些温和的抗血小板功能。可以舌下含服0.4 mg片剂或喷雾剂,必要时每3～5分钟重复1次,但应确保患者收缩压>100 mmHg。给药3～5小时之后依然持续胸痛,应静脉给药治疗。以10～20 μg/min开始输液,并以10～20 μg/min增量快速滴定以控制疼痛。对于继发性低血压患者应立即停药。右心室梗死的患者容易发生低血压,主要因为其前负荷相对独立。

▶ **吗啡**

不论是否使用硝酸甘油,对于持续疼痛患者静脉给予吗啡止痛。吗啡主要通过降低血管张力(前负荷)和儿茶酚胺分泌来降低心肌耗氧量,低血压患者应避免使用吗啡。

▶ **抗血小板治疗**

疑似ACS的患者应立即给予ASA治疗,给予$\geqslant 162$ mg非肠溶片。首次给药应嚼服以便迅速达到治疗浓度,提高药物吸收。单独使用ASA可以减少23%的STEMI患者死亡率。轻微的禁忌证(长期消化性溃疡病史、可能过敏等)不妨碍其使用。

氯吡格雷、普拉格雷和替格瑞洛都通过阻断二磷酸腺苷(adenosine diphosphate, ADP)受体来抑制血小板活化,因此与阿司匹林治疗有协同作用。氯吡格雷在三种药中使用最为广泛,在进行急诊PCI之前建议服用600 mg负荷剂量,300 mg负荷剂量建议溶栓前服用,同时也建议给UA/NSTEMI患者服用。75岁以上人群不建议使用,因为可能增加出血风险。普拉格雷和氯吡格雷都

有较强的血小板抑制作用,但同时也会增加出血风险。尽管对使用ADP受体拮抗剂患者,在随后进行冠状动脉旁路移植术(coronary artery bypass grafting, CABG)时会有过度出血的担忧,但ACS患者血小板抑制的明确益处远远超过担忧。实际上,需要接受急诊CABG的患者只占很少一部分。

糖蛋白Ⅱb/Ⅲa抑制剂代表第三类抗血小板药物,主要通过阻断活化纤维蛋白的表面结合位点来抑制血小板聚集。目前三种药物(阿西单抗、依替巴肽、替罗非班)在ACS中广泛应用。这些药物与大出血并发症的增加有关,目前的指南仅建议用于接受PCI治疗的ACS患者。

▶ **抗凝治疗**

ACS患者使用普通肝素(unfractionated heparin, UFH)或低分子肝素(low-molecular-weight heparin, LMWH)尚无禁忌证。低分子肝素中的依诺肝素,因可根据体重评估使用剂量常作为首选,依诺肝素还能降低免疫介导的血小板减少的趋势,使用期间也不需要进行实验室监测,但同时因低分子肝素具有半衰期较长和缺乏可逆性的特点,对于计划进行侵入性干预措施的患者,若计划行PCI,则通常建议使用UFH,而对于无须进行急诊再灌注治疗的UA/NSTEMI患者,则建议使用LMWH。

磺达肝素和比伐卢定(直接凝血酶抑制剂)是两种较新的抗凝剂,主要用于ACS患者的管理,并且可能在短期发挥更大作用。与使用UFH或LMWH标准治疗的部分患者相比较,已经证实这两种药物作用相同但出血较少。

▶ **β受体阻滞剂**

β受体阻滞剂有抗心律失常、减少心肌缺血和降压的作用,通过降低心率和减少心脏后负荷来降低心肌耗氧量。目前指南建议,没有禁忌证(失代偿性充血性心里衰竭、低血压、心脏传导阻滞和反应性气道疾病)的ACS患者均应使用。美托洛尔每5分钟静脉注射5 mg,总共给予3次,如果不是必须静脉给药,可以1次口服50 mg。

▶ **再灌注治疗**

STEMI患者必须立即给予再灌注治疗、PCI或溶栓,美国心脏病学指南建议,接受PCI治疗的

患者,从入院到球囊扩张时间不超过 90 分钟,而接受溶栓治疗的患者,入院到溶栓不超过 30 分钟。PCI 是首选治疗,因其能够降低出血并发症,降低再发缺血和再梗死,并提高生存率。对于 UA 和 NSTEMI 患者,PCI 能减少死亡、AMI 发生和再发 ACS,而对于这些患者不建议溶栓治疗。

处置

▶ 住院

所有疑似 ACS 患者都应住院监护,并监测 ECG 和心肌酶。高风险患者,包括心肌酶升高、ECG 缺血改变和可疑症状都应该进行干预,并尽早做好行 PCI 的准备。STEMI 患者接受再灌注治疗(PCI 或溶栓)后,都应进行监护。

▶ 出院

低风险但有不适症状的疑似 ACS 患者(年轻健康的患者、无典型病史、正常 ECG 和无心肌酶变化)在急诊观察数小时后才能离开,并尽早在门诊进行运动耐力试验。

▼ 推荐阅读

[1] Green G, Hill P. Chest pain: cardiac or not. In: Tintinalli JE, Stapczynski JS, Ma OJ, Cline DM, Cydulka RK, Meckler GD. *Tintinalli's Emergency Medicine: A Comprehensive Study Guide*. 7th ed. New York: McGraw-Hill, 2011, pp. 361 - 367.

[2] Hollander J, Dierks D. Acute coronary syndromes: acute myocardial infarction. In: Tintinalli JE, Stapczynski JS, Ma OJ, Cline DM, Cydulka RK, Meckler GD. *Tintinalli's Emergency Medicine: A Comprehensive Study Guide*. 7th ed. New York: McGraw-Hill, 2011, pp. 367 - 385.

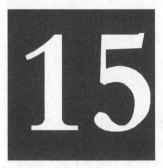

15 充血性心力衰竭
Congestive Heart Failure

Tarlan Hedayati, MD
Negean Afifi, DO

要点

- 射血分数正常不能排除充血性心力衰竭(CHF),收缩期或舒张期功能障碍均可继发 CHF。
- 因硝酸甘油可以同时降低心脏前、后负荷并改善患者症状,故可作为治疗首选。
- 急性冠脉综合征是心力衰竭最常见的原因之一。
- 即使进行合理的医疗干预,CHF 合并心源性休克的死亡率依然很高。

引言

充血性心力衰竭(CHF)是美国 65 岁以上住院人群的首要病因。一旦出现症状,有 35% 的患者在确诊 2 年内死亡,超过 60% 的患者在确诊 6 年内死亡。每年的治疗费用高达 270 亿美元,人口老龄化的趋势使治疗费不断增长。

心力衰竭发生主要是因为心肌收缩力下降使得心排血量不能满足机体代谢的需要,器官、组织血液灌注不足,同时出现肺循环和体循环淤血,常见的病因包括心肌梗死、心脏瓣膜病、心肌病和慢性未控制的高血压病。

基于病理生理学角度,心力衰竭可以划分为收缩期和舒张期两种亚型。当心肌损伤直接损害正常的心脏收缩引起射血分数继发性下降时,会发生收缩期心力衰竭(如心肌梗死)。舒张期心力衰竭发生时,心脏依从性受限制,影响心室充盈(前负荷),从而导致整体心排血量的下降(如左心室肥厚)。

在急性失代偿性 CHF 中,心排血量下降导致全身血管阻力(systemic vascular resistance,SVR)的代偿性增加,以维持重要的器官灌注。

SVR 的这种代偿性增加实际上适得其反,引起心排血量进一步减少,导致已受损心肌面对更大的后负荷。随着心肌耗氧量的增加,心室负荷增加,导致心肌的进一步损伤,随之导致左心房和左心室压力升高,最终引起肺水肿和呼吸窘迫。

失代偿性 CHF 通常由 ACS、快速房颤、急性肾功能衰竭或饮食和药物不耐受引起,其他重要的病因包括肺栓塞、未控制的高血压病、重度贫血、甲状腺功能异常和感染。心脏毒性药物包括酒精、可卡因和一些化疗药物。

临床表现

▶ 病史

患者同时发生劳力性呼吸困难或在休息时加剧,端坐呼吸因平卧时回心血量增多而发生。心排血量显著增加产生较高的肺毛细血管楔压和继发性肺水肿,通常询问患者背部需要垫几个枕头进行量化分析。夜间阵发性呼吸困难发生在患者入睡后突然的明显气短,患者被迫采取坐位,需要把腿放低或需要呼吸新鲜空气。在某些患者中,肺充血相当隐蔽,持续轻度的夜间咳嗽是唯一的症状。

患者可能诉水肿,但这既不敏感,也不是 CHF 典型症状,应检查是否存在其他病因。某些患者上腹疼痛可能与肝淤血有关,极易与胆绞痛混淆。

详细进行检查,尽力找出引起 CHF 的病因,询问患者之前是否有胸痛或胸痛是否是持续性的,是否伴有心悸,近期是否患病或感染,以及用药和饮食变化或是否规律。

▶ 体格检查

认真观察生命体征并进行体格检查以便迅速评估患者的稳定性,检查呼吸频率并获得血氧饱和度,进行辅助肌肉检查,并确定患者是否可以说出完整的句子,从而评估呼吸窘迫的严重程度。受损心肌使心排血量减少,可表现为心动过速、脉压缩小或周围血管征。警惕低血压和(或)灌注不足,出现后立即按照心源性休克进行处理。

初步评估后,将重点放在全身容量负荷上。左心室衰竭患者会有明显肺部体征,包括哮鸣音、持续性咳嗽或喘息。右心室衰竭主要表现为体循环衰竭,主要检查外周水肿、颈静脉怒张和肝颈回流征(按压右上腹,颈静脉压力升高)(图 15-1)。听诊可闻及奔马律。尽管在急诊不常出现,S3 奔马律对失代偿性心力衰竭有高度特异性。

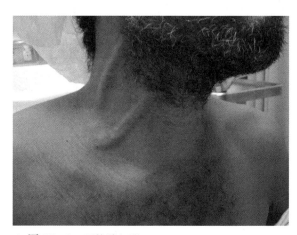

▲ 图 15-1 颈静脉怒张。

诊断方法

▶ 实验室检查

进行全套血液学检测判断是否有缺血迹象,血清生化检测可以评估肾功能和电解质紊乱(如高钾血症),电解质紊乱可导致心脏兴奋和功能异常。检测心肌酶以评估是否有发生 ACS 可能。在应激情况下,失代偿性 CHF 患者心肌酶在未发生 ACS 的情况下可能也会轻度升高。检测甲状腺功能,因为不论是甲状腺功能减退还是功能亢进,都可能引起心力衰竭。

脑钠肽(brain natriuretic peptide, BNP)在心室壁扩张的情况下,从心室肌细胞释放。血清 BNP 测定对于鉴别基础肺部疾病尤其重要,如慢性阻塞性肺疾病(chronic obstructive pulmonary disease, COPD)或肺炎。BNP<100 ng/dl 可排除心衰诊断,而 BNP>400 ng/dl 则高度考虑心衰。BNP 值为 100~400 ng/dl 敏感度不高,对 CHF 诊断无特异性,提示有肺栓塞、肺心病、肝硬化或肾功能衰竭可能。值得注意的是,心衰主要靠临床诊断,在临床诊断不确定的情况下,BNP 有很大帮助。

▶ 心电图检查

所有疑似 CHF 患者要尽快做心电图,找到新发或陈旧的心肌损伤证据,同时也可判断是否存在心律失常。心房或心室肥大有时也能在 ECG 上发现。

▶ 影像学检查

所有患者都应做胸部 X 线检查(CXR),与 CHF 相关的发现(图 15-2)包括心脏扩大、双侧胸腔积液、心包充血、Kerley B 线(肺野外侧清晰可见的水平线状影)和血管集中化。CXR 可能提示患者呼吸困难的其他来源,包括肺炎、气胸或恶性肿瘤。需要注意的是,正常胸部影像学表现并不能排除 CHF,因出现症状后约 6 小时才出现影像学改变。

住院患者做超声心动图以评估心室大小和功能,并排除潜在的瓣膜疾病。熟练掌握超声心动图操作的急诊医师可以行床旁超声,评估危重患者心脏功能或临床不确定情况。

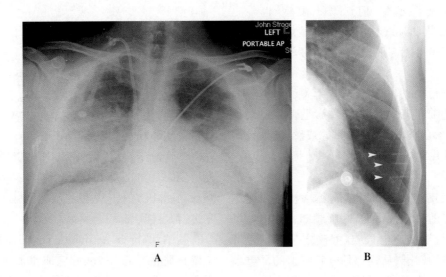

▲ 图 15 - 2　A. 双侧浸润、心脏肥大和血管集中可见于肺水肿患者。B. 肺水肿患者可见 Kerley B 线（箭头处）（引自 Schwartz DT. Chapter 1 - 7. Congestive heart failure — interstitial lung markings. In: Schwartz DT, ed. *Emergency Radiology: Case Studies*. New York: McGraw-Hill, 2008）。

医疗决策

　　发生呼吸窘迫应尽快进行干预治疗。症状轻微的患者持续吸氧，中至重度患者需要呼吸支持。呼吸设备连接后，评估血流动力学。低血压伴休克患者需要升压/正性肌力药物处理，而高血压患者需要给予血管扩张药和利尿剂治疗。CHF 鉴别诊断包含内容广泛，还包含潜在导致 CHF 的疾病，如 ACS、心律失常、肺栓塞和心脏瓣膜病。支气管痉挛和慢性肺部疾病（如 COPD）较难区别。病史询问结合辅助检查，包括 BNP 或 CXR，可协助诊断（图 15 - 3）。

治疗

　　治疗目标包括症状管理、稳定血流动力学和逆转诱发因素。给所有呼吸困难和缺氧患者供氧，可以使用单向面罩，对于无反应的患者给予无创正压通气（noninvasive positive pressure ventilation, NIPPV）（如双气道正压通气）。如果通气及时，NIPPV 可减少失代偿期 CHF 患者气管插管和机械通气需求。更高的胸腔内压力通过吸收额外的肺泡和减少心脏前负荷来改善氧合作用，从而进一步抑制肺水肿。NIPPV 禁忌证包括存在通气风险的、无法配合的或严重面部创伤的患者。无法使用 NIPPV 或失败的 NIPPV 患者使用气管插管进行机械通气。

　　心源性休克指低血压和（或）有低血压体征患者，应立即改善血流动力学。多巴酚丁胺能增加心肌收缩力（心脏泵），但要注意恶化性低血压，因为其有血管扩张性。大多数患者需要同时使用多巴胺和去甲肾上腺素维持血压。应积极寻找诱因，同时铭记 AMI 可能是罪魁祸首。尽早征求心脏病专家建议，尽快做床旁超声心动图，为进一步治疗转入重症监护病房或进行特殊护理。

　　大多数患者发生急性 CHF 时都会伴有血压升高，在这些患者中，血管扩张药是治疗首选。高剂量硝酸甘油能迅速降低心室前负荷，并能改善心排血量，常作为首选。起始剂量为每 5 分钟舌下含服 0.4 mg，急性加重期需静脉给药，起始量为 $20\sim50\ \mu g/min$，之后迅速加量，每 $5\sim10$ 分钟增加 $20\sim40\ \mu g/min$，主要缓解相关症状和全身性高血压。使用硝酸甘油无改善的患者应考虑使用硝普钠，因为它是更有效的动脉血管扩张药。需要使用血管扩张药的患者，询问是否在用磷酸二酯酶-5 抑制剂（如西地那非，用于起搏功能障碍和肺动脉高压）非常重要，因为联合用药会导致血

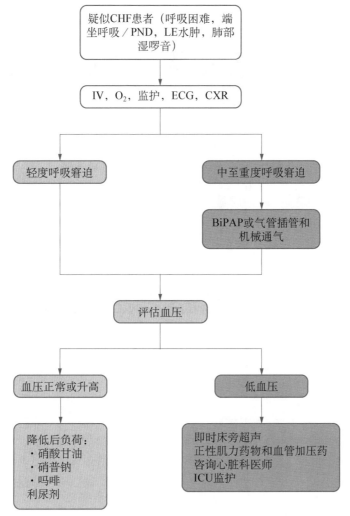

▲ 图 15-3　CHF 诊断流程图。BiPAP，双气道正压通气；BP，血压；CHF，充血性心力衰竭；CXR，胸部 X 线；ECG，心电图；LE，下肢；ICU，重症监护室；IV，静脉注射；PND，阵发性夜间呼吸困难。

压下降危及生命。对于右心室梗死、主动脉瓣狭窄和肥厚性心肌病患者应避免过度降压。

对于有容量负荷增加的患者应静脉使用利尿剂（如呋塞米）。呋塞米不仅是一种强有力的利尿剂，还是一种有效的血管扩张药，通常在开始产生利尿作用前症状已有明显改善。未使用过呋塞米的患者，起始剂量为 40 mg 静脉给药。长期使用该药物的患者剂量加倍。30 分钟内未起到利尿作用，应对患者进行评估，是否发生尿路梗阻，必要时重复给药。布美他尼、托拉塞米和依他尼酸都是襻利尿剂替代品，其中依他尼酸是严重磺胺类过敏患者的首选用药。用于急性 CHF 恶化的药物摘要见表 15-1。

门诊 CHF 患者管理包括给予血管紧张素转换酶抑制剂和 β 受体阻滞剂，两者均被证实可降低死亡率。值得注意的是，这两种药物在急性失代偿期禁用。口服呋塞米通常可以缓解症状，但没有证实可以降低死亡率。

处置

▶ **住院**

绝大多数急性 CHF 患者在加重期需要住院监护，以前未确诊的患者需要住院治疗，还应给予超声心动图和药物滴定。所有入院患者都需要进行服药依从性教育，一半以上的患者半年内会再次入院。

表 15-1　CHF 用药

药物名称	剂量	滴定	作用机制	副作用	备注
血管扩张药					
舌下含服硝酸甘油	0.4 mg SL	根据症状每 3～5 分钟重复 1 次	减轻前负荷	低血压心动过速头痛	给药间隔评估 BP
静脉注射硝酸甘油	25～50 μg/min	根据症状每 3～5 分钟滴定 10～20 μg/min。上限：400 μg/min	减轻前负荷高剂量可减少部分后负荷	低血压心动过速头痛	不应超过 24 小时
静脉注射硝普钠	10～20 μg/min	根据症状每 5 分钟滴定 5～10 μg/min。上限：400 μg/min	主要减少后负荷	低血压氰化物＆硫氰酸盐中毒	长时间和高剂量使用增加中毒风险，可能发生反应性血管收缩
襻利尿剂					
呋塞米	40～80 mg, IV	没有利尿效果 30 分钟后重复给药 上限：每剂 200 mg	钠和水排泄＋最初静脉血栓形成发病 15～30 分钟	电解质紊乱 磺胺类药物过敏 耳毒性	长期服用的患者或肾功能不全的患者需要更高剂量
布美他尼	1 mg, IV	2 小时后可重复给药	钠和水排泄＋最初静脉血栓形成发病 10 分钟	同上	呋塞米过敏患者或许可以使用
托拉塞米	10 mg, IV	2 小时后可重复给药	钠和水排泄＋最初静脉血栓形成发病 10 分钟	同上	
利尿酸	50 mg, IV	8 小时后可重复给药	钠和水排泄＋最初静脉血栓形成发病 5 分钟	同上	磺胺类过敏患者或许可以使用
强心剂和升压药					
多巴酚丁胺	2～5 μg/(kg·min)	滴定起效 上限：20 μg/(kg·min)	兴奋 β_1、一部分 β_2 和 α	血管扩张药有潜在降压作用	正性肌力作用为主,血管舒张作用有限
多巴胺	3～5 μg/(kg·min)	滴定起效 上限：20 μg/(kg·min)	低剂量：多巴胺介导 β_1 和 β_2 高剂量：α	与剂量相关的变异性	心源性休克时可与多巴酚丁胺一起使用
去甲肾上腺素	2～5 μg/min	滴定起效 上限：30 μg/(kg·min)	α、β_1	血管收缩	心源性休克时可与多巴胺一起使用

▶**出院**

　　生命体征稳定和检查结果无异常的无症状患者可安全出院,前提是 CHF 的诱发因素已经得到彻底消除。需要对这类患者的疾病进程、药物治疗和饮食给出适当建议,提供适当的出院指导,包括预防措施并安排门诊随访。

▼**推荐阅读**

[1] Collins S, Storrow AB, Kirk JD, et al. Beyond pulmonary edema: diagnostic, risk stratification, and treatment challenges of acute heart failure management in the emergency department. *Ann Emerg Med*. 2008;51: 45.

[2] Heart Failure Society of America, Lindenfeld J, Albert NM, et al. HFSA 2010 comprehensive heart failure practice guideline. *J Card Fail*. 2010;16: e1.

[3] Peacock WF. Congestive heart failure and acute pulmonary edema. In: Tintinalli JE, Stapczynski JS, Ma OJ, Cline DM, Cydulka RK, Meckler GD. *Tintinalli's Emergency Medicine: A Comprehensive Study Guide*. 7th ed. New York: McGraw-Hill, 2011, pp. 405 – 414.

[4] Silvers SM, Howell JM, Kosowsky JM, et al. Clinical policy: critical issues in the evaluation and management of adult patients presenting to the emergency department with acute heart failure syndromes. *Ann Emerg Med*. 2007;49: 627.

心律失常
Dysrhythmias

Marianne Haughey，MD

要点

- 迅速处理气道、呼吸和循环支持（ABCs 原则），补充氧气，开通静脉通路，并持续进行心电监测。
- 快速判断病情稳定还是不稳定，因为病情不稳定的患者需要立即干预。

- 病情稳定的患者做 12 导联心电图，找出潜在病因，包括急性冠脉综合征、电解质紊乱、毒性物质和药物副作用。

引言

对于所有急诊医师来讲，迅速识别心律失常是一项非常重要的技能。心律失常的患者较常见，并且具有快速血流动力学潜在恶化的可能。基于是否存在足够的终末器官灌注（例如低血压、心肌缺血、肺水肿或精神状态改变），将心律失常分为稳定或不稳定。心律失常进一步划分为缓慢性心律失常［心律（heart rate，HR）＜60 次/分］和快速心律失常（HR＞100 次/分）。心律失常的进一步分类包括：房室传导阻滞（HR 可为任意值），窦房（sinoatrial，SA）结、房室（atrioventricular，AV）结和心室交界的电传导异常。

彻底了解正常心律和电传导对于正确理解心律失常至关重要。正常心电活动始于窦房结，经过心房传导至房室结。在大多数患者中，房室结是心房和心室之间传输的唯一电信号，因此最终起到心室"看门人"的作用，之后冲动继续从房室结到 His 束、左（右）束支、浦肯野纤维，并最终到达心室肌。

正常心电图包含 P 波、QRS 波群和 T 波。P 波反应心房除极过程，紧随其后的是 PR 间期，时长为 120～200 毫秒。QRS 波群代表心室除极化，正常＜

100 毫秒。心室传导延迟则 QRS 波群变宽（＞100 毫秒）。ST 段代表心室复极过程，正常的 ST 段多为一等电位线。最后是 T 波，之后是下一个 P 波开始，此段称为 TP 段，通常分析心电图时作为基线。

缓慢性心律失常由窦房结抑制或电信号传导抑制引起，常见于结构性心脏损伤、迷走神经张力过高、服用某些心脏药物或特异性电解质异常（如高钾血症）的患者。快速心律失常的发生主要由窦房结或异位起搏点产生的冲动增强所致，冲动可能起源于心房和心室。室上性心动过速（supraventricular tachycardia，SVT）由折返机制引起，折返可发生在窦房结或旁路。

宽 QRS 波群的节律表示发生在正常传导系统之外的心室去极化，而正常 QRS 波群主要来自窦房结之上或窦房结内正常传导路径。

心脏节律异常多样化主要基于病因学、严重程度和治疗。例如心房纤颤（atrial fibrillation，AF，简称"房颤"）很常见且可由多种病因引起（表 16 - 1）。尽管偶尔会发生症状且（或）需要干预，大多数患者通常不知道自己有 AF。无症状性心动过缓是很常见的节律，尤其在年轻人和运动员中更常见，在某些人群或接受药物治疗的人群中

表 16 - 1　心房颤动的病因
肺栓塞,肺炎,心包炎
缺血(冠心病和心肌梗死)
风湿性心脏瓣膜病,呼吸衰竭
酒精
甲状腺功能亢进
心房扩大(二尖瓣瓣膜病,心肌病)
脓毒症,应激(发热)

颇为常见。其他缓慢性心律失常,例如3度心脏传导阻滞常引发关注。快速心律失常与缓慢性心律失常相类似,其变化通常由无症状性房性心动过缓到威胁生命的心室纤颤。心室纤颤是大多数患者发生心搏骤停的初始阶段。

对于病理性节律有几点需要注意。第一,确定患者血流动力学,是否存在低灌注体征,包括低血压、心源性胸痛、大汗、精神状态改变或充血性心力衰竭。第二,对紊乱的节律进行量化并分类:正常节律、缓慢节律或快速节律。第三,确定节律形态(如窄或宽 QRS 波群)。下一步观察节律有无规则。最后,评估是否有窦房传导阻滞的迹象。窦房传导阻滞根据 PR 间期和心脏节律分为 1度、2度和3度。

(1)窄波:
- 快速:心房纤颤,心房扑动(简称"房扑"),SVT。
- 缓慢:窦性心动过缓,逸波。

(2)宽波:
- 快速:室性心动过速,异常传导的心房纤颤或心房扑动。
- 缓慢:高钾血症,3度(完全)心脏传导阻滞。

临床表现

▶ 病史

血流动力学不稳定的患者临床表现变化太大,不易获得有意义的病史。应尽量从朋友、家人和紧急医疗援助服务获得详细的关键信息。不稳定患者需要立即进行干预,而不应把时间浪费在询问详细病史上。对于血流动力学稳定的患者,应询问以前是否发作过、目前使用药物、违禁药物使用情况和症状发作的时间。询问是否有潜在结构异常〔如 Wolf-Parkinson-White 综合征(WPW)〕的病史有助于指导治疗(图 16 - 1)。

最后,确定既往史。虽然窦性心动过缓是健康成人的常见发现,但老年冠状动脉性疾病(CAD)

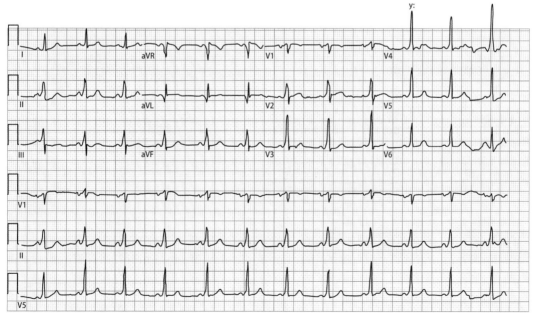

▲ **图 16 - 1**　Wolf-Parkinson-White 综合征。PR 间期缩短。由于房室传导信号异常,QRS 波起始部分粗顿(称 delta 波)。

患者和缓慢性心率通常具有其心律失常的病理原因(如下壁缺血、电解质紊乱或药物副作用)。同样,窦性心动过速通常伴随交感神经兴奋(如运动、发热、使用可卡因)、老年 CAD 患者、瓣膜病或潜在肺部疾病等病理原因。

▶ 体格检查

评估患者血流动力学是否稳定。注意观察生命体征并反复观察。仔细观察外周血管波动,判断是否与心脏监护仪上显示的心律失常相对应。评估终末器官是否存在灌注不足,包括心血管系统(外周血管波动减弱)、肺部(啰音)和神经系统检查。

进一步检查有助于判断心律失常来源。患有甲状腺功能亢进的患者可能出现甲状腺肿、外周震颤和眼征。发现透析导管或明显 AV 瘘管应怀疑高钾血症。胸骨有瘢痕提示急性冠脉综合征或瓣膜病。

诊断方法

▶ 心电图检查

疑似心律失常的患者应持续心电监护,并做12 导联心电图,除非患者不稳定需要立即进行心脏复律或电起搏。测量速率,观察节律是否规则,并判断 QRS 波群窄(正常)还是宽(>100 毫秒)。

▶ 实验室检查

获得完整的血液检测以排除由贫血、代谢异常和电解质紊乱引起的心律失常。当怀疑有潜在缺血时检测心肌酶,服用地高辛的患者应检测血清地高辛浓度。怀疑甲状腺功能异常或肺栓塞的患者应分别检测甲状腺功能和 D-二聚体。

▶ 影像学检查

做胸部 X 线检查寻找充血性心力衰竭或瓣膜病征象。

医疗决策

对于稳定的患者,应迅速评估血流动力学。对于不稳定的患者,应进行干预。稳定的患者,获得 12 导联心电图确定节律。治疗取决于节律和病因,从迷走神经作用到抗心律失常药物,再到直流电的一系列变化(除颤、电复律或起搏器)(图 16-2)。

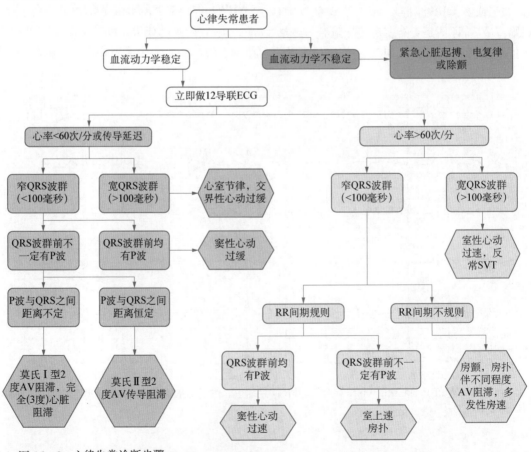

▲ 图 16-2　心律失常诊断步骤。

缓慢性心律失常

稳定的患者,检查节律并明确 P 波前面的 QRS 波群和 PR 间期恒定。节律缓慢规律并间隔恒定的 PR 间期是窦性心动过缓或窦性心动过缓伴 1 度房室传导阻滞(PR 间期＞200 毫秒),此时无须紧急干预,需要找到并去除诱发因素。节律缓慢且 P 波多于 QRS 波群通常是 2 度或 3 度 AV 阻滞。2 度 AV 阻滞分为莫氏 I 型(文氏)和 II 型。莫氏 I 型表现为逐渐延长的 PR 间期,直至心室不再产生冲动,导致 QRS 波群脱落,连续的 R 波间隔逐渐缩短是此种心律失常的典型表现。莫氏 II 型,尽管 PR 间期恒定,P 波有时无法传导至心室,导致 QRS 波群脱落。II 型较 I 型更严重,通常代表传导偏离房室结。心房(P 波)和心室(QRS 波群)之间信号传导完全中断为 3 度房室传导阻滞或完全性房室传导阻滞。P 波与 QRS 波毫无关系。因冲动来自的部位不同,QRS 波既可能窄(交界性逸搏),也可能宽(室性逸搏)(图 16-3)。

另外两种缓慢性心律失常需要注意。交界性心动过缓是一种较慢的规律性节律,QRS 波形较窄,不存在 P 波或异常 P 波,原因在窦房结内。这种情况主要是药物副作用(如 β 受体阻滞剂)引起,详细询问病史有助于确定病因。室性节律(心室逸搏心律)起源于心室,有规则的宽 QRS 波,速率为 20～40 次/分,无可辨性 P 波。

快速心律失常

对于稳定患者,评估节律的规律性,并区分室上性(窄 QRS)与室性病因(QRS＞100 毫秒)(图 16-4)。节律快、窄且规则是典型的窦性心动过速、心房扑动或 SVT。通过迷走神经刺激或腺苷辅助来减缓心率,以确定潜在的节律,同时可以治疗 SVT。虽然在已知或心电图检查结果的患者中使用腺苷时,应应当关注预激(如 WPW),但如果 QRS 狭窄,通常是安全的。值得注意的是,异常 SVT(传导通路和辅助通路或束支传导阻滞)通常难以与 VT 区分开。警惕 VT,特别在有潜在心脏疾病的老年人中更应注意,除非有足够证据排除 VT 可能。

窦性心动过速的 ECG 显示每个 P 波后面都会有 QRS 波群且 RR 间期规则,非心脏原因多引起窦性心动过速,包括疼痛、发热、焦虑、PE、非法药物使用(可卡因)、酒精戒断、甲状腺疾病、消耗性疾病和贫血。治疗重点是病因治疗。

SVT 根据折返机制可分为房室结内折返性心动过速(AV nodal re-entry tachycardias, AVNRT)和房室折返性心动过速(AV re-entry tachycardias, AVRT)。AVNRT 整个折返回路局限在房室结内,而 AVRT 存在房室旁路(如

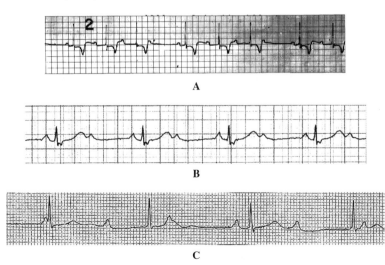

A

B

C

▲ 图 16-3　A. 2 度 AV 阻滞(莫氏 I 型,文氏)。B. 2 度 AV 阻滞(莫氏 II 型)。C. 3 度 AV 阻滞(引自 Tintinalli JE, Kelen GD, Stapczynski JS. *Emergency Medicine: A Comprehensive Study Guide*. 6th ed. New York: McGraw-Hill, 2004)。

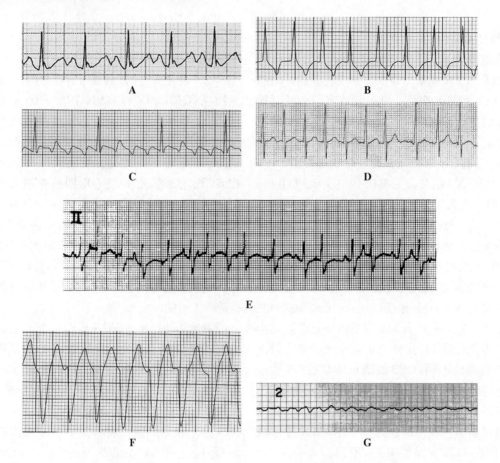

▲ 图 16 - 4 A. 窦性心动过速。B. 室上性心动过速。C. 心房扑动。D. 心房纤颤。E. 多发性房速。F. 室性心动过速。G. 心室纤颤(引自 Ferry DR. *Basic Electrocardiography in Ten Days*. New York：McGraw-Hill，2001。引自 Tintinalli JE, Kelen GD, Stapczynski JS. *Emergency Medicine：A comprehensive study guide*. 6th ed. New York：McGraw-Hill，2004)。

WPW)折返。AVRT 电信号经房室结前向传导，QRS 波群正常。相反，称为逆向传导，QRS 波群增宽。宽 QRS 波群也存在于束支传导阻滞的患者(反常 SVT)。不论 SVT 属于何种类型，QRS 波群间的 P 波将消失，RR 间期规则。

心房扑动呈现规律的"锯齿"状扑动波，除非窦房结传导异常，RR 间期通常规律。发生 2：1 房室传导时，心室律通常为 150 次/分。

心房扑动伴阻滞时、房颤(AF)和紊乱性房性心动过速(multifocal atrial tachycardia，MAT) ECG 呈现不规则窄 QRS 波群。发生 AF 时 P 波消失，RR 间期不规则。MAT 和 AF 易混淆，因治疗不同，区别至关重要。MAT 的 P 波形态各异，且 PR 和 RR 间期各不相同，与 AF 不同的是，MAT 的 QRS 波群前有 P 波。MAT 通常继发于肺部疾病，尚无有效的治疗方法，治疗重点在干预肺部病因。

心动过速伴宽 QRS 波群通常比窄 QRS 波群更需进行急诊干预，且常见于不稳定患者。除了之前提到的反常 SVT，其他可能有 VT 和 VF。VT 室率>120 次/分，QRS 时长>120 毫秒且没有明显 P 波。尖端扭转是多形性 VT 的一个特殊类型，其特征是 QRS 波群振幅与波峰呈周期性改变，宛如围绕等电位线连续扭转。这种情况通常由心室复极异常所致。

治疗

给予患者气道、呼吸和循环支持(ABCs 原则)，吸氧，开放静脉通道并持续心电监护。其他治疗以干预节律为基础。

缓慢性心律失常

不稳定患者应立即干预，给予静脉注射阿托品（0.5～1.0 mg）和肾上腺素（2～3 分钟给予 0.3～0.5 mg）。药物干预无反应的患者应启用经皮起搏，并考虑将导管插入颈内静脉或锁骨下静脉，以便给予无应答的患者进行静脉起搏。儿茶酚胺注射液（如多巴胺）可能对 HR 和 BP 在承受范围内的患者有必要。

对于 2 度 AV 阻滞莫氏 I 型患者没有特殊治疗方式。莫氏 II 型和 3 度心脏阻滞患者需要急诊干预。不稳定患者需放置经皮起搏器，贴于胸部并开始起搏。将除颤器设置为起搏模式，速度为 60～80 次/分，并逐渐增加电压，直到获得正常的心室率。大多数患者进行起搏时需要静脉给予镇痛药和镇静药。起搏失败时，临时静脉起搏治疗非常必要。对于所有莫氏 II 型和 3 度心脏阻滞的患者都有必要咨询心脏科医师，大多数都需要重症监护或特殊护理来进行起搏器的安置。与其他缓慢性心律失常相似的是交界性心动过缓和室性心律失常。室内节律加快（心率＞40 次/分）通常伴随心肌梗死和通常耐受良好的再灌注患者。积极寻找诱发因素，避免单纯进行抗心律失常治疗。

快速心律失常

快速心律失常在病因、严重程度和治疗上更广泛。正确诊断对于治疗至关重要。迅速判断患者稳定性，对于不稳定的患者应立即进行心脏电复律或除颤。对于电复律患者，确保除颤器在进行复律前设置为同步模式，以避免造成 VF。在不同步模式（默认模式）下对无脉 VT 和 VF 患者进行除颤。

AF 和房扑治疗类似，应控制心室率并找到诱因。影响窦房结传导的药物包括 β 受体阻滞剂、钙通道阻滞药（地尔硫䓬）和地高辛。地尔硫䓬是急诊一线用药，初始剂量 0.25 mg/kg，之后为每小时 5～15 mg。使用时应仔细观察有无低血压迹象，并根据需要在 15 分钟内进行第 2 次推注（0.35 mg/kg），适当控制推注速率。用于治疗 AF 伴快速心室率的药物包括普鲁卡因胺和胺碘酮。

使用迷走神经刺激和腺苷治疗 SVT。迷走神经刺激，如颈动脉窦按摩、冰水敷脸，以及诱发患者 Valsalva 时会成功。如果失败，增加药物剂量，腺苷 6 mg，之后给予 12 mg。立即给予药物治疗，然后用生理盐水冲管使腺苷快速起效。

临床上，VT 可发生在稳定的灌注节律、血流动力学不稳定或心搏骤停的患者。治疗此类患者包括抗心律失常药物（如胺碘酮、普鲁卡因胺）、同步电复律或除颤。

对于尖端扭转患者应重点寻找和去除病因并缩短 QT 间期。首先静脉注射硫酸镁（缓慢推注 2 g）。

VF 不会有稳定节律，没有明显 P 波或 QRS 波群，这种节律会很快恶化，应尽快除颤。

处置

住院

所有心律失常患者都应住院观察，伴有终末器官灌注不足或心脏缺血症状的患者送至重症监护室，有复发危险或需要静脉药物治疗的患者应该进行监护。

出院

已知 AVNRT 患者且治疗成功，或 AF/心房扑动且心率得到适当控制的患者可以安全出院，对这些患者应进行随访。

推荐阅读

［1］Knight J Sarko J. Ventricular dysrhythmias. In: Peacock WF, Tiffany BR, eds. *Cardiac Emergencies*. New York: McGraw Hill, 2006, pp. 219 - 236.

［2］Moffa DA. Cardiac conduction blocks. In: Peacock WF, Tiffany BR, eds. *Cardiac Emergencies*. New York: McGraw-Hill, 2006, pp. 250 - 268.

［3］Piktel JS. Cardiac rhythm disturbances. In: Tintinalli JE, Stapczynski JS, Ma OJ, Clince DM, Cydulka RK, Meckler GD, eds. *Tintinalli's Emergency Medicine: A Comprehensive Study Guide*. 7th ed. New York: McGraw-Hill, 2011, pp. 129 - 154.

［4］Walters DJ, Dunbar LM. Atrial arrhythmias. In: Peacock WF, Tiffany BR, eds. *Cardiac Emergencies*. New York: McGraw-Hill, 2006, pp. 237 - 249.

主动脉夹层
Aortic Dissection

David A. Wald, DO

要点

- 急性发作的胸痛或背痛都要考虑主动脉夹层的可能。
- 在得到影像学诊断之前,临床疑似主动脉夹层的患者都需要降低心率和血压。
- Stanford A 型(近端)夹层通常需要外科手术治疗,

而 Stanford B 型(远端)夹层需进行医疗管理。
- 急性夹层主要并发症包括心肌梗死、心脏压塞、主动脉瓣关闭不全、卒中、肾功能衰竭、麻痹、肢体缺血和死亡。

引言

急性主动脉夹层不常见,但是具有潜在威胁生命的特点。尽管确切发病率尚未得知,但估计在美国每年新发数量为 6 000～10 000 例。主动脉夹层在男性和高龄人群更普遍,40～70 岁发病率约 75%。年轻患者中,既往史通常有结缔组织疾病。值得注意的是,大约一半的 40 岁以下女性患者,主动脉夹层发生在妊娠中期或产后不久。

主动脉夹层的危险因素包括:慢性高血压病,二叶式主动脉、主动脉狭窄,或家族结缔组织疾病(如 Ehlers-Danlos 和 Marfan 综合征)。血管炎性病变如巨细胞动脉炎或 Takayasu 动脉炎是主动脉夹层的附加因素。

主动脉夹层由血管壁内膜撕裂引起。常见诱因除之前列举的慢性疾病,还包括禁用药物使用或闭合性胸部外伤。高压脉动血液将通过该撕裂处进入主动脉的介质层,从而将内膜与外膜分离而产生主动脉血流假腔,向远端(顺行)、近端(逆行)或两个方向延伸。很少情况下,假腔破裂通过血管外膜,即刻导致血流动力学紊乱。大多数主

动脉夹层来源于升主动脉(65%)、主动脉弓(10%)或主动脉远端(20%)。Stanford 分型把主动脉夹层系统划分为 A 型和 B 型。A 型夹层主要在升主动脉,而 B 型夹层主要在远端动脉(内膜撕裂的起点位于左锁骨下动脉的远端)(图 17-1)。

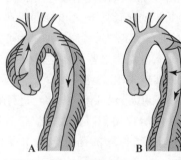

▲ 图 17-1 主动脉夹层 Stanford 分型。A. A 型。B. B 型(引自 Brunicardi FC, Andersen D, Billiar T, et al. *Schwartz's Principles of Surgery*. 8th ed. New York: McGraw-Hill Education, 2005)。

临床表现

▶ 病史

急性胸主动脉夹层的典型介绍是 55～65 岁

的慢性高血压男性患者，发生严重急性或撕裂性胸痛伴突发性胸腔积液。记住，这是相当罕见的，通常不典型。询问病史时，要确定相关危险因素，并询问疼痛发作时的程度、放射部位和强度。A型夹层大多胸部疼痛（71％），较少发生背部疼痛（47％）或腹部疼痛（21％）。其他主诉包括晕厥（13％）和卒中体征（6％）。B型夹层大多为急性背部（64％）和胸部（63％）疼痛，腹部（43％）疼痛逐渐增强。非典型表现包括间歇性症状、妊娠疼痛和晕厥。无疼痛的主动脉夹层尚无报道。相应的常见伴随内脏症状包括出汗、恶心、呕吐、皮肤苍白。

▶ 体格检查

体格检查应着重注意患者外观表现并评估患者重要生命体征。急性夹层的患者通常会有典型不适和病态面容。需进行4处末端外周血管触诊，测量双上臂血压，并记录所有差异。血压不能用于诊断或排除诊断，因为大多数患者都会存在血压升高，而相当一部分患者血压会正常甚至偏低。虽然只有少部分患者存在双上肢血压差异，临床上相差>20 mmHg应高度疑似主动脉夹层可能。也就是说不存在双上肢血压差异，不能排除主动脉夹层可能。

心脏检查应着重捕捉异常心音。心脏压塞患者心音遥远、低血压、颈静脉怒张和心动过速。存在舒张期杂音提示主动脉瓣反流。同时进行神经系统检查，寻找偏瘫或截瘫的迹象。

一些更加罕见的主动脉夹层临床表现包括Horner综合征、上腔静脉综合征、肢体缺血急性动脉闭塞、下脑神经麻痹和双侧睾丸触痛。需要注意的是，很多患者在体格检查时不存在典型体征，所以既往史通常比体格检查更重要。对于急性冠脉综合征伴神经或血管症状和体征的患者，应高度怀疑主动脉夹层的可能。

诊断方法

▶ 实验室检查

没有可靠的实验室检查能准确排除急性主动脉夹层的诊断。已证实D-二聚体对主动脉夹层有高敏感度（94％～99％），但不应单独作为排除标准。其他实验室检查（全血、基本代谢、肌钙蛋白I等）往往用于排除或确认其他病因或主动脉夹层并发症。

▶ 心电图检查

心电图（ECG）对诊断主动脉夹层无特异性。ECG通常正常（31％）或可能呈非特异性改变，如左心室肥厚（26％）。近端主动脉夹层常累及冠状动脉（右端＞左端），ECG通常对辅助诊断心脏缺血更有用。

▶ 影像学检查

胸部X线是最常用的初步诊断方法。80％～90％的主动脉夹层患者胸片异常，主动脉轮廓异常（71％）并伴有纵隔增宽（64％）最常见。其他异常表现包括左侧胸腔积液或顶端帽，外部血管壁和钙化内膜（蛋壳样）间隙增宽（>5 mm），气管或鼻胃管向右偏离，以及左主支气管下移（图17-2）。与以前胸片相比较更有意义。值得注意的是，不能完全依赖典型的影像学发现，正常胸片（CXR）也不能排除急性主动脉夹层的可能。

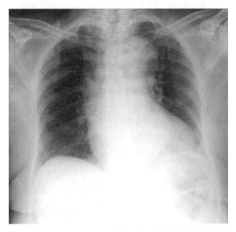

▲ 图17-2 74岁女性主动脉夹层胸部X线。注意纵隔增宽和气管右偏。

排除或确认急性主动脉夹层的存在需要1种或多种高级成像技术。CT血管造影是最常用的技术。新一代螺旋式CT成像在急诊最常用，对于夹层的敏感性（100％）和特异性（98％）都极高。此外，它可以清楚地描绘血管解剖，以区分上升和下降病理学特点，并且可以识别患者的潜在其他诊断可能（图17-3、图17-4）。使用CT成像的局限性包括需要将患者从急性护理设施转移出来，暴露于电离辐射和无线电中。

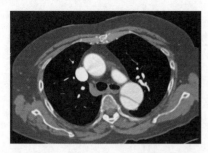

▲ **图 17-3** 图 17-2 患者的 CT 血管造影。注意内膜瓣在降主动脉，符合 Stanford 分型中的 B 型。

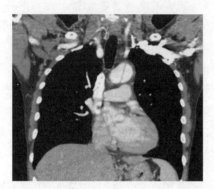

▲ **图 17-4** 49 岁男性冠状断层血管造影。符合 Stanford 分型中的 B 型。

此外，对于不稳定无法进行 CT 扫描的患者，床旁超声心动图是合理的选择。尽管经胸部超声心动图能较容易且迅速得到结果，但对于急性夹层的敏感度只有 59.3%。经食管心脏超声（TEE）的敏感度可高达 98%。此外，TEE 还可以鉴别并发的心包积液和瓣膜病变。

磁共振成像（MRI）对诊断急性主动脉夹层也具有高敏感度，然而，因 MRI 与急诊衔接所需时间较长，严重限制其效用。

医疗决策

遇到疑似主动脉夹层的患者，准确的病史往往能提供最有价值的信息，并指导下一步工作。应时刻警惕其他可能危及生命的可能，包括急性心肌梗死、肺栓塞、腹主动脉瘤和张力性气胸。利用患者对疼痛的描述、相关危险因素和快速床边成像（如便携式 CXR 和床边超声）来指导诊断。迅速判断患者是否稳定，这对于是否需要紧急咨询相关专科医师和能否做进一步影像学诊断至关重要（图 17-5）。

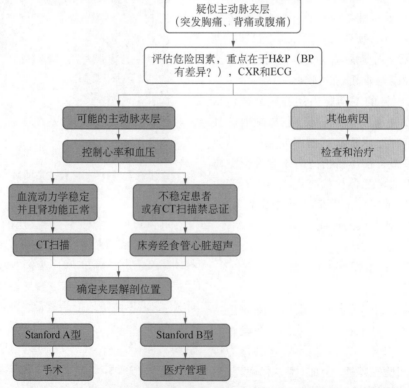

▲ **图 17-5** 主动脉夹层诊断步骤。BP，血压；CT，计算机断层扫描；CXR，胸部 X 线；ECG，心电图；H&P，病史和体格检查；HR，心率。

治疗

主动脉夹层患者的初步管理应着重于快速降低心率和血压,以减少主动脉壁损伤部分并限制假腔的进一步增大,许多药物都能达到治疗目的。不论使用何种药物,心率目标值<60 次/分,收缩压目标值 90～120 mmHg。为确保疼痛得到控制并控制过度兴奋的交感神经,可使用鸦片类制剂。在确诊之前,对所有疑似患者都应进行初步干预治疗。

β受体阻滞剂作为主动脉夹层一线治疗药物,能同时降低心率和血压。因艾司洛尔起效快且半衰期短,已成为首选用药。起始负荷剂量为 500 μg/kg,给药时间超过 1 分钟,之后按 50 μg/(kg·min)持续静脉给药。如果给药 5 分钟内心室未达到预期反应,重复负荷量,持续给药量增加至 100 μg/(kg·min)。如果 5 分钟内心室仍未达到预期反应,给予最后一次(第 3 次)负荷剂量 500 μg/kg,并增加持续给药量至最大剂量 200 μg/(kg·min)。

通常情况下,患者心率达到目标值但血压仍高。这时,开始静滴动脉血管扩张药,如硝普钠 [0.3～3.0 mg/(kg·min)]。其他血管扩张药包括尼卡地平和氯维地平。不论使用哪种药物,不要使用血管扩张药作为起始治疗药物,应先使用 β受体阻滞剂充分控制心率,以免反射性心动过速加重夹层。

拉贝洛尔可作为替代药物,阻断 α_1 和 β受体。初始剂量维持 10～20 mg 静滴,持续 2 分钟以上。如果 10 分钟内没有达到降低心率和血压的目的,每 10 分钟为一个间期剂量递增,(20 mg、40 mg、80 mg、160 mg)直到累计达到最大剂量 300 mg。拉贝洛尔也可持续静滴,起始剂量 0.5 mg/min,每 15 分钟增加 0.5 mg/min,必要时可增至最大剂量 2.0 mg/min。如有需要,在持续静滴时可给予额外 IV 给药,以尽快使心率和血压达标。Stanford A 型夹层应尽快咨询心脏科专家以便手术治疗,而 B 型夹层主要以医疗管理为主。

处置

▶ 住院

所有急性主动脉夹层患者都应住院监护。

▶ 出院

主动脉夹层患者只有在低疑似且所有病因学都排除的情况下才可出院。对已知慢性主动脉夹层患者,在其血压得到控制且不再有与夹层相关主诉时才可出院。咨询专科医师有时是必要的。

■ 推荐阅读

[1] Klompas M. Does this patient have an acute thoracic aortic dissection? *J Am Med Assoc.* 2002;287: 2262 - 2272.
[2] Upadhye S, Schiff K. Acute aortic dissection in the emergency department: diagnostic challenges and evidence-based management. *Emerg Med Clin N Am.* 2012;30: 307 - 327.
[3] Wittels K. Aortic emergencies. *Emerg Med Clin N Am.* 2011;29: 789 - 800.

18 高血压危象
Hypertensive Emergencies

Erik K. Nordquist，MD

要点

• 高血压在急诊患者中非常普遍。高血压患者急性终末器官功能障碍的证据很少，但需要进行紧急诊断和治疗。

• 严重高血压患者的临床评估依据病史和体格检查。

• 对于无症状且无靶器官功能障碍的高血压患者，紧急降压是禁忌。

引言

高血压影响到30％的成人，是美国最常见的疾病。在这些高血压患者中，有将近75％的患者血压（BP）没有得到控制（超出正常血压上限140/90 mmHg），并且只有一半患者按医嘱服用药物。也就是说，只有不到1％的高血压患者不会发展为高血压急症。

收缩压≥180 mmHg或舒张压≥110 mmHg定义为严重高血压。评价严重高血压患者应该着重于快速区分高血压危象与高血压急症，因为治疗和处置有显著差异。高血压危象定义为血压急性抬高（BP≥180/110 mmHg），并伴随终末器官损害，特别是对大脑、心脏、主动脉、肾脏和（或）眼部的损害。高血压急症的定义不是太清晰，但是可以认为是不伴有急性终末器官损害的严重血压升高。

高血压危象机制主要为循环血管收缩导致系统性血管阻力突然增加。BP的这种尖峰值引起血管壁的压迫，导致内皮损伤。损伤的内皮导致血管通透性病理性增加，对血小板和凝血产生催化作用，以及腔内纤维蛋白的局部沉积。小动脉末端器官循环继发纤维样坏死导致

显著的组织低灌注和随之而来的器官系统功能障碍。

大多数高血压危象的患者都诊断过高血压病。在确定血压治疗目标时，了解长期血压升高对脑循环影响是非常重要的。慢性高血压迫使脑自动调节发生转变，允许患者耐受显著升高的血压，无任何脑末端器官损害的迹象。因此，即使只将血压降至正常范围，在这一环境中过度降低系统性血压也可能导致继发性低灌注和中枢神经系统（CNS）缺血。记住，在治疗高血压时如果只考虑数字而不考虑临床内容，对于患者是有害的。

临床表现

▶ 病史

对严重高血压患者需要对终末器官损害进行快速评估。首先着重于病史和完整的系统回顾，需要询问是否有胸痛、背痛、呼吸急促、血尿或尿量减少，以及相关神经系统症状，包括麻木、无力、头痛、混淆和视觉干扰。更详细的病史需要结合以下具体诊断。

（1）高血压脑病：高血压脑病患者常有神经系统症状，包括精神状态改变、严重头痛、癫痫发

作、呕吐和视觉障碍。精神状态变化范围从睡意到混乱到彻底昏迷。

（2）颅内出血：颅内出血患者有严重头痛（通常急性起病）、局灶性神经功能缺陷和（或）精神状态改变。

（3）急性肺水肿：急性肺水肿患者通常发生急性呼吸困难，伴有不同的其他症状，包括端坐呼吸、咯血和胸痛或压力。

（4）急性冠脉综合征：急性冠脉综合征患者通常发生胸痛，有时轻微的充血性心力衰竭症状可能是唯一一主诉。

（5）主动脉夹层：主动脉夹层患者会有严重的胸痛和（或）背痛，通常会有撕裂特征。伴随症状包括神经功能缺损、晕厥和腹痛，也会有其他症状，如恶心、呕吐或出汗。

（6）急性肾功能衰竭：急性肾功能衰竭患者症状通常较轻，应询问病史，如血尿、少尿或无尿。患者还可能出现低垂部位水肿或呼吸困难，主要原因为液体聚集。

▶ 体格检查

首先使用适合于患者大小的袖带测量血压值。袖带太小会导致血压读数升高。袖带的宽度（袖带的可充气部分）应约等于手臂周长的 40%，袖带长度应为手臂周长的 80%。体格检查应详细，包括神经、心脏、肺部和腹部检查。更详细的描述需要结合以下具体诊断。

（1）高血压脑病：检查可能的精神状态改变。需要注意的是精神状态的改变有可能仅仅是微小的混淆状态。局灶性神经学发现也可能存在，并且不总是遵循与卒中综合征相关的正常血管分布，这是由于整个脑的自动调节系统起作用。仔细检查眼底可能会发现视网膜出血和视盘水肿。

（2）颅内出血：有可能发生局灶性神经功能损害或昏迷。某些患蛛网膜下腔出血的患者会出现脑膜膜刺激征（如颈强直）。

（3）急性肺水肿：患者通常发生严重窘迫，可闻及肺部啰音。还可能有低垂部位水肿、颈静脉怒张和奔马律（S3 或 S4）。

（4）急性冠脉综合征：患者通常出汗，体格

检查时还可能发现心力衰竭体征。

（5）主动脉夹层：双上肢血压相差＞20 mmHg 或新发主动脉杂音提示主动脉夹层可能。

（6）急性肾功能衰竭：体格检查可能会发现液体过多，但往往易忽略。

诊断方法

▶ 心电图检查

对疑似急性心脏缺血患者做心电图。

▶ 实验室检查

实验室检查对定义是否有终末器官损害最有用。获得尿液分析（特别是血尿或蛋白尿）以及血尿素氮和肌酐值可以评估急性肾功能损害。对所有育龄女性进行妊娠检测排除子痫。胸痛、背痛或呼吸急促的患者应检测心肌酶。

▶ 影像学检查

对有精神状态改变、局灶性神经功能损害或发作的患者进行头颅 CT 扫描，排除高血压脑病或颅内出血可能。对主诉胸痛、背痛或呼吸急促的患者进行 CXR 检查，排除肺水肿或主动脉夹层的可能。疑似主动脉夹层的患者做胸部和腹部 CT 扫描。

医疗决策

对高血压危象的患者进行迅速评估（高血压脑病、颅内出血、急性肺水肿、急性冠脉综合征、主动脉夹层和急性肾功能损害）。利用病史和体格检查缩小诊断间的差异，使用实验室和影像学检查证实是否发生终末器官损伤，并指导下一步治疗（图 18 - 1、表 18 - 1）。

治疗

高血压危象应紧急降压治疗以减少持续终末器官损伤。治疗不是以血压值正常（＜140/90 mmHg）为目的，而是降低平均动脉压（MAP＝1/3 收缩压＋2/3 舒张压），前半小时降低不超过 20%，使用静脉降压药物能很快达到目标（表 18 - 2）。始终根据个体差异选择药物，以确保治疗对个体高血压危象最佳（表 18 - 3）。

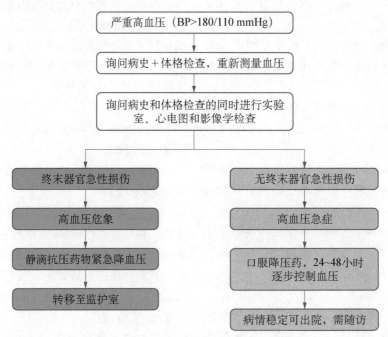

▲ 图 18‑1 胸痛诊断流程图。BP,血压。

表 18‑1 高血压危象诊断和检查结果

诊断	H&P、实验室及影像学发现
高血压脑病	AMS、头痛、呕吐和视盘水肿;实验室和头颅 CT 大多正常
颅内出血	头痛、昏迷和局灶性神经功能缺损;头颅 CT 出血表现
急性肺水肿	SOB、胸痛和听诊啰音;BNP 升高;CXR 心脏扩大和肺水肿表现
急性冠脉综合征	胸痛、SOB;肌钙蛋白升高;ECG 有缺血改变
主动脉夹层	严重胸/背痛;脉搏不匀;CXR 可见纵隔增宽,胸部 CT 夹层表现
急性肾功能衰竭	尿量减少、血尿;外周水肿;尿液检查可见蛋白尿且 RBC±;BUN 和肌酐迅速升高

注：AMS,精神状态改变;BNP,B 型脑钠肽;BUN,血清尿素氮;CT,计算机断层扫描;CXR,胸部 X 线;ECG,心电图;RBC,红细胞;SOB,呼吸急促。

主动脉夹层是例外,应迅速将收缩压降至 100 mmHg 以下,心率降至 60 次/分以下。对于颅内出血,理想血压值降至目标仍存在争议。推荐谨慎降压,收缩压 < 200 mmHg 或舒张压<110 mmHg,并立即咨询神经科医师。高血压危象禁忌即刻降压,因为治疗过度可能导致脑血流灌注不足和 CNS 缺血,建议使用口服降压药在 24~48 小时逐渐将血压降至正常。

处置

▶ 住院

所有高血压危象患者都应监护,给予静脉降压药物并密切监测血流动力学。

▶ 出院

严重高血压患者且没有明显急性终末器官损害(高血压急症),经过口服降压药治疗后可出院,需要进行随访。

表 18-2 高血压危象的药物治疗

药物	作用机制	发病	持续时间	禁忌证	不良反应
艾司洛尔 [起始剂量 500 μg/kg，之后 50 μg/(kg·min)]	心脏选择性 β 阻滞剂	60 秒	10～20 分钟	心动过缓、心脏阻滞、失代偿性 CHF、可卡因毒性	心动过缓
拉贝洛尔（每 10 分钟给 20～40 mg，直到 300 mg）	α 和 β 阻滞剂	2～5 分钟	2～4 小时	哮喘发作或 COPD、心动过缓、心脏阻滞、失代偿性 CHF	心动过缓、支气管收缩
尼卡地平（5～15 mg/h）	钙通道阻滞药（血管选择性）	5～10 分钟	1～4 小时	主动脉瓣狭窄	头痛、反射性心动过速
硝酸甘油（10～200 μg/min）	扩张静脉（高剂量时扩张动脉）	2 分钟	1 小时	右室心肌梗死、目前使用磷酸二酯酶-5 抑制剂	头痛、反射性心动过速
硝普钠 [0.3～2 μg/(kg·min)]	同时扩张动脉和静脉	几秒	1～2 分钟	肝或肾功能障碍	长时间使用产生氰化物毒性（>48 小时）；建议在其他药物不起效时作为二线药物使用
非诺多泮 [0.1～0.6 μg/(kg·min)]	多巴胺受体-1 激动剂	5 分钟	30～60 分钟	临床实践有限	高剂量出现反射性心动过速、头痛、潮红、恶心

注：CHF，充血性心力衰竭；COPD，慢性阻塞性肺疾病。

表 18-3 高血压危象推荐用药

诊断	推荐用药	诊断	推荐用药
高血压脑病	硝普钠、非诺多泮、拉贝洛尔	急性冠脉综合征	硝酸甘油、拉贝洛尔
颅内出血	尼卡地平、拉贝洛尔	主动脉夹层	艾司洛尔和尼卡地平或硝普钠、拉贝洛尔
急性肺水肿	硝酸甘油襻利尿剂、硝普钠	急性肾功能衰竭	非诺多泮、尼卡地平

推荐阅读

[1] Cline DM, Machado AJ. Systemic and pulmonary hypertension. In: Tintinalli JE, Stapczynski JS, Ma OJ, Cline DM, Cydulka RK, Meckler GD. *Tintinalli's Emergency Medicine: A Comprehensive Study Guide*. 7th ed. New York: McGraw-Hill, 2011, pp. 441 - 448.

[2] Marik PE, Rivera R. Hypertensive emergencies: an update. *Curr Opin Crit Care*. 2011;17: 569.

[3] Marik PE, Varon J. Hypertensive crisis: challenges and management. *Chest*. 2007;131: 1949.

晕厥
Syncope

Trevor J. Lewis, MD

要点

- 所有晕厥患者都应进行心电监护,获得即时床边血糖,并持续检测血氧饱和度。
- 详细询问病史及晕厥发生时的周围环境,包括从家人和急救医师得到的信息。
- 所有晕厥患者都应做心电图。
- 有心脏危险因素或有其他威胁生命可能的患者都应住院治疗。

引言

晕厥定义为无法维持姿势的短暂意识丧失,典型表现是意识恢复后完全正常。在美国有12%~48%的人口发生过晕厥。急诊有1%~3%的患者以晕厥为主诉,住院患者中有1%~6%为晕厥患者。晕厥的病因跨度广,可为良性病因,也可为危及生命的病因。通常晕厥的病因难以确定,也就是说,详细询问病史和体格检查以及辅助检查有助于识别高危患者,此类患者应住院接受进一步治疗。

晕厥的发生可继发网状激活系统或双侧脑半球血流受损。潜在病因包括短暂性低血压或单纯中枢神经系统(CNS)灌注不足(如蛛网膜下腔出血)。脑灌注减少导致意识和姿势性张力丧失。反射性交感神经兴奋与患者的卧位定位相结合,导致恢复脑灌注并恢复到正常的意识水平。有过几乎"昏倒"感觉而没有明显意识丧失的患者被称为近似晕厥或先兆晕厥。从临床观点讲,近似晕厥或先兆晕厥是以相同的方式接近晕厥发生。

从临床目的角度,根据病因可将晕厥进行分类,包括神经介导(反射)性、体位性、脑血管源性和心源性。

(1)神经介导(反射)性晕厥:又称"血管迷走性晕厥",主要因紧张事件发生交感神经张力增高。由此产生的心动过缓和血管舒张,降低了整体心排血量,从而抑制了足够的脑灌注。发作前期症状相似,包括主观感觉,如眩晕、出汗或恍惚。某些情况下会有迷走神经张力增加的症状,如咳嗽以及尿和便失禁。

(2)体位性晕厥:这种情况主要发生在体位改变之后(坐立或站立后)产生的体位性低血压。主要机制取决于大量消耗(出血或脱水)或内脏自主神经功能紊乱。老年患者倾向于自主神经功能障碍,继发于交感神经反应迟钝和药物副作用。

(3)脑血管源性晕厥:脑血管疾病很少引起晕厥。当颅内压突然升高,脑灌注暂时降低后,引发蛛网膜下腔出血而致意识丧失。患者恢复时间较长,可与其他脑血管疾病区分。

(4)心源性晕厥:这种情况在心脏结构改变或心律失常瞬时损害心排血量时发生。晕厥发生迅速,无任何预感,可与其他心脏疾病区分。心脏结构改变发生晕厥时,通常在活动之后。典型病例包括肥厚性心肌病和主动脉瓣狭窄。主动脉夹层和大量肺栓塞可以作为导致晕厥的单独原因,但非常少见。值得注意的时,心源性晕厥通常预后较差,1 年病死率为 18%～33%。

临床表现

▶ 病史

全面了解既往史非常重要,确诊率可高达40%。确定晕厥发生前、发生时和发生后的周围状况也非常重要。需要询问晕厥发生过程目击的家庭成员和急救医师。应询问任何有关发作前期症状,包括头痛(如 SAH)、胸痛(如 MI、主动脉夹层、PE)和腹部或后背痛(如 AAA 或异位妊娠)。详细询问既往用药史和当前用药。具有显著心脏病史的患者有发生心律失常的高风险,而服用多种药物的老年患者多发生体位性晕厥。

之前发生过眩晕、恶心和腹泻的患者,或从躺卧和坐位到直立后发生症状的患者分别为良性血管迷走性或体位性发作。无发作前症状或运动后发生晕厥的患者可能为心律失常或心脏结构疾病(主动脉夹层、肥厚型心肌病),通常在几秒内恢复。晕厥后恢复期较长提示脑血管源性病因(卒中、癫痫、SAH)。

▶ 体格检查

将重要生命体征进行分类,异常时重复检查。获得双上肢血压值,排除主动脉夹层的可能。考虑体位改变,比较卧位和直立是否存在血压差异,重要的血压差异发现包括直立时收缩压下降≥20 mmHg,或舒张压≤90 mmHg。心血管检查包括细致的心脏听诊,判断是否存在心律失常或心脏结构异常引起的杂音。详细的神经系统检查应确定是否有局灶性神经功能缺损。通过粪便检验分析评估是否存在胃肠道(gastrointestinal, GI)失血。

诊断方法

▶ 实验室诊断

只有在既往史和体格检查提示需实验室检测时,实验室检查才有帮助。感觉异常的患者应快速检测指末血糖。育龄女性应做妊娠试验。有出血史或便血史患者应做全血检测。对心律失常继发严重电解质紊乱的患者应进行血生化检测。最后,对有胸痛史或呼吸急促的患者做心肌酶检测。

▶ 心电图诊断

尽管心电图对晕厥诊断率很低(<5%),但心电图有助于鉴别其他威胁生命的急症。ECG 异常包括:

(1) 缺血改变(Q 波、T 波和 ST 段改变,右束支传导阻滞)。

(2) 传导异常(长 QRS 或 QT 间期,房室传导阻滞,窦性停搏)。

(3) 异位或心律失常(频发室性早搏,预激综合征,Brugada 综合征,显著心动过缓<50 次/分)(图 19-1)。

(4) 心肌病(左室肥厚)。

▶ 影像学诊断

除非既往史和体格检查提示做头颅 CT,否则 CT 不作为常规检查。有脑血管源性病因提示并有相应症状和体征,需做 CT,如前驱症状包含头痛、体格检查发现局灶性神经功能缺损,或晕厥发生后恢复时间较长。胸片有助于诊断心脏扩大、主动脉夹层或充血性心力衰竭,适应证包括无前驱症状的晕厥,或之前发生过胸痛或呼吸急促。

医疗决策

以标准化方式管理晕厥患者,初始管理着重于具有威胁生命的病因。检查患者最初生命体征并测指末血糖。获得即时心电图并对患者进行心电监护。尽可能得到详细病史,包括旁观者的叙述。询问患者曾用药品和目前用药。着重对患者心血管和神经系统的体格检查。获得既往史和进行体格检查时决定是否需要进一步做实验室和影像学检查。在排除急性威胁生命的疾病后,把重点放在良性病因上,要注意确切的病因往往在急诊无法获得(图 19-2)。

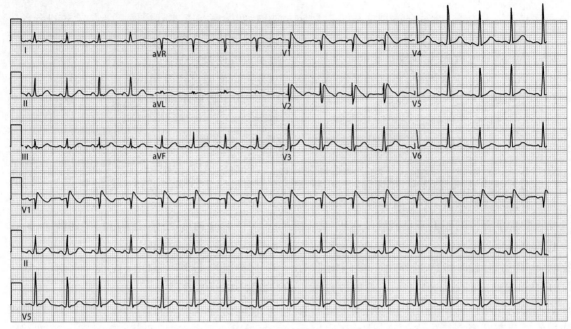

▲ 图19-1　ECG示Brugada综合征。V1和V2有典型rSR且ST段抬高。

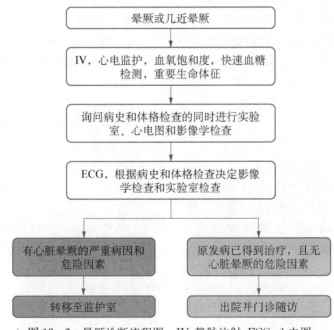

▲ 图19-2　晕厥诊断流程图。IV,静脉注射；ECG,心电图。

治疗

快速判断血流动力学是否稳定,开始以支持治疗为主。开启静脉通路,缺氧或呼吸困难的患者给氧,并持续心电监测。测量指末血糖,必要时补充葡萄糖。治疗应以控制诱因为主。

（1）心源性晕厥：对于心脏节律紊乱的患者,治疗遵循标准高级心脏生命支持原则。肥厚型心肌病或主动脉瓣狭窄患者,避免使用降低心脏前负荷药物（如硝酸甘油）。疑似PE或主动脉夹层患者,做影像学检查,并由影像学检查结果指导治疗。

(2)脑血管源性晕厥:疑似 SAH 患者,急行头颅 CT,并由影像学检查结果指导下一步治疗。

(3)体位性晕厥:使用等渗盐水开始容量复苏。突发内脏出血(如破裂异位、AAA、GI 出血)进行体液复苏,之后进行检查确诊病因。判断晕厥是否与药物有关(如 β 受体阻滞剂、硝酸盐)。

(4)反射性/迷走神经晕厥

大多数此类情况不需要干预。应试图找到前驱症状并减少发生次数。

处置

▶ **住院**

对于心源性晕厥患者,发现临床症状或危险因素应住院并心电监护。虽然对于哪些患者应该引起高度关注还没有达成一致,但以下任何一种患者都普遍需要住院:年龄>45 岁、异常体征包括缺氧或收缩压<90 mmHg、异常 ECG、CHF 或 CAD 病史、血细胞比容<30%、体格检查异常、粪便检查阳性、晕厥发生与劳累有关或无前驱症状、晕厥发生时伴呼吸困难。

▶ **出院**

低心脏风险(体格检查正常、无 CAD 或 CHF 病史、正常 ECG、年龄<45 岁),同时排除所有其他非心脏引起的威胁生命的患者可以出院。出院后应进行 Holter 监测或平板运动试验,并建立初级保健。

▼ 推荐阅读

[1] Chen L, Benditt D, et al. Management of syncope in adults: an update. *Mayo Clin Proc*. 2008;83: 1280 - 1293.

[2] Huff J, Decker W, et al. Clinical policy: critical issues in the evaluation and management of patients presenting to the ED with syncope. *Ann Emerg Med*. 2007;49: 431 - 444.

[3] Quinn J. Syncope. In: Tintinalli JE, Stapczynski JS, Ma OJ, Cline DM, Cydulka RK, Meckler GD. *Tintinalli's Emergency Medicine: A Comprehensive Study Guide*. 7th ed. New York: McGraw-Hill, 2011, pp. 399 - 405.

[4] Quinn J, McDermott M, et al: Prospective validation of the San Francisco rule to predict patients with serious outcomes. *Ann Emerg Med*. 2006;47: 448 - 454.

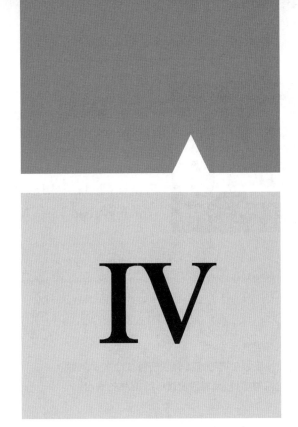

IV

肺部急症

Pulmonary Emergencies

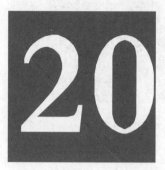

20 呼吸困难
Dyspnea

Shari Schabowski，MD
Chuang-yuan Lin，MD

要点

- 明确是否危及生命。
- 处理中到重度呼吸窘迫时应回答3个关键问题。
- 通过解剖结构，分层次明确呼吸困难的病因。
- 不要犹豫。呼吸窘迫的患者需立即治疗，即使在诊断检查不完全的情况下也要立刻开始治疗。

引言

从患者角度来看，呼吸困难通常被理解为"气短"。感觉呼吸急促或"空气饥饿"，其临床表现为呼吸困难或者憋气，归因于生理失常。呼吸急促是快速呼吸。呼吸困难不一定伴有呼吸急促。过度通气是换气超过代谢需要，可由心理应激源引起（如焦虑发作）。

从医师角度来看，呼吸困难是由于对组织的氧输送受损引起。可以从任何原因引起气道梗阻的机械水平开始，并可以在细胞水平终止，任何化学物质不能将氧气分解供给组织。如果时间允许，从气道到组织的系统性筛查有助于阐述更加复杂的诊断。然而，危及生命的严重呼吸窘迫必须在检查过程中甚至是检查前，马上开始治疗。

临床表现

3个问题开始评估临床表现的严重程度：

（1）问题1：患者需要立刻气管插管吗？

患者可能表现为：

- 给氧失败。
- 通气失败。
- 气道保护失败。

如果以上有一个"是"，要立刻进行气管插管。如果未及时给氧，会有缺氧损伤，特别是大脑损伤，可在数秒到数分钟内发生。如果通气失败，会导致二氧化碳潴留，接踵而至的酸中毒会造成心脏功能障碍。最终，如果患者气道无法保持通畅（归因于脑损伤、机械性梗阻等），会威胁到氧合与换气，需立刻气管插管。

（2）问题2：呼吸窘迫迅速可逆吗？

识别和立刻处理造成严重呼吸窘迫的快速可逆的病因，能够预防进行插管。耽误治疗会使患者出现失代偿。部分可逆病因（及其解决方案）如下：

- 低氧血症（给氧）。
- 支气管痉挛（β受体激动剂/激素/肾上腺素）。
- 肺动脉高压水肿（硝酸酯/利尿药）。
- 气胸（针刺减压/胸腔置管）。
- 过敏反应（激素/肾上腺素/抗组胺药）。

（3）问题3：患者身体是否能够支撑？

患者身体必须进行代偿（用许多方法，这个是患者正在做的），想象一下代偿能支撑多久？患者的生理储备是多少？例如，患者是健康的年轻人还是有合并症的老年人？在评估时要考虑以下情况：气道、胸壁/肌肉系统，膈肌移动，姿势，体重指数，心肺状态，基线运动耐量。决定是否气管插管取决于患者是否能维持呼吸。如果患者稳定，设定时限并频繁重新评估治疗后的反应。如果患者储备差或者已经有呼吸疲劳，可以放宽插管条件进行插管，优于患者发生失代偿时再进行插管。

▶ 病史

采集病史过程中相关问题包括：什么情况会加重呼吸困难？呼吸是否费力？是否与体位有关？呼吸困难什么时候出现？患者以前出现过这样的呼吸困难或者类似的呼吸困难吗？呼吸困难时周围环境如何？患者的身体状况如何？有什么诱因导致呼吸困难吗？当询问这些问题时，考虑以下因素。

（1）体位性呼吸困难：在直立时，因流体依赖性，通气达到顶峰。直立是有效通气的最佳位置：膈肌可以充分移动；胸壁运动不受限制，通气量最大。有平卧时呼吸困难病史的患者提示充血性心力衰竭（CHF）或者心包积液。

（2）劳力性呼吸困难：如果氧气运输受损，任何心脏负荷增加和氧需求增加都会加重呼吸困难。这适用于引起呼吸困难的所有原因，从原发性肺病到心脏病到贫血。判断患者最近呼吸困难是否有变化，如果已发生呼吸困难，特别需要询问的是在休息时是否出现新的呼吸困难。

（3）一过性呼吸困难：如果呼吸困难明确，未通过干预自行缓解，提示有可逆性或者一过性的因素存在[如心律不齐、肺动脉栓塞（PE）、惊恐发作时感觉到的呼吸困难]。

（4）反复发作的呼吸困难：过去预示着未来。"最近一次出现症状时，是在发生_____时"。填空：哮喘、肺栓塞、充血性心力衰竭。

（5）既往史：肺部基础病，心脏病，出血病史，或者出血性疾病表现为患者主诉呼吸困难。

（6）接触暴露：接触暴露于一些情况可以引起呼吸困难，包括清洁剂、血管紧张素转换酶抑制剂、过敏原、刺激物、一氧化碳。在这些病例中，接触暴露和呼吸困难的发生有时间关联。

（7）日常活动：基线运动耐量是非常重要的历史数据，除了提供心脏状况的信息外，还能帮助你判断急性病程的严重程度。询问患者是否能完成日常家务。做日常家务困难的患者说明基线运动耐量异常，送至急诊后大多很快发生失代偿。

▶ 体格检查

患者视觉可反映呼吸窘迫的程度。采集病史时同时完成评估。患者直立坐位（双手放在膝盖上，挺胸抬头），有助于在严重呼吸窘迫时打开气道。寻找是否存在反常呼吸（吸气时腹部收缩），这些提示机械性通气不足。患者处于极端不适时，由于呼吸疲劳/衰竭，可能走路摇晃或者嗜睡。

下一步梳理需要氧合和通气的解剖结构，按顺序进行体格检查。体格检查的异常发现可由影像学检查辅助确诊。

（1）上呼吸道：部分气道不完全梗阻引起的呼吸困难，如果起源于口咽部（如舌头），表现为响亮呼吸或喘鸣，以及与气管或声带解剖结构异常相关的声音改变。上呼吸道呼吸困难的原因在体检或者鼻咽部检查时可见，可用颈部X线片或者增强CT来评估咽部附件软组织肿胀。

（2）支气管：当呼吸困难是由于支气管病理改变引起时——无论是异物、炎症、感染，或者支气管痉挛，典型表现是哮鸣音（呼气时常见，吸气时也可以有，或者两者都有）。胸片（CXR）可见支气管袖套征。

（3）肺泡：肺泡的功能是使气囊最大面积接触毛细血管床。如果肺泡充满液体（如血液、脓液或水），塌陷（如肺不张），或者肺泡破坏（如肺气肿），会出现呼吸困难。肺泡病理改变典型的表现是体检发现爆裂音或湿啰音，胸片显示肺实变。

（4）间质空隙：间质空隙中的液体或炎症阻碍氧气输送至血细胞。这个不寻常和潜在引起呼吸困难的原因致查体时发现干啰音，胸片可见"模糊海绵状"密度影。

（5）膈肌：膈肌在主动吸气时起作用。如果膈肌受限（如肿物、妊娠、腹腔积液或肌肉系统瘫痪/麻痹引起腹内压升高），就不能达到潮气总量。有明显的胸廓扩张不对称或者腹胀/腹腔积液，提示膈肌功能不全或者受损。吸气相胸片可见不对称的膈肌运动。

（6）胸廓：胸廓扩张对于呼吸通畅很重要。任何限制胸廓扩张的疾病可能会引起呼吸困难（如瘫痪/麻痹、神经肌肉接头或者肌肉功能障碍、扭伤或肋骨骨折造成的疼痛）。不要低估固定夹板引起的胸廓疼痛——即使是轻微损伤。呼吸过程中观察胸廓有助评估呼吸。应用胸片寻找肋骨骨折和（或）肺挫伤（创伤侧可见模糊影）。

（7）胸膜腔：胸膜腔是潜在空间，利于肺脏在胸廓内移动。如果空间内充满了液体（积液、脓液、血）或者空气，会发生呼吸困难。如果胸膜腔被占用，受累侧出现呼吸音降低。液体引起共振减弱，气体则引起共振增强。胸片可见明显异常，加拍侧卧位胸片可能有帮助。多余的透光带提示气胸，边缘凸起提示气胸，是否透明与渗出有关。

（8）心脏：心脏将脱氧血液泵入肺内，把氧合血液泵入组织。任何原因致泵功能损伤（如缺血、心律不齐、瓣膜功能障碍、间隔缺损、心包积液）可能引起呼吸困难。当患者出现呼吸困难时，不应犹豫，立刻进行心脏相关检查。体检时，评估心脏杂音、奔马律和节律异常，这些对鉴别诊断非常重要。

（9）血红蛋白：必须有足够的健康红细胞把氧运送到组织（即没有明显贫血），且只有不含杂质的血红蛋白才能使氧在肺中结合，并释放到组织中（就是说，没有 CO 或 CN 中毒）。血红蛋白缺少或损伤也可发生呼吸困难。如果有任何贫血表现或有贫血既往史（如面色苍白、恶液质），应做大便检查，必要时输血。

（10）血容量：只有在循环血量充足的情况下，才可将红细胞运送到肺，然后运送至全身。可根据基本生命体征、脉搏、黏膜、皮肤弹性、分泌量等来判断容量状态。

（11）血管：血液只有通过在肺部的游动获得氧气。肺栓塞阻断了血液流到肺组织，影响气体交换，造成呼吸困难，尽管体格检查可能闻及哮鸣音，但肺栓塞不能依靠体格检查确诊。当有不对称的下肢水肿时要高度怀疑肺栓塞。所有气短患者，都要考虑肺栓塞可能，特别是在呼吸困难原因不明时。

诊断方法

诊断性检查基于临床表现和体格检查。

▶实验室检查

脉搏血氧仪是快速非侵入性检查，用于低氧血症的筛查。$SaO_2 > 98\%$ 提示 $PaO_2 > 80$ mmHg。$SaO_2 > 90\%$ 提示 $PaO_2 > 60$ mmHg。这点非常重要，因为 SaO_2 值在 90% 是氧解离曲线急

转直下的边缘，从 90% 下降到 70% 要比从 95% 下降到 90% 更快。动脉血气是唯一能直接测量 PaO_2 和 PCO_2 的途径。对于慢性阻塞性肺疾病、哮喘或者睡眠呼吸暂停的患者，测量 PCO_2 非常有用。全血细胞计数有助于评估贫血是否导致呼吸困难的原因之一。电解质可以明确提示患者肾功能，并提供更多酸碱平衡（碳酸氢盐）的信息。血培养在肺炎病例中很重要，使用抗生素前应做血培养。

▶心电图检查

ECG 有助于评估心脏缺血、心律失常和心包炎或心包积液，且非常实用。

▶影像学检查

胸片有助于评估支气管、肺泡和肺间质，还可评估骨性结构、纵隔、心影，以及胸膜腔病变。胸部 CT 有助于评估肿物、粘连、积液/渗出或者肺栓子。病情平稳患者可行颈部软组织平片或颈部 CT，以明确是否有会厌炎、异物，或者颈部脓肿。

医疗决策

如前所述，呼吸困难检查的第一个目标是明确患者是否有极度呼吸窘迫。如果患者不能吸气、换气，或者保持气道开放，需立刻行气管插管（问题 1）。下一步，如果患者体征提示可逆的引起呼吸困难的病因，如哮喘、充血性心力衰竭、过敏，或者张力性气胸，应立刻进行治疗（问题 2）。最后，一旦患者稳定，开始进行诊断性检查（问题 3，根据呼吸系统解剖结构进行检查）（图 20-1）。

治疗

建立静脉通道，使用心电监护和脉搏血氧仪。可将监护作为治疗措施之一。观察患者气道和气体交换状态与干预治疗同等重要。

多种途径给氧。鼻导管给氧在 2～6 L/min 比较舒适。每增加 1 L，可以使 FiO_2 升高 2%～4%。非回流面罩（nonre breather mask，NBM）氧流量应该给到 15 L/min，氧流量过低会抽取空气，无法达到效果。NBM 氧流量 15 L/min 时，FiO_2 可达 60%～70%（图 20-2）。带瓣呼吸面罩（BVM）给氧 15 L/min 时，FiO_2 可达 90%～100%。有助手时，推荐应用双手 BVM。如发生急性呼吸骤停，应行气管插管。

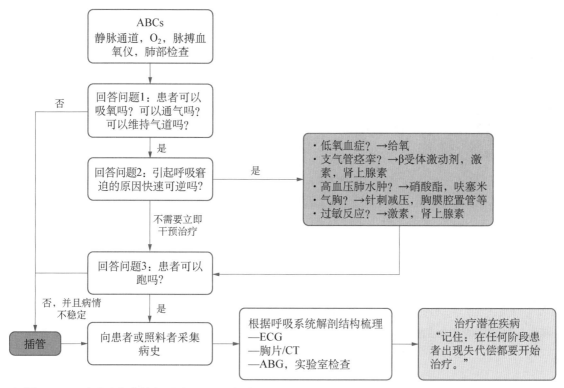

▲ 图20-1 呼吸困难诊断流程图。ABCs,气道、呼吸和循环;ABG,动脉血气;CT,计算机断层扫描;ECG,心电图。

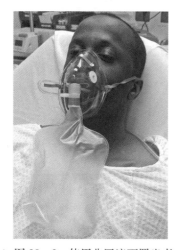

▲ 图20-2 使用非回流面罩患者。

处置

▶ 住院

已经插管且不稳定患者,或潜在不稳定患者,应收入重症监护室。如果患者开始时不稳定,但是经过治疗后好转,应进行监测。

▶ 出院

患者病情稳定,且症状明显缓解,无急症,可出院并随访。

▼ 推荐阅读

[1] Sarko J, Stapzynski S. Respiratory distress. In: Tintinalli JE, Stapczynski JS, Ma OJ, Cline DM, Cydulka RK, Meckler GD. *Tintinalli's Emergency Medicine: A Comprehensive Study Guide*. 7th ed. New York: McGraw-Hill, 2011, pp. 465-473.

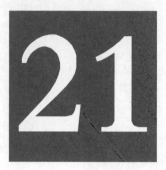

21

哮喘
Asthma

Matthew C. Tews, DO

要点

- 重症哮喘急性发作的患者可能严重限制了气流,体格检查时可能不会出现喘鸣音。
- β₂ 受体激动剂是急性哮喘加重时的主要治疗。
- 对 β₂ 受体激动剂无反应的患者以及中到重度加重的患者,应使用激素。
- 呼气流量峰值和第 1 秒用力呼气容积能客观评价患者哮喘的恶化程度,而且应该继续使用来评价好转程度。

引言

哮喘是气道慢性疾病和炎症,与支气管高反应性以及间歇的气流阻滞有关,是儿童时期最常见的慢性疾病,也是成人常见病。每年急诊室有 200 万患者因为哮喘急性发作就诊。哮喘原因很多,病理生理学上典型表现为炎性细胞介质释放,导致气道平滑肌收缩、肺血管渗出,以及黏液腺分泌。

哮喘典型表现是气短逐渐加重、可变的气流阻塞,以及喘鸣音。症状随时间而波动,若患者因一个触发反应出现症状加重,考虑有"恶化",并需要立刻治疗逆转气流阻塞。

临床表现

急性哮喘的出现源于呼出气流的减少,特征是进行性加重的气短、干咳,以及整个肺部可及喘鸣音。症状可在数小时、数天,或者数周加重,但是患者常常因急性恶化导致就医。哮喘急性发作中最常见的触发因素是上呼吸道感染,但是其他因素可以导致症状突然恶化(表 21 - 1)。

表 21 - 1　急性哮喘触发因素

环境中的过敏原
运动诱发
胃食管反流性疾病
烟草烟雾
职业暴露
吸入刺激物
应激诱发
环境改变(天气)
空气污染物

▶ 病史

对于哮喘急性发作恶化的患者,完善病史采集不太可能。应该在进行逆转气流梗阻的治疗时,有重点地采集病史,不要考虑触发因素效应。一旦患者好转,有能力提供更详细的病史时,应该立刻进一步明确触发事件、发生症状的速度,以及恶化程度,这有助于指导进一步治疗和处置。描述患者潜在哮喘的严重程度有助于预测死亡率(表 21 - 2)。

尝试弄清患者哮喘长期控制情况,对于急性恶化患者没有帮助,但对于门诊治疗方案和随访很重要。应该询问患者目前哮喘症状发生频率和持续时间,以及近期 β 受体激动剂的使用情况。

表 21 - 2　哮喘中死亡率相关的危险因素

长期应用激素
每月应用＞2 瓶短效 β_2 受体激动剂
过去 1 年住院次数≥2 次
过去 1 年急诊就诊次数≥3 次
住过 ICU
之前曾因哮喘进行过气管插管
合并心肺疾病
使用非法药物
社会经济地位低或者居住在市中心

许多疾病表现可以类似哮喘,包括肺栓塞(PE)、肺炎、充血性心力衰竭(CHF)、急性心肌梗死(AMI),或者慢性阻塞性肺疾病(COPD)。病史的初始采集要着重于鉴别引起气短和喘鸣音的其他可危及生命的疾病。

▶ 体格检查

患者可能有一系列严重的表现,从咳嗽加剧到出现明显的呼吸窘迫,呼吸窘迫伴有呼吸急促和辅助肌呼吸。开始时要评估精神状态,因为清醒患者出现神志改变时,可能影响其保护气道的能力。意识逐渐丧失是提示即将出现呼吸停止的一个指标。应触诊颈部有无气管移位或者捻发感,因为有可能出现自发性气胸。肺部检查是多样的,可发现呼气末延长并有哮鸣音。然而哮鸣音大小不能判定气流梗阻程度。听到患者有明显喘鸣音时,听诊可能发现气流依然比较通畅,而肺部听诊声音很安静,气流声只有很少时,提示病情严重,因为没有足够的气流引起喘鸣。胸部叩诊呈过清音,由空气滞留引起。四肢水肿的评估有助于哮喘与其他原因引起的呼吸困难鉴别。

诊断方法

在哮喘急剧加重的患者中,用来评估的诊断方法有限。可根据临床情况,采取某种诊断方式。

▶ 实验室检查

动脉血气可能出现 PCO_2 水平升高,提示呼吸衰竭,需要收入 ICU 治疗。患者临床情况比动脉血气数值更能预示插管的可能。如果患者有能引起代谢紊乱的合并症,检查电解质和肾功能可能有帮助。白细胞计数升高可能有助于诊断合并肺部感染。

▶ 影像学检查

肺部过度充气可见于中至重度恶化的患者,胸片可能表现为前后径增加,以及膈肌变平。当患者对治疗没有反应,患者发热,需要住院或插管时,应该考虑完善胸片检查。以上患者中约 15% 会发现意料之外的肺炎、充血性心力衰竭、气胸或者纵隔气肿。

▶ 心电图检查

心电图(ECG)不是常规检查,一般表现为窦性心动过速。在哮喘急性恶化时,随着气流改善,可见右心室血流恢复正常。老年患者合并心脏病时,可能出现心律失常和缺血。

操作步骤

▶ 呼气峰值流速

• 第 1 秒用力呼气容积(forced expiratory volume in 1 second, FEV_1)和呼气峰值流速(peek expiratory flow rate, PEFR)是检查气道阻塞的客观方法,且可在床旁进行(图 21 - 1、图 21 - 2)。这些方式帮助医师监测治疗进度以及决定患者的处置。FEV_1 和 PEFR 的预测值基于患者的年

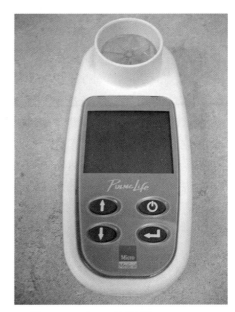

▲ 图 21 - 1　FEV_1 测量器。

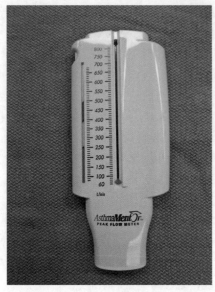

▲ 图 21－2　最大气流测量器。

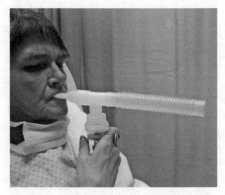

▲ 图 21－3　手持雾化器。

龄、性别和身高,与标准图表进行比较,或者应用占患者最大峰值流量的百分比。PEFR<25％预示危及生命的急性恶化,需要紧急处理。哮喘的严重程度可以根据 PEFR 的百分比来决定,划分为轻度(>70％)、中度(40％～69％)、重度(<40％),并可以指导进一步治疗。1 小时 PEFR 值对于决定是否需要收入院很有帮助。在哮喘急性加重的患者中,FEV$_1$ 或者 PEFR 检查可以二选一。

▶ 雾化器

• 雾化器组件包括吹嘴、药物储存罐、O$_2$ 管,以及"风琴褶样"可延长管。沙丁胺醇置于储存罐内,所有组件都组装在一起。延长管提供储存滞留氧气和雾状沙丁胺醇的空间,药物随着呼吸被吸入。由于黄色端只提供空气(FiO$_2$ 21％),因此氧气管要连接到绿色 O$_2$ 端,氧流量调至 6 L/min。患者在雾化治疗过程中要手持雾化器(图 21－3)。如果患者不能手持雾化器,应使用面罩。

医疗决策

在急诊室中诊断哮喘急性加重相对简单。任何既往有哮喘的患者,表现有喘息、咳嗽以及呼吸困难时,考虑哮喘发作。然而在一些疾病中,喘息可能不是哮喘发作。过敏反应可能表现为喘息,但是患者常常有荨麻疹,有时会有消化道症状。充血性心力衰竭可能表现为"心源性哮喘",但是患者常常有"湿肺",表现为肺底部湿啰音,胸片提示心脏增大、四肢水肿,以及颈静脉怒张。充血性心力衰竭可能有很多原因,但是这些患者常有心脏基础疾病以及其他合并症。COPD 患者常有喘息,但是除非患者有 α$_1$ 抗胰蛋白酶缺乏病史,这个疾病常见于 40 岁以上有吸烟史的患者。肺炎患者可能有喘息,但是典型表现还有发热,胸片上可见积液渗出。其他诊断例如吸入异物、肺栓塞,以及上气道梗阻也要考虑在内。喘鸣音提示上呼吸道水肿,应该和肺野的哮鸣音相鉴别。

一旦诊断哮喘,治疗取决于疾病的严重程度(图 21－4)。程度轻时可以用 β$_1$ 受体激动剂和其他对症的药物治疗,患者可以出院。中度时需要进一步治疗,予 β$_2$ 受体激动剂治疗,根据治疗反应决定处置。严重患者需要积极治疗,给予一系列治疗或者持续给予 β 受体激动剂,还可能需要其他药物治疗,如镁和肾上腺素。

治疗

有呼吸困难的患者应该通过鼻导管或者面罩给氧,氧饱和度>94％。中到重度患者,应该进行心电监护和建立静脉通道。与此同时,β$_2$ 受体激动剂应该作为一线开始治疗药物。应用 β$_2$ 受体激动剂雾化治疗的患者应全程吸氧。急性发作时,根据疾病严重程度,还要考虑给予一些其他治疗。这里讨论的所有药物除了肾上腺素都是安全

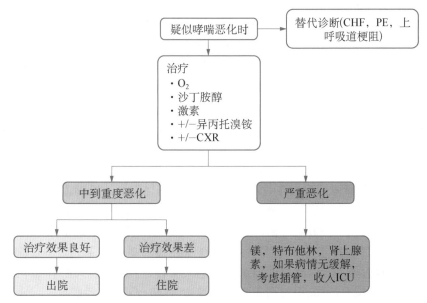

▲ 图 21-4 哮喘诊断流程图。CHF,充血性心力衰竭;CXR,胸片;ICU,重症监护室;PE,肺栓塞。

的,肾上腺素会引起先天畸形和早产。

(1)β受体激动剂:沙丁胺醇是最常用的 β_2 受体激动剂,作为一线用药,它通过增加环磷酸腺苷使支气管扩张,松弛气道平滑肌。起作用时间<5分钟。雾化方式是用 2.5 mg 沙丁胺醇加上 3 ml 生理盐水,每 20 分钟给药 1 次,共 3 次,或者在严重患者中,应用沙丁胺醇 10 mg 雾化持续给药 1 小时以上。定量喷雾吸入剂(metered dose inhaler,MDI)是应用小罐贮存的沙丁胺醇,每 20~30 分钟喷 2 次,需要患者好好配合。小罐中以混悬液的形式存储着雾化用的药物,这样可以更可靠地把药物送至肺部。MDI 中 β_2 受体激动剂的支气管扩张效果等同于雾化方式。

注射给药的 β 受体激动剂包括特布他林 0.25 mg 或者肾上腺素 0.3 mg 皮下给药,对于危及生命的病情很有用。缺血性心脏病患者避免应用。

(2)糖皮质激素:激素抑制炎症反应,在气道平滑肌中增加对 β_2 肾上腺素受体的反应性,降低炎性细胞的补充和活性。激素应用于中到重度加重的患者、对初始应用 β_2 受体激动剂治疗无效的患者、长期应用激素治疗的患者,以及有住院指征的患者。激素的临床效果不是立竿见影的,峰值效应在 6~12 小时内才出现。口服和静脉用药有相等的生物利用度。泼尼松龙 60 mg 口服或者甲泼尼龙 125 mg 静脉给药是等效的。雾化的激素对于长期治疗和预防哮喘的复发很重要,但是病情急剧恶化时不作为主要治疗。

(3)抗胆碱能药物:中到重度哮喘发作时,使用 β_2 受体激动剂的同时,可以应用溴化异丙阿托品 0.5 mg 雾化。它可以竞争性地对抗乙酰胆碱,随后引起环磷酸鸟苷的下降,使支气管扩张。起效时间是 20 分钟,峰值效应在 1~6 小时出现。

(4)其他治疗:在重症哮喘中给予硫酸镁($MgSO_4$)2 g 静脉给药 20 分钟以上,硫酸镁可以引起平滑肌松弛。有肺炎的时候应该使用抗生素。不推荐在急诊时应用甲基黄嘌呤(茶碱)。氦氧混合气是氦气和氧气的混合气(80:20 或者 70:30),密度比室内空气低,为了以层流的形式而不是湍流的形式经过狭窄气道。这样可以增加氧气或者支气管扩张药到肺泡的输送,因而降低呼吸功。

无创正压通气(noninvasive positive pressure ventilation,NPPV)可以用于明显呼吸费力以及

早期呼吸疲劳的患者。尽管在 COPD 和 CHF 患者中应用已经很成熟了，但哮喘急性发作的患者中应用 NPPV 还需要进一步的证据来决定是否适合推荐。

严重的哮喘急性发作时，出现疲劳、持续低氧血症、恶化的高碳酸血症，或者神志改变，可能需要气管插管和机械通气。应用氯胺酮 2 mg/kg 作为诱导药物，因为氯胺酮可引起支气管扩张。目标是维持足够的氧合直到患者对治疗有反应，以及撤除机械通气。患者机械通气的过程中会产生肺部高压，因为患者无法正常呼吸。这可以导致气压伤、气胸或者低血压。一些方式可以防止这些并发症。尽量应用最大号的气管插管可以降低气道对抗，呼吸机设置应该延长呼气时间以避免空气滞留。可设低呼吸频率（可能引起高碳酸血症）和低潮气量（5～7 ml/kg）。如果这些治疗均失败，必须插管。

处置

▷ 住院

决定是否收入院取决于患者的症状、体格检查发现、对治疗的反应、氧饱和度、PEFR/FEV_1 测量值，以及患者社会医疗限制等。病情急剧恶化和对药物治疗反应差的患者需要收入 ICU，治疗效果差表现为神志改变或者持续呼吸窘迫。患者如果需要持续给予沙丁胺醇、无创通气，或者插管，需要收入 ICU。患者症状持续不缓解以及治疗后 PEFR/FEV_1 一直<70％时，考虑收入院。

▷ 出院

患者如果对沙丁胺醇治疗效果好且持续，通气良好以及哮鸣音减少，没有呼吸窘迫或者低氧血症，可以出院。FEV_1 或者 PEFR 的治疗目标是出院前>70％。患者出院时要带吸入用的药物，以及学会如何正确使用。定量喷雾吸入剂 MDI 的正确用法是：取下盖子摇匀；呼气完全；嘴含住储药罐的尾部；按压喷雾吸入剂使药物进入储存罐；开始吸入贮存罐内的药物；持续缓慢，深吸气；屏住呼吸 5～10 秒；喷入间隔为 20 秒。

类固醇药物可用于中到重度加重患者，缓解后可以出院。5～10 天的疗程，给予泼尼松 40～60 mg/d，用来控制哮喘的炎症反应。患者应该在家中备一个峰值流量仪，医师制订方案并嘱其根据症状以及 PEFR 数值决定何时到急诊室就诊。除此之外，应该进行患者教育以避免触发因素（如吸烟），以及提供随访信息。

推荐阅读

[1] Cydulka RK. Acute asthma in adults. In: Tintinalli JE, Stapczynski JS, Ma OJ, Clince DM, Cydulka, RK, Meckler GD. *Tintinalli's Emergency Medicine: A Comprehensive Study Guide*. 7th ed. New York: McGraw-Hill, 2011, pp. 504-511.

[2] National Heart Lung and Blood Institute. Expert Panel Report 3. Guidelines for the diagnosis and management of asthma: managing exacerbations of asthma. http://www.nhlbi.nih.gov/guidelines/asthma/, Accessed April 16, 2007, pp. 373-405.

[3] Pollart SM, Compton RM, Elward KS. Management of acute asthma exacerbations. *Am Fam Phys*. 2007;84: 40-47.

慢性阻塞性肺疾病
Chronic Obstructive Pulmonary Disease

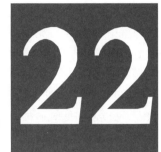

David H. Rosenbaum，MD

要点

- 呼吸道感染是慢性阻塞性肺疾病(COPD)急性加重的主要原因。
- β肾上腺素激动剂和抗胆碱能药物是基本的支气管扩张药,合用时效果很好。
- COPD 患者病情恶化到急诊就诊时,几乎所有人都会用到激素治疗。出院者应该给予持续治疗。
- 抗生素治疗非常重要,应取决于患者的症状和体征。
- 无创通气的早期应用是急诊治疗的关键部分,有可能避免插管。

引言

慢性阻塞性肺疾病(COPD)是一种不可逆的、进展的、与肺部炎性改变有关的气道梗阻。疾病非常常见,COPD 患者急性加重时会到急诊就诊。在美国引起死亡的常见疾病中,COPD 排第四位。

COPD 包含了有慢性支气管炎和肺气肿的患者,以及伴有气流不可逆气道梗阻的哮喘患者。气流梗阻是一个进程的终末结果,始于暴露于微粒空气污染(常常是烟草烟雾)。暴露于微粒启动了瀑布反应,包括气道炎症、小气道狭窄,以及在修复能力降低和纤维化时发生的气道破坏和重建,造成固定的气流梗阻和空气滞留。尽管明显有不同的病理生理上的区别,评估和治疗是相同的。

COPD 急性加重特点是患者呼吸症状急剧恶化,而不是每天变化。包括以下 1 种或多种情况:呼吸困难加重,痰量增加,痰液性状改变,以及咳嗽的频率增加和程度加重。

临床表现

▶ 病史

在 COPD 急性发作所致呼吸困难的患者中,要评估的重要病史是患者的基本功能,评估急性发作的严重性,明确病因,排除其他可以引起类似 COPD 急性发作的疾病。大部分 COPD 患者急性发作时,主诉近期呼吸道感染(例如,上呼吸道感染)后有逐渐加重的呼吸困难。结果是,可能主诉咳嗽有痰或者干咳,不同于常见的咳嗽、流鼻涕、鼻充血、发热和寒战,以及常有伴随系统疾病的全身症状。很多患者具有慢性疾病,常常体弱,所以判断急性发作严重程度的关键在于明确基线健康状况。如此做有助于明确患者的氧气利用状态、目前的治疗方案、日常生活耐量、住院的频率、最近一次住院时间、应用机械通气的病史,以及任何合并症[例如,缺血性心脏病和充血性心力衰竭(CHF)]。

有症状的患者如果病情发展时间很长,可能实际上有潜在的充血性心力衰竭,而突然起病的患者可能有气胸(肺大疱破裂造成)或者肺栓塞(PE)。尽管患者出现呼吸困难,应该考虑急性冠脉综合征,但是在相对单纯的 COPD 或者哮喘急性加重中,胸闷是常见的症状。一个重要的病史细节是明确过去 COPD 急性发作时有无胸闷。

▶ 体格检查

COPD 患者急性加重时常常表现有呼吸增快、心动过速和低氧血症。由于大部分患者有潜在的呼吸道感染,有可能发热。大部分医师需要根据患者生命体征和进入诊室时看起来的状态快速做出评估。病情严重的患者可能是坐位或前倾,呈"三脚架"状,即双手放在膝盖上。这样的患者可能神志模糊伴大汗,无法自如交谈,需用颈部和胸壁的附属肌肉做功辅助呼吸。发绀是一个预兆,但不常见。患者急性发作程度稍轻时可以叙述连续的句子,胸部检查发现广泛减少的呼吸音,伴随着哮鸣音或者呼气末时间延长。患者有肺气肿的病理改变时,常常看起来很瘦弱,有桶状胸。一些 COPD 患者可能有右心衰表现,包括颈静脉充盈和下肢水肿。虽然进行床旁呼吸量[呼气峰值流速(PEFR)]测定对于哮喘患者很重要,但 COPD 患者体格检查中应用 PEFR 也非常有用,因为一些 COPD 患者疾病中有可逆因素。在已知基线的患者中,进行简单的比较可以明确气流梗阻的严重性。大部分患者不记得过去的 PEFR 数值,但是 PEFR<20 L/min 可提示有明显气流梗阻。

诊断方法

▶ 实验室检查

考虑到 COPD 患者有一些合并症,常规实验室检查包括全血细胞学检查、电解质检查以及在大部分患者中进行肾功能的评估。脑钠肽(BNP)用来鉴别 COPD 患者和 CHF 患者再合适不过。BNP 水平低于 100 pg/ml 时,CHF 可能性小,CHF 患者一般>400 pg/ml。但很多患者的数值在 0~400 pg/ml,BNP 数值和患者症状不一致,所以解释测量值要小心。如果可以,应该找出患者既往的记录来比较现在和过去的测量值,以明确趋势,建立基线。此外,一些患者合并症可以造成呼吸困难,因此升高的 BNP 不能除外合并 COPD 急性发作。

经常会检查心脏标志物(如肌钙蛋白),但是通常不必要。因为严重的 COPD 患者急性加重时常常有低氧血症和心动过速、心肌耗氧量增加,很多患者会因"需求性缺血"有轻度肌钙蛋白升高。在这些患者中,应该连续测定肌钙蛋白来除外急性冠脉综合征。

推测患者 COPD 急性发作时,查 D-二聚体有助于除外肺栓塞。已知合并症(充血性心力衰竭)、久坐的生活方式、吸烟史,以及潜在肿瘤的风险增加,很多 COPD 患者有肺栓塞风险,因为 D-二聚体在这些患者中假性升高,限制了 D-二聚体检查应用于临床症状高度怀疑的肺栓塞(突然发作,不对称的下肢水肿)。

最后,动脉血气(ABG)作为严重 COPD 急性发作的检测指标已经很久了。ABG 提供的信息包括氧分压(PaO_2)、换气($PaCO_2$),以及所有的酸碱状态(pH)。明显的 COPD 急性发作患者血气值可以提示原发的呼吸性酸中毒,伴随 CO_2 水平升高(>40 mmHg)、pH 降低(<7.30)。

▶ 影像学检查

胸片(CXR)有助于诊断肺炎,可帮助除外其他诊断,如充血性心力衰竭、气胸、明显的肺不张或萎缩。有典型的过度通气以及肺大疱改变(图 22-1)。在肺气肿患者中常见血管影减少和

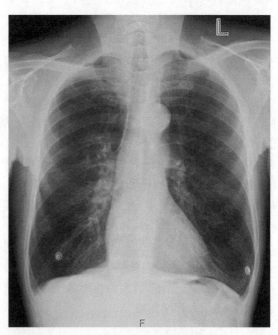

▲ 图 22-1　慢性阻塞性肺疾病患者胸片。

心脏尺寸变小,慢性支气管炎患者则相反。

▶ 心电图检查

和胸片一样,心电图是基础检查,有助于除外其他疾病,如心脏缺血。肺动脉高压患者中,Ⅱ导联中 P 波高尖(肺性 P 波),反映了右房增大,而其他患者可能有右心室肥厚(V1 和 V2 导联中的大 R 波,伴随 V5 和 V6 中明显的 S 波)、右束支传导阻滞,或者电轴右偏。多源性房性心动过速(multifocal artrial tachycardia,MAT)是 COPD 患者典型的心律失常。MAT 是无规律的不规则节律,类似房颤(AF),但是每个 QRS 波群之前的

P 波波形不同,比 AF 要慢。

医疗决策

在评估可能的 COPD 急性发作时,基本挑战是排除其他有类似表现的疾病,如肺炎、充血性心力衰竭、肺栓塞、气胸,或者急性冠脉综合征。和胸片一样,病史和体格检查足够建立诊断,并开始治疗。一部分患者可能需要进一步检查,包括 BNP 或者 D-二聚体,以及心肌酶。然而,大部分患者来诊时有自我诊断,且描述差异不大(图 22-2)。

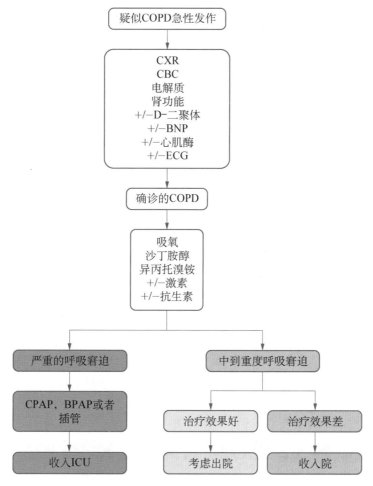

▲ 图 22-2　COPD 诊断流程图。BNP,脑钠肽;BPAP,双气道正压通气;CBC,全血细胞计数;COPD,慢性阻塞性肺疾病;CPAP,持续正压通气;CXR,胸片;ECG,心电图;ICU,重症监护室。

治疗

应该为患者建立静脉通道、对其进行监护，以及让其吸氧。如果患者临床表现不稳定，有明显的呼吸困难、辅助方式呼吸、大汗，以及低氧血症，应该快速进行气管插管。在这些患者中，不能因为进行血气或者胸片等其他诊断性检查而耽误气管插管。

在稍稳定患者中，尝试使用双气道正压通气（BPAP）。BPAP（常常也叫作 BiPap，是一种呼吸机的牌子）非常有用，它支持患者换气，给予高一点的吸气正压（IPAP），同时给予低一点的呼气末正压（EPAP）。两个数之间的差值驱动着呼吸。有代表性的参数设置是 10/5（IPAP＝10，EPAP＝5）。BPAP 早期在急诊室中使用能有效地避免气管插管，作为一个"抢救措施"避免濒临插管边缘，使用的绝对禁忌证是呼吸停止、面罩不合适，以及不能配合。已证实适当使用 BPAP，可使 COPD 急性发作患者的插管率和死亡率降低，住 ICU 及住院时长缩短。

大部分 COPD 患者急性发作时不是处于极度危险的状态，但是有中到重度呼吸窘迫和低氧血症。低氧血症在这种患者中是危及生命的，不能置之不管。尽管在 COPD 患者中给氧会有 $PaCO_2$ 升高，但只有极小部分患者会因 $PaCO_2$ 升高引起中枢神经系统抑制和呼吸功减低（称为"CO_2 麻醉"）。但应在需要时给氧，氧饱和度（SaO_2）目标值是 90%～94%（PaO_2 60～65 mmHg）。Venturi 面罩提供的给氧方式更精确。

尽管 COPD 很普遍，但关于药物治疗的循证医学的指南很少。常规的短效支气管扩张药、激素和抗生素是不变的。在 COPD 患者中，雾化使用 β 肾上腺素激动剂（沙丁胺醇 2.5 mg 加 3 ml 生理盐水）联合抗胆碱能药物（溴化异丙托溴铵 0.5 mg 加 3 ml 生理盐水）。

急诊中所有 COPD 急性加重的患者都要使用激素。尽管在 COPD 患者中使用的效果不如哮喘，但激素可降低治疗失败率并减轻梗阻的症状，以及缩短住院时间，对死亡率影响还不确定。在急诊中，尽管患者有中度急性发作时可以口服泼尼松 80 mg，但甲泼尼龙是首选的注射药物（甲泼尼龙 125 mg IV）。所有患者在出院后应该口服 40～60 mg 泼尼松，每天 1 次，至少 1 周。处方中激素应用少于 3 周的患者不用减量至停药。

COPD 患者急性发作时常常应用抗生素治疗，一般用于患者有感染指征，如发热、痰量增加、有痰液颜色改变或者脓痰。因为大部分 COPD 急性发作是由呼吸道感染引起，所以大部分患者会使用抗生素。只有少部分患者有细菌性感染，且从临床上很难有效鉴别。患者应用头孢曲松或者喹诺酮类抗生素（如左氧氟沙星）时，需要收入院。出院患者可以应用阿奇霉素（或者其他的大环内酯类药物）、多西环素或者左氧氟沙星。

处置

▶ 住院

COPD 的患者储备力很小，急性发作后缓解很慢，常常有合并症。因此，很多 COPD 患者急性发作到急诊就诊时需要住院治疗，包括所有有呼吸性酸中毒的患者。

▶ 出院

轻度患者经过小剂量治疗就能起作用是可以出院的。在这些病例中，把患者纳入制订决策的过程是有帮助的，因为他们有正确处理门诊疾病的常识。

▼ 推荐阅读

［1］ Bates CG, Cydulka RK. Chronic obstructive pulmonary disease. In: Tintinalli JE, Stapczynski JS, Ma OJ, Clince DM, Cydulka, RK, Meckler GD. *Tintinalli's Emergency Medicine: A Comprehensive Study Guide*. 7th ed. New York: McGraw-Hill, 2011:511 - 517.

［2］ Gruber P, Swadron S. The acute presentation of chronic obstructive pulmonary disease in the emergency department: a challenging oxymoron. *Emerg Med Pract*. 2008;10: 1 - 28.

［3］ Brulotte CA. Acute exacerbations of chronic obstructive pulmonary disease in the emergency department. *Emerg Med Clin North Am*. 2012;30: 223 - 247.

要点

- 重点在于早期诊断肺炎。
- 明确可能影响治疗的危险因素(如抗生素的选择与使用)。
- 因肺炎于急诊室就诊的患者,应该完善血培养和开

始经验性抗生素治疗。
- 在感染人类免疫缺陷病毒的患者或者有其他危险因素的患者中,应该考虑结核的可能,以避免结核进一步播散。

引言

肺炎是造成死亡的第六大主要病因,也是美国感染性疾病的主要死因。美国每年社区获得性肺炎(community-acquired pneumonia, CAP)的患者数量是 400 万,造成约 100 万患者住院。大部分死亡患者是老年人或者有免疫功能低下。

肺炎是肺泡的炎症,是由于病原体误吸、吸入或者血源性播种造成的。肺泡的炎症反应导致痰液产生、咳嗽,非典型的微生物可能引起其他症状,如神志改变或者无力。

根据肺炎获得的地点,肺炎可以划分为 4 种类型。近期没有住院或者住敬老院的患者出现的肺炎是 CAP。医院获得性肺炎(hospital-acquired pneumonia, HAP)在住院 2 天以上出现。呼吸机相关性肺炎(ventilator-associated pneumonia, VAP)在气管插管 2～3 天后出现。医疗护理相关性肺炎(health care-associated pneumonia, HCAP)包括:在住院 2 天后的 90 天内出现;在护理院的居民中出现;在静脉用抗生素、用化疗药、伤口护理、医院就诊或者到诊所进行血液透析后 30 天内出现;或者在任何接触过多重耐药的病原体的患

者中出现。

在约一半的肺炎患者中,病因不明。在那些病因明确的患者中,"典型的"病原体(肺炎链球菌、流感嗜血杆菌和肺炎克雷伯菌)占 25%,肺炎链球菌是最常见的细菌性病原体。"非典型"病原体(肺炎支原体、肺炎衣原体、军团菌)占 15%。病毒病原体(流感病毒、副流感病毒和腺病毒)约占 17%。HCAP 也可能由其他病原体引起,包括铜绿假单胞菌、金黄色葡萄球菌和肠杆菌属。在意识障碍的患者中,异物(如胃内容物)误吸入肺部可导致局限性肺炎和多种微生物感染。明确危险因素,如合并症、酗酒,以及患者所处的环境,有助于指导治疗和决定处置。

临床表现

▶ 病史

在大部分成人和青少年中,单凭病史和体格检查就可以诊断肺炎。患者典型主诉是咳嗽、咳脓性痰、发热、气短、乏力,以及胸膜炎性胸痛。老年患者、儿童和免疫功能低下的患者常常症状不典型。在很多病例中,他们表现为神志改变或者只出现基础功能恶化。

要询问肺结核（tuberculosis，TB）的危险因素[结核病史、结核暴露史、持续体重减轻、夜间盗汗、咳血、入狱监禁史、人类获得性免疫缺陷病毒（HIV）/获得性免疫缺陷综合征（AIDS）、无居所者、酒精成瘾者、来自高风险地区的外来移民]。

▶ 体格检查

生命体征改变包括心动过速、低血压、呼吸频率增快，或者脉搏氧饱和度降低。这些可能很晚出现或者不出现。体格检查时，患者受累的肺段可能有粗湿啰音或干啰音。肺实变的其他证据包括呼吸音减低、叩诊呈浊音、羊鸣音，以及触觉语颤。羊鸣音的检查是听诊时让患者说"yi"。正常情况时，听到的"yi"是延长的且听不太清的。当"yi"听起来像"ay"时，这就是羊鸣音，提示肺实变可能。语音震颤是指说话时经过支气管肺部到胸壁产生的触觉震动增加。语音震颤增加提示肺实变可能。

诊断方法

▶ 实验室检查

原本健康的患者能走动，有轻度症状时，可能不用实验室检查。肺炎常常通过临床表现来诊断，但是实验室检查可能有助于诊断或者决定治疗。细菌性肺炎的患者常常有白细胞计数升高。患者有病容时，完善生化检查可以除外电解质紊乱。因肺炎住院的患者，在应用抗生素前完善血培养（如果可能）。对于重症患者，不要耽误给予抗生素治疗。住院肺炎患者中 25% 以上的人有细菌性感染。急诊室中很少检查痰革兰染色和痰培养，但是以上检查有助于明确细菌性病原体，以及缩小抗生素选择的范围。

▶ 影像学检查

胸片（CXR）可能显示肺炎，但是不能用来完全除外肺炎可能（特别是在免疫功能低下的患者中）。胸片典型的发现包括肺叶实变、肺段或者肺亚段浸润，或呈间质型（图 23 - 1）。空洞形成可见于厌氧的、需氧的革兰染色阴性杆菌感染，金黄色葡萄球菌感染，以及分枝杆菌或者真菌感染（图 23 - 2）。放射科 X 线结果无法辨别是哪种特殊病原体感染，以及比临床症状滞后出现阳性发现。同样，肺炎的 X 线结果可能在治疗后好转。

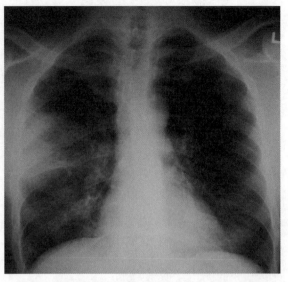

▲ 图 23 - 1　胸片提示右侧中叶肺炎。

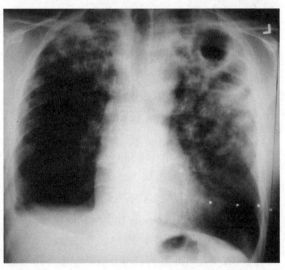

▲ 图 23 - 2　结核病患者的胸片。注意双侧肺尖渗出改变以及左上肺空洞病变。

医疗决策

患者有咳嗽以及胸片异常时，需要鉴别的诊断包括肺栓塞、充血性心力衰竭、肺癌、结缔组织疾病、肉芽肿性疾病、真菌感染，以及化学性或者过敏性肺炎。肺炎的 X 线征象多变，因此很难只凭借胸片结果预测病原体。结合临床表现和胸片发现会有助于治疗的决定（图 23 - 3）。

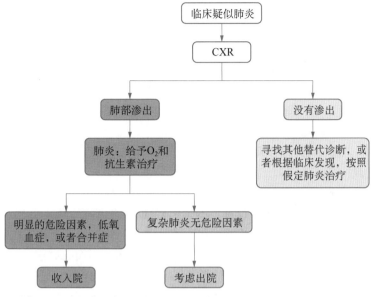

▲ 图 23-3　肺炎诊断流程图。CXR,胸片。

治疗

　　如果患者出现气短或者低氧血症,需要用鼻导管或者面罩给氧。对于有严重呼吸窘迫的患者或者休克的患者,使用机械通气会降低呼吸肌做功,可以挽救生命。

　　根据可疑的病原体和整体的临床表现,可以开始经验性抗生素治疗。及时给予抗生素(从出现症状到治疗<6 小时)对于需要住院治疗的患者可以改善治疗效果。列出的抗生素是推荐治疗中有代表性的,但不是全面的(表 23-1)。其他抗生素方案也可以有效,医师应结合当地实际情况选择敏感抗生素。

　　应考虑患者是否需要采取预防疾病传播的措施。包括飞沫和空气传播的预防。当病原体不明时,治疗应谨慎,可疑病原体实施预防措施。需要在急诊就诊时(最好是分诊时)应用这些措施,并在收治后继续实行。

表 23-1　推荐肺炎抗生素治疗方案

门诊患者年龄<60 岁以及原来体健	考虑给予阿奇霉素(第 1 天 PO 500 mg,之后连续 4 天每天 PO 250 mg)或者左氧氟沙星(750 mg PO 14 天)或多西环素(100 mg PO bid 共 14 天)
门诊患者年龄>60 岁或有合并症(无 HCAP)	考虑给予阿莫西林-克拉维酸(2 g PO bid 共 14 天)联合阿奇霉素或左氧氟沙星(750 mg PO qd 共 14 天)
因 CAP 收入院	三代头孢抗生素(头孢曲松 1 g IV qd)以及一种大环内酯(阿奇霉素 500 mg IV qd)
吸入性肺炎	克林霉素(600 mg IV q8h)或者氨苄西林-舒巴坦(3 g IV q12h)或莫西沙星(400 mg IV qd)
HAP,HCAP,或者中性粒细胞减少	抗铜绿假单胞菌 β-内酰胺(例如:哌拉西林钠-他唑巴坦 4.5 g IV q6h),一种抗 MRSA 的抗生素(万古霉素 15 mg/kg IV q12h)和一种氟喹诺酮(左氧氟沙星 750 mg IV q8h)
HIV/AIDS 疑似有 PCP 肺炎	加用甲氧苄啶-磺胺甲噁唑(含甲氧苄啶成分 5 mg/kg IV q8h),以及当 PO_2 <70 mmHg 时,在使用抗生素半小时前给予泼尼松 40 mg PO

注:AIDS,获得性免疫缺陷综合征;CAP,社区获得性肺炎;HAP,医院获得性肺炎;HCAP,医院护理相关性肺炎;HIV,人类免疫缺陷病毒;MRSA,耐甲氧西林金黄色葡萄球菌;PO,口服;PCP,卡氏肺囊虫肺炎。

▶ 飞沫传播预防

飞沫是＞5 μm 的微粒,在空气中运动但漂浮时间非常有限。患者的传播距离一般在 3 英尺(1英尺＝304.8 mm)以内。通过飞沫途径传播的一般病原体包括呼吸道病毒(如流感,副流感病毒,腺病毒),百日咳杆菌,脑膜炎奈瑟球菌(治疗后24 小时内),支原体,风疹病毒,以及严重急性呼吸综合征(SARS)病毒。

除了标准的预防措施之外,卫生保健工作者距离患者 6 英尺以内工作时,需要佩戴口罩。不需要使用防护口罩以及空气调节系统。患者的房门不需要关闭(因为传播距离限于 3 英尺),但若关门则可以提示卫生保健工作者进入房间时需要进行飞沫传播防护。如果没有单间病房,患者应该与其他患者保持 3 英尺以上的距离,中间用帘子隔开。

▶ 空气传播预防

当空气微粒＜5 μm 时,可以在空气中持续悬浮一段时间。人和人之间常常通过吸入传播。最常见的经空气途径传播的病原体是结核菌。其他常见的病原体包括麻疹、水痘(直到水痘结痂)、播散性疱疹病毒,以及 SARS(尽管主要由飞沫途径传播)。

卫生保健工作者应该把患者放置在空气感染隔离病房。这些是负压病房,每小时最少换气6～12 次,门可以关闭。进入隔离病房时,卫生保健工作者需要佩戴增加了带密封效果的防护口罩。这些 N-95 防护口罩过滤了 95％ 的微粒。一旦患者离开房间,病房需要开门通风至少 1 小时,以便于空气充分交换,来去除各种病原体。

处置

▶ 住院

有些临床指南(肺炎严重程度指数或 CURB-65)帮助对患者进行危险分层和协助处置。这些指南考虑了增加患病率和死亡率的危险因素。危险因素包括老年人或居住在疗养院的人,有合并症的患者(充血性心力衰竭、癌症、肝病、卒中、慢性肾病),神志改变,呼吸频率＞30 次/分,收缩压＜90 mmHg,体温＜35 ℃(95 ℉)或者＞40 ℃(104 ℉),脉搏＞125 次/分,pH＜7.35,血尿素氮＞30 mg/dl, Na＜130 mmol/L,血糖＞250 mg/dl,HCT＜30％,动脉血 PO_2＜60 mmHg,以及胸腔积液。收入院时不仅要考虑这些危险因素以及临床指南,也要想到其他决定收入院的影响因素,如社会状况、随访能力和其他医疗状况。在所有收入院的患者中,如前所述,要考虑感染控制的方法。

▶ 出院

病情不复杂或者没有危险因素的患者,社会状况良好时,可以出院回家,定期随访。

▼ 推荐阅读

[1] Emerman CL, Anderson E, Cline DM. Community-acquired pneumonia, aspiration pneumonia, and noninfectious pulmonary infiltrates. In: Tintinalli JE, Stapczynski JS, Ma OJ, Cline DM, Cydulka RK, Meckler GD. *Tintinalli's Emergency Medicine: A Comprehensive Study Guide*. 7th ed. New York: McGraw-Hill, 2011, pp. 479-491.

[2] Mandell, LA, Wunderink, RG, Anzueto A, et al. Infectious Diseases Society of America/American Thoracic Society Consensus guidelines on the management of community-acquired pneumonia in adults. *Clin Infect Dis*. 2007;44: S27-72.

[3] Nazarian DJ, Eddy OL, Lukens TW, et al. Clinical policy: critical issues in the management of adult patients presenting to the emergency department with community-acquired pneumonia. *Ann Emerg Med*. 2009;54: 704-731.

气胸
Pneumothorax

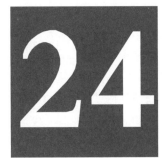

Michelle Sergel，MD
Brian Krieger，MD

要点

- 当任何患者出现休克以及呼吸窘迫时，要考虑张力性气胸的临床诊断。不要因为需要拍胸片确诊而延误了治疗。
- 治疗张力性气胸的推荐方式是先予针头胸膜腔穿刺术，之后改为胸膜腔置管术。
- 气胸基本的、决定性的治疗是胸膜腔置管，除非是自发性的、少量的（<20%）、症状不明显的气胸，可保守治疗。

引言

气胸是空气在胸膜腔内的积累。自发性气胸是无外伤时发生的，原发性自发气胸见于无潜在肺部疾病的患者。继发性自发气胸见于有潜在肺部疾病和肺泡-胸膜屏障受损（常见于慢性阻塞性肺疾病或者哮喘）的患者。

原发性自发气胸常在年龄较轻的成年人中反复出现。男性发病率高于女性（男女比例 6：1），身高/体重比值大的人患病率更高，吸烟者患病率更高。吸烟是最常见的可变危险因素，吸烟者终身患病风险是 12%，不吸烟者终身患病风险是 0.1%。继发性自发气胸常见于 40 岁以上的 COPD 患者。复发率在 30%～45%。

壁层胸膜围绕着胸膜腔与脏层胸膜连接在一起，脏层胸膜包裹着肺脏。在两层胸膜之间就是胸膜腔。如果空气在这个潜在的空间里蓄积，压力使得胸膜腔扩张、肺部萎陷，可造成气胸。继发性自发气胸是受损的肺泡-胸膜屏障或者潜在肺病引起支气管内压力升高的结果。张力性气胸是空气在吸气时进入胸膜腔，但是呼气时不能排出去（被称为球瓣效应）。空气逐渐在胸膜腔内蓄积，导致受累侧肺部萎陷压缩，纵隔向对侧移动。这最终会引起对侧肺压缩，静脉回流障碍，心排血量减少，以及心血管衰竭，需要立刻行针头胸膜腔穿刺术。

临床表现

▶ 病史

症状可以表现多样，但基于气胸的大小、形成速度，以及心脏呼吸储备情况。典型症状包括突然发生的身体同侧的胸痛和（或）伴有干咳的呼吸困难。患者临床表现为安静，到激怒，再到焦躁不安、神志改变和（或）出现严重呼吸损伤时的心搏骤停。

▶ 体格检查

体格检查可从无特殊表现到休克。典型的生命体征包括轻度的心动过速和呼吸急促，只有 5% 患者的呼吸频率 >24 次/分。肺部查体时，如果气胸很少，查体可能难以发现。85% 的患者出现呼吸音减低，而少于 33% 的患者出现叩诊过清音。张力性气胸的患者病危表现有低血压、发绀、严重呼吸窘迫，以及气管向对侧移位。

诊断方法

▶ 实验室检查

实验室检查不支持气胸的诊断,但可有助于评估其他可能引起患者症状的原因。

▶ 影像学检查

首先要完善标准的后前位吸气相胸片(CXR)的检查。被压缩的肺部边缘和胸壁平行,边缘外肺纹理缺如(图 24-1)。气胸尺寸可以按照百分比大致估算一下,每厘米约等于 10% 压缩的肺容量。气胸>2 cm 认为气胸范围很大。如果胸片上未见气胸,但是仍高度怀疑气胸可能,完善呼气相侧位和(或)卧位胸片检查可能帮助诊断。呼气时肺内的压力减低,引起肺容量减少,以及气胸体积相对增大。计算机断层扫描(CT)对发现气胸有更高的敏感性,特别是在仰卧的患者中。CT 还在鉴别肺大疱和气胸时很敏感。单纯靠 CT 确诊的气胸患者,很少需要治疗。超声是另外一种发现气胸的检查形式,是靠人工监测对比正常肺和压缩肺来诊断的。而超声的应用极大取决于操作者的技术。

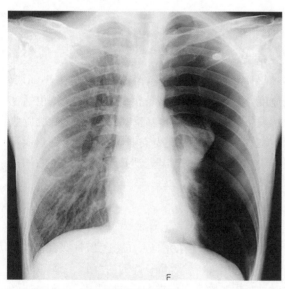

▲ 图 24-1 气胸左侧肺完全压缩。

操作步骤

• 疑似张力性气胸时要行针刺减压术。使用长 14 或 16 号留置针,在受累侧第 2 肋间隙锁骨中线处穿刺。可听到气体喷出的声音,同时血流动力学改善。最后要行胸膜腔置管术。胸膜腔置管细节讨论见第 7 个专题。

• 并发症包括复张性肺水肿、胸膜外置入、脓胸和穿刺到实质性脏器。

医疗决策

根据病史的采集以及体格检查进行疑似气胸的诊断。如果怀疑气胸,基本生命体征在医疗决策中非常关键。稳定的生命体征才能保证有时间完善胸片检查,以确定诊断。气胸合并低血压等同于张力性气胸,需要立刻行针头胸膜腔穿刺,然后给予胸膜腔置管(图 24-2)。

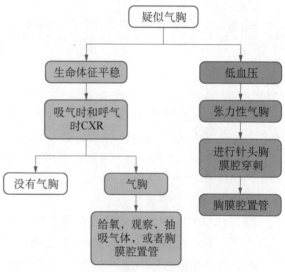

▲ 图 24-2 气胸诊断流程图。CXR,胸片。

治疗

氧疗是治疗关键。每天气胸吸收的速度大概在 1%~2%,如果给予氧疗(吸氧 3~4 L),吸收的速度会增加 4 倍。胸膜腔置管术用于继发的自发性气胸、范围>20% 的气胸或者面积扩大的气胸、双侧或张力性气胸、症状明显的气胸,或者需要正压通气或空中转运的气胸患者。

少量气胸(<20%)可以观察,如果 6 小时后复查胸片病情没有进展,可以考虑出院。失败率定义为最后需要胸膜腔置管的情况,在留观的患

者(只留观,没有置管)中占 40%。

经导管抽吸把中到重度气胸减轻到轻度气胸,以至于可以自行吸收。抽吸后需要立刻完善胸片检查,6 小时后要复查,验证抽吸是否成功,确保没有气体再增加。经导管抽吸减少了留观时间,对死亡率和并发症无影响。

目前出现的趋势是给患者放置一根有单向阀的细引流管(Heimlich 翼瓣引流管)后让其出院。经过专家会诊(心胸外科或者肺病专家),患者可留观一段时间后出院,也可立刻出院于第 2天随访,以上可二选一。

处置

▶ 住院

如果已经进行了胸膜腔置管,患者要收入院治疗。胸膜腔置管需要连接到水密封和真空的装置(Pleur-Evac)。面积<20%的创伤性气胸患者保守治疗时,常常收入院观察。

▶ 出院

如果气胸面积<20%,患者症状很轻微,可以进行观察。6 小时后需要复查胸片确定出院前气胸面积无变化。安排专家密切随诊。患者需避免乘坐飞机直到气胸完全被吸收。

▼ 推荐阅读

[1] Humphries RL, Young WF. Spontaneous and iatrogenic pneumothorax. In: Tintinalli JE, Stapczynski JS, Ma OJ, Cline DM, Cydulka RK, Meckler GD. *Tintinalli's Emergency Medicine: A Comprehensive Study Guide*. 7th ed. New York: McGraw-Hill, 2011, pp. 500 – 504.

[2] Henry M, Arnold T, Harvey J. BTS guidelines for the management of spontaneous pneumothorax. *Thorax*. 2003;58: ii39 –ii52.

[3] Kulvatunyou N, Vigayasekaran A, et al. Two-year experience of using pigtail catheters to treat traumatic pneumothorax: A changing trend. *J Trauma Injury Infect Crit Care*. 2011;71: 1104 – 1107.

[4] Sahn SA, Heffner JE. Spontaneous pneumothorax. *N Engl J Med*. 2000;342: 868 – 874.

[5] Wakai A, O'Sullivan R, McCabe G. Simple aspiration versus intercostals tube drainage for primary spontaneous pneumothorax in adults. *Cochrane Database Syst Rev*. 2011;1: CD004479.

25 肺栓塞
Pulmonary Embolism

Harsh Sule，MD

要点
- 当患者主诉呼吸困难、胸痛、咯血或者晕厥时，要考虑肺栓塞(PE)可能。
- 在92％的肺栓塞患者中会出现呼吸困难、胸膜性胸痛，或者呼吸急促。
- 如果PE诊断存在差异，使用临床决策帮助指导。
- 在确诊PE的患者中，出现血流动力学不稳定时要考虑应用溶栓剂。

引言

肺栓塞(PE)是一种潜在危及生命的疾病，血栓从外周静脉脱落，经过右心，进入肺动脉循环，引起肺动脉部分或者完全梗阻。约90％的栓子来自下肢和盆腔的静脉血栓。肺血管系统出现血栓阻断了肺部正常血流，增加了肺阻力。这反过来就增加了肺动脉压力和右心室压力。当血管系统堵塞超过50％的时候，患者会有显著的肺动脉高压以及急性肺心病。如果未发现，这会导致长期患病以及死亡。

肺栓塞是心血管疾病常见的第三大死因，在美国每年约有650 000肺栓塞病例。诊断常常遗漏，约30％的病例死亡前才确诊。巨大的肺栓塞只占病例的5％，但是占死亡率的40％。总体来说，治疗后死亡率在3％～10％，未治疗的患者死亡率在15％～30％。

临床表现

▶病史

经典的三联征表现包括胸痛、呼吸困难和咯血，只在少于20％的患者中出现。呼吸困难是肺栓塞最常见的症状，在确诊病例中高达80％出现呼吸困难，67％患者有突发的气短。胸膜性胸痛出现在52％的患者中，但是胸骨下的胸痛出现在＜20％的患者中。其他症状，包括晕厥、咳嗽、心悸、咯血，以及小腿/大腿疼痛或者肿胀。

深静脉血栓(deep vein thrombosis，DVT)和肺栓塞的危险因素有遗传性或者获得性，符合1856年提出的Virchow三要素：静脉瘀滞(例如，卧床＞48小时、长距离乘坐汽车或者飞机、近期住院病史)，凝血功能改变(例如，恶性肿瘤、既往有PE/DVT病史、妊娠，或者C蛋白缺乏)，以及血管损伤(例如，创伤、近期手术史、中心静脉置管、静脉给药)。94％的肺栓塞患者有1个或者多个危险因素。

▶体格检查

呼吸急促(≥20次/分)是最敏感的临床表现，在确诊的肺栓塞患者中70％的病例有呼吸急促。26％的确诊患者中有心动过速(≥100次/分)。脉搏氧饱和度在PE患者中常常是正常的，不能被用来除外诊断。肺部检查可能是呼吸音清，或者可及湿啰音，然而下肢检查只在有DVT时才有用。直肠检查是否出血在评估需要抗凝治疗的出血风险时有用。

诊断方法

▶ 实验室检查

尽管很多肺栓塞的患者有低氧血症（$PaO_2 <$ 80 mmHg），但并不普遍。动脉血氧分压差可以用来间接反映通气-灌注 V/Q 的异常，但是 15% 的肺栓塞患者动脉血氧分压差正常。

D-二聚体是纤维蛋白降解产物，在有纤维蛋白血栓溶解的患者血液中循环。血清中在 1 小时内出现，经过 7 天消失。多种 D-二聚体检验有不同的敏感性和特异性，但是在检查前认为肺栓塞可能性小的患者中，查 D-二聚体阴性（酶联免疫吸附试验或者浊度滴定法），提示肺栓塞的可能性<1%。

▶ 心电图

心电图（ECG）检查有助于除外心脏基础病，对肺栓塞既不特异也不敏感。大约 30% 的肺栓塞患者 ECG 正常。窦性心动过速在高达 36% 的肺栓塞患者中出现。经典的 S1Q3T3 表现（Ⅰ 导联可见 S 波，Ⅲ 导联可见 Q 波，以及 Ⅲ 导联可见 T 波倒置）只在<20% 的确诊肺栓塞患者中出现。在大面积肺栓塞中，有右心衰竭时可能看到胸前导联（V1~V4）T 波倒置。

▶ 影像学检查

胸片（CXR）有助于评估引起症状的其他原因。在肺栓塞中，CXR 没有特异性和诊断性，高达 24% 的肺栓塞患者胸片正常。肺栓塞患者胸片常见的异常包括肺不张、实质病变、横膈升高、或者胸膜渗出。Hampton 驼峰是一个三角形的以胸膜为基线的渗出，提示肺梗死（敏感性 22% 以及特异性 82%）。Westermarck 征为栓塞水平的近端肺动脉扩张增粗，远端的肺血流显著减少（敏感性 12%，特异性 97%）。

胸部 CT 血管造影（CTA）是可以选择的（图 25-1）。它可以快速和敏感地发现近端肺栓塞。CTA 阴性的临床患者，随后发生血栓栓塞的概率非常低。CTA 也有助于明确其他诊断。

肺通气-血流灌注扫描结果分为正常、低下、适中，或者肺栓塞高度可能。扫描结果阴性除外肺栓塞的有效预测值达 97%。然而，这个检查现

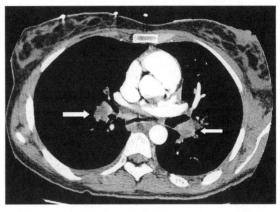

▲ 图 25-1 CTA 提示肺栓塞。

在很少用，除非有 CTA 的禁忌证。尽管之前喜欢在妊娠患者中使用肺通气—血流灌注扫描，现在的指南也建议在妊娠患者中使用 CTA。

在高度怀疑肺栓塞以及 CTA 结果阴性时，可以用下肢多普勒超声诊断深静脉血栓。

医疗决策

肺栓塞的诊断可能很难，随着越来越关注过度检查和放射剂量累积，医师必须不只决定如何检查患者，还要决定什么样的患者需要被检查。尽管根据经验可以制订一些治疗方案，但使用临床预测规则是必要的。

肺栓塞排除标准（PERC 规则）经过了验证，判断极低危险的患者不需要诊断性检查（表 25-1）。当临床整合判断考虑肺栓塞可能性很小以及 8 条标准都符合时（无应用规则的禁忌），认为患者有 PE 和 45 天内患静脉血栓栓塞的可能性非常低，或者死亡率<2%。在这些患者中，不推荐进一步进行肺栓塞相关检查。

如果未采用 PERC 法则，应该用两种规则中的一种（Geneva 或者 Wells），使用病史和体格检查的发现来进行计算，预测肺栓塞可能性（表 25-2 和表 25-3）。结果根据风险分为两组——疑似肺栓塞或者非肺栓塞。简化的修订后的 Geneva 和 Wells 规则被列出进行比较。在预测可能性"不像肺栓塞"的患者中，需要完善 D-二聚体检查。如果 D-二聚体阴性，不需要进一步检查。如果 D-二聚体阳性，医师要继续完善

CTA 来完全除外肺栓塞。在"疑似肺栓塞"的患者中,需要完善 CTA 检查(图 25 - 2)。

表 25 - 1　无化验检查结果时,肺栓塞排除法则(PERC)

年龄<50 岁
脉搏<100 次/分
脉搏氧饱和度>94%
无单侧下肢水肿
无咯血
无近期手术史/外伤史
无口服激素史
既往无静脉血栓栓塞史

注:如果临床整合预测肺栓塞可能性低以及 8 条标准都符合,敏感度是 97.4%。PERC 法则不适用于目前合用 β 受体阻滞剂、一过性心动过速、易栓症、明确的血栓家族史、截肢患者、过度肥胖(无法客观评估下肢水肿情况),或者基线较低的低氧血症(长期<95%)。引自 Kline JA, Mitchell AM, Kabrhel C, Richman PB, & Courtney, DM. Clinical criteria to prevent unnecessary diagnostic testing in emergency department patients with suspected pulmonary embolism. *Jouranal of thrombosis and haemostasis*. 2004;2(8):1247 - 1255。

表 25 - 2　Geneva 评分(修订和简化版本)

危险因素
每项得 1 分:
(1) 年龄在 65 岁以上
(2) 既往有 DVT 或者 PE 史
(3) 前 1 个月内曾进行全身麻醉的手术或者下肢骨折
(4) 前 1 年内有活动性恶性疾病(肿瘤或者血液)
症状
每项得 1 分:
(1) 单侧下肢疼痛
(2) 咯血
临床体征
每项得 1 分:
(1) 心率 75~94 次/分
(2) 深静脉触诊诱发的疼痛以及单侧水肿
每项得 2 分:
(3) 心率≥95 次/分

注:Geneva 评分用于预测肺栓塞。在 2001 年创建,2006 年修订,2008 年简化。以下项目按照分值,在疑似肺栓塞时计算总分。总分 0~2 分"不像肺栓塞"。总分≥3 分"疑似肺栓塞"。

表 25 - 3　预测肺栓塞可能性的 Wells 标准

项目	分值
咯血	1.0
心率>100 次/分	1.5
制动[卧床休息(除了用卫生间)>3 天,或者 4 周内行外科手术]	1.5
既往诊断过 DVT 或者 PE	1.5
恶性肿瘤(近期接受治疗,6 个月内接受过治疗,或者姑息治疗)	1.0
DVT 的临床体征和症状(客观测量下肢有水肿以及深静脉区域有触痛)	3.0
像 PE 或者不像其他诊断	3.0
不像 PE	0~4
疑似 PE	>4

注:引自 Wells PS, Anderson DR, Rodger M, et al. Derivation of a simple clinical model to categorize patient's probability of pulmonary embolism: increasing the models utility with the SimpliRED D-dimer. *Thrombosis and Haemostasis*. 2000; Mar;83(3):416 - 420。

治疗

需要给氧。如果低氧血症难以纠正,可能需要气管插管。在低血压患者中应用血管加压药物,如去甲肾上腺素(10 μg/min)。尽量避免大剂量静脉负荷量给药。给液体可能使压力已升高的右心室状况恶化,导致左心室流出量减少和休克。

抗凝药是治疗的重心,可预防新血栓的形成,但是不能溶解已经形成的血栓。内源性纤维蛋白溶解和解决血栓需要数周到数月时间,但是可能不完全溶解。短期治疗应用普通肝素(5 000 U 或者 80 U/kg 负荷量,之后调整剂量)、低分子肝素(依诺肝素、达肝素钠)或者磺达肝素作为连接长期治疗的桥梁,长期治疗使用维生素 K 拮抗剂,如华法林。使用华法林的目标国际标准化比值是 2.0~3.0。如果清除沉淀物(一过的或者可逆的),治疗时间可能限于 3 个月,但是在别的方面,当获益大于风险时,推荐长期治疗。新药(如直接凝血酶抑制剂)是有前途的,是除华法林以外可用的药,但是仍在研究中。下腔静脉滤器应用在有抗凝禁忌证的患者中(例如,消化道活动性出

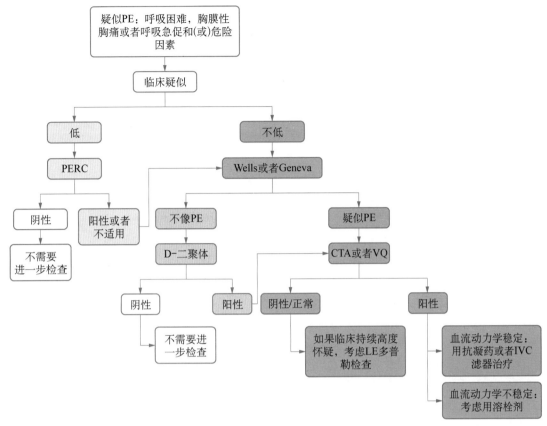

▲ 图 25-2 肺栓塞诊断流程图。CTA,计算机断层扫描血管成像;IVC,静脉置管;LE,下肢;PE,肺栓塞; VQ,通气/灌注。

血)或者应用在抗凝治疗失败的患者中。

直接溶解血栓的溶栓剂应用于血流动力学不稳定的确诊肺栓塞患者,之前权衡考虑获益要大于危及生命的出血风险(大出血的风险是13%)。

处置

▶ 住院

近期研究提示对待确诊的肺栓塞患者,低风险时,可以门诊处理,先不考虑进一步的处理,目前根据新确诊的肺栓塞患者治疗标准,需要收入院。患者有难治性低氧血症或者心血管功能障碍时应该收入 ICU 治疗。

▶ 出院

患者确诊是其他疾病时,根据病情严重程度以及治疗方式,可以考虑出院。

推荐阅读

[1] ACEP Clinical Policy. Critical issues in the evaluation and management of adult patients presenting to the emergency department with suspected pulmonary embolism. *Ann Emerg Med*. 2011;57: 628-652. e75.

[2] Goldhaber SZ, Bounameaux H. Pulmonary embolism and deep vein thrombosis. *Lancet*. 2012;6736: 1-12.

[3] Kline JA. Thromboembolism. In: Tintinalli JE, Stapczynski JS, Ma OJ, Cline DM, Cydulka RK, Meckler GD. *Tintinalli's Emergency Medicine: A Comprehensive Study Guide*. 7th ed. New York: McGraw-Hill, 2011, pp. 430-440.

[4] Ouellette DW, Patocka C. Pulmonary embolism. *Emerg Med Clin North Am*. 2012;30: 329-375.

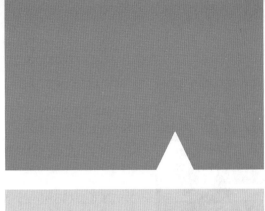

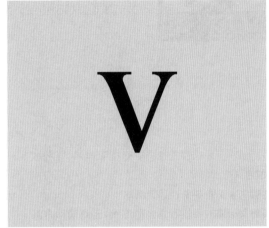

V

腹部急症

Abdominal Emergencies

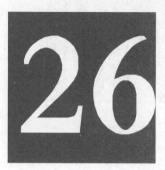

26 急性腹痛
Acute Abdominal Pain

David C. Gordon，MD

要点

- 需进行初次手术来快速筛查有无血管异常、腹腔脓肿，或者内脏穿孔。
- 急性腹痛时常常要鉴别诊断阑尾炎。
- 育龄妇女腹痛时要怀疑宫外孕可能，直到确诊是其他病因。
- 老年患者和免疫功能低下的患者可能没有典型的临床症状。
- 白细胞计数不是疾病可靠的预测因子，不能被单独用来确诊或者除外严重的疾病诊断。

引言

腹痛是急诊科（ED）最常见的主诉，可高达10％。尽管腹痛的原因常常未能确诊，但急诊医师的角色是先明确和治疗任何急性的危及生命或者脏器的疾病。需要快速诊断的引起腹痛的疾病包括血管事件、感染进程，或者脏器破裂［例如，腹主动脉瘤破裂（AAA）、胆管炎、胃溃疡穿孔］。其他疾病可能不危及生命，但是需要在患者离开前确诊，因为延误治疗可能会造成患者死亡（例如，阑尾炎、盆腔炎性疾病）。

腹痛可被划分为内脏性疼痛、躯体性疼痛，或者放射痛。疼痛可能起始于内脏，由于牵拉以及随后中空的内脏破裂，造成躯体性疼痛。内脏性疼痛是因为中空的内脏器官壁层中或者实质器官中的神经纤维牵拉所致。疼痛的部位不明确，但是胚胎发育的基础有助于明确诊断。患者有前肠器官（胃到十二指肠，包括胆道系统和胰腺）牵拉时，出现上腹部疼痛。脐周疼痛提示中肠器官病变（十二指肠远端到横结肠）。耻骨上疼痛提示

后肠器官有问题（远端横结肠、直肠，以及泌尿生殖道）。躯体性疼痛是因为腹膜壁层受到刺激引起的。患者很容易明确疼痛（就是说，憩室炎患者左下腹疼痛），但是当累及整个腹膜腔时，疼痛是放散的。牵涉痛是指病源引起的其他位置的疼痛。其解剖基础是不同部位的传入神经共享了同一节段的脊髓。腹痛可能来自膈上方的器官（就是说，心肌梗死引起上腹痛），或者说，腹痛可能是膈上方的器官病变引起的放射痛（例如，脾破裂引起肩痛）。

老年人和免疫功能低下的患者被认为是高危群体。老年患者罹患血管疾病和外科疾病的风险更高，65岁以上的患者高达40％需要手术干预（表26-1）。与年轻一些的类似患者相比，老年患者更容易有不典型的表现，无特异性的症状，以及在疾病进展后出现症状。除了对机会性致病菌敏感外，免疫力低下的患者潜在感染后可能不累及腹膜，这是因为他们的免疫反应迟钝。这两个群体的患者，必须找到较低的疼痛阈值，以便进行关键诊断。

表 26 - 1	<50 岁和>50 岁的患者中引起腹痛的原因		
年龄<50 岁	%	年龄>50 岁	%
非特异性腹痛	40	非特异性腹痛	20
阑尾炎	32	胆囊炎	16
胆囊炎	6	阑尾炎	15
梗阻	3	梗阻	12
胰腺炎	2	胰腺炎	7
憩室炎	<0.1	憩室炎	6
疝	<0.1	癌症	4
血管疾病	<0.1	疝	3
癌症	<0.1	血管疾病	2

临床表现

▶ 病史

细致的病史采集对于做出准确诊断非常重要,一些特异性的病史元素可以有助于进行鉴别诊断。记住,患者可能不典型的表现、疼痛的部位、开始疼痛时的性质,以及疼痛开始后如何表现,都有助于有效的鉴别诊断(图 26-1)。突发和严重的疼痛常常和如下疾病有关:血管破裂、内脏穿孔(例如,AAA 破裂、消化性溃疡穿孔)、血管闭塞或中空的内脏梗阻(例如,急性肠系膜缺血、输尿管绞痛),或者生殖腺体扭转。与此相反,炎性疾病趋向于隐匿起病,如阑尾炎。疼痛性质

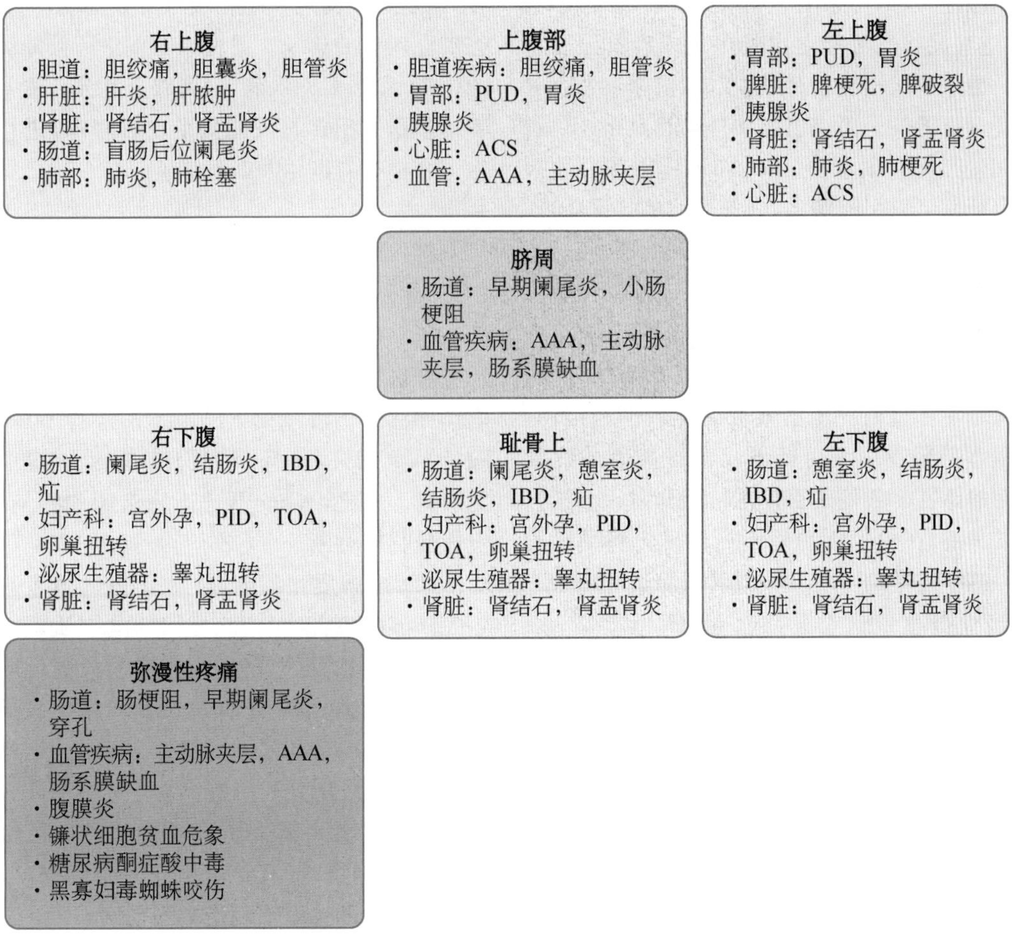

右上腹
- 胆道:胆绞痛,胆囊炎,胆管炎
- 肝脏:肝炎,肝脓肿
- 肾脏:肾结石,肾盂肾炎
- 肠道:盲肠后位阑尾炎
- 肺部:肺炎,肺栓塞

上腹部
- 胆道疾病:胆绞痛,胆管炎
- 胃部:PUD,胃炎
- 胰腺炎
- 心脏:ACS
- 血管:AAA,主动脉夹层

左上腹
- 胃部:PUD,胃炎
- 脾脏:脾梗死,脾破裂
- 胰腺炎
- 肾脏:肾结石,肾盂肾炎
- 肺部:肺炎,肺梗死
- 心脏:ACS

脐周
- 肠道:早期阑尾炎,小肠梗阻
- 血管疾病:AAA,主动脉夹层,肠系膜缺血

右下腹
- 肠道:阑尾炎,结肠炎,IBD,疝
- 妇产科:宫外孕,PID,TOA,卵巢扭转
- 泌尿生殖器:睾丸扭转
- 肾脏:肾结石,肾盂肾炎

耻骨上
- 肠道:阑尾炎,憩室炎,结肠炎,IBD,疝
- 妇产科:宫外孕,PID,TOA,卵巢扭转
- 泌尿生殖器:睾丸扭转
- 肾脏:肾结石,肾盂肾炎

左下腹
- 肠道:憩室炎,结肠炎,IBD,疝
- 妇产科:宫外孕,PID,TOA,卵巢扭转
- 泌尿生殖器:睾丸扭转
- 肾脏:肾结石,肾盂肾炎

弥漫性疼痛
- 肠道:肠梗阻,早期阑尾炎,穿孔
- 血管疾病:主动脉夹层,AAA,肠系膜缺血
- 腹膜炎
- 镰状细胞贫血危象
- 糖尿病酮症酸中毒
- 黑寡妇毒蜘蛛咬伤

▲ 图 26-1 不同位置腹痛的原因。AAA,腹主动脉瘤;ACS,急性冠脉综合征;IBC,炎性肠病;PID,盆腔炎性疾病;PUD,消化性溃疡;TOA,输卵管-卵巢脓肿。

为绞痛时,提示空腔脏器梗阻的可能(例如,输尿管、胆管、胃肠道的绞痛)。

疼痛放射的方式可以提示一些特定的疾病。疼痛放射到背部常见于胰腺炎。疼痛放射到右侧肩胛骨下区域提示可能和胆道疾病有关。疼痛向腹股沟放射可能提示主动脉瘤破裂或者肾结石。

需要明确的相关症状位置包括胃肠道、泌尿生殖道,以及心肺系统。由于很多疾病可以有相同的症状,医师必须进行很多鉴别诊断。恶心和呕吐是非特异的症状,需要注意两者间的临时关联。外科疾病引起的疼痛典型的表现有呕吐前腹痛,而相反的情况也很常见。医师用腹泻作为诊断胃肠炎的依据时要小心,因为腹泻也可见于其他疾病,如阑尾炎、憩室炎和小肠不全梗阻。排泄时的刺激症状,如排尿困难和尿频,提示泌尿系感染,但这些症状也可能是由阑尾炎或者盆腔脓肿引起。血尿可能增加了肾结石或者泌尿道恶性肿瘤的怀疑可能性。阴道出血和分泌物对于评估宫外孕和盆腔炎症很重要。肺炎、肺栓塞和急性冠脉综合征都可以引起腹痛,因此要明确有无咳嗽、胸痛和气短。

需要采集完整的病史,包括既往史、既往手术史、用药史、过敏史和社会史。已知的冠脉血管或者心脑血管疾病增加了对腹部血管疾病的怀疑。如果患者使用过糖皮质激素或者免疫抑制剂,则提示医师需警惕患者可能不会出现典型的症状或阳性的体征。明确是否使用抗凝药对于鉴别诊断非常关键,在手术干预前不需要确定病情是否可逆。酗酒史增加了对肝炎或者胰腺炎的怀疑。

▶ 体格检查

检查生命体征发现有心动过速和(或)低血压时,提高警惕注意是否有休克。出现血流动力学不稳定时,伴随发热、皮温高,提示脓毒性休克;皮肤冰冷或者湿冷时提示低血容量性休克。

患者的全身状况可提供一些重要的诊断信息。不能持续平卧或者需要找一个舒适的姿势常见于输尿管绞痛、卵巢扭转,以及肠系膜缺血。腹膜炎的疼痛随着活动加重,因此患者喜欢躺下不动。

需要进行完整详细的腹部检查,从视诊开始,然后是听诊和触诊。视诊可以发现腹胀或者患者未提供病史的外科手术瘢痕。听到过度活跃的高调肠鸣音可能预示着小肠梗阻。触诊应该从无压痛区域开始,之后才是压痛区域。需要寻找肌紧张(腹壁肌肉收缩)以及面部痛苦的表情。反跳痛在腹膜炎中缺乏敏感性和特异性。一个更特异的指标是"咳嗽时疼痛"。患者被要求做咳嗽的动作,检查者寻找疼痛的体征,如患者不敢咳嗽、痛苦表情或者抓住腹部。儿童被要求上下跳跃,这是间接刺激腹膜的一个方法。除了腹膜炎体征,医师还应该检查有无搏动性肿物,可提示主动脉瘤。

在下腹部疼痛或者无法鉴别的腹痛的女性中要进行盆腔检查。宫颈牵拉痛可见于阑尾炎患者,但是如果出现宫颈黏液脓性分泌物,则支持盆腔炎性疾病的诊断。男性患者要进行泌尿生殖系的检查,评估睾丸疾病、前列腺炎和疝。青春期患者罹患睾丸扭转时可能只是主诉腹痛,进行泌尿生殖系检查有助于及时确诊。

诊断方法

▶ 实验室诊断

(1)全血细胞计数:尽管白细胞增高可能提示患者病情比开始时有加重,但通过白细胞进行病情评估时仍需谨慎下结论。正常的 WBC 不能除外严重感染,而且 WBC 升高可见于很多良性的疾病。总之,WBC 不是好的疾病预测指标,不能替代临床判断。

(2)电解质和葡萄糖:在因呕吐或者腹泻而丢失体液的患者中,纠正任何的电解质紊乱都是很重要的。相反,电解质或者糖的紊乱可能是引起腹痛的原因,可见于低钙血症和糖尿病酮症酸中毒患者。

(3)血尿素氮和肌酐:在怀疑脱水或者严重脓毒症的患者中要完善肾功能检查。在做增强CT注射造影剂前也要完善肾功能检查,以避免肾功能不全的患者出现造影剂肾病。

(4)尿常规:白细胞酯酶、硝酸盐、脓尿以及细菌的出现提示泌尿系感染(urinary tract infection,UTI)。需要小心解释结果,因为炎性疾病(例如阑尾炎、憩室炎)进展到输尿管附近可能引起非 UTI 的脓尿。

（5）妊娠试验：所有育龄妇女应该检测是否妊娠。这可常规通过尿的定性试验进行检查。如果阳性,随后需要检查血清 β 人绒毛膜促性腺激素水平,并进行盆腔超声检查以除外宫外孕。

（6）肝功能

肝功能异常可见于肝脏和胆道疾病。肝源性的异常可见谷草转氨酶（AST）和谷丙转氨酶（ALT）升高大于碱性磷酸酶（ALP）。梗阻性（胆汁淤积）异常可见 ALP 升高大于 AST/ALT,同时伴有高胆红素血症。显著的转氨酶升高（>1 000 U/L）典型者只见于毒物/药物诱导的肝炎、急性病毒性肝炎,或者缺血性肝炎（休克肝）。

（7）脂肪酶：测量值大于正常值 2 倍,对于诊断胰腺炎的敏感性是 94%,特异性是 95%。脂肪酶升高加上胆汁淤积的肝功能异常应该高度怀疑胆源性胰腺炎。

（8）凝血检查：应用华法林的患者应该为了诊断和治疗的目的而检查国际标准化比值。治疗房颤时低于治疗目标值,增加肠系膜缺血的可能性。高于治疗目标值可能增加出血性疾病的风险,例如腹直肌鞘血肿。应用华法林治疗的患者在手术前应该停用。

（9）血型鉴定和抗体筛选：出血的患者或者即将手术的患者要完善血型鉴定和抗体筛选。同时有必要明确有宫外孕可能的女性患者的 Rh 血型。

▶ **心电图**

患者有无法解释的上腹痛或者老年患者疼痛不明确时,首先要进行心电图检查。可完善心脏酶学检查进行额外的风险分层。

▶ **影像学检查**

平片在评价非特异的腹痛时诊断价值不大,但是能作为内脏穿孔、小肠梗阻、肠扭转或者异物的初步影像学检查。X 线片的优点是迅速和便携,但是由于敏感度低,不能用来最终排除疾病。立位胸片可以用来筛查膈下游离气体（图 26-2）。当患者不能直立时,可选择侧卧位拍片。

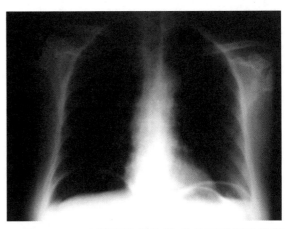

▲ 图 26-2　内脏穿孔的患者,胸片可见膈下游离气体。

超声在评价胆道系统疾病、生殖系统疾病,或者腹主动脉疾病中占重要地位。它是最基础的用来检测胆囊炎、性腺扭转、宫外孕,以及输卵管卵巢囊肿的放射学方法。在儿童和妊娠妇女中,超声可以作为评估阑尾炎的首选影像学检查。在血流动力学不稳定的患者中,床旁超声可使急诊医师快速评价是否有腹主动脉瘤、宫内孕,或者可疑为出血的腹膜内液体。

计算机断层扫描（CT）广泛地用于诊断腹部疾病,包括感染（阑尾炎、憩室炎、脓肿）、血管事件（主动脉夹层、肠系膜缺血）、肠梗阻、内脏穿孔,以及肾结石。可选择 CT 作为不明原因腹痛的诊断方法。由于可能引起造影剂肾病、造影剂过敏和电离辐射暴露风险,CT 检查受到了限制。

根据检查指征选择是否用造影剂。确诊肾结石时用 CT 平扫。静脉给造影剂用于检查肿瘤、感染和炎性疾病。静脉造影剂浓聚的地方血流快（例如阑尾炎）。静脉造影剂进一步应用于探查血管性疾病,如内膜瓣（主动脉夹层）、血管阻塞（肠系膜缺血）以及破裂（腹主动脉瘤）。口服造影剂用于可视的肠管造影,易诊断的疾病包括肠穿孔、瘘和部分肠梗阻。脓肿和肠襻在 CT 上都显示为充满了液体的组织结构,所以口服造影剂有助于两者的鉴别,因为只有肠道才充满了造影剂。

医疗决策

根据生命体征、一般状况和有重点的腹部检查来制订的初步检查,要用来筛查危及生命或者器官的疾病进程(迫在眉睫的诊断)。如果未明确,要应用第二种方法在患者出院前明确疾病(关键诊断)。在不同年龄段的患者中应该主动考虑一些疾病:老年患者腹主动脉瘤,青春期患者睾丸扭转,育龄妇女宫外孕可能。作为最常见的外科腹部急症,阑尾炎不应考虑年龄,需要进行鉴别诊断(图 26-3)。

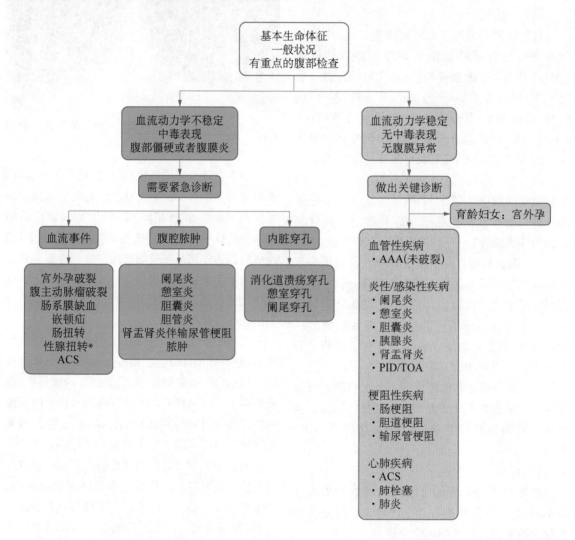

▲ 图 26-3 急性腹痛的诊断流程图。AAA,腹主动脉瘤;ACS,急性冠脉综合征;PID,盆腔炎性疾病;TOA,输卵管-卵巢脓肿。* 性腺扭转-特别是卵巢扭转的临床表现变化多,可能不容易察觉。因为器官活性的时间敏感性,故被单独列出来,需要立即诊断。

治疗

对于血流动力学不稳定的患者,要及时给予复苏治疗。开始扩容时要使用等张的晶体液。在大出血的患者中,可以在明确血型和交叉配血前紧急给血(O 型血)。在脓毒症休克的患者中,持续低血压时可以在血容量理想的情况下给予升压药[平均动脉压(MAP)<65 mmHg],或者在严

重的血流动力学紊乱（MAP<40～50 mmHg）进行容量复苏时使用升压药。

应该在以下患者中立刻应用抗生素治疗，如腹腔脓肿、腹膜炎，或者内脏穿孔。一些特定疾病需要用抗生素治疗，包括阑尾炎、胆囊炎、憩室炎、肾盂肾炎，以及盆腔炎性疾病。

根据可疑病的进程进行疼痛治疗。当可疑有胃/消化性溃疡疾病时，"消化道鸡尾酒"疗法［经典的是联合使用 Maalox（含氢氧化镁和氢氧化铝）、利多卡因和 Donnatal］可以缓解。酮咯酸对于胆绞痛和肾结石很有用，但是应该避免用于消化性溃疡或者慢性肾病的患者。多个随机研究显示麻醉镇痛药不会干扰诊断。当患者疼痛明显时，应该使用止痛药。

血流动力学不稳定的患者应该找外科急会诊：疑似血管病变（腹主动脉瘤破裂、宫外孕破裂出血、急性肠系膜血栓），或者板状腹（即穿孔）。对于腹腔内脓肿或者胆道梗阻的患者有严重的继发感染时，需要介入放射科会诊，可能需要经皮穿刺引流。

处置

▶ 住院

患者被确诊外科疾病、腹腔脓肿、顽固的腹痛或者呕吐时，需要收入院。

▶ 出院

患者症状缓解，无潜在严重病变时可以出院。确保家庭医师随诊，告知患者如果症状加重需要及时复诊。告知出院患者如出现无明确病因的急性腹痛，且持续疼痛，则需要在 12～24 小时内由医师再次进行检查。

▼推荐阅读

[1] Cartwright SL, Knudson MP. Evaluation of acute abdominal pain in adults. *Am Fam Physician.* 2008;77: 971 - 978.

[2] Graff LG, Robinson D. Abdominal pain and emergency department evaluation. *Emerg Med Clin North Am.* 2001;19: 123 - 136.

[3] O'Brien MC. Acute abdominal pain. In: Tintinalli JE, Stapczynski JS, Ma OJ, Cline DM, Cydulka, RK, Meckler GD. *Tintinalli's Emergency Medicine: A Comprehensive Study Guide.* 7th ed. New York: McGraw-Hill, 2011, pp. 519 - 527.

[4] Ragsdale L, Southerland L. Acute abdominal pain in the older adult. *Emerg Med Clin North Am.* 2011;29: 429 - 448.

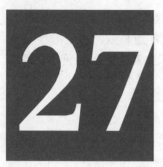

阑尾炎
Appendicitis

Anitha E. Mathew, MD

要点

- 白细胞不高或者有腹泻的症状不能排除阑尾炎。
- 阑尾炎是一个临床诊断,影像学检查有助于在表现不典型或者诊断不明确时协助诊断。
- 快速诊断和早期手术干预有助于避免阑尾穿孔的

并发症。
- 在疑似或已经出现穿孔的时候,需要静脉应用抗生素。

引言

美国人中男性患急性阑尾炎的风险概率是12%,女性是25%。阑尾炎是由于阑尾管腔内梗阻引起的,代表性的是粪石,少见的是淋巴组织、胆结石、肿瘤,或者寄生虫引起梗阻。管腔内持续分泌造成管腔内压力升高,以及血流不足,导致细菌性增殖、炎症和最后的穿孔。

临床表现

▶ 病史

一半的患者在出现症状后的 24 小时内会到急诊就诊,其余有 1/3 的患者在 24～48 小时就诊。早期患者主诉全身不适、消化不良、食欲不振,或者排便不规律。出现腹泻的症状不能用来除外阑尾炎。患者的典型表现是:开始时是脐周疼痛,然后恶心,伴或者不伴呕吐,低热,之后腹痛转移到右下腹(right lower quadrant, RLQ)(表 27-1)。阑尾炎临床表现不典型很常见。穿孔常常造成突发疼痛加重,当患者出现症状持续 48 小时以上时,要怀疑穿孔可能。

▶ 体格检查

患者应该进行完整的体格检查,包括对育龄

表 27-1　阑尾炎常见症状的发生频率

症状	频率
腹痛	100%
食欲不振	92%
恶心	78%
呕吐	54%
转移性疼痛	50%
发热	20%
腹泻	15%

妇女进行盆腔检查。观察到在疾病的早期有脐周轻压痛,然后转移到 McBurney 点,位于髂前上棘与脐周连线的中外 1/3 处。反跳痛和不自主的肌紧张提示腹膜炎。按压左下腹(left lower quadrant, LLQ)时,可能出现结肠充气试验阳性(Rovsing 征)或者右下腹痛。腰大肌试验可以呈阳性,方法是患者左侧卧位,右腿后伸引起腹痛。闭孔肌试验可呈阳性,即髋部向内和向外旋转引起腹痛。如果患者腹部出现广泛的压痛、肌紧张,或者右下腹可触及肿块,要怀疑穿孔可能。

高达 1/3 的急性阑尾炎患者表现不典型,常常和解剖变异有关。后位阑尾可引起右侧侧腹部或者盆腔疼痛,而结肠肠扭转不良造成阑尾移位、左下腹疼痛。尽管妊娠妇女发生急性阑尾炎常常主诉右下腹疼痛,她们因妊娠的子宫使腹腔脏器移位,也可能造成右上腹疼痛。

诊断方法

▶ 实验室检查

急性阑尾炎的患者常常有轻度白细胞升高伴核左移,但是白细胞计数(WBC)正常也是屡见不鲜。WBC 和(或)C 反应蛋白联合应用的敏感性高达 98%,两者如果都正常,则阑尾炎的可能性很小。尽管急性阑尾炎患者可能出现血尿或者无菌性脓尿,独立出现的显微镜下血尿可能支持肾绞痛的诊断,脓尿支持肾盂肾炎的诊断。对于育龄妇女要记录妊娠试验阴性,用以除外宫外孕。

▶ 影像学检查

在高度疑似阑尾炎的患者进行影像学检查之前要请外科会诊(男性患者有典型的症状,以及疼痛<48 小时)。腹部平片没有用。非妊娠妇女和男性患者诊断不明时应该完善腹部 CT 检查。CT 的敏感性>94%,阳性预测值>95%。很多中心推荐 CT 检查同时应用静脉和口服造影剂,尽管 CT 平扫应用越来越多。典型发现包括:阑尾扩张>6 mm,伴随壁增厚,阑尾腔内呈条状,以及可见的周围积气或者脓肿(图 27-1)。管腔梗阻可能因为穿孔而缓解,导致影像特点消失以及看不清阑尾。患者腹痛>48 小时通常需要做 CT 来诊断脓肿的形成,脓肿需要经皮穿刺引流而不是外科

手术治疗。对于妊娠妇女和儿童,超声是影像学检查的一个选择。典型的发现包括增厚的、不可压缩的阑尾,直径>6 mm。当需要避免电离辐射时,磁共振检查被越来越多地用于阑尾炎的诊断,要避免在妊娠妇女和肾功能不全的患者中静脉注射钆。

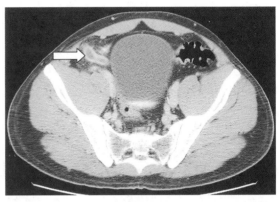

▲ 图 27-1 CT 扫描显示阑尾炎。注意阑尾壁层摄取静脉造影剂增加,管腔(箭头处)口服造影剂缺如。

医疗决策

急性阑尾炎主要是一个临床诊断,在任何无阑尾切除术的患者中,有非创伤性的右侧腹痛、脐周疼痛,或者右侧侧腹痛时都要考虑急性阑尾炎可能。鉴别诊断很广泛,包括憩室炎、肠扭转、结肠炎、回肠炎、肠梗阻、肠易激、嵌顿疝、腹腔内脓肿、肠套叠、肠扭转不良、肠系膜淋巴结炎、宫外孕、卵巢扭转、卵巢静脉栓塞、肾盂肾炎、睾丸牵涉痛、肾绞痛、输卵管-卵巢脓肿、腹部血肿,以及腰大肌脓肿(图 27-2)。

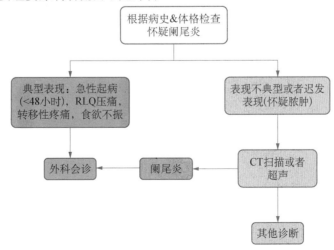

▲ 图 27-2 阑尾炎诊断流程图。CT,计算机断层扫描;RLQ,右下腹。

治疗

急性阑尾炎患者一般需要进行阑尾切除术，因此要完善外科急会诊。患者需要禁食以避免耽误手术，并给予静脉补液、止吐药，以及镇痛治疗，包括需要时给予麻醉药。一旦确诊或者患者出现腹膜炎体征，要给予围手术期抗生素治疗。适当的选择是广泛覆盖需氧的和厌氧的革兰阴性菌的抗生素，如环丙沙星和甲硝唑。

处置

▶ **住院**

所有阑尾炎的患者都应该在普外科医师会诊后收入院治疗。患者诊断不明确时，可以观察并进行一系列检查。

▶ **出院**

稳定且无中毒症状的腹痛患者，疼痛已控制住，可以口服药物治疗，以及没有明显的并发症，并除外阑尾炎和其他外科疾病，可以考虑出院，并及时随访。应该给予出院患者书面指导，出现明确体征或者症状需要及时就诊。

▼ **推荐阅读**

［1］Andersson RE. Meta-analysis of the clinical and laboratory diagnosis of appendicitis. *Br J Surg*. 2004;91：28 - 37.

［2］DeKoning EP. Acute appendicitis. In：Tintinalli JE, Stapczynski JS, Ma OJ, Cline DM, Cydulka RK, Meckler GD. *Tintinalli's Emergency Medicine：A Comprehensive Study Guide*. 7th ed. New York：McGraw-Hill, 2011, pp. 574 - 578.

［3］Humes DJ, Simpson J. Acute appendicitis. *Br Med J*. 2006;333；530 - 534.

［4］Pittman-Waller VA, Myers JG, Stewart RM, et al. Appendicitis：why so complicated? Analysis of 5755 consecutive appendectomies. *Am Surg*. 2000;66；548 - 554.

［5］Vissers RJ, Lennarz WB. Pitfalls in appendicitis. *Emerg Med Clin North Am*. 2010;28：103 - 118.

急性胆囊炎
Acute Cholecystitis

Casey Glass，MD

28

要点
- 胆绞痛常常表现为上腹或者右上腹疼痛,疼痛数小时内缓解,不伴发热或白细胞升高。
- 急性胆囊炎不能只根据病史和体检来诊断或者排除。
- 有急性病容的怀疑有急性胆囊炎的患者应该尽早应用抗生素治疗。

引言

急性胆囊炎诊断有挑战性,因为疾病覆盖了从胆绞痛(一种自限性疾病)到气肿性胆囊炎或者胆囊穿孔合并脓肿。此外,没有单独的疾病特点,体检发现或者检查可以在疾病早期充分排除诊断。

当胆结石移动到胆囊颈部、胆囊管,或者胆总管时,结石引起梗阻。梗阻反过来引起胆囊或者胆总管管腔内压力升高。胆绞痛患者中,梗阻是间断的,梗阻解除时症状缓解。如果梗阻持续存在,会造成黏膜的炎症和刺激,最终导致胆囊壁缺血和细菌入侵。

胆绞痛是由于胆囊颈一过性被结石阻塞所致。急性胆囊炎是胆囊炎症,源于结石持续梗阻,有时和感染有关。无结石的胆囊炎占急性胆囊炎的2%~15%。无结石的胆囊炎被认为继发于胆囊缺血,常见于糖尿病患者、老年人,以及危重症患者,死亡率更高一点。气肿性胆囊炎是急性胆囊炎的二重感染,是由产气细菌引起的,病因更严重,预后更糟糕。当结石卡在胆总管时,疾病被称为胆总管结石。胆总管结石会增加胆管炎和胰腺炎的风险。

美国人中胆结石发生率是10%~15%,但是只有10%~20%的无症状患者会在20年内发生并发症,1%~3%会每年发作急性胆囊炎。当患者出现急性胆囊炎时,死亡率大约是4%。气肿性胆囊炎的死亡率约是20%。

临床表现

▶ 病史

胆绞痛患者表现为右上腹或者上腹急性间断发作的痉挛性疼痛,可向后背放射。疼痛持续>6小时不常见,应该考虑胆囊炎可能。有不同程度的恶心和呕吐,常常没有发热。

急性胆囊炎表现和胆绞痛类似,但是症状呈持续性,局限于右上腹。疼痛可能向右肩或者左肩放射,源于膈肌刺激。可能有发热,但是在老年患者或者免疫功能低下的患者中体温一般正常。

没有病史或者检查结果有足够的敏感性或者特异性用来排除或者诊断胆囊炎(表28-1)。既往史应该着重于以往类似症状的发作和手术史。患者可能描述疼痛在进食或者夜间加重。尽管不常见,已行胆囊切除术的患者可能在术后留有胆总管结石或者之后发生了胆总管结石。询问呼吸道或者心脏症状非常重要,有助于除外胸科疾病引起的疼痛。胆结石的家族史、女性、分娩次数、体重迅速降低,以及溶血性疾病是胆结石的一些重要危险因素。

表 28 - 1　急性胆囊炎常见病史、体格检查和实验室检查

发现	敏感性(%)	特异性(%)
发热	35	80
恶心	77	36
呕吐	71	53
RQU 疼痛	81	67
RQU 压痛	77	54
Murphy 征	65	87
白细胞增多($>12\times10^9$/L)	63	57

注:RQU,右上腹。引自 Roe J. Clinical assessment of acute cholecystitis in adults. *Ann Emerg Med* Jul;48(1):101-103,2006。

▶ 体格检查

体格检查应该着重于除外其他腹部或者胸部引起疼痛的疾病,明确右上腹疼痛的程度。胆绞痛的患者中,体格检查压痛可能较轻。Murphy 征是最典型的胆囊炎体检阳性发现,方法是检查者在对患者进行右上腹深部触诊时让患者停止吸气。检查者还应该评估肋脊角压痛和右下腹压痛。

诊断方法

▶ 实验室检查

区分胆绞痛和早期胆囊炎非常困难,常常需做化验检查。全血细胞计数(CBC)有助于明确有无感染,特别是没有发热时。然而,CBC 在急性胆囊炎发作时可能是正常的。肝功能检查有助于明确胆道梗阻或者肝炎。在怀疑胆总管结石和相关的胆源性胰腺炎时,完善血清脂肪酶检查是有帮助的。

▶ 影像学检查

胆囊和胆总管的超声评估一直是胆囊炎的最佳检查。敏感性(88%~94%)和特异性(80%~90%)根据诊断标准而有所不同。超声检查中,胆结石显示为管腔内高回声组织,大结石会投射出超声阴影(图 28 - 1)。提示胆囊炎的发现包括胆囊壁增厚>3~5 mm,以及有胆囊周围液性暗区。胆总管直径>5~8 mm 是异常的。超声的 Murphy 征阳性是在胆囊上加压后达到最大疼痛值。发现胆结石后,联合应用超声阳性 Murphy 征预测值达 92%。超声 Murphy 征可能被之前的止痛药掩盖,在糖尿病患者或者坏疽性胆囊炎患者中可能缺如。

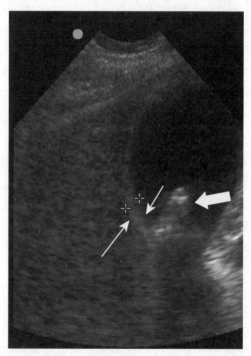

▲ 图 28 - 1　胆囊的轴切面显示胆囊颈结石(大箭头处),以及胆囊壁增厚(小箭头处)(© Casey Glass, MD)。

腹部计算机断层扫描(CT)有助于进行其他疾病的诊断。CT 对于急性胆囊炎的敏感性低于超声(50%~90%),但是对胆总管结石敏感,以及可以明确并发症,如穿孔或脓肿形成。CT 发现包括:胆囊壁增厚,胆囊周围积液,和胆道扩张(图 28 - 2)。特别是只有 20% 的胆结石是不透射线的,这限制了 CT 在早期胆囊炎或胆绞痛患者中的应用。

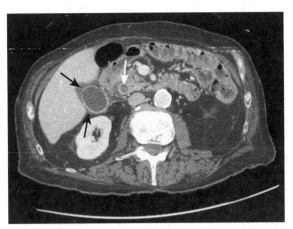

▲ 图 28-2 腹部 CT 显示胆囊增大，伴胆囊周围积液（黑箭头处），以及胆总管扩张（白箭头处）（© Casey Glass，MD）。

医疗决策

胆绞痛患者或者急性胆囊炎的患者典型的症状很容易识别，但是很多患者表现并不典型（图 28-3）。考虑其他表现类似胆囊性疼痛的疾病是很重要的。这可能包括右肾的肾盂肾炎或者后位阑尾炎。右下肺炎也可以引起右上腹痛和呕吐。胆总管结石的患者常常误诊为胰腺炎或者胃炎。在老年患者或者冠心病患者中，很重要的是要考虑下壁心肌梗死的可能。患者表现有脓毒症状或者有腹膜炎体征时，可能有穿孔或者有胆管炎。也要考虑其他消化道疾病可能，例如胰腺炎、消化性溃疡疾病，或者肝炎。

治疗

所有患者很可能都需要止痛治疗。常常选择吗啡（0.1 mg/kg）静脉给药或者二氢吗啡酮（0.012 5 mg/kg）静脉给药。止吐药也很有帮助，常用昂丹司琼 4～8 mg 静脉给药，异丙嗪 12.5～25 mg 静脉给药或者肌内注射，或者甲氧氯普胺 10 mg 静脉给药。如果持续呕吐，除非怀疑容量负荷过重（有充血性心衰的病史，终末期肾病），则需要液体复苏，给予 10～20 ml/kg。患者应该禁食（nothing by mouth，NPO），直到明确不需要外科手术治疗。

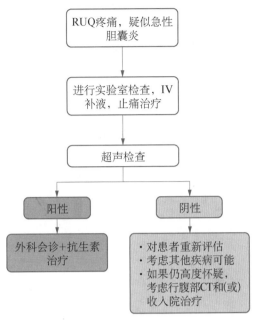

▲ 图 28-3 胆囊炎诊断流程图。CT，计算机断层扫描；IV，静脉注射；RUQ，右上腹。

急性胆囊炎一旦确诊，需要外科会诊。胆囊切除术常常在 48～72 小时内进行。如果检查结果不能确诊，则需要收入院进一步检查。胆总管结石的患者需要消化科专家会诊，以便能及时行内镜下逆行胰胆管造影术以及乳头括约肌切开术。

对于单纯胆囊炎患者应用抗生素并不明确。如果有感染指征（白细胞增多、发热），适合的选择是二代头孢或者喹诺酮加甲硝唑。如果患者有脓毒症表现或者有发展为脓毒症的风险（老年，免疫力受损，高风险表现例如胆管炎、气肿性胆囊炎），则应立即给予广谱抗生素治疗。抗生素方案应该同时覆盖革兰阳性菌以及革兰阴性菌。抗生素的选择包括哌拉西林-他唑巴坦 3.375 g 静脉给药和万古霉素 1 g 静脉给药，或者青霉素过敏的患者使用环丙沙星 400 mg 静脉给药、甲硝唑 500 mg 静脉给药，以及万古霉素 1 g 静脉给药。

处置

▶ 住院

急性胆囊炎患者应该收入院进行手术。患者

有脓毒症或者病情严重时应该收入 ICU。无明确证据的急性胆囊炎患者，如果症状持续不缓解，也应该考虑收入院，因为疾病早期时检查结果可能是正常的。

▶ **出院**

胆绞痛的患者如果疼痛缓解，检查正常，以及可以进流食，可以考虑出院。应该告知患者，如果出现持续不缓解的症状，疼痛加剧，或者发热，应该及时就诊。门诊复查应该包括普通外科随访。

推荐阅读

［1］ Atilla R，Oktay C. Pancreatitis and cholecystitis. In：Tintinalli JE, Stapczynski JS, Ma OJ, Cline DM, Cydulka RK, Meckler GD. *Tintinalli's Emergency Medicine：A Comprehensive Study Guide*. 7th ed. New York：McGraw-Hill, 2011，pp. 558 - 566.

［2］ Barie PS, Eachempati SR. Acute acalculous cholecy-stitis. *Gastroenterol Clin North Am*. 2010;39：343 - 357.

［3］ Fox JC, Scruggs WP. Ultrasound Guide for Emergency Physicians：An Introduction. 2008. http://sonogu-ide. com/biliary. html.

［4］ O'Connor OJ, Maher MM. Imaging of cholecystitis. *AJR Am J Roentgeno*l 2011;196：W367 - W374.

［5］ Strasberg SM. Clinical practice. Acute calculous cholecystitis. *N Engl J Med* 2008;358：2804S - 2811S.

腹主动脉瘤
Abdominal Aortic Aneurysm

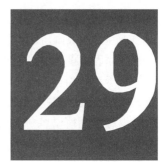

Alex de la Fuente，MD

要点

- 腹主动脉瘤(AAA)破裂常常被漏诊或者被延误诊断。最常见的是误诊为肾绞痛。
- 在老年患者中如果出现背痛、腰痛，或者腹股沟疼痛，要考虑 AAA 可能。
- 疑似 AAA 破裂时需要急会诊，目的是立刻开腹手术或者行血管腔内修复术。
- 意外发现患者有 AAA 时，必须转诊观察或者进行修复。

引言

腹主动脉瘤（AAA）的主动脉直径增宽＞50％，或者肾下主动脉直径＞3 cm。AAA 的病因和发病机制不清楚，可能与动脉粥样硬化、结缔组织病、遗传因素，以及吸烟都有关系。名为金属基质蛋白酶的一组酶很可能和主动脉中层以及外壁中的弹性蛋白和胶原纤维的炎性破坏有关，最终导致 AAA 的形成、增大和破裂。

扩张程度和破裂风险与动脉瘤壁的压力有关，压力反过来和动脉瘤直径以及潜在压力有关。＜4 cm 的动脉瘤破裂很少见，而每年＞8 cm 的动脉瘤破裂率为 30％～50％。

每年 AAA 引起 15 000 人死亡。它是猝死的常见病因，占 65 岁以上老年男性死亡人数的 1％～2％。AAA 破裂患者的全部死亡率是 90％，有 50％的 AAA 破裂的患者还没来得及到医院就已经死亡。到达医院的患者中，死亡率降低至 60％。行选择性开腹修复术的患者死亡率在 2％～7％；血管内修复术的近期发展减少了早期发病率和死亡率。55 岁以上的男性，AAA 的发病率增加。80 岁时，5％的男性有 AAA，以及 5％的 90 岁女性有 AAA。吸烟者、白种人、有 AAA 家族史的患者，其 AAA 患病率增加。一级亲属有 AAA 者，其发生 AAA 的概率增加了 8 倍。

临床表现

病史

急诊 AAA 患者的表现多样，症状与扩张、破裂、远端血栓栓塞并发症、局部占位效应，或者侵入邻近组织有关。大部分 AAA 无症状，往往是检查不相关的疾病时意外发现的。这些患者仅仅需要会诊。在另外一个极端，AAA 破裂可构成最危及生命的急症之一。

经典三联征包括腹/背痛、低血压，以及腹部搏动性肿物，大体出现在少于一半的 AAA 破裂的患者中。绝大部分 AAA 破裂的患者会有疼痛，典型表现在腹部、后背、腰部，或者腹股沟处，取决于破裂的程度和方向。少见的是，AAA 破裂的患者只表现为晕厥，或者有非特异的症状，例如呕吐、腹泻或头晕。

体格检查

主动脉瘤破裂的患者可能有出血性休克的表现：低血压、心动过速，以及体检发现灌注不足。然而,患者也可能血压正常或者高血压,也可能出现一过性低血压,会被错误地归因为血管迷走神经原因。腹部应该检查有无搏动性的肿物,但是对于动脉瘤体积小和肥胖的患者来说很不容易发现,并且受制于医师的观察能力差别。体检时没有发现搏动性肿物并不能除外腹主动脉瘤。应该评估下肢脉搏搏动,因为有5%的患者存在下肢缺血。

诊断方法

▶ 实验室检查

任何疑似 AAA 破裂的患者应该完善血型和交叉配血的检查,尽管常有紧急需要未交叉配血的血液。AAA 破裂的患者可出现贫血,40%的患者出现血细胞比容<38。已有关于 D-二聚体分析作为在 AAA 低风险的患者中筛查的研究,但是并没有经过验证。

▶ 影像学检查

超声的敏感度接近100%,对于病情不稳定的患者,可以做床旁超声。除了诊断动脉瘤,超声可能发现破裂患者腹膜内有游离液体。然而,由于很多 AAA 破入腹膜后,超声对于诊断这个并发症并不敏感,因此腹膜腔内没有游离液体也不能安心。超声还受限于肥胖和结肠上方的气体。

腹部计算机断层扫描(CT)有助于制订术前计划,CT可以很好地诊断肾上腺动脉瘤,发现超声不能看到的腹膜后出血。CT还可以发现腹痛的其他病因,患者病情稳定时,CT可以作为一线的检查方式(图 29-1)。

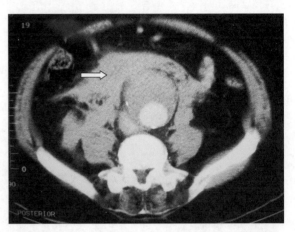

▲ 图 29-1　CT 结果显示 AAA 破裂。这个 AAA 破入腹膜腔(箭头处)。大部分 AAA 是破入腹膜后方(70%)的。

操作步骤

• 床旁超声可以快速诊断主动脉瘤。把腹部探头放置于上腹部横截面(图 29-2)。主动脉位于前方,毗邻脊椎左侧。向下移动探头直到脐部的主动脉分叉。下一步,探头旋转90°以获取纵面视图。

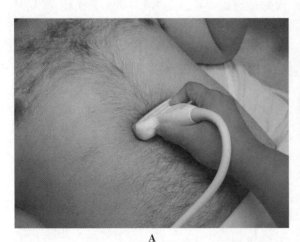

A

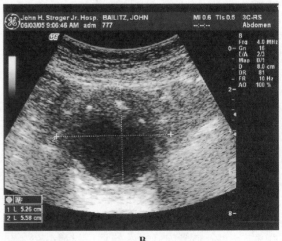

B

▲ 图 29-2　腹主动脉瘤超声检查。A. 探头获取横截面影像的摆放位置。B. 腹主动脉瘤的横截面影像。

医疗决策

在所有老年患者表现有腹痛、背痛、腰痛或者腹股沟疼痛时,都需要除外 AAA 可能。血流动力学稳定的患者需要行 CT 检查,而血流动力学不稳定的患者适合用床旁超声检查(图 29-3)。应该同时考虑其他引起急性腹痛、背痛、腰痛的疾病可能。老年患者有不能解释的低血压时,要考虑 AAA 可能。既往有腹痛和行 AAA 修复术的患者,无论是开腹手术或者行血管内修复术,应该寻求患者的外科手术医师会诊。

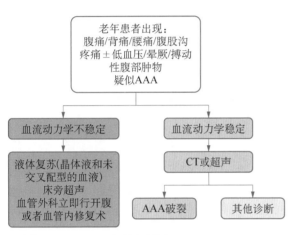

▲ 图 29-3　AAA 诊断流程图。

治疗

急诊 AAA 破裂的患者需要立刻开始治疗,选择肘前静脉建立静脉通道(大孔径输液管,16号管),或者应用一条中心静脉通路(大孔径输液管,8F 号管),之后给予液体复苏,使用晶体液和未进行交叉配血的血液。理想的目标血压尚无定论,很多医师会允许保持相对低的血压直到进行关键性的外科修复术。应该立刻找血管外科医师会诊,尽快把患者送到手术室或者血管造影室,进行 AAA 的修复术。

有症状的未破裂 AAA 需要血管科医师的评估。这些患者可能从早期的选择性修复术中获益,修复术取决于动脉瘤的大小。意外发现的无症状动脉瘤患者,应该转诊进行监控或者选择性修复术。根据情况建议患者戒烟,使用 β 受体阻滞剂、降脂药,以及小剂量阿司匹林。

处置

▶ 住院

所有存在症状的 AAA 都需要收入院观察,进行进一步检查,或者找血管外科医师会诊,必要时手术。如果没有条件找血管外科医师会诊,考虑转院。那些大量进行开腹手术或者血管内修复术的中心,手术效果很好。AAA 破裂时,如果患者有任何可能生存的机会,立刻进行手术或者血管内修复术。

▶ 出院

AAA 患者无症状时(即意外发现的 AAA)以及引起症状的疾病是良性时,可以出院,并安排血管外科医师随访,并指导患者改变危险因素。

▼ 推荐阅读

［1］Aggarwal S, Qamar A, Sharma V, et al. Abdominal aortic aneurysm: a comprehensive review. *Exp Clin Cardiol*. 2011;16: 11-15.

［2］Lewiss RE, Egan DJ, Shreves A. Vascular abdominal emergencies. *Emerg Med Clin North Am*. 2011;29: 253-272.

［3］Metcalfe D, Holt PJE, Thompson MM. The management of abdominal aortic aneurysms. *BMJ*. 2011;342:d1384.

［4］Prince LA, Johnson GA. Aneurysms of the aorta and major arteries. In: Tintinalli JE, Stapczynski JS, Ma OJ, Cline DM, Cydulka RK, Meckler GD. *Tintinalli's Emergency Medicine: A Comprehensive Study Guide*. 7th ed. New York: McGraw-Hill, 2011, pp. 453-458.

［5］Wittels K. Aortic emergencies. *Emerg Med Clin North Am*. 2011;29: 789-800.

30 胃肠道出血
Gastrointestinal Bleeding

Jeffery A. Baker, MD

要点

- 对于胃肠道(GI)出血不稳定的患者,有必要进行积极的复苏治疗(建立静脉通道,静脉快速注射晶体液和血制品)。
- 经鼻胃管洗胃未发现出血不能完全除外上消化道出血。
- 患者出现便血时,鉴别诊断要考虑上消化道活动性大出血可能。
- 患者有肝病以及明显的上消化道出血,甚至是食管静脉曲张未确诊时,要应用奥曲肽治疗。

引言

胃肠道(GI)出血占急诊(ED)入院患者的5%。10%的患者需要干预止血。胃肠道的任何位置都可以出血,大体上可以分为上消化道和下消化道。上消化道出血定义为位于屈氏韧带(十二指肠悬韧带)以上的出血。下消化道出血定义为屈氏韧带以下的出血。上消化道出血发生概率是下消化道出血的4~8倍。

急诊室中常常不能单凭临床表现来区别上消化道出血和下消化道出血,但是胃内容物和大便性状可以提供提示消化道出血位置的线索。呕血提示上消化道出血。呕吐"咖啡样物"提示血液被部分消化,出血速度慢或者出血已经停止。胃管可以抽出血也提示上消化道出血。上消化道出血的患者中,经胃管洗胃可能有25%的结果是阴性的,是因为胃管可能没有经过幽门。

黑便症是黑色、柏油样的大便,提示消化道出血>8小时。出血至少有300 ml,才能出现黑便。黑便来自上消化道出血的可能性有4倍,常提示出血位于右半结肠近端。便血是经过直肠排出鲜红或者红褐色的血液。便血来自下消化道出血的可能性有6倍。例外的是上消化道快速出血。便血在上消化道出血的患者中占10%。

上消化道出血最常见的3种原因是消化性溃疡、胃炎和静脉曲张(表30-1)。下消化道出血可能归因于很多原因,但是最常见的是憩室炎(表30-2)。少见的原因包括伪膜性肠炎、感染性腹泻、主动脉肠瘘、放射性结肠炎、肠系膜缺血,以及Meckel憩室。

表 30-1　上消化道出血病因

病因	百分比
消化性溃疡(十二指肠溃疡 2/3)	40%
糜烂性胃炎	25%
静脉曲张(食管和胃部)	20%
贲门黏膜撕裂	5%
其他(鼻出血,主动脉肠瘘,肿瘤,食入腐蚀物)	10%

表 30 - 2　下消化道出血病因

病因	百分比
憩室炎	60%
炎性肠病	13%
痔疮,肛裂	11%
肿瘤形成	9%
凝血障碍	4%
动静脉畸形	3%

临床表现

▶ 病史

在大部分病例中,患者会主诉呕血、呕吐咖啡样物、便血或者黑便。应询问这些症状的持续时间和频率。对于呕血的患者,重要的是明确呕血是一开始就有,还是呕吐数次后才出现的。后者提示贲门黏膜撕裂。合并肝硬化的病史(慢性酗酒、肝炎、静脉注射毒品)提示静脉曲张。这些患者还有凝血障碍,难以控制出血。当出血速度减低,有慢性出血时,患者可能没有注意到出血,但是有贫血引起的头晕、乏力、胸痛,或者气短的症状。消化性溃疡患者可能主诉和进食有关的上腹部疼痛。增加消化性溃疡的因素包括:使用非甾体抗炎药、阿司匹林和吸烟。老年患者有急性出血时,可能首先表现为晕厥或者接近晕厥。

▶ 体格检查

应该立刻测量基本生命体征。当出现异常时,在询问完整病史之前,常常应开始治疗。心动过速和低血压提示低血容量性休克,需要立刻复苏治疗。冰凉、苍白、湿冷的皮肤提示贫血或者休克的可能。应该详细检查腹部,注意压痛位置或者腹膜炎体征。应该做直肠检查和大便潜血。它们可能是或不是下消化道出血的原因。检查还应该包括寻找肝硬化的证据,包括:腹腔积液、蜘蛛痣、黄疸,或者肝掌。

诊断方法

▶ 实验室检查

应该完善全血细胞计数、电解质、肾功能,以及凝血功能检查。重要的是记住血红蛋白正常并不能除外急性大出血。代偿性血液稀释可能在2~3小时都不会出现。需要立刻联系血库进行血型鉴定和抗体筛选。对于基本生命体征不稳定或者有显著大出血的患者,应该准备血制品。上消化道出血可能引起血尿素氮升高,因为血红蛋白被消化和吸收。

▶ 影像学检查

疑似穿孔或者误吸的患者要完善立位胸片检查。膈下游离气体对于诊断穿孔有意义,需要急诊外科处理。常规的影像学检查对于消化道出血临床意义不大。

▶ 心电图

对于有冠心病危险因素的患者,已知有心脏病的患者,或者症状考虑与冠脉缺血有关的患者,要完善心电图检查。出血引起输送氧气能力下降,可能引起无症状心肌缺血。

操作步骤

• 当怀疑上消化道出血时,应该进行鼻胃管抽吸。抽出物为明显的血液或者"咖啡样物"时,提示上消化道出血。需要用200~300 ml生理盐水进行洗胃直到抽出物变清。注意当出血在幽门远端时,可能有假阴性结果,鼻腔损伤时可能有假阳性结果。鼻胃管抽吸对患者来说是非常不适以及会引起焦虑的操作,建议局部使用麻醉药。尽管在消化道出血的患者中,鼻胃管抽吸是常规操作,却只在少数病例中提供有诊断意义的结果。

医疗决策

急诊室初步评估消化道出血时往往不能明确具体位置。呕吐物、大便或者鼻胃管吸出物检查可能有助于明确出血的大体位置,以及指导进一步诊断和治疗的策略(图 30 - 1)。

治疗

有活动性出血的患者应进行心电监护和吸氧。不稳定患者应行穿刺建立外周静脉通道。如果这些管路无法置入,应该使用大孔径(8F)管建立中心静脉通路,可以大量给予液体进行容量复苏。应该静脉注射1~2 L生理盐水。如果患者在给予液体负荷量后仍不稳定,应给予浓缩红细

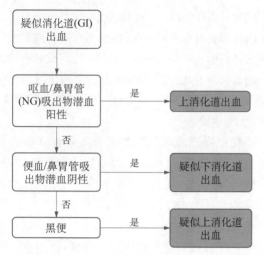

▲ 图 30 - 1　消化道出血诊断流程图。GI,胃肠道;NG,鼻胃管。

胞(RBC)。生命体征不稳定或者显著大量失血的患者,需要准备 O 型未做交叉配血的血液。如怀疑有凝血功能障碍,还要申请新鲜冰冻血浆。

对于上消化道出血的患者,常常应用 H_2 受体拮抗剂,尽管没有证据表明其在急性失血的情况中有用。质子泵抑制剂降低了再出血率。推荐静脉负荷给药,予泮托拉唑 80 mg,之后每小时 5 mg。奥曲肽有效地降低了出血率、再出血率及降低门静脉高压,减少死亡率。在静脉曲张出血中,奥曲肽特别有效,但也可以减少非静脉曲张引起的出血。静脉负荷剂量给予 50 μg,之后予每小时 50 μg 静滴。对于鼻胃管吸出鲜血或者血便考虑源于上消化道出血的患者,应行急诊胃镜。有肝病的患者也会从早期胃镜中获益。对于无法控制的出血,穿孔或者肝病伴有门静脉高压的患者,可能需要外科治疗。

当怀疑下消化道出血时,对于不稳定的患者,要早点寻找消化科专家和外科专家会诊。诊断和治疗的选择包括血管造影、锝标记的红细胞扫描、结肠镜,或者外科手术部分切除结肠。血管造影有助于定位出血部位和进行动脉栓塞治疗,而锝标记的红细胞扫描只能明确出血位置。在急诊病例中,结肠镜检查由于肠道准备不佳,造成 40% 的漏诊率。结肠镜检查确定出血位置后,可能需要干预止血,但是有 20% 的患者无须处理。当出现下消化道大出血或者其他治疗失败时,需要进行外科干预。

处置

▶ 住院

(1)上消化道出血:大部分的上消化道出血患者需要住院治疗。当患者基本生命体征不稳定,年龄>75 岁,持续出血经鼻胃管洗胃而抽吸物不能变清,出现凝血障碍和严重贫血(血细胞比容<20%),有门静脉高压的表现,或者有不稳定的合并症时,需要考虑收入 ICU 治疗。

(2)下消化道出血:大部分下消化道出血的患者需要住院。不稳定的患者适宜收入 ICU。老年患者有合并症时死亡率升高,因此应该考虑收入 ICU 治疗。

▶ 出院

(1)上消化道出血:患者如果符合以下所有条件,可以考虑出院并密切随访,条件包括:年龄<65 岁,无凝血障碍,没有明显的肝病,生命体征正常,经鼻胃管洗胃吸出物阴性,无黑便,以及血色素>10 g/dl。近期临床评分系统(Glasgow-Blatchford 评分)可能有助于预测没有进行内镜检查的患者中哪些可以安全地从急诊离院。

(2)下消化道出血:年轻稳定的患者伴血色素正常者,没有活动性出血,出血原因可能是痔疮或肛裂,没有门静脉高压,没有凝血功能障碍,或者没有其他明显的合并症者,可以考虑出院并密切随访。

▼ 推荐阅读

[1] Lo BM. Lower gastrointestinal bleeding. In: Tintinalli JE, Stapczynski JS, Ma OJ, Cline DM, Cydulka RK, Meckler GD. *Tintinalli's Emergency Medicine: A Comprehensive Study Guide*. 7th ed. New York: McGraw-Hill, 2011, pp. 545-548.

[2] Overton DT. Upper gastrointestinal bleeding. In: Tintinalli JE, Stapczynski JS, Ma OJ, Cline DM, Cydulka RK, Meckler GD. *Tintinalli's Emergency Medicine: A Comprehensive Study Guide*. 7th ed. New York: McGraw-Hill, 2011, pp. 543-545.

[3] Stanley AJ, Ashley D, Dalton HR, et al. Outpatient management of patients with low-risk upper-gastrointestinal haemorrhage: multicentre validation and prospective evaluation. *Lancet*. 2009;373:42.

肠梗阻
Intestinal Obstruction

Conor D. Schaye，MD
Colleen N. Hickey，MD

要点

- 肠梗阻表现有急性腹痛、腹胀和呕吐。
- 腹部平片可以发现梗阻,但是 CT 检查更敏感。
- 肠梗阻的治疗包括静脉补液、鼻胃管吸引、给予止

吐药、镇痛治疗,以及在一些病例中可使用抗生素。
- 绞窄是肠梗阻的并发症,可以导致肠缺血、腹膜炎和脓肿。

引言

肠梗阻指的是肠内容物不能通过肠管。机械性梗阻是指肠管内容物物理性阻塞。这既会出现在小肠(80%),也会出现在大肠(20%)。机械性肠梗阻最常见的原因是既往手术造成的粘连(50%)、肿瘤所致(20%)、疝(10%)、炎性肠病(5%)和肠扭转(3%)。

肠梗阻可以是部分梗阻也可以是全部梗阻。部分梗阻常常不需要手术治疗。完全性梗阻发病风险更高,可以导致绞窄。由于肠内容物不能向前移动,分泌增加导致过度扩张,这会引起肠壁水肿和淋巴及静脉流出减少。这就是绞窄,可以进展到肠缺血、坏死、穿孔和腹膜炎。高达40%的小肠梗阻的患者出现绞窄,最常见的原因是肠扭转、粘连和疝。当肠段近端和远端都出现机械性梗阻时,就出现了闭环梗阻。这样造成绞窄的风险非常高,因为肠内容物卡在了中间,不能前进也不能后退。

小肠梗阻占因急性腹痛收入院患者的15%。美国每年大约有300 000台肠梗阻手术。死亡率大体上是5%,而绞窄性肠梗阻的死亡率达30%。

与机械性肠梗阻相比,当肠内容物由于肠道动力减弱而不能通过肠管时,就出现了功能性肠梗阻(例如,麻痹性肠梗阻)。功能性肠梗阻常常立刻在术后出现,但是也可以见于炎性疾病、电解质紊乱,以及一些特殊药物(也就是麻醉药)。除非特殊注明,本专题余下部分是指机械性肠梗阻。

临床表现

▶ 病史

最常见的主诉是间断性腹部绞痛。如果梗阻在近端,患者可能还有恶心和呕吐。很多远端梗阻可以导致呕吐延迟。尽管顽固性便秘(无排气和排便)可能提示梗阻,有排气和排便也不能用来排除梗阻可能,因为在肠梗阻甚至是完全梗阻的早期可以有排气和排便。询问患者既往史的问题应该包括之前的手术史,是否有过疝气,既往有无梗阻,因为既往有小肠梗阻的患者复发率高达50%。

▶ 体格检查

基本生命体征可能正常或者不正常。发热、心动过速以及低血压是不好的体征,可能提示腹膜炎或者脓肿。患者常常表现出不适。体格检查发现腹胀、弥漫性压痛、叩诊呈鼓音以及肠鸣音活跃值得注意。如果出现了绞窄,体格检查可能会发现腹膜炎。患者查体时应该寻找既往手术的证据(例如,手术瘢痕)以及疝气。

诊断方法

▶ 实验室检查

电解质紊乱,例如,呕吐可以引起低钾血症和酸碱平衡紊乱。第三间隙积液丢失和呕吐引起的脱水可能造成血尿素氮或肌酐的升高。肠缺血能引起代谢性酸中毒伴乳酸升高。全血细胞计数可见白细胞升高,可能提示缺血或者腹膜炎。应该考虑完善肝功能、淀粉酶、脂肪酶和尿常规检查,以评估引起症状的其他可能病因。

▶ 影像学检查

X线片对于诊断肠梗阻的敏感性是50%～66%。"梗阻系列"X线片包括3种体位的拍片:立位胸部平片、卧位腹部平片和立位腹部平片。可能还包括侧卧位腹部平片。立位胸部平片一般用于评估有无穿孔的征象(膈下游离气体)。立位腹部平片显示有肠管扩张(>3 cm)、气液平面(肠内容物分层),以及直肠无气体(图31-1A)。"串珠样"征象是一连串的小气囊,它表示肠腔内有大量液体,伴少量气体存于肠道环状瓣之间。在麻痹性肠梗阻中,X线片可能显示有无气液平面的肠管扩张。

腹部CT扫描比X线片敏感很多(92%～100%敏感性)(图31-1B)。CT的优点是还可以明确梗阻的位置、肠壁缺血,以及发现肠缺血的征象。CT检查还可以显示肠梗阻的病因(例如疝气、肿瘤)。如果不能明确病因,可能会发现粘连。在发热、局限性腹痛或者生命体征不正常的患者中,应该首选CT检查,因为其敏感性高,可以做出及时的诊断。

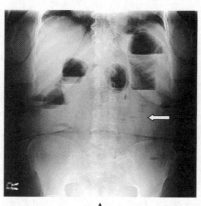
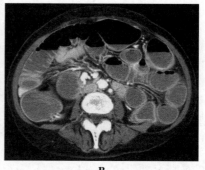

A　　　　　　　　　　B

▲ 图31-1　A.小肠梗阻立位腹部平片。注意多发的气液平面和"串珠样"征(箭头处)。B.腹部CT检查提示肠梗阻。

操作步骤

大部分肠梗阻的患者应用胃肠减压是很有效的。给患者放置鼻胃管是很不舒服的,需要进行如下措施来减轻疼痛和减少焦虑:

· 让患者坐直、低头,头部与身体呈90°。让患者分别用两侧的鼻孔通气,明确哪个鼻孔充血少。向鼻腔内注射利多卡因或者选择苯佐卡因喷入鼻腔和口腔。

· 将胃管直接插入,直到胃管头部触到后咽,然后停止。给患者一杯插有吸管的水。告知患者当其饮水时,医师会插入胃管。

· 当患者吞咽时插入胃管。胃管插入30～40 cm。置管后引起咳嗽提示置管误入肺部。

· 向胃管内注射60 ml气体,同时在胃部听诊有无气过水声,用来检查置管位置。吸出胃内容物也提示胃管置入位置正确。应该完善腹部平片确定位置正确。

· 用胶带将胃管固定在鼻侧,进行低间歇吸引(low intermittent suction, LIS)。

医疗决策

肠梗阻的诊断基于采集患者的病史,进行体格检查以及影像学检查的解读(图31-2)。任何有过外科手术史的患者都要考虑肠梗阻的可能,因为粘连是主要原因。如果有排气和排便或者没有呕吐,不能除外梗阻的可能,因为之后病情可能有变化。

如果临床高度怀疑肠梗阻,考虑应用CT检查替代X线片。如果患者病情表现很重,应该开始复苏治疗以及立刻寻找外科会诊,即使影像学检查还未完成。

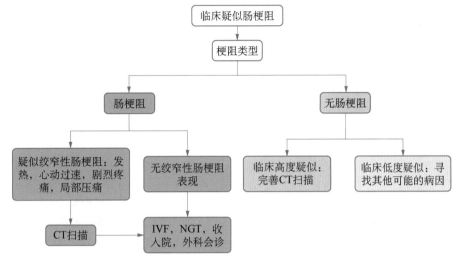

▲ 图 31 - 2　肠梗阻诊断流程图。CT,计算机断层扫描;IVF,静脉补液;NGT,鼻胃管。

治疗

立即建立静脉通道,开始补液治疗。开始时给予静脉注射 1～2 L 生理盐水是合适的,但是一些患者需要更积极的液体复苏来补充第三间隙容量的丢失。应该给予止吐药(昂丹司琼 4 mg 静脉注射,羟哌氯丙嗪 10 mg 静脉注射,异丙嗪 25 mg 静脉注射)。考虑给予麻醉药镇痛治疗(吗啡 4 mg 静脉注射,二氢吗啡酮 0.5 mg 静脉注射),需要时可重复给药。一旦确诊肠梗阻,应该放置胃管,进行低间歇吸引(LIS)。这使得肠管内形成负压,缓解症状,有可能避免手术。出现发热、腹膜炎,或者有绞窄的征象时,应该使用覆盖革兰阴性菌和厌氧菌的广谱抗生素(例如,哌拉西林-他唑巴坦,环丙沙星联

合甲硝唑)。当患者需要外科干预时,需完善外科会诊。对于麻痹性肠梗阻的患者,治疗包括停用麻醉药以及给予胃肠动力药(例如,甲氧氯普胺)。

处置

▶ **住院**

无论是外科手术治疗还是内科治疗加上外科会诊,所有肠梗阻的患者都要收入院。大部分患者可收入普通病房。当患者出现生命征不稳定(心动过速、低血压)或者脓毒血症时,要收入 ICU。在腹膜炎、穿孔或者绞窄的患者中,需要紧急进行手术。

▶ **出院**

无。

推荐阅读

[1] Diaz JJ Jr, Bokhari F, Mowery NT. Guidelines for management of small bowel obstruction. *J Trauma*. 2008 Jun; 64 (6): 1651 - 1664.

[2] Markogiannakis H, Messaris E, Dardamanis D. Acute mechanical bowel obstruction: clinical presentation, etiology, management and outcome. *World J Gastroenterol*. 2007 Jan 21;13(3): 432 - 437.

[3] Miller G, Boman J, Shrier I, Gordan PH. Etiology of small bowel obstruction. *Am J Surg*. 2000 Jul; 180(1): 33 - 36.

[4] Vicario SJ, Price TG. Bowel obstruction and volvulus. In: Tintinalli JE, Stapczynski JS, Ma OJ, Cline DM, Cydulka RK, Meckler GD. *Tintinalli's Emergency Medicine: A Comprehensive Study Guide*. 7th ed. New York: McGraw-Hill, 2011, pp. 581 - 583.

肠系膜缺血
Mesenteric Ischemia

Ross A. Heller，MD
Carl M. Kraemer，MD

要点

- 肠系膜缺血的典型表现是急性腹痛和体格检查"不匹配"。
- 大部分肠系膜缺血的患者有因房颤引起的栓塞。
- 尽管医疗在进步，肠系膜缺血的发病率和死亡率还是非常高，存活率取决于早期发现和治疗。
- 疑似肠系膜缺血时要尽早请外科会诊。

引言

急性肠系膜缺血是一种综合征，特点是肠系膜供血不足，造成组织血氧不足。久而久之，血氧不足导致组织坏死、肠道完整性被破坏。

肠系膜缺血发病率据报道占住院患者的0.1%，由于人口的平均寿命延长，这个数字还在增长。死亡率>60%。延误诊断很常见，但是据报道早期的干预治疗增加了生存率，因此在老年患者有腹痛时，一定要常常对此进行鉴别诊断。

肠系膜缺血有4个常见病因，每种有不同的危险因素和不同的表现。肠系膜缺血最常见的原因是动脉栓塞（50%），通常是由房颤引起。动脉粥样硬化的患者，肠系膜动脉狭窄处动脉血栓形成占急性病例的20%。这些患者常常有其他形式的动脉粥样硬化，如冠心病。肠系膜静脉血栓可能和外周深静脉血栓同时存在，占患者的5%～10%。非闭塞性肠系膜缺血在患者中可高达20%～25%。它是由于低灌注引起的，特别是见于休克。常见于住院患者，病情很难诊断。

受累的肠系膜血管会有相对应的症状和供应区域的损伤。肠系膜上动脉（superior mesenteric artery，SMA）是最常受累的部位，因为这支动脉从主动脉分出的角度很陡峭。肠系膜的血液大约有80%供应肠黏膜，因此肠黏膜对缺血非常敏感。

临床表现

▶ 既往史

疾病的症状非特异，和很多疾病类似。常见症状有腹痛、恶心、呕吐以及腹泻。任何年龄>50岁的患者，伴有危险因素（如房颤），有急性腹痛的表现，并长于2小时时，要考虑急性肠系膜缺血的可能。和查体不成比例的疼痛要怀疑肠系膜缺血的可能。后期的发现包括腹膜炎（如活动加重腹痛）、发热、乏力以及神志改变。

慢性肠系膜缺血的患者可能有"腹绞痛"或进食后疼痛。这源于肠系膜动脉狭窄常常伴有慢性动脉粥样硬化。进食时，对血流需求增加，引起肠道相对缺血，直到血流需求减低。这种患者接着会有血管狭窄处的栓塞，表现为常见的急性发作。

▶ 体格检查

早期的体检可能没有明显的或者特异的发现。患者体检正常但是主诉剧烈腹痛时（特别是触诊无疼痛），应该考虑肠系膜缺血的可能。如果这个阶段没有确诊，缺血进展会导致坏死和穿孔。

体格检查之后会发现腹胀和腹膜炎。大便潜血阳性只见于 25% 的病例。

诊断方法

▶ 实验室检查

实验室检查常常非特异,因而对确诊或者排除诊断没有很大的帮助。白细胞计数常常很高,但并不特异。乳酸检查的意义没有统一定论。如果肠梗死,其敏感性可达 100%;然而,其早期可能是正常的。如果乳酸升高,预示发病率和死亡率升高,应该进行积极的检查寻找缺血。应该完善心电图检查来明确房颤的诊断。

▶ 影像学检查

腹部平片典型的发现是"拇指征",提示有肠壁增厚和水肿。然而,这在疾病中到晚期才会出现,并且只出现于约 40% 的患者中。非特异的发现,如肠梗阻,见于高达 60% 的患者。肠积气、门静脉气体以及游离气体是晚期发现(图 32 - 1A)。

计算机断层扫描(CT)血管造影非常敏感,常常显示有肠水肿、无动脉血流,或者静脉栓塞伴缺血。CT 已经成为怀疑急性肠系膜缺血的选择性检查(图 32 - 1 B)。

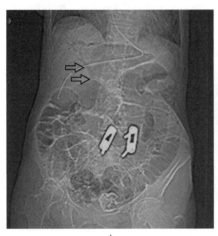
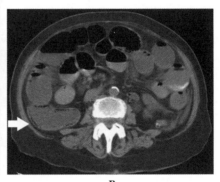

▲ 图 32 - 1　A.门静脉气体,是肠系膜缺血晚期的发现(箭头处)。B.肠积气见于 CT 中的肠襻中(箭头处)。

医疗决策

任何属于"危险"人群的患者,出现中到重度腹痛时,都要考虑肠系膜缺血的可能(图 32 - 2)。应该尽快完善乳酸和大便潜血的检测。尽早请外科会诊。如果疑似诊断,需要进行 CT 血管造影。

治疗

在急诊室中,应该积极补液纠正低血压和低血容量。中心静脉置管和监测是必要的。怀疑穿孔的患者要使用广谱抗生素。

对于栓塞或者血栓形成造成的肠系膜缺血,主要是外科手术治疗。早期的外科会诊被证明,可以改善甚至是最终没有手术患者的预后。非完全闭塞性疾病或者静脉栓塞引起的肠缺血,不一

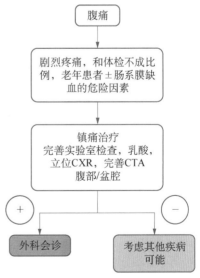

▲ 图 32 - 2　肠系膜缺血诊断流程图。CTA,血管成像;CXR,胸片。

定要手术治疗,但可能需要手术切除坏死的肠。有几种非手术处置的方法,包括血管造影。肠系膜上动脉输入罂粟碱使血管扩张,据报道可以增加存活率。静脉血栓形成用抗凝药治疗。

处置

所有肠系膜缺血的患者需要紧急外科会诊和收入院。

推荐阅读

[1] Deehan DJ, Heys SD, Brittenden J. Mesenteric ischemia: prognostic factors and influence of delay upon outcome. *J R Coll Surg Edinb*. 1995;40: 112－115.

[2] Edwards MS, Cherr GS, Craven TE. Acute occlusive mesenteric ischemia: surgical management and outcomes. *Ann Vasc Surg*. 2003;17: 72－79.

[3] O'Brien MC. Acute abdominal pain. In: Tintinalli JE, Stapczynski JS, Ma OJ, Cline DM, Cydulka RK, Meckler GD. *Tintinalli's Emergency Medicine: A Comprehensive Study Guide*. 7th ed. New York: McGraw-Hill, 2011, pp. 519－527.

[4] Oldenburg WA, Lau LL, Rodenberg TJ. Acute mesenteric ischemia. *Arch Intern Med*. 2004;164: 1054.

[5] Ruotolo RA, Evans SR. Mesenteric ischemia in the elderly. *Clin Geriatr Med*. 1999;15: 527－557.

VI

感染性急症

Infectious Disease Emergencies

33 发热
Fever

Krista A. Grandey, DO

要点

- 发热是一种症状，不是疾病。
- 发热不能和中暑混淆。体温高于 41 ℃（105.8 ℉）常常是中暑，而不是发热。
- 评估发热时要深思，避免把严重的细菌性感染误诊

为"仅仅是其他的病毒感染"。
- 对可能有中到重度的感染患者，可早期经验性给予抗生素治疗。在急诊室中，对于有严重的局部细菌感染的患者要直接给予抗生素。

引言

人类的体温控制在 36～37.8 ℃（96.8～100.4 ℉）。发热定义为婴儿的核心体温＞38 ℃（100.4 ℉），成人的核心体温＞38.3 ℃（100.9 ℉）。这是人类体温中枢下丘脑对感染反应的结果。在下丘脑中，内源性（细胞因子）和外源性（细菌和病毒）致热原触发产生前列腺素 E_2（PGE_2）。而 PGE_2 引起了下丘脑中体温调定点的升高。然后身体通过产生和保存热量来达到下丘脑新设定的调定点，因而使得体温升高。只要致热原和 PGE_2 一直升高，机体就会一直发热。而环氧酶抑制剂通过阻断 PGE_2 的生成，使体温下降。

在急诊中发热是最常见的主诉。急诊室内，因发热就诊的人数占成人总就诊人数的 5%，占老年就诊人数的 15%，占儿科就诊人数的 40%。对发热最重要的认识是它只是一种症状，不是疾病，它代表着有潜在的疾病以及需要被评估和治疗。最常见感染的位置多种多样，这取决于患者的年龄和免疫系统的状态。在老年患者和免疫功能低下的患者中，最常见的是呼吸道感染、泌尿生殖道感染和皮肤细菌性感染。在年轻些的患者

中，发热的原因常常是自限性的和良性的（例如，上呼吸道感染），但局部严重的感染（例如腹膜炎）需要给予抗生素治疗，还需要完善诊断流程和收入院治疗。

临床表现

▶ 病史

发热的鉴别诊断非常广泛，但是在 85% 的病例中，根据详细的病史和体检可以明确发热病因。重要的病史信息包括发病时间、发热程度、持续时间、热型、伴随症状、过去 1 年中旅游史、慢性病、最近治疗药物的调整、近期住院史、化疗史、放疗史，或者置入血管通路或人工心脏瓣膜史。在采集病史以及制订医疗决策时，必须考虑患者的年龄和一般健康状况。

▶ 体格检查

应该注意发热测量的部位，因为直肠测温更准确，常常比口腔测温高出 1 ℃。婴儿、儿童和成人伴有呼吸急促、心动过速，或者神志改变（altered mental status，AMS）时，应该选择直肠测温。心率（HR）和呼吸频率（RR）在发热时会增加。体温每升高 1 ℃，HR 大概升高 10 次/分，RR

可能增加 2～4 次/分。而老年患者和免疫力低下的患者发生严重感染时,可能没有发热反应。

在大部分患者中,根据患者症状进行检查(表 33-1)。当患者有明显的神志改变、呼吸窘迫,以及血流动力学不稳定的情况时,需要快速评估和稳定生命体征。一旦患者稳定,需评估有无危及生命的感染病因(例如,中毒性休克、脓毒性休克、腹膜炎、脑膜炎)。

表 33-1	发热的体格检查
一般情况	恶病质或者其他慢性病的体征
神经	进行简单的精神状态的检查。在老年患者中,神志改变可能是潜在感染的唯一体征
耳鼻喉	检查鼓膜和咽部,寻找有无中耳炎或者渗出性咽炎的证据。检查颈部有无肿大的甲状腺、肿大的淋巴结,以及脑膜炎刺激征
胸部	肺部听诊有无肺炎征象(如湿啰音或者干啰音),新出现的心脏杂音提示心内膜炎,或者心包摩擦
腹部	触诊有无局部或者全腹部腹膜炎体征。检查有无肋脊角压痛。男性腹痛者检查泌尿生殖道,女性腹痛者检查盆腔
皮肤	去除患者衣物,检查有无皮疹(脑膜炎球菌血症皮肤有瘀点)或者局部感染(关节炎症、蜂窝织炎、感染性溃疡,或者脓肿)

诊断方法

▶ 实验室检查

对于儿童和老年患者,最需要检查尿常规。它对于诊断泌尿系感染非常准确。在大部分病例中,应该完善全血细胞计数(CBC),明确有无白细胞(WBC)升高,但是这个检查缺乏特异性和敏感性。严重感染的患者其 WBC 计数可能是正常的,而无感染者,其 WBC 计数可能假性升高。CBC 中最重要的部分是中性粒细胞计数,因为它可以反映机体对感染应答的情况,或明确患者是否存在中性粒细胞减少症以及感染后白细胞不能反应性升高的情况(例如,免疫功能受损的化疗患者)。所有发热患者应该在急诊室内完善革兰染色、血常规、尿常规,以及伤口处培养检查。尽管在急诊完善上述检查对于患者的处理没有帮助,但会在将来选择抗生素时起指导性的作用。

▶ 影像学检查

对于疑似肺炎的患者完善胸片检查会有帮助,但是对于脱水的患者,或者有潜在肺部疾病或心血管疾病的患者的帮助尚不明确。对于腹痛患者,可完善腹部计算机断层扫描(CT),来评估有无阑尾炎、憩室炎、胆囊炎以及腹腔内脓肿。有局灶神经体征、癫痫、神志改变、人类免疫缺陷病毒(HIV)/获得性免疫缺陷综合征或者有颅内压升高征象的患者,要完善头颅 CT。疑似脑膜炎的患者不要因等待 CT 检查结果而延误了应用抗生素的时间。

操作步骤

- 对于有神志改变或者有脑膜刺激征的患者,应该进行腰穿检查,来评估脑脊液有无感染征象(见第 5 个专题)。

医疗决策

发热的鉴别诊断非常广泛,病因可能是感染性的,也可能是非感染性的,但大部分原因是感染性的(表 33-2)。非感染性疾病包括肺栓塞、颅

表 33-2	感染病因所致发热的鉴别诊断
神经	脑膜炎,海绵窦血栓形成,脑炎或脑脓肿
呼吸道/耳鼻喉	会厌炎,咽后壁脓肿,肺炎,扁桃体周围脓肿,中耳炎,咽炎,鼻窦炎或上呼吸道感染
心血管	心内膜炎,心肌炎或心包炎
胃肠道	腹膜炎,胆管炎,阑尾炎,胆囊炎,憩室炎,腹腔内脓肿,结肠炎或肠炎
泌尿生殖道	特发性阴囊坏疽,泌尿系感染(膀胱炎、肾盂肾炎),输卵管-卵巢脓肿,盆腔炎性疾病,附睾炎,睾丸炎或前列腺炎
皮肤和软组织	坏死性筋膜炎,蜂窝织炎或脓肿
血源性	败血症,菌血症,人类免疫缺陷病毒,疟疾

内出血、脑血管意外、神经阻滞剂恶性综合征/血清素综合征、恶性高热、甲状腺危象、输液反应、恶性肿瘤、自身免疫性疾病或者药物热。

根据病史和体检制订检查和治疗方案。如果患者生命体征稳定，没有明确感染的因素，可以给予退热药，视情况给予抗生素。对于血流动力学不稳定的患者，应该给予静脉液体复苏、监护、气道支持，以及退热药（见第 34 个专题）。急诊室中生命体征不稳定的患者有明确的感染因素，但是未明确感染源时，应该立刻经验性给予广谱抗生素治疗（图 33-1）。

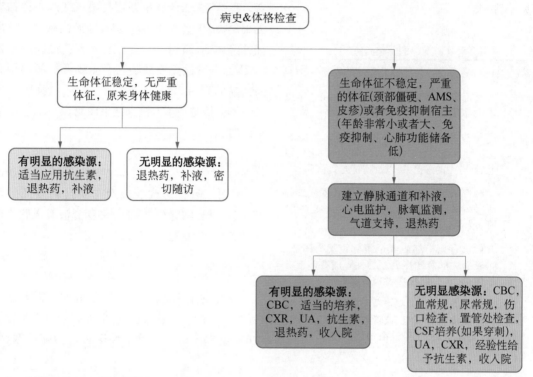

▲ 图 33-1　发热诊断流程图。AMS，神志改变；CBC，全血细胞计数；CSF，脑脊液；CXR，胸片；UA，尿常规。

治疗

应用退热药（例如对乙酰氨基酚或者布洛芬）会降低患者代谢需求，使患者感觉更舒适。生命体征稳定的患者可给予补液和适当的抗生素治疗。患者出现休克的体征（例如神志改变、低血压、心动过速）时，需要进行监护，积极液体复苏治疗。患者出现呼吸受损的体征或者气道梗阻时，需要气管插管。在病情严重或者免疫力低下的患者中，要早期使用抗生素治疗。如果没有发现感染源，则给予广谱抗生素覆盖需氧菌（革兰染色阳性和阴性）以及厌氧菌。抗生素的选择基于引起发热最可能的原因，以及要考虑患者情况（如中性粒细胞减少）。在肾功能不全或者病情特殊（例如，细菌性脑膜炎）的患者中，要调整抗生素剂量。

处置

▶ 住院

生命体征不稳定者、免疫功能低下者（例如，HIV、老年人、新生儿）、有局部感染者（例如，脑膜炎），或者有严重合并症者（例如，肺炎），以及充血性心力衰竭者,应该收入院进行进一步治疗。没有明显感染源的患者,如果表现很严重,也应该考虑收入院。

▶ **出院**

年轻健康的、无合并症或严重局部感染的患者,通常可以出院并密切随访。

推荐阅读

[1] Bentley DW. Practice guideline for evaluation of fever and infection in long-term care facilities. *Clin Infect Dis*. 2000;31: 640 - 653.

[2] Darowski A, Najim Z, Weinberg JR. The febrile response to mild infections in elderly hospital residents. *Age Ageing*. 1991;20: 193 - 198.

[3] Fontanarosa PB, Kaeberlein FJ, Gerson LW, Thomson RB. Difficulty in predicting bacteremia in elderly emergency patients. *Ann Emerg Med*. 1992;21: 842 - 848.

脓毒症
Sepsis

Rakesh S. Engineer, MD

要点

- 明确脓毒症的诊断是重要的第一步。如果没有做到这点,就不能采取其他有效的措施。
- 乳酸的检测对于明确脓毒症严重程度、治疗的反应和预后有重要意义。

- 治疗的关键是早期给予合理的抗生素以及订立早期目标导向治疗。
- 对严重脓毒症的患者进行复苏治疗,应该在诊断评估的同时或者之前进行。

引言

脓毒症现在定义为"感染加上感染相关全身的表现"(表 34-1)。全身炎症反应综合征不再是严格标准。脓毒症综合征的三阶段为:无并发症的脓毒症,严重脓毒症和脓毒性休克。当组织灌注不足或者器官功能不全时,脓毒症发展为严重脓毒症(表 34-2)。脓毒性休克定义为给予 2 次 $20\sim30$ ml/kg 的液体静脉推注后,收缩压(SBP) <90 mmHg 或比平时基础血压降低了 40 mmHg。

每年有 751 000 例的患者发生脓毒症,每年因脓毒症死亡的人数超过了因艾滋病和乳腺癌死亡的人数,死亡率接近心肌梗死的患者。最常见的感染源来自肺部、腹部和泌尿道,事实上,感染源可以来自身体的任何部位。近 20% 的病例病因不明。发生脓毒症的危险因素包括年龄过大或者过小、免疫抑制(化疗、器官移植、使用激素、HIV 等)、严重的合并症、暴露于多重耐药的病原体、血管置管以及其他置入设备、静脉(IV)使用毒品、创伤,以及烧伤。

临床表现

▶ 病史

所有患者出现感染症状时应考虑潜在脓毒症可能。那些年龄极大/极小的患者,或者免疫功能低下的患者可能无发热。其他患者可能在测量生命体征分诊前就退热了。发现这样的患者时,临床要高度怀疑脓毒症。此外,患者生理贮备功能减少时,会有临床症状快速恶化的风险。

病史应该问出感染的原因。直接的主诉包括咳嗽、脓性痰、头痛伴颈部僵硬、排尿困难,或者皮疹。间接的表现,包括精神状态的波动,提示有谵妄;寒战提示流感、肺炎,以及胆源性脓毒症;给予患者全胃肠外营养,之后很快出现发热的情况,提示中心静脉通路感染。

▶ 体格检查

和所有潜在生命体征不稳定的患者一样,到诊时应该评估气道、呼吸和循环状况(ABCs)。然后测量基本生命体征,记住没有发热不可以除外感染性疾病。心动过速可能是发热的反应,也可能是生理调节心排血量的结果。呼吸急促可能

表 34-1 脓毒症诊断标准

感染,结果已证明或者怀疑的感染,同时伴有以下一些征象:

一般参数

发热(体温>38.3 ℃)

低体温(体温<36 ℃)

心率>90 次/分

呼吸困难

神志改变(谵妄)

明显水肿或者液体过负荷(超过 24 小时>20 ml/kg)

无糖尿病出现高血糖(>140 mg/dl)

炎性参数

白细胞升高(WBC 计数>$12×10^9$/L)

白细胞减低(WBC 计数<$4×10^9$/L)

白细胞计数正常伴不成熟白细胞>10%

血浆 C 反应蛋白升高,比正常值高 2 个 SD

血浆降钙素原升高,比正常值高 2 个 SD

血流动力学参数

血压低(SBP<90 mmHg;MAP<70 mmHg;或者成人 SBP 降低>40 mmHg,或者比同龄者低 2 个 SD)

器官功能障碍参数

低氧血症(PaO_2/FiO_2<300)

急性少尿[充分液体复苏后持续 2 小时以上尿量<0.5 ml/(kg·h)]

肌酐升高>0.5 mg/dl

凝血异常(INR>1.5 或者 APTT>60 秒)

肠梗阻(肠鸣音消失)

血小板减少(血小板计数<$100×10^9$/L)

高胆红素血症(总胆红素>4 mg/dl)

组织灌注参数

高乳酸血症(>4 mmol/L)

毛细血管再充盈减慢或者皮肤花斑

注:儿童脓毒症诊断标准包括有炎性症状和体征,加上感染伴有体温过高或者过低(直肠体温>38.5 ℃或者<35 ℃),心动过速(体温过低者可能缺如),以及以下至少一项器官功能的改变:神志改变、低氧血症、血清乳酸水平升高,或者洪脉。INR,国际标准化比值;MAP,平均动脉压;PTT,活化部分凝血酶原时间;SBP,收缩压;SD,标准差;WBC,白细胞计数。引自 Levy MM, Fink MP, Marshall JC, et al: 2001 SCCM/ESICM/ACCP/ATS/SIS International Sepsis Definitions Conference, *Crit Care Med* 2003;31: 1250-1256。

表 34-2 严重脓毒症的诊断标准

严重脓毒症是脓毒症伴有组织灌注不足,或器官功能不全,标准如下:

低血压

乳酸高于实验室检查正常上限

充分液体复苏后,持续 2 小时以上尿量<0.5 ml/(kg·h)

ALI,无肺炎伴 PaO_2/FiO_2<250

ALI,有肺炎伴 PaO_2/FiO_2<200

肌酐>2.0 mg/dl

胆红素>2.0 mg/dl

血小板计数<$100×10^9$/L

凝血异常(INR>1.5)

注:ALI,急性肺损伤;INR,国际标准化比值。引自 Levy MM, Fink MP, Marshall JC, et al: 2001 SCCM/ESICM/ACCP/ATS/SIS International Sepsis Definitions Conference, *Intensive Care Med* 2003; 29: 530-538. ACCP/SCCM Consensus Conference Committee: American College of Chest Physicians/Society of Critical Care Medicine Consensus Conference: definitions for sepsis and organ failure and guidelines for the use of innovative therapies in sepsis, *Crit Care Med* 1992;20: 864-874。

是组织缺氧,也可能是代谢性(乳酸)酸中毒呼吸代偿的结果。"正常的"血压不能用作病情稳定的证据。脓毒性休克定义为给予 2 次 20~30 ml/kg 的液体静脉推注后,收缩压<90 mmHg 或比平时基础血压降低了 40 mmHg。家庭成员以及电子病历记录有助于明确基础血压。

详细的体格检查包括一般状况、头部和颈部、呼吸道、心血管、腹部、泌尿生殖道、皮肤及神经系统检查。要特别注意神志状况。谵妄的特点是不能集中注意力,意识有不同程度的改变,以及认知改变。这些症状在一段时间内会有波动。

诊断方法

辅助检查的目的是:①明确脓毒症的存在和病因。②评估脓毒症的严重性和对治疗的反应性。患者有局部的症状(发热、咳嗽、脓性痰)时,可能只需要针对性的检查(如胸片)。但关于上述观点的讨论尚不确定。

▶ **实验室检查**

诊断脓毒症和明确病因的经典检查包括:检测白细胞升高或者白细胞减低(全血细胞计数)、2

次血培养,以及尿常规检查。需要在应用抗生素之前抽血培养,至少有 1 次是从外周采血。每一条血管置管管路都要完善 1 次血培养。其他实验室检查,例如伤口分泌物培养、关节液培养、腹腔积液培养,以及临床怀疑脑膜炎时,要完善脑脊液培养。

因为严重脓毒症伴有器官衰竭,所以要寻找有无证据表明是否存在急性肾功能损伤、休克肝(胆红素升高)、凝血功能障碍(凝血酶原时间/国际标准化比值/部分凝血活酶时间延长),以及血小板减少症。PaO_2 与 FiO_2 比值可能有助于明确急性肺损伤和急性呼吸窘迫综合征的诊断。

脓毒症的患者应该进行危险分层。从测量乳酸水平开始,乳酸>4 mmol/L 对于诊断严重脓毒症有意义。尽管动脉和静脉的血样结果几乎相差无几,但对于乳酸的检测理想的是在床旁进行。因为在采血后至送到实验室的这段时间,血细胞经历了无氧代谢,引起假性升高。治疗后即刻或治疗后 6 小时需要复查乳酸。乳酸清除达到 10%或更多提示死亡率明显降低,而无变化可能预示死亡率达 60%。

▶ 影像学检查

大部分脓毒症患者感染明确或者病因不明时,需要完善胸片检查。根据临床表现决定做目标部位的影像学检查(例如,发热患者腹痛,其近期行结肠外科手术,完善腹部/盆腔的 CT 扫描来评估有无潜在的脓肿)。

操作步骤

- 在有指征时应该进行有目标的诊断性操作,例如怀疑脑膜炎时进行腰穿,或者怀疑关节化脓时进行关节穿刺。
- 当出现急性终末器官功能不全,乳酸 ≥4 mmol/L,或者休克时,应该监测有创的中心静脉通路,例如中心静脉置管,置入动脉导管以及尿管。

医疗决策

第一步是明确患有感染的风险。然后根据临床评估、乳酸水平、关于终末器官的实验室检查、

血压对液体复苏的反应来确定脓毒症的严重程度。无并发症的脓毒症应该进一步检查确定感染源,并且给予抗生素和补液治疗。

有严重脓毒症和脓毒症休克的患者应该尽早积极地进行液体复苏,包括尽早给予抗生素治疗和早期目标导向治疗(early goal-directed therapy, EGDT)。复苏治疗应该与诊断评估同时进行,而不是在诊断后给予(图 34 - 1)。

治疗

应该尽可能早地给予抗生素治疗,最好是在明确脓毒症休克内 1 小时内给药。应用抗生素前应该抽血培养,病情不明确时,不应该延误抽血培养。每延迟 1 小时,低血压患者的生存率就降低 7.5%。经验性选择抗生素应该针对可能的病原体。大体上可以根据明确的感染器官(例如,肺部)、获得感染的地点(例如,护理之家)以及可疑的院内感染(院内抗菌谱常常在院内网站可以获得)来制订方案。

患者有严重的脓毒症或脓毒症休克,伴乳酸 >4 mmol/L,或有经过补液仍不能纠正的低血压时,应该采取一系列治疗称为早期目标导向治疗(EGDT)。这些患者应该建立中心静脉通道和留置导尿管以便监测。必要时可放置动脉导管来准确地检测血压。

这个方法的目标包括逐步改善前负荷、后负荷和中心静脉血氧饱和度($ScvO_2$)。解决前负荷是通过液体复苏,半小时内静脉给予 1 000 ml 以上晶体液,必要时可以重复,直到中心静脉压达到 8~12 mmHg。一旦达到目标,给予血管加压药处理后负荷(去甲肾上腺素或多巴胺)升高平均动脉压至 ≥65 mmHg。

$ScvO_2$ 是测量血液回流至上腔静脉时的血氧饱和度。该数值低时,提示身体输送氧气不足,或组织需要耗氧量增大。治疗的目标是维持 $ScvO_2$ ≥70%。额外给氧(最大脉搏血氧饱和度),输血使血细胞比容达到 30%以提高氧气运输能力,使用多巴酚丁胺"鞭策"心脏,增加心肌收缩力来提高氧气运输,以上方法均可增加氧气输送(DO_2)。如果上述方法不成功,对患者进行镇静、麻醉插管

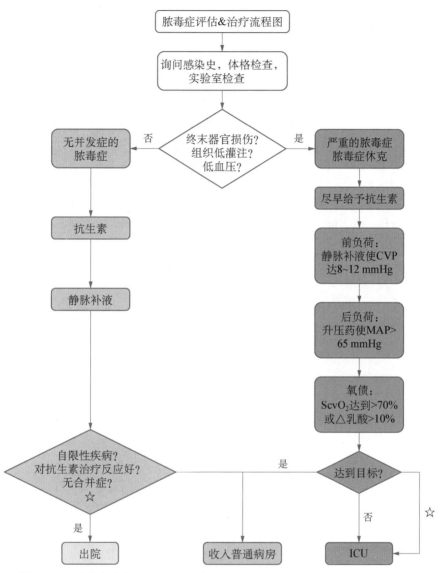

▲ 图 34-1　脓毒症诊断流程图。☆ 存在医师和制度的不同。

时,氧气利用能力(VO₂)会减低。有证据表明,使用同样的治疗流程,治疗后乳酸水平降低 10% 的效果等同于维持 ScvO₂≥70% 的效果。

脓毒症中应用激素的效果仍有争议。在成人患者使用血管活性药物升压效果不佳或者有激素依赖时,可以考虑使用氢化可的松治疗。

最后,感染源的处理包括在条件允许的情况下去除病灶(例如,拔除感染的中心静脉通路或引流脓肿)。

处置

▶ 住院

大部分脓毒症的患者需要住院。患者乳酸水平持续升高,低血压需要使用升压药,或者呼吸衰竭需要呼吸机支持时,应该收入 ICU。其他患者可根据病房护士和患者的配比以及特需病房的接收能力收入一般级别的病房。

▶ 出院

少数的脓毒症患者可以出院。例如:患者年

轻、健康并且没有组织低灌注或者终末器官功能不全的表现,其基本生命体征正常,感染呈自限性表现或者感染对抗生素治疗反应好。例如:患病毒性咽炎、链球菌咽喉炎以及肾盂肾炎的患者有可能出院。

推荐阅读

[1] Booker E. Sepsis, severe sepsis, and septic shock: Current evidence for Emergency Department management. *Emerg Med Pract*. 2011;13: 1 – 24.

[2] Dellinger RP, Levy MM, Carlet JM, et al. Surviving Sepsis Campaign: International guidelines for management of severe sepsis and septic shock. *Crit Care Med*. 2008;36: 296 – 327(published correction appears in *Crit Care Med*. 2008;36: 1394 – 1396).

[3] Jones AE, Shapiro NI, Trzeciak S, et al. Lactate clearance vs central venous oxygen saturation as goals of early sepsis therapy: A randomized clinical trial. *JAMA*. 2010;303: 739 – 746.

[4] Jui J. Septic shock. In: Tintinalli JE, Kelen GD, Stapczynski JS, eds. *Tintinalli's Emergency Medicine: A Comprehensive Study Guide*. 7th ed. New York: McGraw-Hill, 2011, pp. 1003 – 1014.

[5] Kumar A, Roberts D, Woods KE, et al. Duration of hypotension prior to initiation of effective antimicrobial therapy is the critical determinant of survival in human septic shock. *Crit Care Med*. 2006;34: 1589 – 1596.

[6] Rivers E, Nguyen B, Havstad S, et al. Early goal-directed therapy for the treatment of severe sepsis and septic shock. *N Engl J Med*. 2001;345: 1368 – 1377.

[7] Society of Critical Care Medicine. Surviving Sepsis Campaign. www. survivingsepsis. org.

脑膜炎和脑炎
Meningitis and Encephalitis

Elizabeth W. Kelly, MD

Michael T. Fitch, MD

要点

- 脑膜炎经典三联征包括发热、颈强直和神志改变。然而,细菌性脑膜炎患者中,三联征都有的患者占不到半数。
- 非常年轻、非常高龄的患者,或者免疫功能低下的患者,可能没有特异的体征和症状。
- 如果怀疑脑膜炎,在腰穿(LP)前等待 CT 扫描的过程中,不要延误给予经验性抗生素治疗。如果需要 CT 检查,应在 LP 前完善血培养的同时,应用激素和给予适当的抗生素治疗。
- 当患者有局灶性神经体征或者神志改变时,考虑诊断单纯疱疹病毒脑炎的可能,治疗方案除了经验性应用抗生素外,还需再加上静脉给予阿昔洛韦治疗。

引言

细菌性脑膜炎和病毒性脑炎是危及生命的中枢神经系统(CNS)感染性疾病。在疾病的早期,诊断很困难,评估重点在于明确哪些患者需要紧急的诊断性检查和治疗。

在 20 世纪初抗生素应用前,脑膜炎死亡率几乎是 100%。适当的治疗后其发病率和死亡率仍很高。脑膜炎可出现在任何年龄段的患者,那些年龄非常小或非常大的患者,或免疫功能低下的患者,患病危险增加。准确诊断、及时给予抗生素治疗,以及其他辅助治疗(例如,地塞米松),对于疑似细菌感染的患者治疗很重要。

脑膜炎是围绕在大脑和脊髓周围的隔膜发生炎症的过程。细菌性脑膜炎最常见的致病因素是包裹在荚膜内的病原体,也就是肺炎链球菌和脑膜炎奈瑟菌。单核细胞增生性李斯特菌多侵犯年龄大的患者(>50 岁)、婴儿(<3 个月)和免疫功能低下者或者妊娠妇女。这些病原体常常通过上呼吸道侵入宿主,感染黏膜和血液,最后通过血脑屏障,进入 CNS。CNS 感染也可以出现于创伤后、术后,或者毗邻区域,例如鼻窦炎或者中耳炎。

由于在儿童和成人中接种了流感嗜血杆菌疫苗、肺炎球菌疫苗、奈瑟菌脑膜炎球菌疫苗,使流行病学发生改变。儿童时期常规接种 b 型流感嗜血杆菌疫苗已经使得此种病原体引发的脑膜炎病例减少。成人接种肺炎球菌疫苗可能减少了肺炎球菌感染性疾病。在过去 25 年中,由于成功实施了儿童疫苗接种计划,现在确诊脑膜炎患者的中位数年龄由 15 个月变为 42 岁。

无菌性脑膜炎是由于其他原因引起的炎症反应,例如药物、风湿性疾病,或者非细菌性感染。大部分病例是由病毒(引起脑膜炎最常见的原因)或者结核分枝杆菌感染引起。病毒感染中,最常见的是肠病毒和埃可病毒,但是单纯疱疹病毒(HSV)也是重要的病原体。

脑炎是脑实质感染,引起中枢神经系统内炎症反应。病毒性病原体包括 HSV,其引起的脑炎是最有可能治愈的。急性发作时,很难区别病毒性脑炎和细菌性脑膜炎,因为患者的症状和体征在两者中很像。

临床表现

▶病史

脑膜炎经典的三联征包括发热、颈强直和神志改变,但是在细菌性脑膜炎患者中,同时出现上述三联征的患者人数低于患者总数的50%。患者可能还伴有癫痫发作。但临床很多症状不典型,例如头痛、恶心和呕吐、颈部疼痛,都造成诊断困难。年龄很大或很小的患者,以及免疫功能低下的患者,可能更难以诊断,因为他们的临床表现更隐匿,甚至没有发热。婴儿可能只表现为易激惹、嗜睡、喂食情况差、皮疹,或者囟门膨出。儿科细菌性脑膜炎患者中,高达1/3的病例可能出现癫痫。老年患者常常表现有意识错乱或者神志改变。脑炎患者的临床表现可能和脑膜炎患者的表现很像,包括发热、头痛,或者颈强直,但是脑炎诊断的特征是有神志改变或者神经系统症状。

▶体格检查

尽管不是所有的脑膜炎患者都有发热,但发热还是一个重要的体检发现。经典的脑膜炎体征发现包括颈强直(由于脑膜刺激引起的严重的颈部僵硬)、Kernig征(屈髋并拉伸膝盖,在背侧和下肢诱发疼痛)和Brudzinski征(被动屈颈,引发髋部屈曲)。但不能只凭这些发现进行诊断,因为相对来说,上述检查敏感性比较差。脑膜炎患者可能只有30%的人出现颈强直。瘀点和紫癜是脑膜炎球菌感染的脑膜炎典型表现;然而,这些皮肤表现可能出现在其他细菌性感染者中或者无此皮肤表现。神志改变和局灶性神经体征阳性发现使得诊断脑炎的可能性增加。

诊断方法

▶实验室检查

脑脊液的检查非常重要。脑脊液的实验室检查包括细胞计数和分类、蛋白和葡萄糖水平,以及革兰染色和细菌培养。其他脑脊液化验可能包括HSV或者肠病毒聚合酶链反应、细菌病原体检查,或者特别的真菌检测。免疫功能低下的患者可能需要额外的脑脊液检查。

其他检查包括全血细胞计数、血清葡萄糖和电解质、血尿素氮和肌酐,以及C反应蛋白。尽管在疑似脑膜炎给予经验性抗生素治疗之前抽血培养可能有助于明确细菌性病原体,但大部分的实验室检查对于鉴别脑炎或脑膜炎都是非特异性的。

▶影像学检查和操作步骤

对于疑似细菌性脑膜炎或者脑炎的患者,诊断性腰穿(LP)是首选诊断方法。但有下述情况时,要考虑腰穿前完善大脑CT扫描:神志改变、新发的癫痫、免疫抑制状态、局灶性神经科体征,或者有视盘水肿。神经影像学检查是要明确患者有无LP的禁忌证,例如感染引起的隐匿性肿物、脑肿瘤,或大脑移位的征象和脑疝。

医疗决策

在疑似细菌性脑膜炎或者脑炎的患者中,最初的病史采集和体格检查对于制订诊断方案和给予紧急治疗非常重要。腰穿结果显示脑脊液白细胞数量升高,虽然可能难以区别病因是细菌性还是非细菌性病原体感染,但对于脑膜炎或者脑炎仍有诊断性意义。

脑脊液结果提示细菌性脑膜炎的可能,如下所述:

· 革兰染色阳性以及有明确的病原体。
· 葡萄糖<40 mg/ml或脑脊液和血的葡萄糖比值<0.40。
· 蛋白质>200 mg/dl。
· WBC>1 000/ml。
· 多形核中性粒细胞>80%。
· 腰穿时,脑脊液压力升高(必须在患者侧卧位时读取压力数值)。

表35-1详细描述了细菌性、病毒性和真菌性脑膜炎腰穿结果的特征。虽然这些常规参数可能有助于解读脑脊液检查的特征,但一些研究已经证明,单独的实验室检查指标不能通过CSF细胞增多进行准确分类(图35-1)。

表35-1　细菌性、病毒性和真菌性脑膜炎典型的脑脊液结果

脑脊液结果	细菌性脑膜炎	病毒性脑膜炎	真菌性脑膜炎
脑脊液压力	高	正常	高
白细胞计数	1 000~10 000	<300	<500
中性粒细胞	>80%	1%~50%	1%~50%
葡萄糖	低	正常	低
蛋白质	高	正常	高
革兰染色	阳性	阴性	阴性

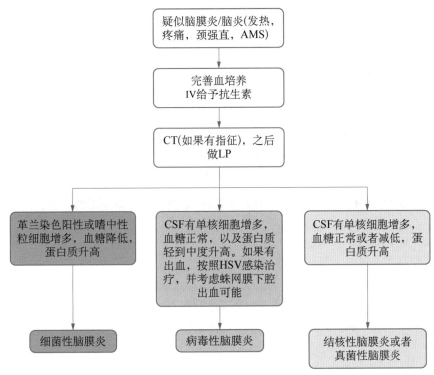

▲ 图 35-1　脑膜炎诊断流程图。AMS,神志改变;CSF,脑脊液;IV,静脉内;LP,腰穿。

脑炎患者的脑脊液检查会有类似的异常结果,伴有脑脊液中白细胞数量增加,常常是淋巴细胞比例高。可能还有脑脊液红细胞升高,这可能是脑炎时出现神经元细胞死亡造成水肿、出血以及坏死。

治疗

疑似患者有细菌性脑膜炎时,推荐静脉给予经验性的抗生素并收入院治疗(表 35-2)。儿科患者根据年龄进行推荐。<1 个月的新生儿,静脉给予的经验性抗生素包括氨苄西林和头孢噻肟(其他选择可用氨苄西林和庆大霉素)。1~3 个月的婴儿应该给予氨苄西林和头孢噻肟,>3 个月的儿童,经验性抗生素治疗包括氨苄西林或者头孢曲松,以及万古霉素。患者病情严重时,根据临床情况,可能需要收入 ICU 治疗。

治疗细菌性脑膜炎时,辅助给予地塞米松的作用尚不明确。最近的研究对之前强力推荐使用地塞米松以降低死亡率和改善神经症状的治疗提出异议。对于高收入国家的患者,在开始使用抗生素治疗之前或者同时,静脉给予地塞米松可能是有效的。

疑似有细菌性脑膜炎时,需要在腰穿前行大脑 CT 检查,做 CT 前应该抽血培养,尽早经验性给予抗生素治疗以免延误治疗。

大部分脑炎患者的治疗是支持治疗,HSV 脑炎是唯一有针对性药物治疗的脑炎:静脉给予阿昔洛韦。

表 35-2　成人疑似细菌性脑膜炎时,推荐的经验性抗生素

患者年龄	静脉给予经验性抗生素治疗*
成人<50 岁	头孢曲松或者头孢唑肟和万古霉素
成人≥50 岁	头孢曲松或者头孢唑肟和万古霉素和氨苄西林

注:读者应该找当地感染科专家会诊并推荐经验性的抗生素治疗方案。* 在疑似 HSV 感染的患者中要加用阿昔洛韦治疗。

处置

▶住院

确诊细菌性脑膜炎或者病毒性脑炎的患者应该收入院治疗,进行监护,静脉给予抗病原体的药物以及其他辅助治疗。对于临床表现尚可但脑脊液白细胞轻度升高提示可能有无菌性脑膜炎的患者,决定如何处置可能有难度。对于这类患者,一个选择是收入院观察,根据脑脊液培养的结果,应用或者不应用经验性抗生素治疗。

▶出院

在某些情况下,患者疑似病毒性脑膜炎时,可以门诊处理并密切随访,并告知何种情况下需要及时就诊。疑似病毒性脑膜炎,拟门诊处理并让患者回家时,重要的是评估是否能对患者进行密切随访,以及如果脑脊液培养阳性时能否及时联系到患者。

▼推荐阅读

[1] Fitch MT, Abrahamian FM, Moran GJ, Talan DA. Emergency department management of meningitis and encephalitis. *Infect Dis Clin North Am*. 2008;22: 33 – 52, v – vi.

[2] Fitch MT, van de Beek D. Emergency diagnosis and treatment of adult meningitis. *Lancet Infect Dis*. 2007;7: 191 – 200.

[3] Loring KE, Tintinalli JE. Central nervous system and spinal infections. In: Tintinalli JE, Kelen GD, Stapczynski JS, eds. *Tintinalli's Emergency Medicine: A Comprehensive Study Guide*. 7th ed. New York: McGraw-Hill, 2011, pp. 1172 – 1178.

[4] Quagliarello VJ, Scheld WM. Treatment of bacterial meningitis. *N Engl J Med*. 1997;336: 708 – 716.

软组织感染
Soft Tissue Infections

William Thomas Smith，MD
Nicole M. Deiorio，MD

要点

- 大部分蜂窝织炎患者进行门诊处理是安全的,给予口服抗生素,抬高患处,以及 24～48 小时复查。
- 所有的脓肿都需要引流。大部分患者无须给予抗生素治疗也可以安全出院,但是需要 48 小时内复查。
- 患者如果症状很重或免疫功能低下,需要静脉给予抗生素、完善实验室检查和影像学检查,并收入院。
- 患者疼痛和体格检查不相符时,有捻发音,或者红肿进展速度快,可能有致命的坏死性感染,需要积极检查,静脉给予广谱抗生素,以及找外科急会诊进行开放清创治疗。

引言

"软组织感染"是一种急诊室常见的主诉。"软组织感染"指的是皮肤及其下方的组织感染。急诊医师从主观上区别浅表感染(蜂窝织炎、丹毒或脓肿)和深部感染。深部感染,如坏死性筋膜炎,不紧急做出诊断,会导致很高的发病率和死亡率。

蜂窝织炎是真皮和皮下脂肪细菌感染,伴有白细胞浸润和毛细血管扩张(表现为发红)的疾病。它是由细菌侵入皮肤引起的,常常是金黄色葡萄球菌、β 溶血性链球菌,以及革兰阴性杆菌(如流感嗜血杆菌)。在很多社区获得性感染的蜂窝织炎和脓肿的病例中,耐甲氧西林金黄色葡萄球菌(MRSA)越来越常见。

丹毒是皮肤感染,累及淋巴引流系统。主要是由金黄色葡萄球菌侵入皮肤,损伤淋巴引流系统造成的。丹毒在婴儿、儿童,以及老年患者中很常见,好发于下肢(70%)或面部(20%)。下肢典型表现是疼痛红肿凸起性病变,看起来可能像橘皮。当皮肤表面有红色的条纹出现时,提示炎症累及皮下的淋巴管。

脓肿是局限性的化脓感染,可以出现在身体的任何部位。将近有 2% 的患者因皮肤脓肿到急诊就诊。定植在皮肤的细菌是常见病因,金黄色葡萄球菌是最常见的病原体。需氧菌和厌氧菌引起的混合性感染常出现在会阴区域。

坏死性感染是危及生命和肢体的感染,累及皮肤、皮下组织、筋膜,以及肌肉。常常见于皮肤创伤、外科手术、褥疮,以及免疫功能低下的患者。大部分病例中,这些致命的感染是由需氧菌和厌氧菌混合感染引起的。常见的独立细菌包括金黄色葡萄球菌、化脓性链球菌、肠球菌,以及厌氧菌[如拟杆菌属和产气荚膜杆菌(即"气性坏疽")]。

临床表现

▶ 病史

询问出现全身症状的发生和持续时间。快速进展的急性感染伴有全身症状时,需要急诊积极治疗。应该询问患者有无外伤(包括叮咬、抓伤,以及可能的异物),因为这是最常见的诱发软组织感染的危险因素。其他危险因素包括肥胖、营养不良、免疫功能低下、静脉用药、血管或者淋巴管功能不全、外科手术,以及褥疮。询问既往史很重要,如果有任何导致免疫功能下降(例如,使用激素、糖尿病、免疫抑制剂、老年患者)的情况,当出现软组织感染时,病情可能被掩盖。还有,要弄清楚破伤风免疫情况以及之前有无抗生素过敏。

▶ 体格检查

基本生命体征为感染的严重程度提供了线索。心动过速和低血压可能提示脓毒血症。发热不是可靠的指标,只有<10%的单纯性蜂窝织炎或者脓肿的患者有发热。

皮肤检查非常关键,重要的是要完全脱掉患者累及部位的衣物进行检查。评估累及部位有无红、肿、热、痛(图36-1A)。无压痛有助于鉴别感染和其他引起皮肤发红、发热的疾病,例如静脉血液淤滞。从近伤口处出现红线延伸,提示有淋巴管感染,称为淋巴管炎,进一步提示有感染(图36-1B)。病灶区域有波动性和硬结可能预示有脓肿形成。

用笔标记出皮肤发红的范围,复诊时可以进行比较。范围迅速扩大要小心坏死性感染(图36-1 C、D)。捻发音提示组织中气体形成,是严重坏死性感染的重要体征。重要的是,坏死性软组织感染常常伴有剧痛,但是体检却不易发现。无捻发音并不能排除深度间隙感染。

需要检查远端的动脉搏动,来评估有无动脉供血不足。

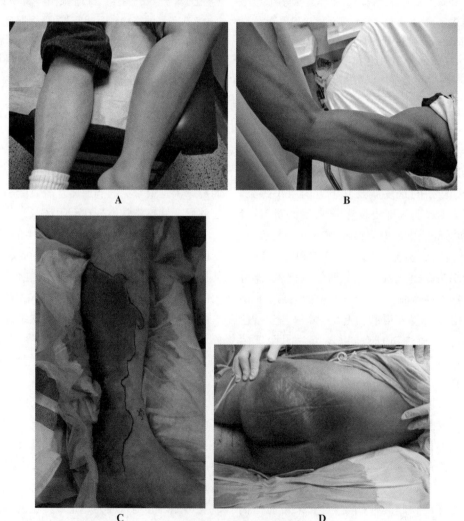

▲ 图36-1　A.左腿蜂窝织炎。B.上臂淋巴管炎伴手部感染。C.下肢坏死性筋膜炎。这名患者需要截肢来控制感染(经由 Kevin Jones,MD 提供)。D.爆发性阴囊坏疽上延至患者背部。

诊断方法

▶ 实验室检查

根据临床症状来进行单纯性蜂窝织炎、丹毒，或是脓肿的诊断。基本的实验室检查，如全血细胞计数或者基本生化检查，益处不大。然而，当疑似有坏死性感染、免疫功能低下、有高血糖/代谢性疾病的病史，或者有全身症状时，要考虑检查。考虑有坏死性感染时，还可以检查 C 反应蛋白，因为其有显著升高。怀疑有 MRSA 脓肿和坏死性感染时，应该完善革兰染色和伤口培养，以便将来指导抗生素治疗。

▶ 影像学检查

急诊室中超声用以诊断皮肤脓肿的应用越来越多。超声检查快速，在床旁容易进行，可以轻易地定位穿刺和引流脓肿（图 36 - 2A）。超声对发现软组织气体比 X 线平片更敏感。平片有助于评估创伤、骨髓炎，以及气体的产生（图 36 - 2B）。然而，X 线片对于少量气体并不敏感。CT 扫描对于检查软组织气体、深部间隙脓肿和异物一直是最敏感的（图 36 - 2C）。

操作步骤

• 关于脓肿切开与引流的描述，见第 1 个专题。

医疗决策

绝大部分情况下，凭借病史和体格检查足够诊断软组织感染。患者有蜂窝织炎时很可能有皮肤外伤史，然后进展为浅表皮肤红、肿、热、痛。详细的病史采集和体检可以把蜂窝织炎和其他疾病进行鉴别诊断，例如血栓性静脉炎、药疹和病毒疹、皮炎、过敏反应、昆虫叮咬、淋巴水肿，或者真菌感染。

有时皮肤脓肿可能伴有浅表的蜂窝织炎。在这些患者中，完善床旁超声检查，有助于明确皮下有无脓性积液。脓肿的鉴别诊断包括皮肤囊肿、肿瘤、异物肉芽肿，或血管畸形（特别是在腋窝和腹股沟）。重要的是要了解脓肿的特点（发红、硬结、波动性，以及局部疼痛），因为只有脓肿具备上述所有特点。

如果怀疑有坏死性感染（存在和体检不成比

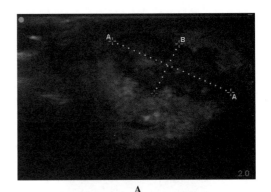

A

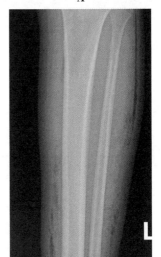

B

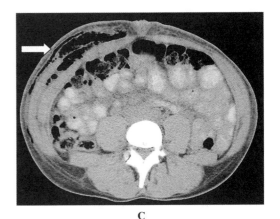

C

▲ 图 36 - 2　A. 皮肤脓肿的超声检查。这个脓腔是低回声的，伴有腔内混合回声。周围皮肤为高回声，因为毗邻组织水肿，以及可能有蜂窝织炎。B. 下肢平片检查显示皮下积气。C. 坏死性筋膜炎患者 CT 扫描中的腹壁（箭头处）。

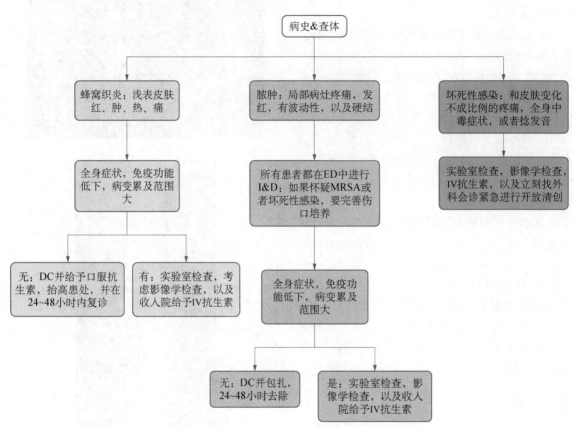

▲ 图 36-3 软组织感染诊断流程图。DC,出院;ED,急诊室;I&D,切开与引流;IV,静脉内;MRSA,耐甲氧西林金黄色葡萄球菌。

例的疼痛、捻发音、大疱形成、脱皮,或者全身中毒症状),重要的是完善 CT 检查来评估气体和感染累及范围。坏死性感染需要尽快明确、会诊以及治疗(图 36-3)。

治疗

蜂窝织炎应用抗生素治疗。如果有全身中毒症状、免疫功能低下,或者累及高风险区域(双手、面部、会阴,或者周围的肢体),应该静脉给予抗生素和收入院治疗。如果没有上述情况,患者可以带口服药出院(疗程 7~10 天),以及告知患者 2 天后复诊。

治疗脓肿可以选择切开与引流(I&D),大部分 I&D 的患者,术后不需要抗生素治疗。脓肿需

要包扎,1~2 天后复诊。额外使用抗生素的指征包括有全身症状、面积范围大的蜂窝织炎,或者免疫功能受损。

坏死性感染的治疗包括立刻进行液体复苏和静脉给予抗生素。请普外科会诊,进行急诊清创以控制感染的恶化。应初始化给予经验性广谱抗生素治疗。抗生素优先选择哌拉西林-他唑巴坦,加上万古霉素以及环丙沙星,因为其覆盖了常见的需氧菌和厌氧菌混合感染。使用万古霉素是因为已发现 MRSA 对克林霉素耐药率很高。然而,之前的方案中常会加上克林霉素,因为有证据表明克林霉素有抑制细菌毒素的特点。

处置

▶住院

蜂窝织炎或者脓肿的患者,如果病变累及范围大,或有全身症状,有明显的合并症,或免疫功能低下,需要收入院治疗。所有坏死性感染的患者应该收入 ICU,在外科清创术后给予广谱抗生素治疗。

▶出院

蜂窝织炎或者脓肿引流的患者,感染累及范围小,没有或者有轻微的全身症状,以及没有明显的合并症时,可以出院。

推荐阅读

[1] Chambers HF, Moellering RC Jr, Kamitska P. Clincal decisions. Management of skin and soft-tissue infection. *N Engl J Med*. 2008;359: 1063.

[2] Dewitz F. Soft tissue. In: Ma OJ, Mateer JR, Blaivas M. *Emergency Ultrasound*. 2nd ed. New York: McGraw-Hill, 2008, pp. 441 – 444.

[3] Infectious Diseases Society of America. Practice Guidelines for the Diagnosis and Management of Skin and Soft-Tissue Infections. http://www. idsociety. org/uploadedFiles/IDSA/Guidelines-Patient _ Care/PDF _ Library/Skin％20and％20Soft％20Tissue. pdf. CID 2005: 41.

[4] Kelly EW, Magliner D. Soft tissue infections. In: Tintinalli JE, Stapczynski JS, Ma OJ, Cline DM, Cydulka RK, Meckler GD. *Tintinalli's Emergency Medicine: A Comprehensive Study Guide*. 7th ed. New York: McGraw-Hill, 2011, pp. 1014 – 1024.

[5] Wang CH, Khin LW, Heng KS, Tan KC, Low CO. The LRINEC (Laboratory Risk Indicator for Necrotizing Fasciitis) score: a tool for distinguishing necrotizing fasciitis from other soft tissue infections. *Crit Care Med*. 2004; 32: 1535 – 1541.

37 人类免疫缺陷病毒
Human Immunodeficiency Virus

Sorabh Khandelwal, MD

John Davis, MD

要点

- 初步诊断人类免疫缺陷病毒(HIV)时需要高度怀疑,特别是临床表现不典型时。当患者有单核细胞增多症样的感染,但相关单斑试验阴性时,要考虑急性 HIV 感染的可能。
- CD4 T 细胞计数和机会感染的风险有关。

- 所有患者有 HIV 和呼吸道症状时,特别是那些 CD4 <200/μl 者,应该安排住进负压/空气隔离病房,直到排除结核感染。
- 经过适当的治疗和处理,HIV 患者可以有正常的预期寿命。

引言

人类免疫缺陷病毒(HIV)是一种损伤细胞的逆转录病毒,会攻击免疫系统中 CD4 T 淋巴细胞。当出现 HIV 诱导的 CD4 减少以及由机会性感染导致的免疫抑制的情况,就发生了获得性免疫缺陷综合征(AIDS)。AIDS 定义为 CD4 计数 <200/μl,CD4 百分比<14%,或者出现艾滋病定义疾病。艾滋病定义疾病包括卡氏肺囊虫肺炎(*Pneumocystis jiroveci* pneumonia, PCP)、结核分枝杆菌(TB)、弓形虫病、隐球菌病、隐孢子虫病、食管念珠菌病、鸟复合型分枝杆菌血行播散(dissmanated Mycobacterium avium complex, dMAC),以及巨细胞病毒(cytomegalovirus, CMV)。

在美国,将近有 120 万的 HIV 感染者,每年新增病例数高达 50 000 人。城市急诊室所见 HIV 阳性的患者,估算在 11.4%。而高达 20% 以上的 HIV 阳性患者并不知晓自己的感染状况。

HIV 获得性感染的危险因素包括:性行为、静脉注射毒品、输血(特别是在 1985 年之前未对献血者进行筛查)、分娩时/新生儿暴露于 HIV 感染的母亲,以及职业暴露(被污染的锐利物品弄伤皮肤,或者血液/体液飞溅到黏膜/不完整的皮肤上)。

急性逆转录病毒综合征(acute retroviral syndrome,ARS)出现在约 50% 的急性感染的患者中,暴露于 HIV 后 2～4 周发病,临床表现可能似感冒样或单核细胞增多症样疾病。不管是否有 ARS,大部分患者在这个时期有很高的病毒载量(>10^6 倍/cm^3),并且血清学试验阴性。暴露后典型的血清转复需要 2～6 周(尽管有时可延长至 6 个月)。然后产生了对病毒的免疫反应,病毒载量降至调定点,伴 CD4 计数相对稳定。这就是临床的潜伏期(通常是2～10年),在此期间 CD4 T 细胞不断被破坏和再生,病毒持续复制。最终,免疫调节不足,CD4 计数减低,导致机会性(以及其他)感染的易感性增加。一些 CD4 减少增加了特殊感染的风险(PCP 患者<200/μl,荚膜组织胞浆菌病患者 <100/μl,dMAC 患者 <50/μl 以及 CMV 视网膜炎),但是医师应该注意,出现感染的时候其 CD4 水平可能比预期要高。

临床表现

▶ 病史

所有到急诊就诊的患者主诉有感染时,应该

询问其 HIV 状态,是否曾经做过检查,有无相关危险因素。如果患者 HIV 状态不明,有明显的危险因素,以及症状与机会性致病菌感染一致时,要考虑可能有免疫抑制的可能。已知有 HIV 的患者,应该询问其最近的 CD4 计数、病毒载量、药物治疗(包括预防用药),以及任何机会性致病菌感染的病史或近期住院史。患者 CD4 计数>500/μl 时,机会性致病菌感染风险低。

在 HIV 感染者中,有些病史的完善对于特定的症状表现非常有意义。

(1)发热:肺部和中枢神经系统感染是引起发热的最主要原因,但是这些部位的感染有时没有局部症状。

(2)呼吸系统主诉:任何肺部的主诉都应该怀疑肺炎或者结核的可能。应该询问患者之前有无 PCP 或者结核的感染。还要询问是否针对 PCP 预防用药(即复方新诺明)。患者出现口腔念珠菌感染伴气短,提示 PCP 可能。

(3)神经系统主诉:新发的或者加重的头痛,伴有 CD4 计数<200/μl 提示中枢神经系统(CNS)感染(弓形虫病或者隐球菌脑膜炎)或原发性 CNS 淋巴瘤。无痛的视力下降见于 CMV 视网膜炎。

(4)胃肠道主诉:吞咽困难见于食管念珠菌感染,使用氟康唑(大扶康)治疗失败者提示 CMV 或者疱疹病毒性食管炎。急性腹泻可能是由细菌引起的(例如,沙门菌),而慢性腹泻可能是由寄生虫(例如,贾第鞭毛虫、隐孢子虫)或者病毒(例如,CMV)引起的。进行抗逆转录病毒治疗时,常会发生胰腺炎和肾结石。

体格检查

详细的体格检查不只提供了对患者健康状况的总体印象,它还有助于明确导致主诉的病因。一些关键系统的检查包括:

(1)基本生命体征:在家出现发热的病史,需要进行检查,即使患者到急诊就诊时体温已正常。呼吸急促和低氧血症提示 PCP。

(2)一般状况:评估有无呼吸窘迫。消瘦、脱水,以及顶叶脱发在 AIDS 进展时期很常见。

(3)头部和颈部:测视力,眼底镜检查寻找有无 CMV 视网膜炎("番茄酱和蛋黄酱"样视网膜表现)的证据。检查口腔有无念珠菌病(鹅口疮)以及口腔毛状白斑(图 37 - 1)。检查颈部有无淋巴结肿大或者脑膜刺激征。

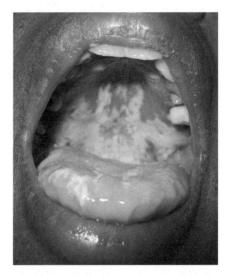

▲ 图 37 - 1 照片显示患者有口腔念珠菌病。

(4)肺部:听诊有无湿啰音、干啰音,或者哮鸣音;然而,很多 PCP 患者呼吸音听诊正常。

(5)心血管:特别是静脉使用毒品的患者,心脏听诊有新发的杂音时,提示心内膜炎。

(6)胃肠道:急性感染或者使用抗逆转录病毒药物后,可能出现腹膜炎、胰腺炎,或者肝胆疾病,查体需要寻找有无相关征象。

(7)神经系统:评估精神状态以及局灶性病变(在弓形虫病中,最高达 60% 的患者可出现症状,而在很多隐球菌脑膜炎患者中却缺如)。

(8)皮肤:检查有无卡波西肉瘤、蜂窝织炎、脓肿、弥散性感染(心内膜炎、真菌性疾病、dMAC)或药物反应的证据。

诊断方法

实验室检查

(1)全血细胞计数:使用淋巴细胞绝对值来作为 CD4 计数的相关参考。如果 CD4 计数未知,则淋巴细胞绝对值(absolute lymphocyte count,ALC)可用来预测 CD4 计数。ALC 等于白细胞总数乘以淋巴细胞所占百分比。如果 ALC<

1 000/μl,预示 CD4<200/μl。如果 ALC>2 000/μl,预示 CD4>200/μl。

（2）生化：患者如果有慢性腹泻、脱水，或者消瘦，需要完善生化检查来评估血糖、电解质和肾功能。对于有腹痛的患者有助于明确有无乳酸酸中毒。

（3）肝功能、脂肪酶、乳酸脱氢酶：患者有腹痛和黄疸时，需要检测。乳酸脱氢酶（LDH）对于疑似 PCP 的患者也有意义。如果患者的 LDH>220 U/L，伴有气短，提示 PCP 可能（其敏感性94%），如果 LDH 正常，则提示其他疾病可能。

（4）血培养：在不明原因发热的患者以及疑似严重细菌（包括分枝杆菌）、病毒，或者真菌感染的患者中需要检测。

（5）尿检：所有不明原因发热的患者，需完善尿常规和尿培养。很多 AIDS 患者存在泌尿道感染却没有局部症状。完善尿中组织胞浆菌属抗原的检查有助于发现有无播散性组织胞浆菌病。

（6）大便检查：对于腹泻或者有血便的患者，便检有无白细胞、细菌性培养、虫卵，以及寄生虫（包括小孢子虫、隐孢子虫、等孢球虫，以及环孢子虫）。一些引起腹泻的疾病可能需要活检来确诊。

（7）血气：主诉肺部症状的患者都要检查动脉血气。如果患者有 PCP，肺泡-动脉氧分压差升高（>35 mmHg），或者 PaO_2 低（当大气压氧气为21%时，<70 mmHg）时，应该给予激素辅助治疗。

（8）病毒载量：很少有急诊检查来明确机会性感染的风险。

▶ **影像学检查**

（1）胸片：所有 HIV 阳性的患者，有肺部症状或者不明原因发热时，都应该行胸片检查。PCP典型的胸片表现是双侧肺间质渗出，但是 PCP 表现很多样化，部分患者胸片正常表现（39%），或者很难和细菌性肺炎相鉴别（图 37-2）。

（2）头颅计算机断层扫描（CT）：有神经症状表现的患者都要完善（图 37-3）。

（3）大脑增强磁共振（MRI）检查：患者有局灶神经体征，但是 CT 检查发现很少或有很不明显的改变时，要考虑 MRI 检查。有些病变［如进行性多灶性白质脑病（progressive multifocal leukoencephalopathy, PML）或弓形虫病］只能由

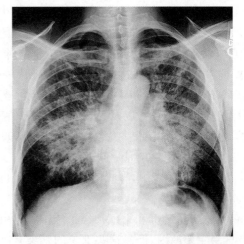

▲ **图 37-2** 胸片显示 PCP 肺炎典型表现（双侧肺间质有渗出）。

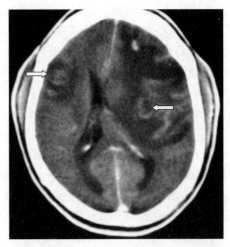

▲ **图 37-3** 头颅 CT 扫描显示 AIDS 患者 CNS 弓形虫病时有环形增强的病灶。

MRI 检查出来。

（4）腹部 CT 扫描和超声检查：免疫抑制会使身体对腹膜腔内病原体引起的严重感染不产生正常的炎症反应，例如阑尾炎和胆道疾病。患者有腹痛时，需考虑行影像学 CT 检查。

操作步骤

· 当患者出现新发的头痛或发热，特别是患者 CD4 计数<200/ml 时，要做腰穿检查。推荐所有 HIV 患者行腰穿（LP）前完善头颅 CT，用以除外颅内占位以及颅内高压的情况。检查脑脊液压力（对于隐球菌脑膜炎患者特别重要）。常规检查

（细胞计数和分类、总蛋白、葡萄糖）送检。对 HIV 患者进行的额外检查包括墨汁染色（隐球菌），病毒和真菌培养，弓形虫病、隐球菌抗体滴度或者抗原测定，以及 VDRL 检查明确有无神经梅毒可能。

医疗决策

医疗决策制订过程特别取决于 HIV 患者的症状表现。

（1）发热：虽然 HIV 阳性患者伴 CD4 计数（>500/μl）时出现发热很可能是良性的，但发热提示发生机会性感染的可能性随着 CD4 计数的减低显著增加，且应按照机会性感染治疗。免疫功能低下的患者只要有发热就需要收入院或者留下观察。鉴别诊断包括肺炎（PCP，细菌性）、组织胞浆菌病（特别是那些近期到过俄亥俄/密西西比河谷区域旅游者或者当地居住者）、弓形虫病（弥漫性或者脑炎）、隐球菌脑膜炎、细菌性脑膜炎和脓毒症、结核（任何部位）、沙门菌病、鼻窦炎、淋巴瘤、CMV、dMAC，或者药物反应。

（2）呼吸道症状：大部分标准的预后/治疗流程不适用于免疫缺陷的患者。因而，如果 HIV 阳性的患者伴有 CD4 计数低以及肺炎可能时，应该收入院并给予经验性的抗生素治疗。鉴别诊断包括 PCP、社区获得性肺炎、TB、真菌性肺炎（组织胞浆菌病、球孢子菌病）、卡波西肉瘤，或淋巴

瘤。需特别注意的是，HIV 患者出现咳嗽和发热时需警惕有肺结核的风险。这样的患者应该在分诊后就置于呼吸隔离病房。最高可达 12% 的 HIV 患者感染 TB 时胸片正常。

（3）神经系统症状：HIV 阳性患者，特别是 CD4 计数低的患者，应该紧急处理。评估如上所述，根据需要尽早给予抗生素治疗。鉴别诊断包括弓形虫病、隐球菌脑膜炎、细菌性或者病毒性脑膜炎、脑炎（JC 病毒——PML、原发性 HIV 脑炎、单纯疱疹病毒、CMV、水痘带状疱疹病毒）、原发性 CNS 淋巴瘤，或者药物反应。

（4）消化道症状：腹泻是 HIV 阳性患者人群最常见的消化道（GI）主诉，这可能和很多原因有关，除了在 HIV 阴性人群中常见的引起腹泻的病因外，还包括抗逆转录病毒治疗（acute retrovinal therapy, ART）或者机会致病菌感染（opportunistic infection, OI）。很多 GI 主诉可能不用住院就可以很好地解决，但是一些特定的诊断（例如，胰腺炎、乳酸酸中毒）应该密切观察，常常收入院。鉴别诊断根据 GI 症状进行鉴别诊断，包括食管炎（念珠菌、CMV、疱疹）、胰腺炎（ART、病毒）、胆管病变（小孢子虫）、肾结石（ART）、肠炎（CMV、细菌、寄生虫）、乳酸酸中毒（ART）。

HIV 患者出现发热、呼吸道症状或者神经科症状时诊断流程见图 37-4。

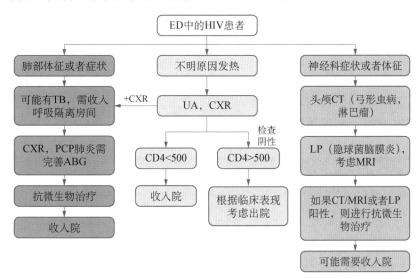

▲ 图 37-4　人类免疫缺陷病毒诊断流程图。ABG,动脉血气；CT,计算机断层扫描；CXR,胸片；ED,急诊室；HIV,人类免疫缺陷综合征；LP,腰穿；MRI,磁共振；PCP,卡氏肺囊虫肺炎；TB,结核；UA,尿常规。

治疗

HIV 本身的治疗和处置不是急症。有数据表明,在 HIV 感染后早期开始 ART 对于 OI(例如,TB)的患者以及没有 OI 的患者均有利。现有的美国卫生和公共服务部指南推荐所有的确诊 HIV 患者都需要治疗。然而,考虑到开始抗逆转录病毒治疗方案的复杂性,应该协同 HIV 方面的专家意见一起进行治疗。

▶ 发热(无差别的)

一般状况很好的患者,伴 CD4 计数 $>500/\mu l$,且无明确感染源时,可以不考虑特殊抗微生物治疗,而予免疫力正常的患者的相同治疗。患者有急性病容以及 CD4 计数 $<200/\mu l$ 时,应该给予广谱抗生素覆盖(哌拉西林-他唑巴坦加上氨基糖苷类抗生素,当怀疑有 MRSA 感染时,要考虑额外加用万古霉素)。

▶ 肺部主诉

患者疑似有 PCP 时应该给予复方新诺明。如果 $PaO_2<70$ mmHg,或肺泡-动脉血氧分压差 >35 mmHg 时,应该给予辅助的激素(常常用强的松并逐渐减量)。由于 PCP 常常不容易和社区获得性肺炎相鉴别,应该加用三代头孢类抗生素(例如,头孢曲松)和大环内酯类抗生素(例如,阿奇霉素),或者单独给予喹诺酮类抗生素(例如,左氧氟沙星、莫西沙星)。所有患者都需要隔离,直到除外 TB 的诊断。

▶ 神经系统主诉

当患者 CT/MRI 结果符合弓形虫病以及 CNS 占位时,需要神经外科会诊和激素(地塞米松10 mg 静脉给药)治疗。隐球菌脑膜炎在感染科专家会诊后常给予两性霉素 B(常与 5 -氟尿嘧啶联用)治疗。疑似细菌性脑膜炎的患者应该立刻治疗(见第 35 个专题),不能因影像学检查或者腰穿而延误治疗。视网膜病变符合 CMV 视网膜炎可能时,应该静脉给予更昔洛韦,同时找眼科和感染科专家会诊。尽管免疫功能重建有助于减缓或者使疾病停止进展,但目前对于 PMI 仍没有有效的治疗方法。

▶ 消化道主诉

疑似念珠菌感染的食管炎时,应该给予口服氟康唑治疗。治疗失败提示病因是耐药的念珠菌、CMV,或者疱疹。患者因急性腹泻于急诊就诊,便检未发现虫卵和寄生虫时,给予对症治疗(例如,洛哌丁胺),不需要门诊转诊。

处置

▶ 住院

- 如果不明原因发热的患者有急性病容,或者 CD4 计数 $<500/\mu l$。
- 任何有急性病容或者脱水的患者。
- 所有有肺部感染的患者都应该收入隔离病房,直到排除 TB 感染。
- 所有有局灶性神经体征的患者,或 CT 扫描异常者,或腰穿结果异常者;CMV 视网膜炎者;以及严重的药物反应者。

▶ 出院

- 不明原因发热伴 CD4 计数 $>500/\mu l$ 以及患者状态良好(门诊随访)。
- 头痛的患者,一般状态良好,其 CT 和腰穿检查正常时。安排门诊随访检查脑脊液隐球菌抗原检查。

▼ 推荐阅读

[1] Marco CA, Rothman RE. HIV infection and complications in emergency medicine. *Emerg Med Clin North Am*. 2008;26:367-387.

[2] Rothman RE, Marco CA, Yang S. Human immunodeficiency virus infection and acquired immunodeficiency syndrome: introduction. In: Tintinalli JE, Stapczynski JS, Ma OJ, Cline DM, Cydulka RK, Meckler GD. *Tintinalli's Emergency Medicine: A Comprehensive Study Guide*. 7th ed. New York: McGraw-Hill, 2011, pp. 1031-1042.

[3] Torres M, Chin RL. HIV in the Emergency Department. *Emerg Med Clin North Am*. 2010;28; xii-429.

血液和体液暴露
Blood and Body Fluid Exposure

Rahul G. Patwari，MD

要点

- 血液或者体液的暴露指的是破损的皮肤、黏膜或者被尖锐物体刺伤的皮肤接触潜在感染的液体。
- 预防是减少暴露的基础。
- 对人类免疫缺陷病毒暴露后的预防是时效性决策，如果员工所在公司的医务室已下班，应到急诊就诊。
- 注射乙肝疫苗大大降低了医务工作者暴露于血液和体液后的血清转化率。

引言

疾病预防和控制中心把对血液和体液的暴露定义为：接触潜在感染性的液体，使医务工作者有感染的风险。这可能是由尖锐的物体划破皮肤（例如，针头或者手术刀），或者黏膜接触，或者皮肤已有破损造成的。对医务工作者有风险的感染性疾病包括人类免疫缺陷综合征（HIV）、乙型肝炎（HBV），以及丙型肝炎（HCV）。

大部分针刺伤来自教学医院，常常见于手术室或者急诊室（ED），这些地方常规使用锐利的器械。注射器和缝合针是最常见的"元凶"。针刺伤暴露后，血清转化的风险取决于病原体。乙型肝炎患者如果 e 抗原阳性，那么针刺伤后血清转化率可高达 30%。如果患者的 e 抗原阴性，那么转化率可降至 1%～6%。如果被刺伤者注射过乙肝疫苗，那么乙肝的转化风险大大降低。丙肝的转化率是 1.8%，而 HIV 的风险是 0.3%。暴露后要给予预防用药来降低 HIV 和 HBV 的血清转化率。

血液或被血液污染的标本是最常见的传播载体；其他潜在感染的液体包括精液、阴道分泌物和脑脊液、滑膜液、胸腔积液、腹腔积液、心包积液和羊膜液体。这些体液的传播风险不明。液体包括粪便、鼻腔分泌物、唾液、痰液、汗液、泪液、尿液和呕吐液。这些体液若不含有血液，则不考虑传染性。

预防是最好的避免接触血液和体液的方式。照顾所有患者时，都需要进行标准的预防。标准预防包括正确洗手，使用手套、口罩和一次性手术罩衣，以及及时丢弃医疗废物和针头的安全使用。医务工作者即使戴着手套，也应该在接触每名患者的前、后洗手。使用肥皂和水（或酒精凝胶或泡沫）是最重要的降低疾病传染的因素。

个人防护设备，即手套、口罩、一次性手术罩衣，以及护目镜，是预防病原体传播的重要部分；但并不是最佳的。手套上微小的孔使双手有污染可能，摘手套时也有感染的可能，因此推荐摘除手套后要洗手。锐利的器械应该放置在利器盒，血液和体液污染的物件应该放入生物危害品袋。

临床表现

▶ 病史

暴露包括被锐利物品划破(例如,针头或者手术刀)的皮肤、黏膜或者已破损的皮肤接触了血液或者其他体液。如果是针刺伤暴露,明确其是否"损伤较轻"(实心的针头,表面擦伤)或者"损伤较重"(中空的粗针头,深部刺伤,穿刺器械上有血,或者针头用于静脉或者动脉穿刺)。对于黏膜暴露或者已破损的皮肤的暴露,应该注意暴露量和时间。明确暴露源患者信息(除非这不允许或者被禁止),特别是他们 HBV、HCV 和 HIV 的传染性,记录患者的破伤风免疫状况。

▶ 体格检查

检查患者的皮肤有无破损或者有无肉眼可见的出血。确定患者已经清洁了该区域。如果没有清洁,应该立刻使用大量的肥皂水清洗该区域。小伤口可以用消毒液清洁,如手卫生酒精消毒液(酒精可以杀灭 HIV、HBV 和 HCV)。黏膜表面和眼部暴露应该用盐水或者清水冲洗。目前没有证据表明把血液从伤口挤压出去能减少传播风险。

诊断方法

如果不知道暴露源患者是否感染了乙肝、丙肝或者 HIV,那么应该在得到知情同意后对其进行抽血检查。这需要接触者和暴露源患者同时检测(例如,手术室)。但在一些地区,却无法获得知情同意。所有的暴露源患者都需要检测 HBsAg、HCV 和 HIV,除非他们已知有感染。完善对暴露源患者的快速 HIV 检测,对于决定是否在急诊室中进行暴露后预防很有意义。

暴露源患者的血液应该由急诊室或者员工健康门诊收集。很多急诊室对于暴露的医务工作者需要抽血检查的实验室项目有专门的规定。对于 HBV 暴露的人,检查肝炎表面抗原。如果是阳性,且暴露者已经接种了疫苗并有免疫应答,则无须进一步治疗。

对于 HCV 阳性的暴露者,应该检测抗 HCV 和谷丙转氨酶(ALT)的基线水平,4～6 个月后复查。如果需要早期检查,4～6 个月后可以检查 HCV RNA。对于 HIV 暴露者,应该在暴露后至少监测 6 个月 HIV 抗体(6 周时、12 周时以及 6 个月时)。如果医务工作者暴露于同时有 HIV 和 HCV 的源患者后再次感染了 HCV,推荐延长 HIV 的随诊时间(12 个月)。

医疗决策

是否开始治疗取决于对暴露风险和暴露源患者的传染性的评估(图 38-1)。低风险创伤定义为实心针头、表面损伤,以及暴露源风险低,如患者 HIV 病毒载量<1 500 拷贝/ml。高风险的创伤包括中空的针头带血或者被暴露源患者动脉或静脉穿刺的针头刺伤。

治疗

除了清洁伤口外,急诊室中最重要的治疗决策是决定是否在 HIV 暴露后给予预防。暴露后预防应该尽快进行,目标是争取暴露后 1～2 小时开始治疗。

对于低风险的暴露患者,推荐两种核苷类药物。最常用的双核苷方案包括:

- 齐多夫定(ZDV+3TC;1 片/天)。
- 特鲁瓦达(TDF+FTC;1 片/天)。

对于高风险的暴露患者,加用蛋白酶抑制剂:

- 克力芝(1 次 2 片,2 次/天;每片含 200 mg 洛匹那韦和 50 mg 利托那韦)。

这些药物由于副作用可能不易耐受(头痛、无力以及胃肠道不耐受)。除了在急诊室中给予的剂量,患者还需要继续治疗 1 个月。

对于潜在 HBV 暴露者,应该先明确医务工作者的接种免疫状况。如果暴露者未接种疫苗,应该尽快(最好是 24 小时内)在暴露后接种乙肝免疫球蛋白(HBIG)。如果暴露者已经接种过疫苗,但抗体水平不佳(HBsAb<10 mU/ml),那么按照未免疫处理。如果暴露的患者之前对接种疫苗有良好的反应,那么不需要治疗,或者可以加强注射 1 针 HBV 疫苗。

步骤 1：明确暴露编码(EC)

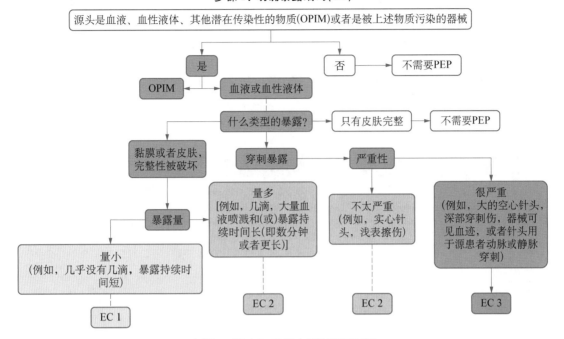

步骤 2：明确 HIV 状态编码(HIV SC)

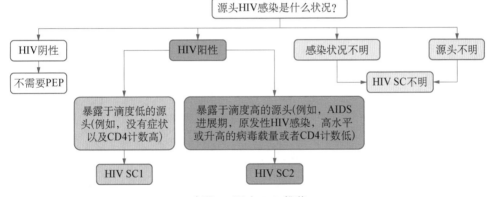

步骤 3：明确 PEP 推荐

EC	HIV SC	PEP 推荐
1	1	不需要 PEP。暴露类型没有已知的 HIV 传播风险。
1	2	考虑基本方案。暴露类型造成微不足道的 HIV 传播风险。
2	1	推荐基本方案。大部分 HIV 暴露属于这个类型;虽未观察到有增加 HIV 的传播风险,但是使用 PEP 是适宜的。
2	2	推荐延长方案。暴露类型有升高的 HIV 传播风险。
3	1 或 2	推荐延长方案。暴露类型有升高的 HIV 传播风险。
未知		如果暴露源或者病例中源头情况不明,根据暴露的环境考虑 HIV 的暴露风险,以及 EC 是 2 或 3,考虑 PEP 基本方案。

▲ 图 38-1 血液和体液暴露诊断流程图(引自 Public Health Service Guidelines for the Management of Health-Care Worker Exposures to HIV and Recommendations for Postexposure Prophylaxis. *MMWR Recomm Rep*. 1998 May 15;47(RR-7):1-33. Available at http://wonder.cdc.gov/wonder/prevguid/m0052722/m0052722.asp)。

对于潜在的 HCV 暴露者,完善基线检查包括:HCV 抗体、HCV RNA,暴露后 4～6 周检查 ALT 和 HCV RNA,暴露后 4～6 个月检查 HCV 抗体、HCV RNA,以及 ALT。目前没有证明有有效的暴露后预防治疗。不推荐使用免疫球蛋白和抗病毒药物。

所有患者应该被告知性生活应该使用避孕套以及不要献血。机构的员工健康部门应该对其进行随访。

处置

医务工作者暴露于血液或者体液后,给予随访指导后可以回家,并由其所在医院的员工健康部门进行随访。

推荐阅读

[1] Centers for Disease Control and Prevention. Basic and expanded HIV postexposure prophylaxis regimens. http://www.cdc.gov/mmwr/preview/mmwrhtml/rr5011a4.htm. Accessed April 28,2012.

[2] Centers for Disease Control and Prevention. Management of occupational blood exposures. http://www.cdc.gov/mmwr/preview/mmwrhtml/rr5011a3.htm. Accessed April 28,2012.

[3] Centers for Disease Control and Prevention. Updated U.S. Public Health Service Guidelines for the Management of Occupational Exposures to HBV, HCV, and HIV and Recommendations for Postexposure Prophylaxis. http://www.cdc.gov/mmwr/preview/mmwrhtml/rr5011a1.htm. Accessed April 28,2012.

[4] Centers for Disease Control and Prevention. Updated U.S. Public Health Service Guidelines for the Management of Occupational Exposures to HIV and Recommendations for Postexposure Prophylaxis. http://www.cdc.gov/mmwr/preview/mmwrhtml/rr5409a1.htm. Accessed April 28,2012.

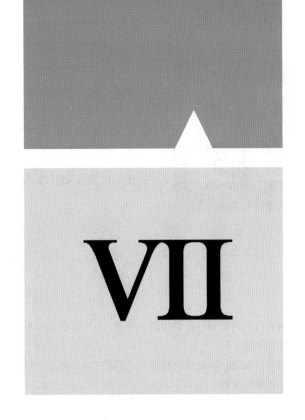

泌尿系统急症

Genitourinary Emergencies

肾结石
Nephrolithiasis

Jonathan Bankoff，MD

要点

- 完善实验室检查和影像学检查的同时，不要延误给予镇痛治疗。
- 对老年患者进行肾结石的评估时，应该对腹主动脉瘤进行鉴别诊断。
- 腹部和盆腔 CT 平扫是诊断肾结石的最佳选择。
- 在患者合并感染或者肾功能不全时，需要找泌尿外科会诊。

引言

尿中的溶质从尿液中沉淀出来，在泌尿生殖道中形成结晶样的石头，即为肾结石。美国肾结石很常见，估计 7％的男性和 3％的女性患有肾结石。肾结石常见于 30～50 岁的患者，但可以见于任何年龄。第 1 年的复发率是 30％，5 年的复发率是 50％。有肾结石家族史的患者更容易有结石，高加索人（白种人）患病概率是非洲裔美国人和亚洲人的 2 倍。肾结石的特殊危险因素包括脱水、高钙血症、高尿酸血症（痛风）、某些泌尿系感染（变形杆菌、克雷伯菌、假单胞菌），以及药物（蛋白酶抑制剂、利尿药、缓泻剂）。肾结石的主要 4 种类型见表 39-1。

泌尿生殖道解剖结构上有几个狭窄，可以限制结石的通过。最常见的区域是肾盏、肾盂输尿管连接部（ureteropelvic junction，UPJ）、骨盆缘（在这里输尿管越过髂骨和髂部血管），以及输尿管膀胱连接处（ureterovesical junction，UVJ）。当结石卡在尿道时，会造成输尿管积水（输尿管扩张）以及肾盂积水（肾盂和肾盏扩张）。

急诊室处理主要包括及时的评估、一系列鉴别诊断，以及及时给予适当的镇痛治疗。尽管这些患者的处置并不复杂，某些因素可能需要详细检查、泌尿科医师急会诊，以及收入院。

表 39-1 肾结石根据类型、发生频率和诱因分类		
结石类型	频率	诱发因素
钙＋磷/草酸	75％	甲状旁腺功能亢进，制动
磷酸盐（磷酸镁铵）	10％	由尿素分解的奇异变形杆菌引起的感染（常常引起鹿角形结石）
尿酸	10％	高尿酸血症
胱氨酸	＜5％	遗传疾病引起的高胱氨酸血症

临床表现

▶ 病史

患者常常表现为急性起病的剧烈疼痛，常常是阵发性的（"肾绞痛"），可持续数分钟至数小时。疼痛常常源于腰部，沿着输尿管向腹部和腹股沟放射。恶心、呕吐、出汗最常见。泌尿系症状，如尿频和尿急,可能根据结石梗阻的部位而表现不同,当石头接近膀胱时,疼痛会显著加剧。

体格检查

患者有肾结石的症状时,常常表现为在担架上因疼痛而摇晃扭动。他们常常无法躺平并寻找一个舒适的体位。因疼痛常常引起血压升高和心率加快。检查应该着重于明确和(或)除外其他引起腹痛和腰痛的疾病。当疼痛位于下腹部时,检查应该包括完整的泌尿生殖道评估,包括盆腔或者睾丸检查。如果有腹部搏动的肿物或者腹膜炎的迹象,提示其他的疾病诊断。

诊断方法

实验室检查

尽管没有单一的实验室检查来诊断肾结石,有几种检查对于处理很重要。尿常规用来评估有无血尿以及并存的感染。在 $15\%\sim30\%$ 的患者中,显微镜下血尿可能缺如。尿中可能出现结晶,并有助于结石类型的诊断。尿 pH>7.6(正常是5.5)可能提示有分解尿素的微生物感染。尿妊娠试验用于所有育龄女性来除外宫外孕可能。血尿素氮和肌酐常用来评价肾功能,特别是患者有肾功能不全风险时(糖尿病、老年人),或用于需要静脉(IV)注射造影剂的患者。当疑似有感染时,全血细胞计数可能有用,但不是常规需要。

影像学检查

腹部和盆腔的 CT 检查是诊断肾结石的选择(图 39 - 1)。CT 对于诊断肾结石的敏感性和特异性大约是 96%。CT 扫描可以看到所有 4 种类型的结石以及输尿管积水和肾盂积水。CT 还可以明确诊断不明时非泌尿系疾病引起的疼痛[例如,腹主动脉瘤(AAA)]。CT 平扫不能评估肾功能或者完全梗阻。

影像学检查的选择还有肾脏超声,特别是患者有 CT 的禁忌证(例如,妊娠)。超声对肾盂积水高度敏感,但是对发现结石只是中度敏感,以及无法提供结石大小和位置的相关信息。

腹部平片偶尔用来诊断肾结石,特别是患者有很长的肾结石病史,以及之前做过很多影像学检查。它的敏感性和肾脏超声相似,也有类似的局限性。

医疗决策

尽管患者临床表现有急性腰痛以及疑似肾结石可能很明显,特别是患者有肾结石病史,但重要的是要进行多种鉴别诊断,并且采集完整的病史和进行详细的体格检查。需要考虑急性的危及生命的疾病,如腹主动脉瘤破裂和主动脉夹层,特别是老年患者,无肾结石病史的有高血压患者。其他需要鉴别的疾病包括胆绞痛、肾盂肾炎、肌肉骨骼性的背痛、憩室炎,以及肠梗阻。要特别注意泌尿生殖道检查,例如睾丸/卵巢扭转以及宫外孕可能只表现为腰痛,和肾结石表现很像(图 39 - 2)。

治疗

疑似肾结石的治疗包括积极控制疼痛,不能因为等待确诊而耽误止痛治疗。阿片类镇痛药是急性有症状的肾结石发作的主要治疗。非甾体抗炎药是阿片类很好的辅助用药,但是应该避免用于肾功能受损的患者,因为这类药物会加重肾功能损伤。患者常有恶心和呕吐,可以给予止吐药治疗。患者有恶心和呕吐时,也可以给予静脉注射液体,然而,不常规推荐给予盐水静脉推注,因为这样不会"冲刷出去"肾结石。其他治疗措施包括在患者合并泌尿系感染时给予抗生素治疗。

处置

住院

患者经过急诊室积极治疗后,若还有顽固性

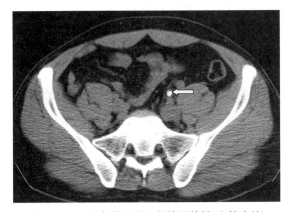

▲ 图 39 - 1　CT 扫描显示左侧输尿管结石(箭头处)。

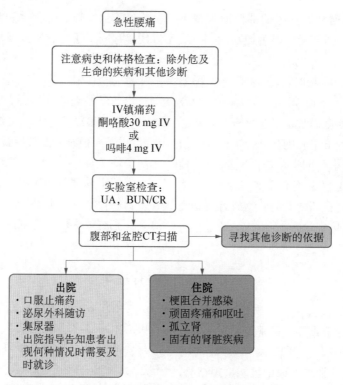

▲ **图39-2** 肾结石诊断流程图。BUN，血尿素氮；CR，肌酐；CT，计算机断层扫描；UA，尿常规。

疼痛和（或）无法口服药物时，应该收入院。肾结石患者同时合并泌尿系感染时，发展为尿脓毒症的风险很高，需要找泌尿外科会诊，考虑是否安放输尿管支架或进行经皮肾造口术。孤立肾的患者，对于肾移植病史的患者，或者肾功能不全的患者，应该和泌尿外科讨论病情，以及收入院。

▶ **出院**

大部分的肾结石患者可以在急诊室处理好并安全出院。应该给予充分的镇痛治疗，并且在出院前能耐受口服药治疗。患者已知有肾结石病史，肾结石尺寸比较小（<6 mm）且没有并发症时，推荐由家庭医师在1周内进行随访。当患者初发肾结石，以及结石尺寸大（>6 mm），在近端时，推荐由泌尿外科随访，因为这些结石自己排出体外的可能性比较小（<10％）。应该给予患者阿片类镇痛药以及一个过滤器，告知过滤器使用方法，过滤所有的尿液直到石头排出，并把排出的结石拿到随访的医师那里。给予α阻滞剂（坦索罗辛、特拉唑嗪、多沙唑嗪）最多达4周，用来松弛输尿管平滑肌，以及增加结石的排出和减少疼痛。最后，给予患者明确和特别的出院指导，如果出现发热、持续呕吐、顽固性疼痛或者无法排尿时，要及时到急诊就诊。

推荐阅读

［1］Manthey DE，Nicks BA. Urologic stone disease. In：Tintinalli JE，Stapczynski JS，Ma OJ，Cline DM，Cydulka，RK，Meckler GD. *Tintinalli's Emergency Medicine：A Comprehensive Study Guide*. 7th ed. New York：McGraw-Hill，2011，651-657.

泌尿系感染
Urinary Tract Infections

40

Rebecca R. Roberts，MD

要点

- 要鉴别尿液污染和泌尿系感染(UTI)。当诊断有疑问时，要从尿管中采集标本。
- 需恰当地送尿培养检查(妊娠，UTI复发，肾盂肾炎，尿
- 脓毒症，免疫功能低下，不明原因发热，膀胱内置管)。
- 治疗妊娠妇女的无症状性菌尿。
- 治疗UTI时要注意当地的耐药细菌谱。

引言

泌尿系感染(UTI)指的是泌尿系统任意部位出现菌尿和症状。膀胱炎是下部尿道的膀胱的感染。肾盂肾炎是肾脏上部尿酸的感染。单纯的UTI出现在患者没有合并症以及尿道解剖结构和功能正常时。复杂的UTI出现在患者有尿道功能或者解剖异常时，或者患者有严重的合并症时容易有严重的后果。这些合并症包括妊娠、糖尿病、免疫功能受损、癌症、高龄，以及近期住院或者置入医疗器具。引起尿流梗阻的解剖因素造成复杂的UTI，包括前列腺肥大、肾结石、肿瘤梗阻，以及输尿管膀胱反流、输尿管压迫或输尿管狭窄。

UTI是最常见的细菌性感染之一。在2007年，美国急诊中，将近有170万人诊断了UTI，有12%需要住院治疗。新生儿、女孩以及年轻女性感染风险增加。UTI在年轻男性中不常见；然而，年龄>55岁的男性，由于前列腺肥大所致膀胱排空不全，其UTI风险升高。UTI是老年患者脓毒症的主要原因，是最常见的医院获得性感染。

常常引起UTI的细菌性病原体包括肠道菌群移植到会阴部。革兰阴性需氧菌和大肠埃希氏菌最常见，引起了80%以上的感染。腐生葡萄球菌甚至在尿液流动时都能够黏附于泌尿道组织，并引起10%～15%的UTI。其他少见的引起UTI的细菌包括革兰阴性菌、克雷伯菌、变形杆菌、沙雷菌，以及假单胞菌。

临床表现

▶ 病史

根据病史来明确UTI可能，鉴别诊断上尿路和下尿路感染，以及有无其他并发因素。单纯性膀胱炎症状包括尿频、尿急、排尿困难，以及耻骨联合上轻度疼痛。上尿路感染常规始于类似症状，伴随着疼痛向后背或者腹部放射，可能有其他症状，如发热和呕吐。其他重要的病史信息包括妊娠、近期住院史、免疫功能抑制、前列腺肥大、泌尿系结石，以及近期泌尿道置入器械或者膀胱置管。

▶ 体格检查

患者有下尿路感染时应该无发热，基本生命体征正常。可能有耻骨上轻压痛。应该进行外生殖器检查，来评估尿道外可以引起排尿困难的原因。单侧或者双侧腰部压痛提示肾盂肾炎可能。可能有发热和心动过速。余下的检查应该除外其

他诊断。应该完善盆腔检查,来评估宫颈炎、盆腔炎性疾病,或者妊娠。在男性患者中,泌尿生殖道检查可能会发现尿道炎、附睾炎,或前列腺炎。腹部检查应该评估有无胆囊炎、阑尾炎、憩室炎,或者可能引起尿液流动梗阻的腹部肿物。肺部检查可能发现发热和腰痛是由于下叶肺炎所致。

诊断方法

▶ 实验室检查

所有症状符合 UTI 诊断的患者都要完善尿常规检查。收集尿液的方法根据患者表现不同而采用不同方式。使用清洁中段尿已经足够。对于儿科患者、肥胖患者,月经期的女性或者阴道有分泌物的患者,以及劳累过度者,使用膀胱置管导尿。尿常规常见结果见表 40 - 1。所有育龄妇女都应该进行尿妊娠试验。妊娠期无症状菌尿应该治疗,因为这个疾病有可能导致早产、胎儿发病,以及死产。如果怀疑复杂性 UTI,应该完善尿培养检查。复杂的因素包括妊娠、UTI 复发、肾盂肾炎、尿脓毒症、免疫抑制、膀胱内置管,以及不明原因发热。

表 40 - 1 尿常规分析解读

尿常规结果	细菌	白细胞	红细胞	亚硝酸盐	白细胞酯酶	上皮细胞
正常	无	<5/HP	无	阴性	阴性	<5/HP
UTI	任意种	>5~10/HP	可变	阳性(特异但不敏感)	阳性(敏感但不特异)	<5/HP
标本污染						>5/HP

注:HP,高倍视野。

应该在有症状的(如肾盂肾炎)患者中完善全血细胞计数和肾功能(血尿素氮/肌酐)检查,来评估肾功能不全、脱水、电解质紊乱,或脓毒症,但是不用于单纯性膀胱炎。其他实验室检查(肝功能、脂肪酶)可能有助于鉴别诊断,但是不常规检查。如果感染部位不明确,或者患者有脓毒症,应该完善血培养检查。

▶ 影像学检查

当临床表现提示可能有泌尿系梗阻,病变广泛合并脓肿,或者进行其他疾病的鉴别诊断时,需要完善影像学检查。影像学检查还可以用于 UTI 复发,评估有无未怀疑感染的病灶(如肾结石)。腹部和盆腔 CT 平扫是诊断肾结石和肾盂积水最常见的检查。肾脏超声可以用来评估禁忌做 CT(妊娠)患者有无肾盂积水,但是超声对结石不敏感。

医疗决策

下尿道 UTI 患者的鉴别诊断包括尿道炎、阴道炎和宫颈炎。有症状的患者,以及可能的上尿道 UTI 患者,鉴别诊断包括肾盂肾炎、肺炎、憩室炎、阑尾炎、胆囊炎,以及盆腔炎性疾病(图 40 - 1)。

治疗

UTI 的治疗基于感染的类型(单纯的还是复杂的),疾病的严重程度,以及当地细菌耐药模式。针对所有复杂 UTI 的理想治疗应该根据尿培养结果制订;然而,在急诊室中给予经验性抗生素治疗时不能得到这些结果。给予经验性抗生素治疗时,还应该考虑当地和医院细菌耐药模式。表 40 - 2 是急诊室经验性给予抗生素治疗的综合指南。

处置

▶ 住院

患者如果有 UTI 合并有泌尿系梗阻、免疫抑制、尿脓毒症,或者持续的呕吐、严重脱水、肾功能不全,或者电解质紊乱时,推荐收入院治疗。妊娠患者伴有任何上尿道感染时,应该收入院观察并找产科会诊。

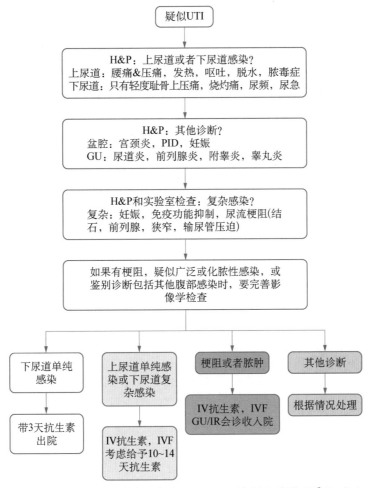

▲ 图 40 - 1　泌尿系感染诊断流程图。GU,泌尿生殖道；H&P,病史和体格检查；PID,盆腔炎性疾病。

表 40 - 2　UTI 的治疗

感染类型	病原体	抗生素方案	治疗剂量和持续时间
急性膀胱炎	大肠埃希菌,腐生葡萄球菌,奇异变形杆菌	甲氧苄啶-磺胺甲噁唑或环丙沙星	1 粒强化片　bid　共 3 天 500 mg　bid　共 3 天
妊娠患者无症状性菌尿和膀胱炎	大肠埃希菌,腐生葡萄球菌,奇异变形杆菌	呋喃妥因或氨苄西林-克拉维酸钾	100 mg　bid　共 5 天 500 mg　bid　共 7 天
肾盂肾炎（门诊）	大肠埃希菌,腐生葡萄球菌,奇异变形杆菌	环丙沙星在急诊室给予第 1 次 IV 剂量	500 mg　bid　共 10～14 天
肾盂肾炎（住院）	大肠埃希菌,腐生葡萄球菌,奇异变形杆菌	环丙沙星或头孢曲松	500 mg　IV　bid 1 g　IV　qd 持续 IV,直到改善
尿脓毒症	大肠埃希菌,变形杆菌,克雷伯菌,假单胞菌	氨苄西林-庆大霉素或头孢曲松	1 g 以及 5 mg/(kg·d)　IV 1 g　IV　qd

注：bid, 1 天 2 次；qd, 1 天 1 次；IV,静脉注射。

▶ 出院

患者有单纯的下尿道感染或单纯的上尿道感染时,可以出院随诊,同时给予出院指导告知其出现何种并发症时需要回急诊就诊。

推荐阅读

[1] Gupta K, Hooton TM, Naber KG, et al. International clinical practice guidelines for the treatment of acute uncomplicated cystitis and pyelonephritis in women: a 2010 update by the Infectious Disease Society of America and the European Society for Microbiology and Infectious Disease. *Clin Infect Dis*. 2011;52: e103 - 3120.

[2] Howes DS, Bogner MP. Urinary tract infections and hematuria. In: Tintinalli JE, Stapczynski JS, Ma OJ, Cline DM, Cydulka RK, Meckler GD. *Tintinalli's Emergency Medicine: A Comprehensive Study Guide*. 7th ed. New York: McGraw-Hill, 2011.

Lynne M. Yancey，MD

要点
- 任何男性出现腹痛时,都要考虑睾丸扭转的可能。
- 男性患者腹痛时,要进行泌尿生殖(GU)系统的检查,即使他们没有 GU 的主诉。这对于青春期男性患者特别重要。
- 当考虑睾丸扭转可能时,不要因为进行影像学检查或者实验室检查而耽误请泌尿外科急室会诊。
- 当尝试手法复位扭转时,记住旋转睾丸的方向,像打开书本一样。

引言

男性急性阴囊疼痛时,最主要考虑的就是睾丸扭转,并且所有男性患者腹痛时都应该考虑睾丸扭转的可能。扭转是由于睾丸围绕着精索旋转造成的。它最初损害了静脉流出,之后阻碍动脉血流到睾丸,造成缺血和梗死。扭转的时间越长,睾丸的存活概率越小。因此,时间对于诊断和治疗疑似的扭转非常重要。

睾丸扭转的发病高峰出现在 1 岁内,在睾丸下降至阴囊内,第 2 个高峰在青春期,这时睾丸的容积迅速增长。每年约每 4 000 人中有 1 例睾丸扭转。睾丸未下降的患者发生睾丸扭转的概率增加了 10 倍。

扭转时最初的结果是造成静脉回流阻塞。如果持续扭转,静脉梗阻导致水肿加重以及最终使得动脉梗阻和缺血。静脉梗阻的总量和睾丸围绕精索扭转的程度和血管供应有关。不完全性扭转引起程度轻一些的水肿以及血管充血,然而完全性扭转导致即刻的完全性梗阻和缺血。睾丸损伤的状况和梗阻程度以及静脉和动脉梗阻的时间有关。如果疼痛持续<6 小时,睾丸的存活率是 80%～100%。

临床表现

▶ 病史

鞘膜异常地固定到阴囊后壁,可能引起睾丸在阴囊内悬起,水平排列,而不是纵向排列(图 41-1)。

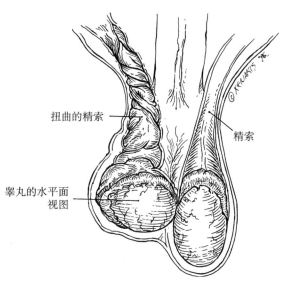

扭曲的精索

精索

睾丸的水平面视图

▲ 图 41-1 钟锤样改变(引自 Bondesson JD. Chapter 8. Urologic conditions. In：Knoop KJ, Stack LB, Storrow AB, Thurman RJ, eds. *The Atlas of Emergency Medicine*. 3rd ed. New York：McGraw-Hill, 2010)。

这使得睾丸容易扭转,常常见于剧烈活动时或者阴囊外伤时。当提睾肌收缩时,扭转还可以在睡眠中出现。睾丸扭转的其他危险因素包括睾丸未完全下降以及睾丸萎缩。

患者可能表现为突发单侧的阴囊疼痛。疼痛常常很剧烈,并且位于下腹部、腹股沟,或者睾丸,常伴有恶心和呕吐。因为它是一个血管缺血事件,疼痛开始位置不确定。之后出现明显的睾丸和阴囊水肿,可逐渐确定疼痛部位。

▶ 体格检查

由于解剖异常经常是双侧同时发生,所以检查对侧的睾丸可能有帮助。在患者仰卧位和立位时进行检查。当患者直立时,寻找受累睾丸是否沿水平排列而不是纵轴排列(正常)。受累的睾丸和对侧相比较,常常会位于阴囊上部。

受累的睾丸质地硬、肿胀、压痛,阴囊常常有水肿。阴囊体积的尺寸不是潜在病因的可靠指标,体格检查偶尔也没有特殊发现。

Prehn 征(扶住和抬高阴囊时,疼痛有所缓解)提示更像附睾睾丸炎而不是睾丸扭转;然而这个区别并不可靠。

提睾肌反射是通过轻擦大腿内侧来进行检查。阳性的结果是同侧的睾丸上提。这个反射在婴儿和幼儿中可能缺如,然而,这个反射如果阴性对于扭转是相对特异的。

诊断方法

▶ 实验室检查

尿常规结果常常正常。全血细胞计数常常没有白细胞升高。

▶ 影像学检查

彩色多普勒超声是首选的诊断方法,敏感性达 85%～100%,特异性 100%。超声还有助于诊断其他需要与扭转鉴别的疾病,例如附睾炎、睾丸附件扭转、睾丸破裂、阴囊积水、血肿或者疝。

放射性核素扫描与超声检查的敏感性类似;然而,核素扫描的特异性低很多。除此之外,核素扫描比超声检查所需时间长。

医疗决策

睾丸扭转是时间敏感性的疾病,可以导致睾丸失去功能、丧失生育力。因而,出现急性睾丸疼痛时,先假定为扭转,直到确认是其他疾病。

尽快完善详细的病史采集和体格检查。如果你高度怀疑扭转可能,需要找泌尿外科急会诊并实施手法复位。

睾丸扭转的症状包括突发疼痛,疼痛从出现开始不超过 24 小时,恶心和呕吐,睾丸位置高,以及提睾肌反射异常。睾丸附件扭转的典型表现是疼痛固定在睾丸上的一点,逐渐起病,无恶心和呕吐。这些症状逐渐进展,最后可能位于睾丸的任意部位,体检时可能触到压痛性硬结,硬结多位于睾丸的上极。

附睾炎可伴有排尿困难、尿急和脓尿。超声检查可能提示血流瘀滞或增加。阳性 Prehn 征对于诊断很有帮助,可是不常见。附睾炎能发展为附睾睾丸炎,常常伴有全身性症状,如发热、恶心和呕吐。孤立性附睾炎很少见,通常是由病毒引起的。这些感染过程在发病时往往是渐进的。

嵌顿性腹股沟疝是另外一个需要考虑的诊断。然而,患者很可能发病前有疝或阴囊肿胀的病史。类似的情况下,肿瘤也常常是逐渐起病,并且常常是无痛的。

睾丸的直接外伤可以导致扭转或者引起睾丸挫伤或破裂。超声可以显示破裂以及可能存在的血肿。任何看似是小创伤的睾丸外伤患者,如果 1～2 小时后仍有疼痛,要考虑扭转可能。

就病史、体格检查,或者诊断性检查来说,没有一项可以单独用来可靠地确诊或者除外睾丸扭转。因为这是危及生育功能的诊断,临床疑似时,需要找泌尿外科急会诊(图 41-2)。如果可以及时做超声检查,可能有助于确立诊断,但是不能耽误找泌尿外科会诊。

治疗

大部分睾丸扭转是由外侧到内侧。手法复位应该让受累睾丸向外侧旋转 1.5 圈(540°)。为了记住解开扭转的方向,想象一下翻开一本书(图 41-3)。手法复位的终点就是疼痛缓解。如果疼

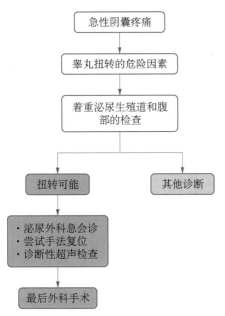

▲ 图 41-2　睾丸扭转诊断流程图。

急性阴囊疼痛
↓
睾丸扭转的危险因素
↓
着重泌尿生殖道和腹部的检查
↓
扭转可能　|　其他诊断
↓
· 泌尿外科急会诊
· 尝试手法复位
· 诊断性超声检查
↓
最后外科手术

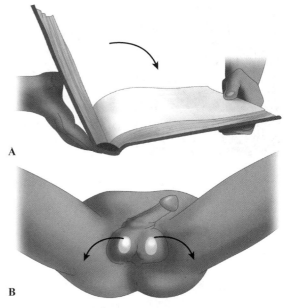

▲ 图 41-3　睾丸扭转的手法复位（引自 Gausche-Hill M，Williams JW. Chapter 82. Male genitourinary problems. In：Strange GR，Ahrens WR，Schafermeyer RW，Wiebe RA，eds. *Pediatric Emergency Medicine*. 3rd ed. New York：McGraw-Hill，2009）。

痛加剧，尝试向反方向旋转复位。如果手法复位成功（即疼痛缓解），仍然需要泌尿外科急会诊。

　　手法复位是个很痛苦的过程。你应该告知你的患者，并且在复位前考虑给予静脉麻醉药。单剂量给予的静脉麻醉药不容易缓解睾丸扭转的疼痛，不会改变睾丸扭转手法复位的终点（即疼痛缓解）。

　　当手法复位失败时，需要进行外科急诊探查和复位。患者常常需要外科固定双侧的睾丸，包括受累侧和未受累侧，来避免以后扭转。

处置

▶ 住院

　　超声提示睾丸扭转或者疑似扭转的患者，需要收入院进行泌尿外科手术治疗。

▶ 出院

　　如果超声未探及睾丸扭转，并且确诊其他疾病，患者可根据疾病给予治疗并出院（附睾炎给予抗生素，睾丸附件扭转给予止痛药），同时给予出院指导告知何时需要急诊就诊。

▼ 推荐阅读

［1］Cokkinos，DD，Antypa E，Tserotas P，et al. Emergency ultrasound of the scrotum：a review of the commonest pathologic conditions. *Curr Prob Diagnost Radiol*. 2011；40：1-14.

［2］Davis JE，Silverman M. Scrotal emergencies. *Emerg Med Clin North Am*. 2011；29：469-484.

［3］Schneider RE. Male genital problems. In：Tintinalli JE，Stapczynski JS，Ma OJ，Cline DM，Cydulka RK，Meckler GD. *Tintinalli's Emergency Medicine：A Comprehensive Study Guide*. 7th ed. New York：McGraw-Hill，2011，pp. 613-620.

［4］Schmitz D，Safranek S. How useful is a physical exam in diagnosing testicular torsion？*J Fam Pract*. 2009；58：433-434.

42 阴茎疾病
Penile Disorders

S. Spencer Topp，MD

要点

- 阴茎异常勃起和嵌顿包茎是泌尿科急症。
- 阴茎勃起时间延长(>6 小时)可能造成阳痿。
- 嵌顿包茎可能导致龟头缺血和坏死。

- 急诊科医师常常在泌尿科医师会诊前进行经阴茎海绵体抽吸术和包皮背切术来分别防止阴茎异常勃起和嵌顿包茎的并发症。

引言

阴茎疾病是急诊相对少见的急症；然而，一些阴茎疾病非常紧急。阴茎由 3 个解剖结构组成——阴茎干、龟头和包皮。阴茎疾病可以根据解剖结构如何受累来划分。本章着重于介绍阴茎异常勃起、包茎和嵌顿包茎，以及龟头包皮炎。

▶ 阴茎异常勃起

阴茎异常勃起是持续的，常有疼痛，由双侧海绵体充血引起。阴茎异常勃起根据血流的情况被分为 2 个类别——高血流量型和低血流量型。最常见的是，缺氧的静脉血瘀滞在海绵体内，这被定义为"低血流量型"阴茎异常勃起，或者缺血型阴茎异常勃起。"高血流量型"阴茎异常勃起较少见，是由于海绵体动脉供应和海绵体本身有交通或者瘘造成。因为动脉血氧供充足，这个类型的阴茎异常勃起表现为时间敏感性较弱，常常是无痛的。

▶ 包茎和嵌顿包茎

包茎是包皮无法越过龟头回缩到近侧的疾病。原因包括感染、卫生条件差，以及外伤，这些会导致包皮形成瘢痕、纤维化，最后造成包皮无法移动。这样在少数情况下可以因为尿道口梗阻而引起尿潴留。包茎在青春期前的男性中出现可以是正常的(生理性包茎)。在 4 岁时，90％的包皮可以完全回缩。青春期结束后，如果包皮还不能完全回缩，考虑有病理性包茎。

嵌顿包茎是不能让回缩的包皮回复到其原来正常的解剖位置。当包皮无法回到其正常位置而是覆盖在阴茎头时，形成嵌顿包茎。这常是医源性引起的并发症，例如对于一名虚弱的患者，检查其龟头或者尿管位置之后出现嵌顿包茎。回缩的包皮作用类似止血带，限制了静脉血液流出阴茎头。这最终会导致局部肿胀、炎症、缺血，以及受累组织的坏死，引起泌尿科急症。

▶ 龟头包皮炎

龟头包皮炎是龟头和包皮两者联合的炎症。这个疾病最常出现在未做包皮手术的男性，由于卫生条件差、局部/反复刺激，或者感染(常常是念珠菌、加德纳菌，或酿脓链球菌属)造成。龟头包皮炎可能是糖尿病的唯一症状。

临床表现

▶ 病史

阴茎异常勃起重要的病史特点包括既往史、症状持续的时间、诱发因素，以及药物。阴茎异常勃起的病因包括镰状细胞贫血或地中海贫血（特别是儿童）以及白血病或者老年患者多发骨髓瘤。持续时间也很重要。持续很久的静脉梗阻性阴茎异常勃起（常常＞6小时）引起阴茎纤维化造成阳痿。应该询问患者有无阴茎外伤史，因为高血流型的阴茎异常勃起常常由外伤所致的动静脉瘘引起。详细询问用药史。和阴茎异常勃起有关的药物包括抗精神病药（曲唑酮、甲硫哒嗪）以及治疗勃起功能障碍的药物（罂粟碱、前列腺素 E_1、西地那非）。应用可卡因也是常见的引起阴茎异常勃起的原因。

对于包茎和嵌顿包茎的患者，应该询问症状持续时间、大体的卫生状况，以及包皮护理情况。对于嵌顿包茎来说，症状持续的时间特别重要，因为动脉损伤可以导致龟头缺血和坏死。

由于糖尿病和龟头包皮炎关系很大，应该详细询问既往史和家族史。此外，出现发热、肌肉疼痛，以及淋巴结肿大等症状时，提示疾病可能累及全身。

▶ 体格检查

对于任何的阴茎疾病，应该全面检查所有男性的泌尿生殖器官（阴茎、阴囊、睾丸、会阴、肛门/直肠，以及前列腺）。单凭视诊常可以诊断如下之一，阴茎异常勃起、嵌顿包茎，或者龟头包皮炎（图42-1）。暴露阴茎包皮，检查有无正常的回缩/复位。检查包皮下面的龟头，看有无发红、肿胀和分泌物。不要把嵌顿包茎误诊为龟头包皮炎，因为两者都表现为疼痛、包皮和龟头水肿。关键的区别是嵌顿包茎的包皮已回缩，并且不可以还原。

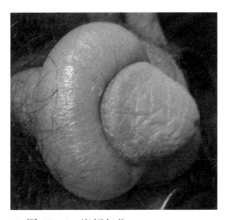

▲ 图42-1　嵌顿包茎。

诊断方法

因为大部分阴茎疾病可以只根据病史和体格检查诊断，因此很少需要诊断性检查。为了区别高血流型和低血流型阴茎异常勃起，可以完善阴茎的动脉血气（ABG）测定。因为低血流型阴茎异常勃起是缺血的进程，ABG会显示血液缺氧。如果ABG结果类似正常的富含氧的血液，那么患者可能有高血流型阴茎异常勃起。床旁超声可以检查阴茎异常勃起。使用彩色多普勒模式检查，如果可见动脉血流，那么可能存在高血流型阴茎异常勃起。完善全血细胞计数和网织红细胞可能有助于诊断镰状红细胞疾病或者除外白血病。

嵌顿包茎和包茎常常可以在床旁诊断，不需要进一步诊断性检查。

由于糖尿病和龟头包皮炎关系很大，应该检查指血糖。如果有反复的或者难治性感染，应该完善培养以便进行更好的治疗。

医疗决策

如之前讨论的阴茎疾病，低血流量型阴茎异常勃起和嵌顿包茎是2个需要尽快诊断和治疗的疾病，否则随后会出现永久的阴茎损伤。需要完善泌尿科急会诊，然而，在暂时没有泌尿科医师时，急诊科医师应该准备进行干预。单纯性包茎和龟头包皮炎常常在急诊室治疗，随后由泌尿科医师随诊（图42-2）。

治疗

开始治疗阴茎异常勃起，要给予止痛治疗。如果怀疑有低血流型阴茎异常勃起，在三角肌皮下注射特布他林可能有效。如果阴茎异常勃起持续存在，可以给阴茎注射 α 肾上腺素能激动剂，如苯肾上腺素。

如果没有成功，可以尝试阴茎抽吸和灌洗。首先，先用麻醉药给予阴茎神经阻滞。使用21号或者更大的针头刺入海绵体（阴茎的侧方），接近龟头处。然后血液可以引流，如果需要还可以抽吸，直至开始消肿。如果抽吸成功，然后给予10～20 ml无菌生理盐水进行灌洗，可以混合或者

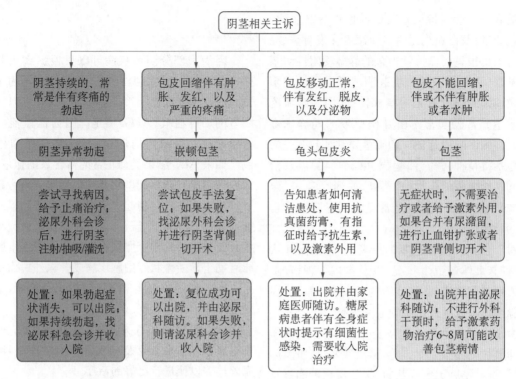

▲ **图 42-2** 阴茎疾病诊断流程图。

不混合 α 肾上腺素能药物，如苯肾上腺素。

　　和镰状细胞疾病相关的阴茎异常勃起，有必要进行单纯的输血或者换血。

　　嵌顿包茎的治疗包括还原回缩的包皮。冰袋外敷或者阴茎浸入冷水可能对于水肿和炎症有帮助。用弹力绷带缠绕在龟头周围 5～10 分钟进行压迫也有助于减少肿胀。然后龟头可能被手法"推回"包皮中（图 42-3）。局部给予利多卡因注

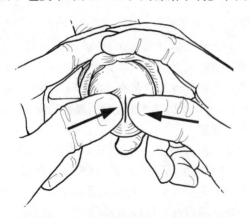

▲ **图 42-3** 嵌顿包茎的手法复位（引自 Reichman EF & Simon RR：*Emergency Medicine Procedures*. New York：McGraw-Hill，2004）。

射可能帮助患者更好地耐受绷带压迫，但是可能造成更多的液体进入已经肿胀的阴茎。

　　如果手法复位失败，应该进行包皮背侧切开术。先给予阴茎阻滞或者环形麻醉。下一步，用 2 把止血钳固定在水肿的包皮 11 点和 1 点的位置并夹紧止血。然后用剪刀和手术刀从 12 点的位置，即从 2 把止血钳中间切开包茎环。然后再进行龟头上方包皮的手法复位。还原的包皮随后用线缝合或者由泌尿科医师进行包皮环切术。

　　包茎需要急诊治疗的机会少得多，因为没有血管风险。如果不能手法复位，在包皮下到阴茎头处，局部外用激素治疗 4～6 周可能有效。如果出现尿潴留，应该进行阴茎背侧切开术或者包皮环切术。

　　龟头包皮炎的治疗包括常规用肥皂和清水清洗龟头，并将包皮翻开清洗。还应该局部使用抗真菌药膏（制霉菌素、克霉菌素）。如果疑似有细菌感染，除了以上用药之外，再加上口服抗生素（即一代头孢）。

处置

患者有持续的、缺血的阴茎异常勃起时,需要泌尿外科急会诊。如果阴茎注射、抽吸以及灌洗(由泌尿科或者急诊科医师实施)失败,不能使阴茎消肿,常常需要外科进行海绵体分流术。如果之前的措施成功实施,患者应该在急诊室观察4~6小时,以确保症状没有反复。如果明确了诱发因素,应该对患者进行教育,告知如何避免。

嵌顿包茎的治疗和阴茎异常勃起类似。在嵌顿包茎不能回复时,需要找泌尿外科急会诊。如果手法复位或者阴茎背侧切开术失败,需要收入院和进行外科治疗。包茎的患者,只要其可以排尿,可以在门诊治疗并给予医疗指导和患者教育,并由泌尿外科随诊。

大部分龟头包皮炎的患者可以安全出院回家治疗。如果患者有全身症状和体征,或严重合并症时,需要收入院和给予静脉抗生素治疗。患者教育也非常重要,因为最好的预防用药是良好的个人卫生习惯。

推荐阅读

[1] Dubin J, Davis JE. Penile emergencies. *Emerg Med Clin North Am*. 2011;29:485-499.
[2] Nicks BA, Manthey DE. Male genital problems. In: *Tintinalli's Emergency Medicine: A Comprehensive Study Guide*. 7th ed. New York: McGraw-Hill, 2011, pp. 645-651.

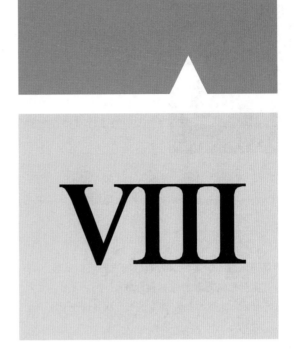

妇产科急症

Obstetrics/Gynecologic Emergencies

43

阴道出血
Vaginal Bleeding

Steven H. Bowman, MD

要点

- 对有阴道出血或腹痛的育龄期患者进行妊娠试验。
- 40％以上异位妊娠患者无风险因素。
- 异位妊娠破裂是手术急症，需咨询妇产科并快速干预。
- 绝经后出血患者建议咨询妇产科医师进行阴道黏膜活检排除恶性肿瘤。

引言

少女 12 岁左右月经初潮。正常月经到绝经期停止，平均年龄 51 岁。成人月经周期 28 天（±7 天），经期持续 4～6 天。正常经血为 30～60 ml；>80 ml 被认为月经过多。功能失调性子宫出血（dysfunctional uterine bleeding，DUB）与雌激素刺激时间延长、过量或产生无效孕酮有关。经量过多指月经期内出血量增加、出血时间延长致月经总量过多。阴道不规则出血指正常月经周期之外的异常出血。月经过多指月经持续时间延长、经量增多。

阴道出血的育龄期女性需排除妊娠。

阴道出血患者 20％为早期妊娠。50％阴道出血患者出现自发性流产。在美国，2％妊娠女性为异位妊娠。腹腔内出血会引起休克导致死亡。绝经期女性阴道出血 10％诊断为癌症，主要是子宫内膜癌。

异位妊娠是阴道出血最重要的原因之一。异位妊娠指胎盘滋养层植入在子宫内膜以外的部位。大多数情况下，异位妊娠发生于输卵管外 2/3。其他部位包括输卵管中 1/3、子宫角（输卵管和子宫连接部位）、卵巢、卵巢伞部位、宫颈和腹部（图 43-1）。异位妊娠的风险因素包括输卵管炎史、携带功能节育器、异位妊娠史、孕龄增加、使用避孕药和输卵管结扎史。42％的异位妊娠患者无危险因素。

临床表现

▶ 病史

详细的病史非常重要。确定是否出血、出血日期和末次月经、月经周期、既往妊娠次数，以及异常阴道出血史。阴道出血伴或不伴腹痛。如果伴有腹痛，确定腹痛特点，如疼痛部位、性质和持续时间。约 10％的异位妊娠患者只表现为阴道出血，设法估计患者的出血量。卫生棉条或棉垫吸血量约 30 ml。血凝块提示活动性阴道出血。

收集妇科病史，评估异位妊娠危险因素。

乏力、头晕、呼吸急促或晕厥表明失血量过多引起贫血。确定有无其他加重阴道出血的临床情况（如凝血障碍）或用药史（如抗凝血药）。

▶ 体格检查

记录患者血压和脉搏，特别是确定有无低血压和静息状态心动过速。发现其他贫血体征如全身皮肤、黏膜或甲床苍白。进行盆腔检查前，先进行全身检查。评估腹部有无压痛、包块、肌紧张或反跳痛。腹膜刺激征提示感染或腹膜内出血。

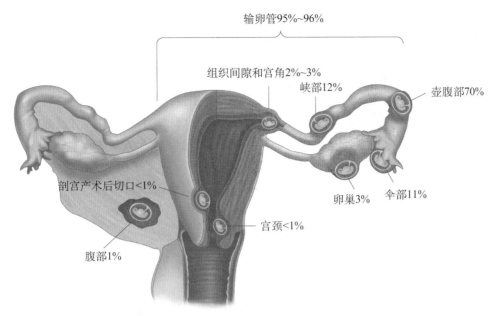

输卵管95%~96%

组织间隙和宫角2%~3%

峡部12%

壶腹部70%

剖宫产术后切口<1%

卵巢3%

伞部11%

宫颈<1%

腹部1%

▲ 图 43-1 频繁发生异位妊娠部位(引自 Cunningham FG，Leveno KJ，Bloom SL，Hauth JC，Rouse DJ，Spong CY. Chapter 10. Ectopic pregnancy. In：Cunningham FG，Leveno KJ，Bloom SL，Hauth JC，Rouse DJ，Spong CY，eds. *Williams Obstetrics*. 23rd ed. New York：McGraw-Hill，2010)。

进行盆腔检查前征得患者同意并保护患者隐私，解释操作目的。男医师或者女医师检查时都需要患者伴侣在场，协助患者保持截石位。首先检查外生殖器。然后用接近阴道大小的温暖、润滑过的阴道内窥器检查有无出血、血凝块、组织(流产排出物)或阴道后穹窿异常并目视检查宫颈。

双合诊检查宫颈开口开放状态。若检查者示指较易穿过宫颈口，称为宫颈口开放。女性宫颈内口关闭，即便外口开放，也应被认为宫颈口关闭。根据宫颈内口开放及流产排出物可分为不同类型自发性流产(表43-1)。

表 43-1 自发性流产分类

分类	宫颈内口	妊娠产物
先兆流产	关闭	无排出
难免流产	开放	无排出
不完全流产	通常开放	部分排出
完全流产	关闭	完全排出

然后，通过一手触诊腹部宫颈角，另一手示指和中指触诊宫颈，估计子宫大小(12周时平耻骨联合，20周平脐)。评估宫颈、子宫和附件有无压痛和包块。80%以上患者盆腔检查出现压痛表明异位妊娠破裂。

诊断方法

▶ 实验室检查

尿妊娠试验诊断妊娠敏感性为 99.4%，检测患者尿中胎盘滋养层产物 β-人绒毛膜促性腺激素(β-hCG)，也可以检查血清 β-hCG。正常妊娠情况下，β-hCG 水平每 2 天翻 1 倍，最高 100 000 mU/ml。更高的 β-hCG 水平提示胎盘滋养层疾病。异位妊娠 β-hCG 水平表现多样。因此，早期 β-hCG 升高不能排除异位妊娠。反复检查 β-hCG 减少>50%异位妊娠风险较低，而增长<66%异位妊娠风险较高。

大多数阴道出血的患者，尤其是有静息心动过速、头晕或出血时间延长(≥3周)的患者，提示血红蛋白水平异常。妊娠伴阴道出血的患者需检查 Rh 血型。

▶ 影像学检查

妊娠合并阴道出血的患者,需由急诊科医师或放射科医师进行盆腔超声检查排除异位妊娠。盆腔超声可见宫内妊娠时即可排除异位妊娠。异位双胎妊娠(同时有宫内妊娠和异位妊娠)发生率很小,常见于接受不孕症治疗的女性。盆腔超声常表现为无孕囊附件包块伴中至大量液体,子宫外妊娠囊或空子宫(β-hCG>1 000 mU/ml)异位

妊娠风险高。15%~20%的阴道出血患者盆腔超声阴性(无宫内妊娠或异位妊娠证据)。在这些盆腔超声阴性的患者中,20%被诊断为异位妊娠。

医疗决策

对阴道出血的患者,评估血流动力学状态和进行尿妊娠试验特别重要。在妊娠患者中,急诊室最重要的工作是排除异位妊娠(图43-2)。

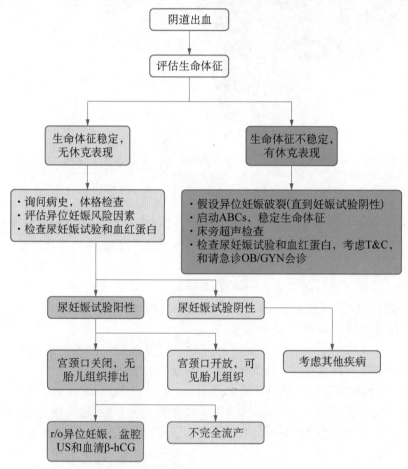

▲ 图43-2　阴道出血诊断流程图。ABCs,气道、呼吸和循环;β-hCG,β-人绒毛膜促性腺激素;T&C,类型和交叉;US,超声。

对于妊娠前3个月阴道出血的患者诊断可能包括正常妊娠或异常妊娠(如自发性流产、异位妊娠、滋养细胞疾病)。在无妊娠患者中,诊断可能包括功能性子宫出血、子宫平滑肌瘤、恶性肿瘤(宫颈癌、子宫内膜癌或阴道癌)、感染(PID、阴道感染)、创伤(殴打、性交)、异物(IUD、棉条、性设

备)和凝血障碍(遗传缺陷、疾病、药物治疗)。

治疗

年轻女性妊娠试验阳性出现休克表现,考虑异位妊娠破裂。立即开始复苏治疗,包括吸氧、静脉输液和(或)输血治疗。床旁超声检查,并请妇

产科医师会诊进行手术干预。对于妊娠试验阳性及急腹症女性(考虑异位妊娠破裂),即便初始生命体征正常也应进行相应工作。

妊娠患者伴阴道出血需确定 Rh 血型。如患者 Rh 血型阴性(15% 白种人),肌内注射(IM) RhoGAM 50 μg。完全流产和先兆流产需进一步治疗。不完全流产的患者持续阴道出血直至妊娠产物排出,在此种情况可进行刮宫术。异位妊娠破裂患者需进行手术治疗。妇产科医师选择氨甲蝶呤和叶酸(单剂量 IV、PO,或 IM)治疗异位妊娠未破裂患者。

对无妊娠的阴道出血患者,伴贫血症状时输血治疗,特别是血红蛋白<7 mg/dl。激素治疗(如甲羟孕酮 10 mg PO 10 天或 ortho-novum 1/35 1 片 qid 5 天)能够缓解严重慢性无排卵性出血。

处置

▶ 住院

患者血流动力学不稳定,有腹膜炎、贫血(血红蛋白<7 mg/dl)或超声检查发现异位妊娠需住院治疗。妊娠患者宫颈口关闭、无胚胎组织排出、超声未见 IUP、β - hCG>1 000 mU/ml 异位妊娠风险高;请妇产科医师会诊协助,需住院治疗。

▶ 出院

轻至中度阴道出血,血流动力学稳定并排除异位妊娠的患者可出院。出院后妇产科随访,如 β - hCG<1 000 mU/ml 超声检查未发现 IUP,48 小时内重复查 β - hCG。患者血流动力学稳定,无明显腹部压痛,无其他超声发现(腹膜腔内中到大量游离液体或者非囊性卵巢肿物)也认为异位妊娠。绝经后阴道出血的患者建议至妇产科进行子宫内膜活检。

▼ 推荐阅读

[1] Clinical policy: critical issues in the initial evaluation and management of patients presenting to the emergency department in early pregnancy. Irving, TX: *American College of Emergency Physicians*, April 10,2012.

[2] Krause RS, Janicke DM, Cydulka RK. Ectopic pregnancies and emergencies in the first 20 weeks of pregnancy. In: Tintinalli JE, Stapczynski JS, Ma OJ, Cline DM, Cydulka RK, Meckler GD. *Tintinalli's Emergency Medicine: A Comprehensive Study Guide*. 7th ed. New York: McGraw-Hill, 2011, pp. 676 - 684.

[3] Morrison LJ, Spence JM. Vaginal bleeding in the nonpregnant patient. In: Tintinalli JE, Stapczynski JS, Ma OJ, Cline DM, Cydulka RK, Meckler GD. *Tintinalli's Emergency Medicine: A Comprehensive Study Guide*. 7th ed. New York: McGraw-Hill, 2011, pp. 665 - 676.

[4] Promes SB, Nobay F. Pitfalls in first-trimester bleeding. *Emerg Med Clin North Am*. 2010;28: 219 - 234.

44 阴道分泌物
Vaginal Discharge

Joanna Wieczorek Davidson，MD

要点

• 阴道分泌物是育龄期女性的常见主诉。

• 可能诊断包括阴道炎、宫颈炎或盆腔炎。

• 盆腔炎无敏感性诊断方法。应保持高度警觉，降低治疗门槛。

引言

在急诊室(ED)中，许多女性主诉阴道炎可能伴随其他症状，如发热、腹痛或盆腔痛、恶臭、瘙痒和排尿困难。阴道分泌物的原因通常为阴道炎、宫颈炎或盆腔炎(pelvic inflammatory disease，PID)。

阴道炎是引起外阴阴道症状的一系列疾病，症状包括烧灼感、刺激症状、瘙痒，伴或不伴阴道分泌物。正常阴道菌群保持阴道 pH 3.8～4.5。阴道 pH 改变或阴道菌群紊乱导致致病菌过度生长，最终出现黏稠或者有异味的阴道分泌物。非感染性原因如增生和接触性阴道炎非常常见——特别是性生活不活跃和绝经后女性。根据阴道炎最常见的感染因素由高到低依次分为细菌性阴道炎(bacterial vaginosis，BV)、念珠菌性阴道炎和滴虫性阴道炎。阴道正常菌群——阴道嗜血杆菌病理性过度生长引起 BV。

上生殖道(宫颈、子宫、输卵管、卵巢)感染也会引发阴道分泌物。当感染仅发生于宫颈时诊断宫颈炎。盆腔炎(PID)是上生殖道感染的一系列疾病，包括子宫内膜炎、输卵管炎、输卵管-卵巢囊肿和盆腔腹膜炎。性传播病原体，特别是淋病奈瑟菌和衣原体，是宫颈炎和 PID 的主要病原体。

其他病原体(阴道嗜血杆菌、流感嗜血杆菌、厌氧菌和革兰阴性菌，以及无乳链球菌)偶见。育龄期女性 11％患 PID，其中 20％需要住院治疗。长期炎症和感染可引起瘢痕形成、输卵管粘连，导致后遗症包括不孕症、异位妊娠和慢性盆腔痛。女性患 PID 异位妊娠风险升高 12％～15％。既往诊断 PID 的患者输卵管因素导致的不孕症增加 12％～50％。早期发现和有效治疗 PID 能够预防并发症。

临床表现

▶ 病史

对主诉阴道分泌物或盆腔痛的患者需详细询问妇科病史，包括性传播疾病(sexually transmitted infection，STI)、使用宫腔内设备、妊娠、末次月经和妇科手术史。也包括有无阴道分泌物，有无异味、刺激症状、瘙痒、烧灼感、出血、排尿困难和性交困难。另外，确定有无腹痛、恶心、呕吐、发热、红斑或关节痛。

阴道炎患者无明显腹痛或发热，无系统性疾病。BV 阴道分泌物表现为稀薄、灰白、鱼腥味。瘙痒是念珠菌性阴道炎的最常见的特异性症状；分泌物表现为白色、黏稠、乳酪样。询问影响念珠菌繁殖的风险因素很重要，如未治疗的糖尿病、近期使用抗生素、免疫抑制剂和妊娠。滴虫性阴道炎(一种性传播性原生动物寄生虫)患者50％症状不典型,典型分泌物表现为黄色、泡沫状、有恶臭。

绝经4年的女性患者60％出现阴道增生。症状性阴道增生包括阴道干燥、疼痛和瘙痒。偶尔出现少量稀薄黄色分泌物。

由于症状和体征偏差很大,很难诊断急性PID。急性PID最常见的表现是双侧下腹部钝痛或痉挛性疼痛。约75％的患者有异常阴道分泌物。单侧痛应怀疑输卵管-卵巢囊肿或其他诊断,如阑尾炎。排尿困难可表现为尿道症状。仅1/3的PID患者发热,体温>38.0 ℃。

▶ 体格检查

检查生命体征,特别是血压、脉搏和体温。盆腔检查前需进行全身检查,包括腹部和侧腰部。盆腔检查时,检查外阴。注意有无会阴部水肿或红斑,这些体征提示阴道炎。内窥镜检查时,确定有无出血或阴道分泌物。目视检查宫颈,查找炎症、异物、来源于宫颈口的分泌物。黏液脓性宫颈炎是宫颈炎和PID的常见表现(图44-1)。双合诊检查能发现宫颈抬举痛(cervical motion tenderness,CMT)以及卵巢饱满或压痛。CMT也称"吊灯征",即用示指和中指向上、下及两侧移动宫颈,可同时移动子宫和输卵管产生疼痛,是PID的重要体征。CMT敏感性高但缺乏特异性,在其他炎症性疾病中也可表现为阳性(阑尾炎、囊肿破裂或异位妊娠)。卵巢压痛是PID最敏感的发现(95％)。

诊断方法

▶ 实验室检查

在急诊室对育龄期女性检查时必须考虑异位妊娠或脓毒性流产,进行妊娠试验。

盆腔检查时,需取阴道分泌物送检。阴道分泌物显微镜检查及阴道pH评估有助于诊断。但并非所有ED都有显微镜和检测试剂。将分泌物与1~2滴生理盐水混合涂于载玻片上,覆盖盖玻片,在显微镜下检查。也可以用10％氢氧化钾(KOH)处理阴道分泌物,通常产生鱼腥味或者胺试验阳性,可以提供诊断证据(表44-1)。

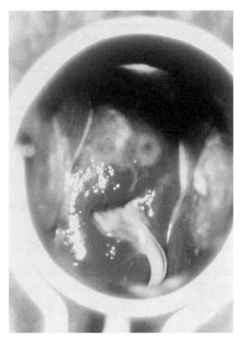

▲ 图44-1　宫颈开口分泌物(引自 Buckley RG, Knoop KJ. Chapter 10. Gynecologic and obstetric conditions. In: Knoop KJ, Stack LB, Storrow AB, Thurman RJ, eds. *The Atlas of Emergency Medicine*. 3rd ed. New York: McGraw-Hill, 2010. 照片由 Sue Rist, FNP 提供)。

内窥镜检查时,将拭子伸入宫颈内1 cm并旋转,取宫颈内组织标本。DNA探针拭子对淋病奈瑟菌和衣原体有较高的敏感性和特异性。但在急诊室中不能立即得到结果。

对有腹痛或毒性表现的患者,需进行血液检查。评估白细胞计数(WBC)、红细胞沉降率(ESR),或C反应蛋白(CRP),能够支持PID诊断。尿液检查也是实验室评估的一部分;但由于盆腔炎患者尿液中也会出现WBC,因此阳性尿结果不能排除PID。其他STI检查,如免疫抑制病毒、肝炎和梅毒,也应进行。

▶ 影像学检查

影像学检查能够提高PID诊断的准确性。在严重PID中,经阴道盆腔超声可见增厚、充满液体的输卵管,或盆腔内见游离液体。超声检查见卵巢肿物提示输卵管-卵巢囊肿。盆、腹腔CT扫描可用于有毒性表现、腹痛及可疑输卵管-卵巢脓肿的患者。PID患者进行CT检查可发现宫颈炎、

表 44 - 1　阴道炎的鉴别诊断

	细菌性阴道炎	念珠菌性阴道炎	滴虫性阴道炎
发病率	40%~50%	20%~25%	15%~20%
分泌物颜色	灰白	白色,成块	灰白,黄绿
分泌量	中等量	无到中等量	大量
pH(正常≤4.5)	≥4.5	≤4.5	≥5
胺味/鱼腥味（KOH预处理分泌物)	阳性	阴性	通常阳性
显微镜（生理盐水滴分泌物)	线索细胞（黏附细菌的上皮细胞)	KOH 内见菌丝	滴虫运动
治疗	灭滴灵 500 mg, bid×7 天	氟康唑 150 mg×1 剂量	灭滴灵 2 g×1 剂量或 500 mg, bid×7 天

卵巢炎、输卵管炎、子宫骶骨韧带增厚、单纯或复杂盆腔积液,或脓肿。

医疗决策

对有阴道分泌物的患者,通过询问病史和盆腔检查确定病因(图 44 - 2)。患者表现为外阴阴道不适,虽然盆腔检查未发现宫颈炎或 STI 证据,仍按阴道炎治疗。可通过患者病史及分析阴道分泌物的组成诊断阴道炎。如发现宫颈分泌物或红斑,无腹痛或毒性表现,应按宫颈炎治疗。对这类患者,需排除 PID。由于 PID 诊断困难并具有潜在并发症,2010 年疾病预防控制中心指南建议低阈值治疗 PID。性活跃期和其他 STI 风险女性,如果有盆腔痛或下腹痛,未发现其他引起疼痛

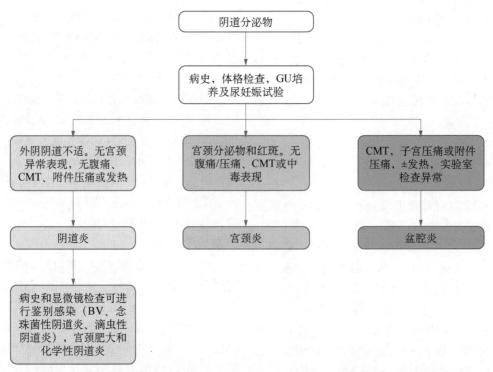

▲ 图 44 - 2　阴道分泌物诊断流程图。BV,细菌性阴道炎;CMT,宫颈举痛;GU,泌尿生殖道。

的原因,盆腔检查时发现 1 个以上的最低标准,如 CMT、卵巢压痛或子宫压痛,即应经验性治疗 PID。1 个以上的附加标准可增加 PID 诊断的特异性:口腔温度>38.3 ℃、异常宫颈或黏液脓性分泌物、阴道液体显微镜检查发现满视野 WBC、ESR 升高、CRP 升高或实验室检查发现宫颈感染淋病奈瑟菌或衣原体。

治疗

阴道炎、宫颈炎和盆腔炎治疗在表 44 - 1～表 44 - 3 中列出。所有用于治疗宫颈炎和 PID 的药物应有效治疗淋病奈瑟菌和衣原体。尚无研究完全证实需要治疗厌氧菌感染。许多 PID 患者表现为阴道嗜血杆菌性阴道炎,因此建议 PID 治疗需覆盖厌氧菌(如甲硝唑)。轻、中度 PID 的患者,静脉用药及口服药能达到相似的效果。

表 44 - 2　宫颈炎治疗:淋病奈瑟菌和沙眼衣原体感染的治疗

	一线治疗	替代治疗
淋病奈瑟菌	头孢曲松250 mg, IM 或头孢克肟 400 mg, PO	头孢泊肟 400 mg, PO 或阿奇霉素 2 g, PO
沙眼衣原体	阿奇霉素 2 g, PO	多西环素100 mg, PO, bid×7 天

处置

▶ 住院

轻、中度 PID 患者,住院治疗和院外治疗短期和长期效果无差别。如患者满足以下标准建议住院治疗:不能排除急诊手术(如阑尾炎、输卵管-卵巢脓肿)、妊娠、口服抗生素治疗无效。口服药不耐受。

▶ 出院

阴道炎和宫颈炎患者可治愈出院。可疑 STI 时,患者需告知她的伴侣。PID 院外治疗时,患者不具备前述住院标准、无毒性表现,可定期随访。

表 44 - 3　盆腔炎的治疗

	选择 1	选择 2
出院治疗	头孢曲松 250 mg, IM 加 多西环素100 mg, PO, bid×14 天 ± 甲硝唑 500 mg, PO, bid×14 天	头孢西丁 2 g IM 联合丙磺舒 1 g, PO 加 多西环素 100 mg, PO, bid×14 天 ± 甲硝唑 PO, bid×14 天
住院治疗	头孢替坦 2 g, IV, q12h 或 头孢替坦 2 g, IV, q6h 加 多西环素100 mg, PO 或 IV, q12h	克林霉素 900 mg, IV, q8h 加 庆大霉素首剂2 mg/kg, IV, 后 1.5 mg/(kg·q8h)

▼ 推荐阅读

[1] Buckley RG, Knoop KJ. Gynecologic and obstetric conditions. In: Knoop KJ, Stack LB, Storrow AB, Thurman RJ. *The Atlas of Emergency Medicine*. 3rd ed. New York: McGraw-Hill, 2010.

[2] Centers for Disease Control and Prevention. Sexually Transmitted Diseases Treatment Guidelines, 2010. http://www.cdc.gov/std/treatment/2010/toc.htm.

[3] Kuhn, JK, Wahl RP. Vulvovaginitis. In: Tintinalli JE, Stapczynski JS, Ma OJ, Cline DM, Cydulka RK, Meckler GD. *Tintinalli's Emergency Medicine: A Comprehensive Study Guide*. 7th ed. New York: McGraw-Hill, 2011, pp.711-716.

[4] Shepherd SM, Shoff WH, Behrman AJ. Pelvic inflammatory disease. In: Tintinalli JE, Stapczynski JS, Ma OJ, Cline DM, Cydulka RK, Meckler GD. *Tintinalli's Emergency Medicine: A Comprehensive Study Guide*. 7th ed. New York: McGraw-Hill, 2011, pp.716-720.

[5] Sweet RL. Treatment of acute pelvic inflammatory disease. *Infect Dis Obstet Gynecol* 2011;561-909.

45 先兆子痫和子痫
Preeclampsia and Eclampsia

Katheleen A. Wittels，MD

要点

- 妊娠期高血压、先兆子痫和子痫是一系列威胁生命的疾病，必须积极诊断和治疗。
- 任何妊娠患者血压升高需考虑先兆子痫。
- 高血压程度与先兆子痫严重性无相关。
- 先兆子痫和子痫的确定性治疗是分娩。

引言

妊娠合并高血压发生率约 10%，与孕妇及胎儿死亡率及生存率显著相关。此系列疾病主要分为 3 类：妊娠期高血压、先兆子痫和子痫。在美国，妊娠患者先兆子痫发生率为 2%～6%，全球发生率更高。先兆子痫患者子痫发生率为 1%。

妊娠期高血压指既往无高血压，妊娠期间血压＞140/90 mmHg，产后 12 周缓解的疾病。如出现蛋白尿，诊断先兆子痫。一些患者进展为严重的先兆子痫，与以下表现有关：严重高血压（相隔 6 小时以上，两次血压测定值＞160/110 mmHg）、大量蛋白尿、神经系统症状、上腹部或右上腹（RUQ）痛、肺水肿或血小板减少症。子痫指先兆子痫并发癫痫。先兆子痫和子痫患者可出现 HELLP 综合征，表现为溶血、肝酶升高和血小板减少。

尽管先兆子痫的流行病学尚不清楚，很多因素与其有关，包括母体免疫不耐受、异常胎盘植入、内皮功能紊乱和遗传因素。

临床表现

▶ 病史

妊娠期高血压和先兆子痫症状不典型。一些女性主诉面部或肢体水肿，上腹部或 RUQ 疼痛，头痛或视觉异常。先兆子痫癫痫并发是子痫的表现，也可能发生于生产后。询问病史时需筛查先兆子痫的风险因素，包括初产妇、高龄产妇、多胎妊娠、糖尿病、肥胖和先兆子痫病史。

▶ 体格检查

注意生命体征，尤其是血压。检查面部或四肢有无水肿。腹部检查重点评估腹痛及估计胎龄（图 45-1）。用多普勒听胎心或床旁超声检查评估胎儿心率。全面的神经科检查可确定新的神经缺失症状。

诊断方法

▶ 实验室检查

尿液检查提示尿蛋白或感染。24 小时尿蛋白＞300 mg，等同于检测试纸蛋白≥1＋（尽管尿液检测试纸结果不可靠）。其他检查包括电解质、肾功能和肝功能。对于 HELLP 综合征，全血细胞计数检查可发现血小板减少，外周血涂片发现

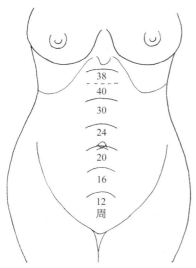

▲ **图 45-1** 用耻骨联合到子宫底的长度估算孕龄。

破裂红细胞。溶血患者乳酸脱氢酶升高。用镁治疗前需确定镁离子水平。另外,生产前需做交叉配血。

▶ **影像学检查**

新发癫痫的患者需进行头颅 CT 检查鉴别子痫、颅内出血和占位。建议用超声检查评估胎儿状态。持续监测可提示胎儿窘迫。

医疗决策

对于高血压孕妇,存在蛋白尿足以诊断先兆子痫(图 45-2)。在确认蛋白尿之前,也应考虑其他诊断。如果存在腹痛,其他诊断包括胰腺炎、肝炎、胆囊炎或胃炎。头痛和神经功能缺损可能是由脑内出血或卒中引起,实验室检查有助于诊断 HELLP 综合征患者。

治疗

对生命体征稳定的患者协助患者左侧卧位改善循环,吸氧,心电监护,建立静脉通路进行初步治疗。避免因过量液体负荷导致肺水肿。严重高血压患者进行抗高血压治疗(收缩压≥160 mmHg 或舒张压≥110 mmHg)。使用药物包括肼苯哒嗪、拉贝洛尔、尼非地平或硝普钠。避免因过度降压治疗导致胎儿低灌注。

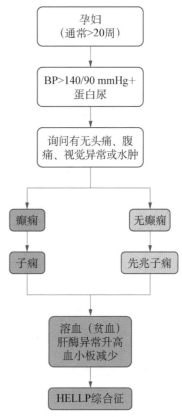

▲ **图 45-2** 先兆子痫和子痫诊断流程图。BP,血压;HELLP,溶血、肝酶升高和血小板减低。

硫酸镁仍是治疗严重先兆子痫和子痫的首选用药。对于严重先兆子痫,主要作用是预防子痫,同时降压。起始剂量为 15 分钟内静脉推注 4～6 g,之后 1～2 g/h。硫酸镁的毒性症状包括深部腱反射消失(8～12 mg/dl)、呼吸肌麻痹(12～18 mg/dl)和心脏停搏(24～30 mg/dl)。葡萄糖酸钙可用于抵消硫酸镁引起的呼吸、心跳抑制。苯妥英钠是另一种抗癫痫药,但作用弱于硫酸镁。

先兆子痫和子痫的确定性治疗是胎儿生产。根据胎儿周龄确定胎儿生产时间。37 周后,大多数先兆子痫女性需生产。对严重先兆子痫的患者,34 周后进行分娩,或由于症状加重,不管胎儿周龄即进行生产。如果胎儿<34 周,可用激素(倍他米松)促进胎儿肺成熟。

处置

▶ 住院

严重先兆子痫患者需住院治疗控制症状,确定合适时间分娩。子痫患者需住重症监护室。

▶ 出院

妊娠期高血压或轻度先兆子痫患者可院外治疗,并在产科严密随访。先兆子痫症状加重即住院治疗。不能用药物治疗的患者需住院治疗。

▼ 推荐阅读

[1] American College of Obstetricians and Gynecologists. Committee on Practice Bulletins-Obstetrics. Diagnosis and management of preeclampsia and eclampsia. *Obstet Gynecol.* 2002;99:159-167.

[2] Echevarria MA, Kuhn GJ. Emergencies after 20 weeks of pregnancy and the postpartum period. In: Tintinalli JE, Stapczynski JS, Ma OJ, Cline DM, Cydulka RK, Meckler GD. *Tintinalli's Emergency Medicine: A Comprehensive Study Guide.* 7th ed. New York: McGraw-Hill, 2011, pp. 695-702.

[3] Sibai BM. Diagnosis and management of gestational hypertension and preeclampsia. *Obstet Gynecol.* 2003;102:181-192.

[4] Sibai BM. Diagnosis, prevention, and management of eclampsia. *Obstet Gynecol.* 2005;105:402-410.

Jessica Sime，MD

要点

- 照顾产妇和新生儿，需配备足够人员和设备。
- 出现阴道出血时，需进行盆腔检查排除前置胎盘。
- 超声检查确定胎儿情况。
- 做好处理并发症的准备，如产后出血、肩先露和臀先露。

引言

由于绝大多数女性分娩时均被分诊至产房，急诊室分娩的患者<1%。但是，如果女性突然分娩，或者医院里无产科设备，急诊科医师就要准备协助生产。

然而，在急诊室生产的风险很高。在急诊室生产的女性通常少有，甚至没有产前治疗，可能因为不知道妊娠而滥用药物，或者是家庭暴力的受害者。这些女性出现并发症的频率较高，如胎膜早破、早产、先露异常、脐带脱垂、前置胎盘、胎盘早剥或产后出血。急诊科医师必须准备好处理这些并发症。

临床表现

▶ 病史

获取过去史、手术史、孕龄、产科治疗史及产前检查结果。分娩时确定有无阴道出血很重要。少量、黏液状出血定义为见红，见于宫颈黏液栓脱落。症状严重的阴道出血是前置胎盘（胎盘覆盖宫颈口出现无痛性阴道流血）或胎盘早剥（胎盘与子宫分离导致有痛性阴道出血）。医师应该确定患者是否有自发性胎膜破裂。清亮、少量鲜血或胎粪污染的阴道液体提示胎膜破裂。

▶ 体格检查

生命体征是所有检查的第一步。如有条件，用手持多普勒或电子胎儿监测仪监测胎儿心率。触诊腹部检查有无压痛和宫高。如孕妇不能确定妊娠时间，可通过宫高推算。妊娠 20 周时，宫底平脐，之后每周增长 1 cm，直至 36 周。

经会阴进行盆腔检查确定是否立即生产（胎头着冠）。如患者主诉阴道出血，则应在超声检查后进行盆腔检查。由于双合诊及内窥镜检查加重前置胎盘导致的阴道出血，因此首先应确定有无前置胎盘。

双合诊确定胎儿位置及宫颈状态。佩戴无菌手套预防感染。正常宫颈较厚，开口只能通过手指且较紧。宫颈逐渐变薄，被称为宫颈管消失。宫颈逐渐扩张，从闭合至完全开放（10 cm）。胎先露指先露部位与坐骨棘平面的位置关系。先露部位平坐骨棘水平为 0。如先露部位进入阴道口，为+3。这些部位描述了先露部位与产道的关系。通常胎儿为枕前位。

内窥镜检查可确定自发性胎膜破裂。用二硝基苯基偶氮萘酚二黄酸钠试纸检测阴道分泌物pH。蓝黑色试纸 pH 为 7.0～7.4，为羊水。正常阴道分泌物 pH 为 4.5～5.5。然后,检查宫颈口。检查者应确认宫颈口是否轻度开放,羊膜是否膨出,胎儿头部是否可见,或其他部位先露。如检查者看到脐带脱垂,他应保持一手在阴道内,抬高先露部位预防脐带收紧,助手联系产科紧急剖宫产。

诊断方法

▶ 实验室检查

如患者即将生产,不需做实验室检查。产后出血的患者需查全血细胞计数、血型、凝血酶原时间和部分凝血酶原时间。查 Rh 血型确定是否需要 RhoGAM。

▶ 影像学检查

床旁超声可确定胎儿位置、胎儿心率及胎盘位置。

医疗决策

最好由产科医师在产房进行胎儿分娩。如果时间允许,急诊医师应将产妇送至产房。如医院内无产科设备,而产妇即将分娩,则由急诊科医师辅助分娩。如分娩不急迫,应运送产妇至生产地点。如产妇需转院,由于此时状态不稳定,需用高级生命支持设备急救车转运(图 46-1)。

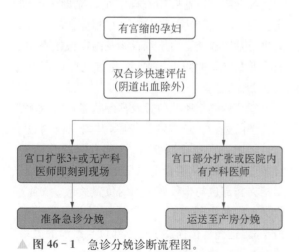

▲ 图 46-1　急诊分娩诊断流程图。

治疗

如果决定在急诊室中分娩,请产科和儿科医师支持。建立大口径静脉通路并输液。鼻导管给氧,特别是出现胎儿窘迫征象时。在室内使用胎儿暖箱。分娩器械包括线夹、剪刀、吸引器、产钳及新生儿热复苏设备。

帮助产妇保持截石位,用聚维酮碘溶液消毒会阴。如时间允许,医师应穿隔离衣,戴无菌手套、帽子及面罩。如患者宫颈全开,胎头位于第+3,检查者轻轻按压胎儿面部,用毛巾支撑会阴。另一手控制胎儿枕部(图 46-2A)。轻压枕部保证胎头顺利娩出,减少撕裂。

一旦胎头娩出,医师应吸引胎儿鼻、口,检查颈部脐带。此时不要按压产妇腹部。如发现颈部脐带,拉出胎儿头部。如果不能拉出脐带,应在不同的两个位置钳夹,在中间切断。

接下来,通过轻轻吸引头部以下部位娩出前肩。吸引上部娩出后肩。这些步骤将娩出胎儿的其他部位(图 46-2B、图 46-2C)。如果肩部娩出困难,医师应考虑肩难产并发症。一旦胎儿娩出,在不同的两个位置钳夹脐带,在中间切断。包裹胎儿,擦拭干净,放于温箱内评估。

理想状态下,在助产医师对产妇治疗时,第二名医师或有经验的医师能够护理新生儿。新生儿应保持温暖,吸氧,并给予刺激。1～5 分钟内进行 Apgar 评分(表 46-1)。如新生儿哭声微弱、呼吸浅、发绀,可进行插管。完成胎儿评估后,再次关注产妇,分娩胎盘。胎盘应自然娩出。可轻轻牵拉脐带,按摩子宫,辅助胎盘娩出。如牵拉太用力,会导致子宫翻转。分娩并发症包括产后出血、肩难产、臀先露。这些并发症少见,一般需产科医师辅助治疗。

分娩后即刻或分娩后几小时可出现产后出血。医师应检查残留组织、子宫收缩无力、子宫翻转或阴道撕裂导致的失血。对于子宫收缩无力,1 L 乳酸林格液中加入 20 U 催产素。另外,直肠给予米索前列醇 1 mg。

当胎儿前肩卡在产妇耻骨下时,出现肩难产。在糖尿病、肥胖和过度成熟胎儿最常见。肩难产的第一条线索是胎头拔露阴道后迅速缩回,被称为"乌龟征"。在这种情况下,产妇需保持膝胸位(McRobert 动作),将耻骨转至胎儿前肩。第二,

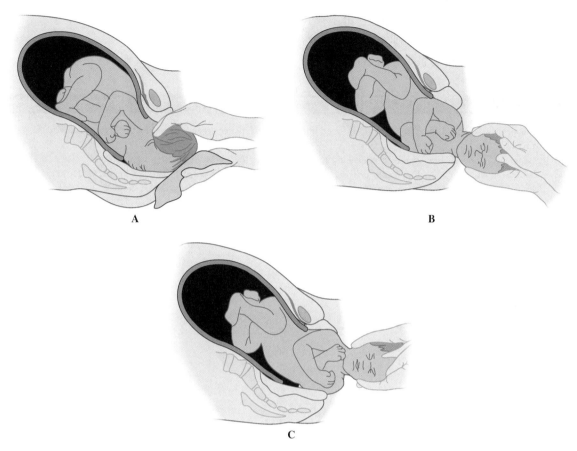

▲ 图 46-2 A. 会阴处加压分娩头部。B. 分娩前肩。C. 轻轻上抬分娩后肩,支撑头部(引自 VanRooyen MJ, Scott JA. Chapter 105. Emergency delivery. In: Tintinalli JE, Stapczynski JS, Ma OJ, Cline DM, Cydulka RK, Meckler GD, eds. *Tintinalli's Emergency Medicine: A Comprehensive Study Guide*. 7th ed. New York: McGraw-Hill, 2011)。

表 46-1 Apgar 评分

体征	0 分	1 分	2 分
肌张力	松弛	四肢屈曲	四肢能活动
脉搏	无	<100 次/分	>100 次/分
反射	无反应	有些动作	哭,喷嚏,抵抗
皮肤	青紫或苍白	除四肢外,其余部位正常	全身正常
呼吸	无	慢,不规则	正常,哭声响

在耻骨上加压使前肩退回。如果不能缓解肩难产,可进行会阴侧切,为后肩开放出口。

臀先露是剖宫产的适应证。快速床旁超声检查能够确定胎头或其他部位先露。臀先露可以表现为腿直臀先露（臀部先露，腿位于右侧面部）、完全臀先露（臀先露，但胎儿髋膝屈曲）。由于臀和腿不能完全通过扩张的宫颈，因此臀先露很危险，胎儿头部在分娩过程中可被卡住。然而，宫颈开放不能完全被臀部阻塞，因此可发生脐带脱垂。

处置

所有产妇应该住病房，胎儿应住新生儿室。

推荐阅读

[1] Lazebnik N, Lazebnik RS. The role of ultrasound in pregnancyrelated emergencies. *Radiol Clin North Am*. 2004;42:315-327.

[2] Stallard TC, Burns B. Emergency delivery and perimortem C-section. *Emerg Med Clin North Am*. 2003;21:679-693.

[3] VanRooyen MJ, Scott JA. Emergency delivery. In: Tintinalli JE, Stapczynski JS, Ma OJ, Clince DM, Cydulka, RK, Meckler GD. *Tintinalli's Emergency Medicine: A Comprehensive Study Guide*. 7th ed. New York: McGraw-Hill, 2011, pp. 703-711.

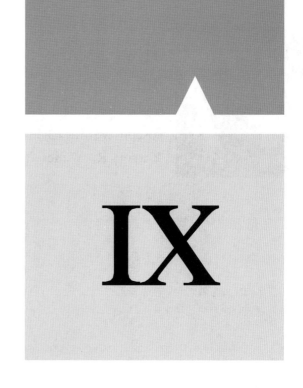

儿科急症

Pediatric Emergencies

儿科患者
The Pediatric Patient

Joseph Walline, MD

Katrina R. Wade, MD

要点

- 儿科患者和成人患者之间存在差异。
- 医师需要同时治疗患儿和家长。
- 儿童的年龄越大,临床症状越可靠。
- 每个家庭需要区别对待。

引言

在美国,急诊就诊的患者中,婴儿、儿童,以及青春期少年占大约 1/3。这些儿科病例中,半数以上是急症/非紧急的问题,如中耳炎、呼吸道和胃肠道感染(病毒常见)、哮喘、骨折、扭伤、软组织损伤以及头部小创伤。让少数需要住院或者需要紧急干预治疗的病例得到及时治疗,和让轻症患者安全离院,避免死亡率或者发病率上升,是对儿科急诊医学最大的挑战。

18 岁以下被视为未成年。在危及生命的情况下,在抢救未成年人时可不经他们父母或监护人知情同意,但在常规医疗治疗和出院时则需要。例外的是脱离父母独立生存的未成年人,"脱离父母独立生存"是指允许 18 岁以下的未成年人在没有父母知悉、同意和负责时,同意医疗行为。美国每个州定义未成年人"脱离父母独立生存"的具体规定有稍许不同,但大体上包括以下 1 项或者多项:已婚(包括离婚、分居,或者丧偶)、参军、妊娠或者有子嗣、不和父母或者监护人一起居住,或者有能力经营个人事业。其中,笔者发现妊娠是最常见的被认为是脱离父母而独立生存的状态。

另外一个关于医师看诊儿科时重要的法律问题是我们有责任保护脆弱、年轻的患者。如果有合理的理由怀疑存在被虐待、侵害,或者面临紧急的严重伤害的风险,我们有责任报告政府相关部门,如儿童保护组织、警察等。

儿科急诊医学和成人急诊医学有很多方面存在不同。不单单是必须根据其解剖、生理以及病情发展情况着手处理患者,还要和患者以及监护人建立一种有效的关系。换句话说,医师需要同时治疗患儿及其家长。我们之后会在这个专题中回顾一下区别。

临床表现

▶ 病史

从患儿处尽可能多地采集信息,问诊应该按照儿童说话的习惯和理解能力来询问。从父母、监护人或者照料者处完善进一步的细节和解释。儿童年龄越小,越依赖于从父母的口中采集病史,父母对症状的感知会影响病史的准确性。当询问病史时,儿童如果和父母分开,可能变得紧张,只有当绝对必要[例如,需要完善一名青春期患者的性生活和(或)吸毒史]或者对于年龄小的患者疑似有虐待或侵害时,才把患儿和父母分开。对于不常见的主诉,包括年龄小的儿童体重减轻、夜间出汗、头痛或背痛,应该考虑无痛的或者危及生命的潜在病理改变,特别是恶性肿瘤。

所有儿科患者需要采集的重要病史信息包括分娩史、疫苗接种情况、既往史、现病史、用药史、过敏史、体表发育标志、日常行为，以及饮食情况，特别是异常的分娩史和疫苗接种记录，可能对鉴别诊断有很大的帮助。

婴儿正常经口摄入量取决于他们的年龄（表47-1）。任何和基线不同的变化都要引起重视并记录下来。婴儿在 6 个月以前一般不喂固体食物。当可能有脱水时，应该询问患儿的活动水平、口服摄入量、尿湿的尿片数量、腹泻或者呕吐的频率，以及是否有眼泪。

表 47-1	不同年龄喂食量
年龄	数量（每 3～4 小时）
1～2 周	2～3 oz
3 周～2 个月	4～5 oz
2～3 个月	5～6 oz
3～4 个月	6～7 oz
5～12 个月	7～8 oz

注：1 oz＝28.35 g。

最后，如果发现病史和查体结果不符，或者有病史未提供的不明原因的外伤，医师应该考虑是否有被虐待的可能。

▶ **体格检查**

一旦完善了病史采集，就该开始对患儿进行体格检查。由于患儿对陌生人会感到紧张和害怕，特别是对急诊室环境不熟悉，医师在检查过程中采取温和的方式会很有帮助。让家长把患儿放置在膝部，或把患儿抱在怀中，有助于在检查过程中给患儿安全感及安抚患儿。如果患儿开始哭泣，应该重复检查来确认评估的完整性和准确性。

如同成人急诊医学，我们使用 ABCDE（气道、呼吸、循环、神经损伤程度以及全身检查）方法来进行快速大体评估。初步评估包括测量患者的基本生命体征，有助于指导治疗。正常的基本生命体征根据患者年龄而有所不同（表 47-2）。例如，6 个月的婴儿正常脉搏大约是 110 次/分，但是在青春期患者，这个数值是异常的。你应该获得患儿准确的体重，因为你的治疗和医疗方案常常和体重有关。

表 47-2	不同年龄段正常生命体征		
年龄	呼吸（次/分）	平均心率（次/分）	收缩压（mmHg）
早产儿	40～70	120～170	55～75
0～3 个月	35～55	100～150	65～85
3～6 个月	30～45	90～120	70～90
6～12 个月	25～40	80～120	80～100
1～3 岁	20～30	70～110	90～105
3～6 岁	20～25	65～110	95～110
6～12 岁	14～22	60～95	100～120
12 岁以上	12～18	55～85	110～135

如前所述，儿童发育和解剖上的不同应在进行体格检查时考虑到。儿童的气道和成人不同，其喉部更偏向头侧和靠前，舌头所占比例更大，会厌更倾斜和容易下垂，所有这些特点使得插管时视野暴露有困难。在选择气管插管时，儿童气道最狭窄的部分在环状软骨水平，因而传统上认为弯曲的气管插管没必要用于 8 岁以下的儿童。现在这个传统观念没有那么严格，然而，如今的很多医院在所有年龄段患者都使用弯曲的气管插管（减少漏气和提高通气效率）。

儿童的骨骼、周围韧带和软组织更有弹性，比成人的保护性要低。儿童的头部按照比例来说比成人要大，增加了头颈外伤的风险。此外，大脑中脑白质增多使得脑水肿的风险增加。婴儿在 18 个月前，还有颅骨的囟门未闭。大一些的儿童其长骨的生长板（骨骺板）很多年都未闭合，直至青春期后才闭合；这是骨骼最脆弱的部位，非常容易受伤。根据 Salter-Harris 评分系统（图 47-1）把生长板（骨骺）的损伤进行分类。骨骺端压痛，没有骨折征象考虑为 Salter-Harris Ⅰ型骨折，一般给予小夹板固定，促进愈合。

婴儿和儿童有低体温风险，因他们的体表面积和体积比例非常高。儿科患者有无骨髓脱位脊髓损伤的风险，因为脊椎的椎间关节水平对齐，椎

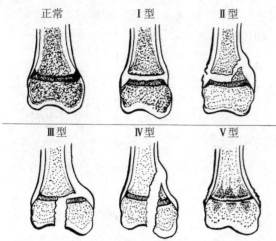

正常　　Ⅰ型　　Ⅱ型

Ⅲ型　　Ⅳ型　　Ⅴ型

▲ 图 47 - 1　Salter-Harris 骨骺损伤分型（引自 Simon RR, Sherman SC, and Koenigsknecht SJ. *Emergency Orthopedics: The Extremities*. 5th ed. New York: McGraw-Hill, 2007）。

间韧带有弹性，使得没有骨骼损伤的情况下容易半脱位。最后，儿童总体上有外伤或疾病风险，因为他们无法交流，依赖父母或者监护人，（特别是非常小的时候）免疫系统发育不成熟。当家长主诉患儿有明显行为改变时，要引起医师高度重视。

诊断方法

▶ 实验室检查

儿童的实验室检查比成人的频率要低。急诊室中，化验检查标准必查的疾病不多，这些疾病包括新生儿发热、糖尿病酮症酸中毒、镰状细胞危象、神志改变，以及白细胞减少伴发热。实验室检查，大体上来说，是用来确诊临床疑似的诊断，也可帮助处置患儿。

▶ 影像学检查

在某些病例（例如外伤、神志改变和疑似腹膜腔内病变）中，可能需要进行影像学检查，如 X 线、超声、CT 及 MRI。平片是患儿家长常常可以接受的检查，因为过程快且家长可穿铅衣靠近患儿。对于儿童，特别是对于年龄小的儿童，由于不允许家长陪同，并且需要躺在坚硬的检查床上，CT 扫描接受度小一些。MRI 和 CT 一样，患儿还会因幽闭恐惧症以及 MRI 巨大的噪音而紧张、焦虑。影像学检查时为了控制患儿紧张、焦虑，常常给予短效的镇静药和（或）止痛药〔例如咪达唑

仑、水合氯醛和（或）芬太尼〕。

操作步骤

• 对待儿童的一般操作方法，如体格检查，应该让家长尽可能多地参与，使得患儿减少紧张、焦虑。操作前和家长充分沟通检查的过程——特别是要告诉家长检查中的关键点以及如何做可以让患儿更加舒适，这样做非常有用。例如，告诉家长抱紧患儿，语言安抚患儿，以及在缝合伤口时要固定住患儿，告诉家长这样做利于患儿感觉舒适（以及缝合效果好）。

• 进行操作时，应尽量减少患儿疼痛和痛苦的感觉，给予麻醉药、镇静药，和（或）止痛药，不只让家长更开心，还会让家长对患儿的治疗更满意。在外伤修复、耻骨上膀胱穿刺、腰穿或静脉穿刺置管时推荐使用。如果进行复杂的外伤修复或者骨折复位，考虑给予程序化镇静。这些操作使用更强效的药物，如氯胺酮、咪达唑仑、吗啡，或芬太尼。缓解疼痛也有助于减少焦虑。

医疗决策

在大部分的儿科病例中，病史的采集和体格检查足够除外严重的疾病。然而，如果病史和（或）体检不能明确诊断，应该进行实验室、影像学和可能必要的操作检查（图 47 - 2）。

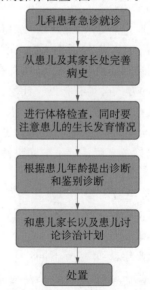

儿科患者急诊就诊

↓

从患儿及其家长处完善病史

↓

进行体格检查，同时要注意患儿的生长发育情况

↓

根据患儿年龄提出诊断和鉴别诊断

↓

和患儿家长以及患儿讨论诊治计划

↓

处置

▲ 图 47 - 2　儿科患者诊断流程图。

治疗

一旦定好治疗方案或者诊断减少到几个疾病可能,应该是时候就方案和家长进行讨论。家长有助于把医师的计划解释给患儿。如果同时出现多个选择,家长可以帮助医师做出最符合他们的期望、偏好和(或)令患儿舒适的选择。

药物剂量和急诊器械必须和患儿的体重匹配。监测基本生命体征时,要获得准确的体重数值,有助于在急诊快速计算药物剂量。如果在紧急情况下无法直接获得体重数值,使用复苏卷尺特别有用。卷尺上红色箭头置于患儿头部,然后把卷尺向患儿脚部展开来测量长度。对应此长度标注了儿童的平均体重。按照这个体重计算给药剂量等。所有药物都要按照毫克每公斤体重计算。所有治疗都要尽快且尽量温柔地进行。

处置

▶ 住院

儿科患者收入院的指征包括疑似或确诊的急性外科疾病(如阑尾炎),任何需要进一步监护和治疗的疾病(例如哮喘、脱水伴顽固性呕吐)及不明原因的不适需要进一步检查。此外,患儿有某些社会问题,包括疑似虐待、侵害、生长发育不良,应该在询问社会福利后考虑收入院治疗。

▶ 出院

疾病已确诊,开始和(或)完成治疗方案后病情平稳的患者,以及社会支持和医疗随访条件良好者,可以考虑出院。患者的家庭医师可以完善患者慢性疾病和相关复杂的检查。由于绝大部分儿科患者有固定的家庭医师,患儿从急诊出院后,可受益于急诊医师和家庭医师之间连续的治疗。

儿科患者的治疗更有挑战性,并且需要专门培训,但是通过维护良好的关系和交流及表现出耐心和同情心是容易做到的。这些技巧会减少患儿及其家长的焦虑,利于治疗,可提高依从性。

推荐阅读

[1] American Academy of Pediatrics Committee on Pediatric Emergency Medicine, American College of Emergency Physicians Pediatric Emergency Medicine Committee, O'Malley P, Brown K, Mace SE. Patient-and family-centered care and the role of the emergency physician providing care to a child in the emergency department. *Pediatrics*. 2006;118:2242-2244.

[2] Corrales AY, Starr M. Assessment of the unwell child. *Aust Fam Physician*. 2010;39:270-275.

[3] Goldman, RD, Meckler, GD. Pediatrics: emergency care of children. In: Tintinalli JE, Stapczynski JS, Ma OJ, Cline DM, Cydulka RK, Meckler GD. *Tintinalli's Emergency Medicine: A Comprehensive Study Guide*. 7th ed. New York: McGraw-Hill, 2011, pp.731-733.

[4] Hamm MP, Osmond M, Curran J, Scott S, Ali S, Hartling L, Gokiert R, Cappelli M, Hnatko G, Newton AS. A systematic review of crisis interventions used in the emergency department: recommendations for pediatric care and research. *Pediatr Emerg Care*. 2010;26:952-962.

[5] Newton AS, Zou B, Hamm MP, Curran J, Gupta S, Dumonceaux C, Lewis M. Improving child protection in the emergency department: a systematic review of professional interventions for health care providers. *Acad Emerg Med*. 2010;17:117-125.

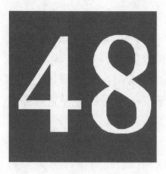

48 儿童发热
Pediatric Fever

Shannon E. Staley, MD

Alisa A. McQueen, MD

要点

- 不论年龄大小,发热伴有中毒表现的婴儿和儿童,均需要完善脓毒症相关检查,给予广谱抗生素紧急治疗,以及收入院。
- 对于<30 天的婴儿的初始处理包括脑脊液检查、血液检查和尿检,寻找有无严重的细菌性感染,

- 给予经验性的抗生素治疗,以及收入院。
- 对于 1~3 月龄的婴儿伴发热一般状况良好时,根据有无严重细菌感染的危险因素来做决定。
- 一般情况良好、低风险、发热的婴儿和儿童,在没有明确感染灶时,从急诊出院后必须密切随访。

引言

儿童发热的定义为直肠温度≥38.0 ℃(100.4 ℉),儿童发热大约占急诊就诊儿科患者的 20%。发热是宿主对感染产生的较大程度且复杂的反应。白细胞和其他嗜菌作用的细胞释放致热源,后者可触发前列腺素合成增加,造成体温调定点升高。当下丘脑对新的体温调定点应答,包括内分泌、代谢、自主的行为过程产生生理改变,就出现发热。与发热相关的特别生理改变,如耗氧量增加、蛋白质分解,以及糖异生,可以耗尽婴儿和儿童有限的贮存。

发热可能是疾病初发或者唯一的生理体征。它可能预示有严重的细菌性感染(serious bacterial infection, SBI),例如脑膜炎、菌血症、骨髓炎、化脓性关节炎、泌尿系感染(UTI),或者肺炎。这些及其他的严重细菌性感染可以快速导致脓毒症——一个由感染引起的势不可挡的毁灭性的全身综合征。一名儿童或者婴儿有 SBI 时,可能表现"中毒"(严重病容伴生命体征不稳定)。或者一般情况良好的发热患儿,也可能有 SBI,如隐匿性菌血症。隐匿性菌血症是病原性细菌出现

在一般情况良好的发热患者血液中的疾病,不伴有明确的感染灶,也定义为"不明原因发热"。大约有 20% 的发热患儿没有明确的病因。新生儿(年龄<30 天)因免疫系统发育不完全,使得他们患 SBI 伴发热的风险非常高。

临床表现

▶ 病史

询问护理者患儿发热的持续时间、热型,以及最高体温。小婴儿常常没有局部症状,并且表现为主诉不明确,例如过度哭泣、喂养不良、易激惹,或者昏睡。大一点儿童的家长可能主诉更具体,如咳嗽、流鼻涕、咽痛、呕吐、腹泻、排尿困难、关节疼痛、身体疼痛,或者头痛。如果有脱水,询问口服入量和尿量有助于医师评估脱水的程度。

发热的婴儿出现惊厥,可能提示是良性单纯的热性惊厥,或提示有脑膜炎可能。单纯性热性惊厥定义为,在 6 个月至 6 岁的儿童中,出现单纯的全身强直性肌阵挛,持续不超过 15 分钟,不伴局部神经损伤。这种惊厥出现于既往健康的患儿发热时,没有癫痫病史或者中枢神经系统(CNS)

感染的体征。3%～5%的患儿会有单纯的热性惊厥。患儿出现热性惊厥时，应该寻找有无感染，但是不常进行详细的体格检查。热性惊厥如果有局部神经体征，持续超过15分钟，或者24小时内出现1次以上，被认为是复杂性高热惊厥。应该考虑进行一系列检查，包括实验室检查、影像学检查，以及在复杂性高热惊厥的患儿中强力推荐腰穿。

▶ 体格检查

继续完善剩下的体格检查时，应该评估基本生命体征和一般状况。大约体温每增加1℃，心率会加快10次/分。然而，和发热不成比例的心动过速提示脓毒症可能。儿童和婴儿有脓毒症时和成人不同，因为有心排血量的代偿，他们到病程晚期之前一般无低血压。因而，正常的血压无须再确认。心动过速和外周循环灌注不足出现在低血压前，可能是即将发生的循环衰竭的体征。

评价婴儿或者儿童的一般状况也非常关键。婴儿或儿童有嗜睡，或者表现为易激惹时（即被父母抱着不易安抚）可能有CNS感染。应该对患儿进行全身体格检查。在婴儿中，要特别注意囟门；紧绷凸出的囟门提示可能有脑膜炎，而凹陷的囟门提示可能有严重的脱水。在年龄大一点的儿童，评估有无颈部疼痛、僵硬以及活动度也有助于建立CNS诊断。评估肺部有无爆裂音、呼吸不对称、呼吸功。用力呼气和叩诊可能有助于明确有无肺实变。仔细检查皮肤有无皮疹、瘀点，或紫癜。当患儿有发热、一般状况差，伴皮肤瘀点或紫癜性皮疹时，应该假定脑膜炎球菌血症可能，直到确诊其他疾病。此外，新生儿黄疸可能提示脓毒症可能，但不是特异表现。应该仔细检查四肢有无皮肤发红、肿胀、皮温高、局部压痛，以及活动度减小，这些体征可提示骨髓炎、化脓性肌炎，或者化脓性关节炎可能。这些感染在儿童中比成人中多见。在<3个月的婴儿中重新进行临床检查没有必要除外SBI，而且不能单独用来指导这个年龄段患者的治疗。

诊断方法

▶ 实验室检查

实验室检查可能包括全血细胞计数、尿常规、尿培养、血培养，以及脑脊液（CSF）检查。适宜的实验室检查项目，如果有，是基于病史和体格检查、临床表现、年龄和SBI的危险因素。

▶ 影像学检查

当患者有呼吸困难、咳嗽、低氧血症，或者其他下呼吸道感染体征时，完善胸片（CXR）可能有助于明确肺部感染。骨髓炎的征象可能在平片上不明显，直到感染，至少持续7～10天。其他影像学检查，也可能有助于诊断，如根据患者特殊的体征和症状，明确有无腹膜腔内感染，完善CT检查。

医疗决策

婴儿或儿童急性发热的鉴别诊断很多，包括很小的疾病（如病毒感染、上呼吸道感染，以及中耳炎），到严重一些的疾病（如肺炎、肾盂肾炎、化脓性关节炎，以及蜂窝织炎），到潜在危及生命的感染（如川崎病、脑膜炎、菌血症，以及脓毒症）。由于鉴别诊断太多，发热太常见，因而要基于一些因素来诊断患儿，包括年龄、临床表现（一般状况好或者有病容）、体格检查（有病灶或者不明原因），以及危险分层（SBI风险高或者低风险）（图48-1）。

（1）年龄<30天的婴儿发热：即使他们看起来一般状况不错，也应该详细地检查有无脓毒症，包括全血细胞计数加上涂片、血培养、尿常规、尿培养，以及腰穿。脑脊液应该送检去查细胞计数、蛋白质和葡萄糖，革兰染色以及培养。在新生儿有高风险时，应该考虑完善单纯疱疹病毒（HSV）聚合酶链反应检查。尿液必须在无菌条件下采集，放置膀胱导尿管或者行耻骨上穿刺抽吸收集尿液。袋装标本无效，因为常会被皮肤的菌落污染。根据症状考虑进行其他检查；如果患儿出现黄疸，应该完善肝功能检查，出现腹泻时需要检查大便。

（2）一般状况良好的1～3个月的婴儿：被划分为高风险和低风险SBI。他们的危险分层基于病史、体格检查和常规检查结果。为了明确是低风险，婴儿必须既往健康、没有任何合并症、没有中毒表现、没有局部感染（包括中耳炎）、实验室检查正常，以及有可靠的护理者便于密切随访。Rochester标准、Philadelphia标准，以及Boston标准是最常用的可为一般状况良好的发热新生儿和婴儿制订决策的工具（表48-1）。尽管这三

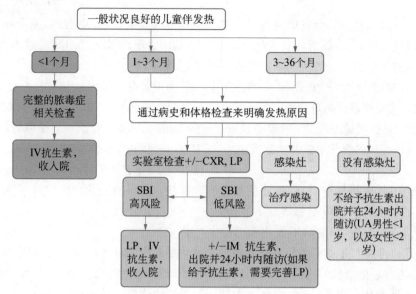

▲ 图 48 - 1　儿童发热诊断流程图。CXR,胸片；IM,肌内注射；LP,腰穿；SBI, 严重的细菌性感染；UA,尿常规。

表 48 - 1　Rochester，Philadelphia 和 Boston 标准比较

	Rochester 标准	Philadelphia 标准	Boston 标准
年龄	<60 天	29～60 天	28～89 天
条件	婴儿 围产期未使用抗生素 无潜在疾病 母亲生产后没有住院治疗	无特殊	前 48 小时未进行免疫接种 48 小时内未给予抗生素治疗 无脱水
体格检查	一般状况良好 无耳部、软组织或骨骼 感染	一般状况良好 体检无特殊发现	一般状况良好 无耳部、软组织或骨骼感染
用实验室检查数值来明确低风险分层	WBC>5×10^9/L,以及<15×10^9/L 带状核嗜中性白细胞绝对值<1.5×10^9/L UA<10 个 WBC/HP	WBC<15×10^9/L 带状核嗜中性白细胞比例<0.2 尿革兰染色阴性 CSF<8 个 WBC/μl CSF 革兰染色阴性 胸片：没有渗出(如果做了胸片)	WBC<20×10^9/L CSF<10/μl UA<10 WBC/HP 胸片：没有渗出(如果做了胸片)
高风险患者的治疗	收入院 给予经验性抗生素治疗	收入院 给予经验性抗生素治疗	收入院 给予经验性抗生素治疗
低风险患者的治疗	回家 无抗生素 需要随诊	回家 无抗生素 需要随诊	回家 无抗生素 需要随诊
研究统计数据	敏感性 92% 特异性 50% PPV 12.3% NPV 98.9%	敏感性 98% 特异性 42% PPV 14% NPV 99.7%	敏感性 NA 特异性 94.6% PPV NA NPV NA

注：CSF,脑脊液；HFP,高倍视野；NA,暂缺；NPA,阴性预测值；PPV,阳性预测值；UA,尿常规；WBC,白细胞。

种都有局限性,但均已尝试建立筛查低风险 SBI 患儿的敏感和特异的标准。

如果白细胞(WBC)计数在 $5×10^9/L$ ~ $15×10^9/L$,且嗜中性粒细胞比例<0.2,以及尿常规中 WBC<8 个/高倍视野时,考虑危险分层较低。单独凭临床印象不足以放弃在这个年龄段进行腰穿检查。决定腰穿基于几个因素,包括实验室检查结果、尿常规、免疫接种情况,以及出现或没有病毒相关的症状。

(3)一般状况良好的 3~36 个月的儿童:罹患弥漫性感染的风险较低,一般可以根据感染的性质进行治疗,不用进行 SBI 的详细检查。这个年龄段的发热最常由病毒感染引起。这个年龄段中,一般状况良好的发热患儿,其潜在细菌性菌血症的可能性由于常规接种流感嗜血杆菌和肺炎疫苗而大大下降。疾控中心的数据显示目前潜在的菌血症<1%。此外,大约有 80% 的肺炎球菌菌血症不用干预可以自行缓解。因此,对于这类患者的治疗有些不同是可以接受的。

对一般状况良好的 3~36 个月儿童的评估包括尿常规、<2 岁女性患儿的尿培养、<1 岁男性患儿的尿培养,特别是他们未割包皮。如果有下呼吸道感染时,可能需要完善胸片。如果仔细评估后没有找到感染灶,可以再确认,以及在不进行额外实验室检查和使用抗生素的情况下给予支持治疗。

(4)有中毒表现的发热婴儿和儿童:不论年龄,需要继续脓毒症相关检查,给予广谱抗生素,以及收入院治疗。免疫功能低下的患儿出现发热应该积极处理,如前所述,立刻和他们的家庭医师沟通。完善脓毒症评估时不要延误使用抗生素治疗。

治疗

发热可以给予退热药治疗,如对乙酰氨基酚(10~15 mg/kg)根据需要每 4 小时 1 次,或布洛芬(5~10 mg/kg)根据需要每 6 小时 1 次,使患者感觉舒适。需要注意的是使用退热药后退烧和 SBI 的征象之间的关系没有明确,不能影响临床决策。应该鼓励患儿多喝水。一些患儿出现脱水

时,可能需要静脉补液。患儿病灶明确时,应该给予最适合的抗生素方案。对于不明原因的发热,可能要基于患儿年龄和危险分层,给予经验性抗生素治疗。

(1)年龄<1 个月的婴儿:应该使用覆盖这个年龄最常引起 SBI 的病原体的抗生素(李斯特菌、大肠埃希菌、B 族链球菌,以及其他革兰阴性病原体)。氨苄西林加上庆大霉素或者三代头孢覆盖充分。头孢曲松常常要避免用于<2~4 周患儿,以免引起继发性胆汁淤积。对于这个年龄段,不推荐经验性给予阿昔洛韦,但是如果患儿有惊厥的病史,出现皮损,或者急性发病,可以加用阿昔洛韦来覆盖 HSV。

(2)年龄在 1~3 个月的婴儿:完全符合低风险标准时,可以在出院前给予单剂量的头孢曲松来覆盖潜在的菌血症或泌尿系感染。然而,这个剂量不能完全覆盖这些病原体引起的脑膜炎,如果没有在给予抗生素之前完善脑脊液检查,这可能会干扰之后制订医疗决策。在这些患儿中,不要在腰穿前给予抗生素。或者,如果患儿的照料者足够可靠,能够评估婴儿的症状变化,以及出现病情变化时能及时就诊,一些医师会选择观察这类患者。在两种方法中,至关重要的是照料者可以确保和家庭医师联系,并能够表述清晰。出院前安排好 24 小时内的随访。婴儿不符合低风险标准时,应该进行脓毒症相关检查,给予经验性抗生素治疗,以及收入院进行监护。

(3)年龄在 3~36 个月的婴儿和儿童:伴有体温>39 ℃ 以及 WBC 升高至>$15×10^9/L$,既往在完善血培养后,给予过头孢曲松 50 mg/kg 治疗可能潜在的菌血症。由于普遍的肺炎球菌疫苗接种,潜在的菌血症减少,可以不予经验性抗生素治疗并门诊观察。这个年龄段的患儿,尿常规符合 UTI 时,如果一般状况很好,可以门诊给予口服抗生素治疗(通常给予三代头孢)。这个年龄段的患儿体温<39 ℃ 以及重复查体后,在保证能很好随访的情况下可以门诊随诊。最后,在急诊室中如果高度怀疑脑膜炎或脑脊液革兰染色明确有病原体,在前述所有年龄的患儿,应该立刻给予头孢曲松 100 mg/(kg·d) 以及万古霉素治疗。

处置

▶住院

有中毒表现的婴儿和儿童伴发热时,需要详细的脓毒症相关检查,紧急给予广谱抗生素治疗,以及收入院。此外,所有<1个月的婴儿,病历记录有发热或者在家有发热时,应该收入院进一步观察和治疗。一般状况看起来良好的1~3个月的婴儿,有 SBI 高风险或者记录中有局部细菌性病变也需要收入院。如果患儿免疫功能低下以及有发热,也常常给予广谱抗生素治疗和收入院。

▶出院

发热的患儿年龄>3 个月,看起来一般状况良好,有免疫接种史,以及随诊条件便利时,可以出院回家。此外,1~3 个月的低风险患儿,确保24 小时内随诊的情况下也可以出院。

推荐阅读

[1] Alpern ER, Henretig FM. Fever. In: Fleisher GR, Ludwig S. *Textbook of Pediatric Emergency Medicine*. 6th ed. Philadelphia: Lippincott Williams & Wilkins, 2010, pp. 266 - 274.

[2] Avner JR, Baker MD. Management of fever in infants and children. *Emerg Med Clin North Am*. 2002;20: 49 - 67.

[3] Wang VJ. Fever and serious bacterial illness. In: Tintinalli JE, Stapczynski JS, Ma OJ, Cline DM, Cydulka RK, Meckler GD. *Tintinalli's Emergency Medicine: A Comprehensive Study Guide*. 7th ed. New York: McGraw-Hill, 2011, pp. 750 - 755.

呼吸窘迫
Respiratory Distress

Lauren Emily Bence，MD
Alisa A. McQueen，MD

要点

- 呼吸疾病是潜在危及生命并且需要快速诊断和治疗的疾病。
- 某些生理差异使儿科患者比成人更容易出现呼吸衰竭。
- 对患者进行评估时要采取冷静、有效的方式,尝试

明确导致呼吸窘迫的病因。
- 在完善病史和体格检查之前可能就需要开始治疗来稳定生命体征。
- 患者表现和临床状态常常较实验室和影像学检查结果有延迟。

引言

呼吸窘迫在急诊室非常常见,占急诊病例总数的约 10%,占儿科收入院患者的 20%,以及占婴儿死亡的 20%。呼吸窘迫可以导致呼吸衰竭(氧合和通气困难,不能满足代谢需要),应该立刻识别和治疗。

儿科患者的一些解剖结构和生理特点使其呼吸损伤的风险升高。婴儿年龄<4 个月时用鼻子呼吸,当鼻咽部梗阻明显时,增加呼吸功,异物容易卡在气道狭窄的位置,成人和儿童不同,成人在声带,儿童在环状软骨处。儿童气道的直径是成人的 1/3。狭窄的气道导致气流的相对阻力增加(1 mm 梗阻减少了成人气道横截面直径的20%,减少了儿童气道横截面直径的 70%)。腹部肌肉为儿童呼吸提供了主要的支持。腹胀以及肌肉无力可对通气造成负面影响。儿童肺部的功能残气量(functional residual capacity,FRC)更低,贮备更少。当通气中断时,PaO_2 很快降低。

呼吸窘迫可能源于上呼吸道梗阻、下呼吸道疾病,或是其他器官功能障碍损伤了呼吸系统。

上呼吸道梗阻是引起危及生命的呼吸窘迫的主要原因。上呼吸道梗阻定义为咽部或者器官气流阻断。它的特点是一种气流经过部分梗阻的气道发出的喘鸣音。患者的年龄可以辅助诊断。

在<6 个月的患儿中,上呼吸道梗阻常见的原因包括喉气管支气管软化(慢性的,常常在 2 岁缓解)以及声带轻瘫或者声带麻痹。喉软骨软化病和气管软化病是先天性疾病,会影响上呼吸道支持结构的结构完整性,导致呼吸过程中受累组织塌陷到气管内。

在>6 个月的儿童中,上气道梗阻重要的原因包括病毒性喉炎、吸入异物、会厌炎、细菌性气管炎、咽后壁脓肿、扁桃体周围脓肿、外伤后气道水肿、高温或者化学烧伤,或者过敏反应。喉炎(喉气管支气管炎)是上气道梗阻最常见的原因,3个月至 3 岁的儿童会出现喘鸣音。大约有 5% 的儿童在 2 岁时发生喉炎,喉炎是由病毒感染声门下区域引起的。患儿表现有犬吠样咳嗽、吸气时喘鸣音以及发热。

吸入异物引起的上气道梗阻常见于 1～4 岁的儿童。每年约有 3 000 名患儿死于吸入异物引

起的窒息。

上气道细菌性感染包括会厌炎和气管炎。会厌炎自从常规免疫注射流感嗜血杆菌疫苗 B 后有所减少。目前，气管炎比会厌炎更容易造成气道阻塞而引起急性呼吸衰竭。

下气道梗阻有几个原因，包括哮喘、毛细支气管炎、肺炎、过敏反应、呼吸窘迫综合征、误吸和环境或外伤性损伤。哮喘是儿童中最常见的慢性疾病，有 $5\%\sim10\%$ 的人口受累。毛细支气管炎是呼吸道感染引起的细支气管炎症反应，常见的病原体是呼吸道合胞病毒（RSV），其他病原体包括副流感病毒、流感病毒，以及腺病毒。水肿和黏膜分泌物导致气道梗阻伴有 V/Q 通气血流灌注比值失调，以及低氧血症，最常见于 $2\sim6$ 个月的婴儿，并且和将来哮喘的发生可能有关。肺炎发生率和年龄成负相关，反之病因变化基于季节和患儿年龄。

引起呼吸窘迫的重要继发原因包括先天性心脏病、心脏压塞、心肌炎/心包炎、张力性气胸、中枢神经系统感染、摄入有毒物质、周围神经系统疾病（例如格林巴利综合征、重症肌无力、肉毒中毒）、代谢性疾病（如糖尿病代谢性酸中毒）、高氨血症以及贫血。

临床表现

▶ 病史

采集病史和完善体格检查之前，可能就需要开始治疗来稳定基本生命体征。

询问呼吸系统的相关症状，包括起病时间、持续时间，以及症状的进展。记住呼吸窘迫可以表现为患儿喂养困难，以及幼儿活动或者进食减少。询问诱发因素或者加重因素。查问近期有无窒息史，因为这可能是吸入异物唯一的线索。询问他们既往是否有过类似发作。检查一下以前所有的用药（慢性和急性的）以及记录用药时间。例如，在过去几天内，每天给多少次沙丁胺醇，以及到急诊就诊前最后一次用药时间。询问疫苗接种是否更新，因为如果没有接种，可能使儿童有罹患少数疾病的风险（例如会厌炎、百日咳）。回顾所有既往史的细节。婴儿早产可能有支气管肺发育不良

（bronchopulmonary dysplasia，BPD）、气道反应性疾病、呼吸道感染、低氧血症，以及可能有高碳酸血症。当治疗哮喘的患儿时，要询问加重的频率，曾经需要插管或正压通气，以往曾收入院（急诊室、普通病房、重症监护室）以及最后一次给予激素治疗。慢性咳嗽的病史或之前多次发作肺炎可能提示有先天性疾病、未确诊的气道反应性疾病或者吸入异物。

▶ 体格检查

评估需要在家长的帮助下，以冷静的、有效的方式进行。患儿不安会加重症状，甚至诱发急性失代偿，特别是对于疑似气道梗阻的患者。让患儿采取一个舒适的姿势。如果患儿表现为嗅花位（头和下巴轻度向前探），要特别引起注意，因为这可能提示有严重的上气道梗阻。同样，如果患儿处于三角位置（身体前探，用手支撑上半身），这提示严重下气道梗阻的可能，这个姿势能使用辅助呼吸肌。呼吸频率和年龄有关：新生儿（$30\sim60$）；$1\sim6$ 个月（$30\sim40$）；$6\sim12$ 个月（$25\sim30$）；$1\sim6$ 岁（$20\sim30$）；>6 岁（$15\sim20$）。心率也同样和年龄有关：新生儿（$140\sim160$）；6 个月（$120\sim160$）；1 岁（$100\sim140$）；2 岁（$90\sim140$）；4 岁（$80\sim110$）；$6\sim14$ 岁（$75\sim100$）；>14 岁（$60\sim90$）。记住使用沙丁胺醇的时候会出现心动过速。

皮肤检查可以发现出汗、发绀（外周或者中心）、皮疹（例如荨麻疹）、淤青，或者外伤，这些可能是呼吸窘迫的病因线索。尽量让患儿把衣物都脱掉，注意不要加重窘迫。

喘鸣音提示上气道梗阻，以及其出现在呼吸周期的时相反映了梗阻的部位。吸气时喘鸣音见于喉头上、声门下/会厌梗阻（例如会厌炎）。鼻翼煽动、发音困难，以及嘶哑也提示上气道梗阻。呼气时喘鸣音和喉头下梗阻有关，在细支气管或者下气道。喉炎是最常见的病因，但是还要考虑异物、会厌炎、过敏、血管性水肿、扁桃体周脓肿、咽后壁脓肿、气管软化、喉软骨软化，或者肿物阻塞。

视诊胸部的厚度、呼吸节律和呼吸时对称度。回缩提示辅助肌肉做功。因为受累肌肉群运动越明显（肋下、肋间、胸骨上、锁骨上），气道梗阻越严重。还要检查胸部和颈部有无捻发感。

肺部检查特别重要。单侧呼吸音减低或者消失提示气胸可能,但是这个不常见。哮鸣音和呼气相延长提示下气道梗阻可能。值得注意的是,患者下气道梗阻非常严重时,由于通气障碍,可能没有哮鸣音。肺泡疾病时,可能有爆裂音、干鸣音以及减低的或不对称的呼吸音。发出咕哝声可防止肺泡塌陷,以及保存功能残气量(FRC),它的出现意味着严重的呼吸损伤。

剩下的体格检查应该着重于明确窘迫的潜在病因,特别是如果没有呼吸道疾病的证据、呼吸效果差或者呼吸困难伴有气道反射抑制提示中枢神经系统疾病。充血性心衰可以出现心音消失、杂音或奔马律,静脉扩张,或者肝、脾肿大。面色苍白或发绀提示贫血。单发的呼吸急促要考虑脓毒症或者代谢性酸中毒。寻找任何消化或吸入性损伤体征,如口咽部或鼻孔有烧伤或煤烟的痕迹。

诊断方法

▶ 实验室检查

大部分呼吸窘迫的原因通过详细的病史和体格检查可以发现,并且临床症状常常晚于实验室检查出现。动脉血气(ABG)分析对于中度/重度呼吸窘迫、糖尿病酮症酸中毒,或其他代谢性疾病的诊断可能有帮助。很重要的一点是"正常"的ABG在严重的呼吸窘迫患者中很麻烦,因为这可能提示患者开始筋疲力尽,CO_2 潴留会增加,因此为了保持 CO_2 和 pH 的平衡,最后导致即将发生的呼吸衰竭。呼吸衰竭可以定义为吸氧浓度 60% 的情况下,$PaO_2 < 60\ mmHg$ 或 $PaCO_2 > 60\ mmHg$。全血细胞计数可识别贫血,如果有白细胞增多或核左移,提示感染的可能。如果怀疑窘迫的原因是代谢性疾病,电解质检查可能有用。呼吸道合胞病毒和流感病毒检查对急诊室帮助不大。

▶ 影像学检查

胸片可能提示有渗出、胸腔积液、过度充气、肺不张、气胸、纵隔气肿、异物,或心脏扩大。用平片可以明确儿童误吸的硬币卡住的位置(食管还是气管)。如果硬币在食管内,它位于额状面(冠状面),并在后前位片上呈圆形(图 49-1)。反之

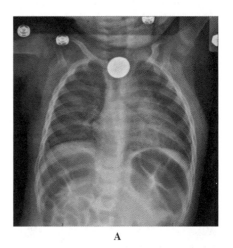

A

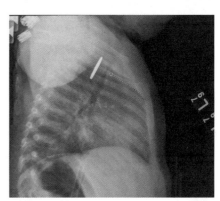

B

▲ 图 49-1　A、B. 硬币卡在一个 10 个月大婴儿的食管内,其表现有喘鸣音。注意侧位胸片中气管被压迫(箭头处)。

如果硬币位于气管内也成立。它在侧位胸片上显示为圆形。这是因为不完整的气管软骨环开口向后。

吸入的大部分异物是 X 线可穿透的(如花生),但是 X 线检查可能提示一些线索。气管完全梗阻产生吸收性肺不张。可能有肺部渗出,因为对异物产生了炎性反应。呼气相胸片可发现气管的部分梗阻,患侧会有空气滞留和呼气不完全。在小一些的儿童,让其配合呼气相胸片检查是非常困难的,因此如果怀疑有空气滞留,可用双侧卧位胸片替代(图 49-2)。

颈部软组织 X 线检查可能发现会厌炎典型的"拇指征"(图 49-3)、喉炎的"尖塔征",或咽后壁脓肿时可见咽后间隙增宽(图 49-4)。颈部CT 可能需要用来确诊引起气道梗阻的咽后壁脓肿或者其他深部间隙的感染。

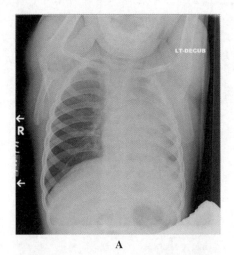

A

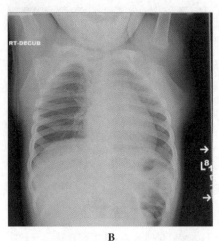

B

▲ **图 49-2** 一名患儿的双侧卧位胸片，显示右肺有气体滞留。A. 注意左侧卧位图像上的左肺正如所料已压缩。B. 当患儿右侧卧位时，右肺保持着相对的过度充气。这名患儿被送入手术室，在右主支气管发现一粒花生。

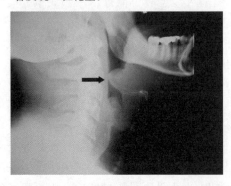

▲ **图 49-3** 会厌位于沿着舌根部向下直到会厌谷的部位。忽然后折的结构就是会厌。如果会厌增大（拇指征）以及会厌谷狭窄，提示有会厌炎（箭头处）。

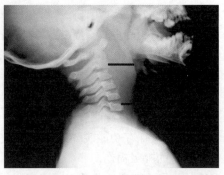

▲ **图 49-4** 咽后壁软组织增宽提示咽后壁脓肿（黑线处）。正常的咽后壁软组织间隙 C_2 水平 $<7\ mm$，C_6 水平 $<22\ mm$。

心电图可能发现 QRS 振幅减小（心包积液）、心脏电交替（严重的心包积液或者心脏压塞）、传导延迟（心肌炎），或 ST 段和 T 波改变（心包炎）。

医疗决策

优先评估和稳定气道、呼吸和循环。完善脉搏氧饱和度检测、心脏监护，立刻供氧以及静脉（IV）补液。呼吸停止意味着心跳同时停止或即将停止。这些患者需要进行气管插管。气管插管前，托起患者下颌，吸出气道分泌物，以及使用带瓣面罩给氧。

如果有即将发生呼吸衰竭的征象（例如，意识水平下降、对疼痛的反应下降、烦躁、给氧后仍发绀、呼吸急促、呼吸过缓、呼吸停止、呼吸不规律、呼吸音缺如、安静时有喘鸣音、咕哝声、严重的呼吸肌收缩，以及辅助呼吸肌的使用），立刻治疗疑似引起呼吸窘迫的病因。

如果已知患者有外伤和单侧的呼吸音减低，假设张力性气胸的可能，进行针刺胸膜穿刺术。最后的处理是再进行胸廓造口置管术（见第 7 个专题）。如果疑似有异物，根据患儿年龄和身高，采取适当的手法缓解气道梗阻。如果患儿静止时有喘鸣音和发热，假设为会厌炎/细菌性气管炎/咽后壁脓肿，由处理困难气道经验丰富的医师把患儿收入手术室建立气道。在一些病例中，急诊医师必须进行紧急气管插管。准备好困难气道支持的相关器械非常重要，包括手头应该有气管切开盘。如果患儿表现为哮喘急性发作或过敏反应,以及呼吸没有力气,如果对初始治疗无反应,应该在准备插管的同时,立刻肌内注射肾上腺素。如果哮鸣音严重,单独使用支气管扩张药无效时,若患者可以配合并且仍然清醒,可以尝试使用双水平正压通气,这对于降低呼吸功和预防插管非常有帮助。新证据表明,在一些病例中,使用高流量鼻导管吸入湿化的氧气可以预防气管插管。

如果没有即将出现呼吸衰竭的征象,以及不需要立刻进行挽救生命的治疗,那么应让患儿自己找一个舒适的姿势来减少呼吸功和刺激。完善简明的病史以及根据疑似的疾病开始进行治疗。完善可能有助于诊断的实验室和影像学检查。有时,一个实验室结果或者 X 线结果会提示需要急救的证据(例如,异物)。特别重要的是每次治疗后,要频繁地重新评估患儿,用来明确治疗反应和决定进一步处置。呼吸窘迫的患儿临床状况可以变化得非常快(图 49-5)。

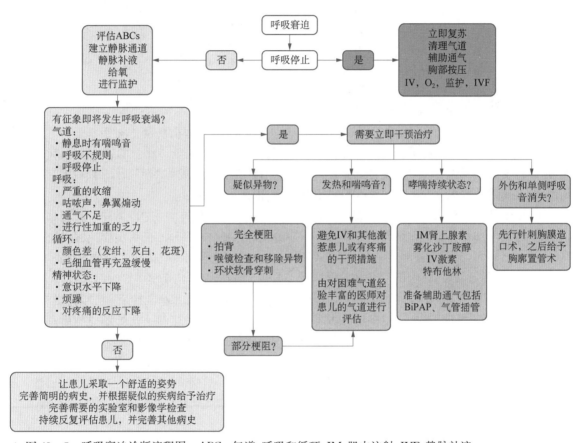

▲ **图 49-5** 呼吸窘迫诊断流程图。ABCs,气道、呼吸和循环;IM,肌内注射;IVF,静脉补液。

治疗

(1)喉炎:给予湿化的氧气,所有的患儿无论严重程度如何,都给予地塞米松每单剂量 0.6 mg/kg(最大 16 mg)肌内注射(IM)或口服(PO)。如果静止时有喘鸣音,给予 2.25% 的消旋肾上腺素 0.5 ml 加上 3 ml 生理盐水(NS)雾化。

(2)吸入异物:最终的治疗措施是收入手术室,进行喉镜检查或者支气管镜检查。当严重气道梗阻或即将发生/已经发生呼吸停止时,根据患儿的年龄和身高,拍打、按压其背部或胸部或腹部来使异物排出。这些措施比盲目地用手指抠要安全,因为盲目手抠可能使不完全梗阻变为完全梗阻。其他挽救生命的方法包括喉镜检查和直接用 Magill 钳取出异物,插入气管镜使其越过异物,迫使异物要么移动到主支气管内,要么用针进行环甲膜穿刺。

（3）会厌炎或细菌性气管炎：特别重要的是允许患儿采取一个舒适的姿势，如果他们采用了嗅花位，这是严重梗阻的预兆。理想的是让这些患儿由处理困难气道经验丰富的医师收入手术室，但是如果有呼吸停止，应该立刻进行气管插管或环甲膜穿刺。

（4）过敏和严重的血管性水肿：用肾上腺素、激素、H_1 和 H_2 受体阻断剂治疗。

（5）哮喘：用 β 肾上腺素能激动剂治疗，如沙丁胺醇 2.5 mg，每 20 分钟根据需要给 1 次，或 15 mg 加生理盐水雾化持续 1 小时以上。对于中到重度的恶化，加用抗胆碱能药物（异丙托溴铵 500 μg 每 20 分钟给 1 次，共 3 次）和激素。如果可以口服并且没有即将发生的呼吸衰竭，给予泼尼松 1～2 mg/(kg·d)；要不就给予 IV 激素（甲泼尼龙 2 mg/kg，最大量 125 mg）。如果患儿呼吸无力，即将发生呼吸衰竭，给予 IM 肾上腺素每单剂量 0.01 mg/kg（最大 0.5 mg）1 : 1 000，可以每 20 分钟重复用药 1 次，再给 2 次。也可给予特布他林 2～10 μg IV 负荷剂量，然后 0.1～0.6 μg/(kg·min)。中到重度恶化的患儿，或者初始治疗改变不明显的患儿，应该考虑给予硫酸镁（50 mg/kg 20 分钟给完，到最大 2 g）治疗。heliox，是氦气和氧气的混合气体，可以改善细支气管的层流，使得呼吸功下降。有证据表明它可以改善严重气道梗阻患者的肺功能。混合气体中氧气的最大量占 30%，因此如果患者有低氧以及 FiO_2 需要＞30% 的时候，不要用 heliox。

（6）毛细支气管炎：尝试给予 β 激动剂和（或）肾上腺素雾化。临床试验表明激素在治疗毛细支气管炎中无益，但是如果患儿既往有气道反应性疾病时，激素可能有用。鼻导管吸入高流量湿化氧气是很新的治疗，很有前途，特别是用于呼吸道合胞病毒感染和低换气的患者中很有用。可能是改善了呼吸机制，清除了鼻咽部无效腔，以及减少了呼吸功。最近一些研究表明它可以降低气管插管的需求。高张盐水（3%～5%）加上给予或不给予支气管扩张药是正在研究的一个新的治疗方法，副作用最小。

（7）肺炎：根据需要尽早给予抗生素和氧气治疗。

处置

▶ 住院

呼吸衰竭需要机械通气，呼吸窘迫不可逆转或需要重症监护，年龄＜6 个月的患儿肺炎，吸入异物伴有呼吸道症状，或需要吸氧时，需要收入院治疗。

▶ 出院

判断患者是否可以出院基于一些因素：对治疗的临床反应、呼吸功、低氧血症、水合状态、既往病史，以及社会因素。记住呼吸状况变化可能非常快，治疗后对患儿观察一段时间，确定病情没有加重非常关键。如果患儿持续有呼吸功增加，并且考虑可能有即将发生的呼吸衰竭，这些患者不可以出院。在出院前确保患儿水合良好并且可以口服。确保患儿的照料者是可靠的，其可以按医嘱治疗和给药，并且一旦病情加重可以带患儿及时就诊。最后，安排好患儿到其儿科医师或者专家那里随诊。

▼ 推荐阅读

［1］ Cantor RM, Wittick L. Upper airway emergencies. In: Wiebe RA, Ahrens WR, Strange GR, Schafermeyer RW, eds. *Pediatric Emergency Medicine*. 3rd ed. New York: McGraw-Hill, 2009. http://www.accessemergencymedicine.com/content.aspx? aID=5332700. Accessed March 29, 2012.

［2］ Rodrigo GJ, Pollack CV, Rodrigo C, Rowe BH. Heliox for nonintubated acute asthma patients. *Cochrane Database of Syst Rev*. 2006;(4): CD002884.

［3］ Schibler A, Pham TMT, Dunster KR, et al. Reduced intubation rates for infants after introduction of high-flow nasal prong oxygen delivery. *Intens Care Med*. 2011;37: 847-852.

［4］ Weiner DL. Respiratory distress. In: Fleisher GR, Ludwig SL. *Textbook of Pediatric Emergency Medicine*. 6th ed. Philadelphia: Lippincott Williams & Wilkins, 2010, pp. 551-563.

［5］ Zhang L, Mendoza-Sassi RA, Wainwright C, Klassen TP. Nebulized hypertonic saline solution for acute bronchiolitis in infants. *Cochrane Database Syst Rev*. 2008;(4): CD006458.

腹痛
Abdominal Pain

50

Russ Horowitz，MD

要点

- 暗红色果酱样大便是肠套叠晚期的表现。
- 幼儿发生阑尾穿孔的风险非常高。
- 呕吐胆汁要考虑肠扭转。

- 非腹部疾病包括链球菌感染的咽炎和肺炎表现，常常伴有腹痛。

引言

儿童腹痛是儿科最常见的主诉。病因从良性疾病（如便秘）到外科急症（如肠扭转）。医师面临的挑战是要在这些不会说话的儿童和那些描述症状能力有限的儿童中鉴别这些疾病。一些疾病（例如幽门狭窄）是幼儿的特发的疾病，但其他疾病（如阑尾炎）可见于所有年龄段，在非常小的儿童中表现完全不同。尽管比成人少见，儿童可能也会有胆结石、消化性溃疡，以及肾结石。在月经来潮后，女性患者要考虑到盆腔疾病，包括卵巢囊肿和扭转。

▶ 腹痛的外科病因

（1）幽门狭窄：常见于新生儿时期，2～6周。它更常见于出生的第一个男孩（4：1），并有家族遗传史。典型的表现是饭后喷射性呕吐。呕吐过后，患儿看起来仍旧很饿，并且容易喂食。他们早期看起来状态还不错，但是随着症状的发展，会出现脱水和电解质紊乱，包括低钾、低氯性代谢性酸中毒。

（2）肠套叠：肠叠入近端肠管。在2个月至2岁的幼儿特发，最常见的部位是回结肠。3岁以后的儿童，肠息肉或Meckel憩室可能是诱发肠套叠的元凶。典型的表现是间断的肠绞痛，持续数

分钟伴呕吐。每次疼痛发作后出现嗜睡。经典的三联征——暗红色果酱样大便、呕吐和腹部绞痛，只出现在约20％患者中。体格检查可能发现右下腹正常，右上腹可触及无压痛的肿物。持续时间长导致肠缺血和坏死。过敏性紫癜和肠套叠有关。由于这个位置不常见，因此既不易看到，又不易用常规方法复位，并且需要CT扫描检查和外科复位。

（3）Meckel憩室：最常见的消化道先天性异常，Meckel憩室是卵黄管的残留物。在半数的病例中，有异位的组织（常常是胃）。无痛性直肠出血是Meckel憩室最常见的表现，但是其他症状包括腹痛、恶心和呕吐。"2"法则是一个很好的用来划分疾病的方法（表50-1）。

表 50-1　Meckel 憩室和"2"法则

2％的人口
2岁是最常发病的年龄
2英寸长（1英寸＝2.54 cm）
2英尺（1英尺＝0.304 8 m）距离回盲瓣的距离
2种类型的异位组织（胃和胰腺）

（4）肠旋转不良和肠扭转：本质上指的是腹膜腔内子宫内旋转异常以及肠固定异常。这个发育异常围绕着狭窄的肠系膜蒂，使肠有围绕这些血管扭转的风险，随后导致肠坏死。典型的症状包括呕吐胆汁、腹痛、腹胀和腹泻血便。

（5）阑尾炎：尽管在幼儿中不常见，但＞80％的患儿阑尾有穿孔。表现常常不典型，有频繁腹泻以及无典型的转移性腹痛。

▶ 腹痛的内科病因

（1）便秘：便秘在学步的幼儿，大概是如厕训练的年龄段特别常见。症状包括弥漫性腹部绞痛、食欲不振、大便坚硬和排便用力。便秘可能和肠套叠混淆，因为疼痛的性质都是间断发作。

（2）胃肠炎：这在儿童中非常普遍，特别是那些送到日托班的儿童。最常见的病因是病毒；腹泻血便时要考虑细菌感染可能。腹部绞痛、发热、呕吐、腹泻和疼痛是疾病所有的症状。阑尾炎特别是在早期时，常常被误诊为急性胃肠炎。

临床表现

▶ 病史

认真细致的病史采集对于评估腹痛的儿科患者至关重要。应该同时询问照料者和儿童。大部分3～4岁以上的学龄前儿童，可以提供可靠的信息。询问的问题应该包括疼痛位置（弥漫性的、局限的）以及疼痛是否持续或者有转移（如阑尾炎病例中，脐周疼痛转移到右下腹）。疼痛持续时间对于鉴别急性和慢性的疾病非常重要。询问相关症状，如呕吐（血性、胆汁、喷射性、餐后）、腹泻（血性的、暗红色果酱样的）、食欲不振、排尿困难和发热（最高体温和持续时间）。

▶ 体格检查

在着重检查腹部之前，有必要详细体检除外可能引起腹痛的腹膜腔外疾病。评估咽部有无渗出，皮肤有无砂纸样粗糙的皮疹，因为链球菌咽炎和猩红热可以产生腹部弥漫性疼痛。仔细检查下肢和臀部有无过敏性紫癜的特征性紫癜，其可以引起腹痛和回肠肠套叠。肺部听诊，由于下叶肺炎可以刺激膈部，造成腹痛甚至可以掩盖咳嗽。泌尿生殖系统的完整评估非常有必要，用来除外

泌尿生殖系统疾病，包括睾丸扭转和疝。

细致的腹部触诊评估有无局部压痛和肿物，常常会减少误诊。左下腹或中腹部固定的肿物在临床上支持便秘的诊断，直肠检查发现大便坚硬也支持便秘的诊断。新生儿上腹部可触及橄榄形的肿物，伴有餐后呕吐，是幽门狭窄的特异性病症。检查应该包括腹部听诊和评估有无压痛、反跳痛和肌紧张。询问患儿"哪里最痛？"以及"你可以用手指指一下吗？"有助于明确具体最疼痛的位置。整体评估水合作用非常重要，因为儿童口服摄入量减少和呕吐常常伴有腹痛。

诊断方法

▶ 实验室检查

一般实验室检查（全血细胞计数、电解质）常常在评估腹痛的患儿时提供重要的信息。阑尾炎的患儿中白细胞总数常常是正常的，中性粒细胞绝对值升高强烈支持阑尾炎的诊断。持久幽门狭窄的病例，可能显示有典型低氯的、低钾的代谢性酸中毒。

▶ 影像学检查

立位腹部平片对于明确有无梗阻很有用，可见胃部或肠管扩张，伴有远侧气体减少。膈下游离气体可见于内脏破裂患者。在肠套叠患者中，标准的X线片可能发现右下腹肠道内的气体减少（图50-1）。

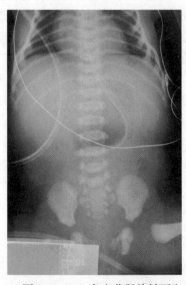

▲ **图50-1** 一名患儿肠旋转不良时，远端肠管内气体减少。

超声是诊断儿童阑尾炎、肠套叠和幽门狭窄的最佳方式。超声经典的发现包括靶环征、牛眼征，以及假肾征(图50-2)。肠套叠复位常规是X线透视下应用气体或钡灌肠。对于阑尾炎可能或者超声检查看不到阑尾时，应该进行CT扫描。肠旋转不良时，上消化道系列影像可发现十二指肠梗阻以及"漩涡征"改变(图50-3)。Meckel憩室伴有异位的胃组织，是用^{99m}Tc核素扫描确诊的，常常推荐Meckel扫描。当Meckel憩室引起肠套叠时，也可被超声或者CT发现。

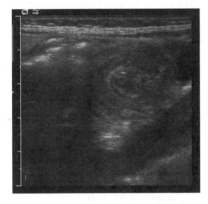

▲ **图50-2**　超声显示有肠套叠典型的靶环征。

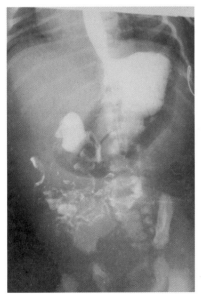

▲ **图50-3**　X线透视下的肠旋转不良伴有漩涡征。

医疗决策

患儿的年龄、病史和体格检查对于鉴别诊断已经足够。需考虑以下的几个引起腹痛的腹外原因：泌尿系感染、腹股沟疝、睾丸扭转、卵巢扭转和卵巢囊肿、链球菌咽炎，以及肺炎。患儿呕吐胆汁，或有腹膜炎时，需要立刻找外科评估(图50-4)。

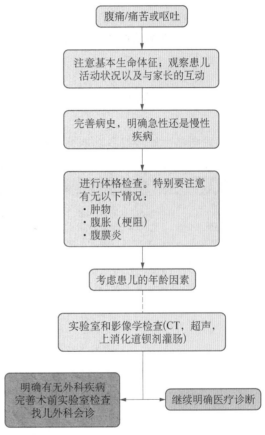

▲ **图50-4**　腹痛诊断流程图。

治疗

镇痛治疗对于患儿至关重要。麻醉药不干扰体格检查；相反，镇痛可能使患儿配合，有助于明确诊断和减少剧烈疼痛引起的反应。疼痛的治疗需要和检查病因同时进行。此外，还需要处理伴随腹痛的恶心和呕吐症状。

(1)肠套叠：对于回肠-结肠肠套叠，需要紧急进行X线下的复位。对于X线下复位失败的病例，以及有肠套叠者，应该进行外科手术复位以减少肠坏死。

（2）幽门狭窄：纠正水、电解质紊乱是进行外科修复术的先决条件。幽门肌切开术是治疗方法。

（3）Meckel 憩室：外科切除术有效。在失血过多的患儿可能要输血。

（4）肠旋转不良和肠扭转：紧急外科修复术对于减少肠坏死至关重要。

（5）便秘：治疗可从柔和的（家用缓泻药）到侵入性的（灌肠剂，用手指从直肠掏出粪便）。在很少的情况下，患儿需要收入院进行持续灌肠和胃管给予缓泻药。

处置

▶ 住院

患儿腹痛是由外科或者疑似外科病因引起时，应该收入院由外科医师治疗。为了预防暴露于电离辐射，儿童检查或者超声结果不明确时可能需要进行腹部影像学检查。肠套叠在复位后第一个 24 小时内，复发率高达 10%。患儿复位后常常收入院，但是在予充分告知何时需要及时就诊的情况下，也可以从急诊出院。

▶ 出院

患儿腹痛是内科疾病时（咽炎、泌尿系感染、肺炎、胃肠炎），可在口服摄入液体的情况下出院，并密切随诊。腹痛病因的第一表现，如阑尾炎或肠套叠，可能被误诊为病毒感染性疾病。因而，应该具体告知照料者，出院后何时需要及时就诊。具体包括呕吐胆汁、疼痛加重、疼痛局限于右下腹，以及无法口服摄入液体。

▌推荐阅读

［1］Bachur RG. Abdominal emergencies. In：Fleischer GR, Ludwig S. *Textbook of Pediatric Emergency Medicine*. 6th ed. Philadelphia：Lippincott Williams & Wilkins, 2010, pp. 1515 - 1538.

［2］Kharbanda AK, Sawaya RD. Acute abdominal pain in children. In：*Tintinalli's Emergency Medicine：A Comprehensive Study Guide*. 7th ed. New York：McGraw-Hill, New York, 2011,839 - 848.

［3］Ross S, LeLeiko NS. Acute abdominal pain. *Pediatr Rev*. 2010;31：135 - 144.

［4］Rothrock SG, Pagane J. Acute appendicitis in children：emergency department diagnosis and management. *Ann Emerg Med*. 2000;36：39 - 51.

脱水
Dehydration

51

Kristine Cieslak，MD

要点

• 脱水不是一种疾病。必须明确潜在的病因并给予治疗。

• 脱水的严重程度可根据临床来划分。

• 急诊室处理的优先原则是稳定生命体征,补充不足的血容量和持续丢失的血容量,以及纠正电解质紊乱。

• 有必要频繁评估临床状况来监测给予治疗后的反应。

引言

在儿科急诊,对脱水患儿进行精准评估和治疗是我们最常要处理的情况之一。患儿脱水常常是由于其拒绝进食或饮水,以及因呕吐、腹泻或发热丢失体液等综合情况造成的。患儿有呕吐和腹泻时,潜在的问题是血管内容量不足,不是脱水。容量不足代表的是血浆中水和溶质(主要是钠)等渗减少,而脱水是指血浆中游离的水不等比例的丢失。

儿童脱水的患病率和死亡率比成人更高,因为儿童体液和溶质(代谢率更高,体表面积/体重指数更高,体液含量更大,肾脏发育不全使得浓缩尿液能力下降,依赖照料者给予基本生命支持)周转更快。在就医过程中,医师尝试明确容量不足的程度和潜在的引起脱水的病因,以此为基础进行适当的治疗。

胃肠炎是引起脱水最常见的病因,大约有80%的病例是由病毒感染(轮状病毒30%～50%)引起的。胃肠炎的临床诊断根据定义要有腹泻。然而,很多病毒性胃肠炎的婴儿表现只有腹泻或只有呕吐。每年美国因轮状病毒感染引起腹泻的<5岁患儿有300万例,有55 000例因腹泻和脱水收入院治疗。大部分到急诊就诊的脱水患儿病因是良性的;然而,应该考虑到还可能有更严重的病因。

考虑脱水患儿的潜在病因可能有阑尾炎、肠套叠、肠扭转、幽门梗阻、泌尿系感染、脑积水、脑肿瘤,以及糖尿病。其他引起脱水的原因包括胃肠道的因素(肝炎、肝衰竭、药物中毒)、内分泌的因素(先天性肾上腺增生、Addisonian病危象)、肾性因素(肾盂肾炎、肾小管酸中毒、甲状腺毒症)、口服摄入不足(咽炎、胃炎),以及不明显的失水(发热、烧伤、出汗、肺病)。

临床表现

▶ 病史

采集详细的病史对于明确疾病严重程度以及脱水类型很必要。从患儿处尽可能多地采集信息,询问摄入量详细的细节(液体和固体的类型、量和频率),以及排尿(频率、量、颜色、气味、血尿)、大便(次数、性状、有无黏液或者血液)和呕吐(次数、量、胆汁性的或者非胆汁性的、呕血)。婴儿和幼儿的尿量用尿不湿的数量和尿湿的程度来评估。注意有无腹痛(持续时间、部位、程度、性质和放射)。询问患儿体重有无减少和活动情况。注意症状间隔时间。最后一次呕吐的时间对于决定何时开始尝试给予口服治疗非常重要。

询问相关症状(发热、头痛、颈部疼痛、咽痛、排尿困难、尿频、皮疹)。询问冶游史和近期有无应用抗生素也非常有意义。

注意潜在的可能造成脱水的疾病(肾病、糖尿病、囊性纤维化、甲亢)。考虑联系患儿及其日托部门。既往史中重要的事情包括免疫功能受损和恶性肿瘤。

▶ 体格检查

体格检查从患儿的一般状况开始。嗜睡和精神萎靡可能提示即将发生循环衰竭。检查咽部有无发红、溃疡,或者扁桃体渗出。查看腹部有无压痛、反跳痛,或肌紧张。神经科检查应该包括神志状况、脑神经检查、肌力和反射。神志改变或者有局部神经体征可以提示颅内压力升高。应该记录毛细血管再充盈和皮肤弹性情况。诊断脱水的金标准是测量急性减少的体重。急性发病之前确诊的体重一般都不知道,因而需根据临床评估来判断体液的减少(表51-1)。以下情况出现任意2种,提示患儿有明显的临床脱水:病容、无眼泪、黏膜干燥,以及毛细血管再充盈时间延长($>$2秒)。其他重要的事项有呼吸模式的异常和皮肤隆起。

表 51 - 1 儿科患者脱水严重程度的临床评估

体征和症状	轻度(3%～5%体重)	中度(5%～10%体重)	重度(>10%体重)
神志状况	警觉的/不安的	易激惹和昏昏欲睡	嗜睡的
呼吸	正常	深±快速	深和快
脉搏	正常	快和弱	微弱至缺如
血压	正常	正常伴有体位性低血压	低
黏膜	潮湿	干	非常干
眼泪	有	减少	没有
皮肤弹性	捏起皮肤可恢复	隆起	隆起到苍白
尿量	正常	减少	无
毛细血管再充盈	<2秒	2～3秒	>3秒

基本生命体征是重要的客观数据,在有脱水的患儿中生命体征可能是正常的。轻度脱水患儿的体征首先是心动过速。低血压是严重脱水的晚期表现。

诊断方法

▶ 实验室检查

如果病因明确,轻到中度脱水的患儿不需要实验室检查。所有神志改变的患儿都需要检查床旁指末血糖。血糖可能是低的(摄入差)或高的(糖尿病酮症酸中毒)。有中到重度脱水时,电解质异常可能提示特定的诊断:高钾(先天性肾上腺增生、肾功能不全)、低钾(幽门狭窄)、低碳酸血症(酸中毒、腹泻丢失 HCO_3)、高尿素氮/肌酐(肾灌注不足)。尿常规可能有尿糖、酮体或感染的征象。尿比重在脱水的患儿中可能升高,但不是可靠的指标。应该检查血清钠,因为低/高钠血症需要专门治疗。

▶ 影像学检查

大部分患儿到急诊就诊不需要影像学检查。如果怀疑梗阻时可以考虑完善立位腹部平片检查。怀疑阑尾炎时完善超声或盆腔CT扫描。评估剧烈头痛或体检发现颅内高压体征时,完善头颅的CT平扫。

医疗决策

根据病史和体格检查一般足以发现脱水的症状和体征。休克需要快速确诊以及给予液体复苏治疗。根据临床评估以明确脱水的严重程度（图 51-1）。

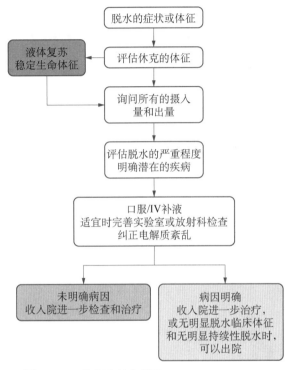

▲ 图 51-1　脱水诊断流程图。

治疗

识别出有休克体征的患儿，并立即给予液体 [20 ml/kg 生理盐水（NS）或乳酸林格液 20 或 30 分钟给完]。重新评估并重复给予静脉注射液体直到灌注充分，生命体征正常（如果需要，可以给予液体负荷×3）。尿量是最重要的血管内容量恢复的指标 [最小＝1 ml/(kg·h)]。如果给予 60～80 ml/kg 等张液体后无改善，考虑休克是否有其他原因（脓毒症、出血、心脏病）。立刻治疗低血糖（2.5 ml/kg 10% 的右旋糖酐或 1 ml/kg 25% 的右旋糖酐）。一旦异常的生命体征被纠正，给液速度根据已经丢失的液体量和继续维持量来决定（表51-2）。

表 51-2　儿科患者补液量的计算

患儿体重	4/2/1 方法	Holiday-Segar 方法
首重 10 kg	4 ml/(kg·h)	100 ml/(kg·h)
第二个 10 kg	2 ml/(kg·h)	50 ml/(kg·h)
每增加的 10 kg	1 ml/(kg·h)	20 ml/(kg·h)

因恶心和呕吐引起的脱水，文献支持使用单次口服昂丹司琼加上口服补液盐治疗。昂丹司琼可以给予药片口服或者静脉给药（IV；2 mg，4 mg）。不推荐使用抗腹泻药物。快速口服补液显示和 IV 液体一样可以补充血管内液体，以及纠正中度脱水患儿的酸中毒。每 25 名用口服补液盐方法治疗的脱水患儿，有 1 名失败，需要 IV 补液。婴幼儿的口服补液盐应该含有 45～50 mmol/L 以及 25～30 g/L 葡萄糖。每 5～10 分钟给予 5～10 ml 液体，并根据耐受情况逐渐增加，目标是 4 小时给予 30～50 ml/kg。如果出现呕吐，等待最后一次呕吐过去 30 分钟，再重新给予口服补液。补液总量估算是每次水样便约为 10 ml/kg，每次呕吐量为 2 ml/kg。

脱水可根据渗透压和严重程度进行分类。血清钠是反映渗透压很好的指标（假设葡萄糖正常），对补液有指导意义。等张脱水最常见（80%）。盐和水在细胞内和细胞外的丢失相近。前 8 小时给予液体丢失量的一半加上液体维持量，余下的液体在 16 小时给完。当盐的丢失大于水的丢失时，出现低渗性脱水（Na＜130 mmol/L）。计算盐丢失量来补液。补钠值（mmol）＝（135－测量 Na）×（患病前体重 kg）×0.6。钠应该在 4 小时内补完，但是不能超过 1.5～2.0 mmol/h；适合给予 0.9% 的生理盐水。当水丢失大于盐的丢失时，出现高渗性脱水（Na＞150 mmol/L）。游离水的缺乏计算是游离水（ml）＝（测量的血清钠－145）×4 ml/kg×患病前体重 kg。因为有脑水肿风险，补水要在 48 小时以上，目标是血清钠降低速度不高于 10～15 mmol/(L·d)；适当给予 1/4 张葡萄糖～1/2 张糖盐。

处置

▶ 住院

大部分中到重度脱水的患儿，伴有明显的酸中毒时，应该收入院治疗（血清碳酸盐≤13 mmol/L是门诊治疗失败需要返回急诊就诊的指标）。其他住院指标包括持续丢失体液、无法口服液体、低渗性脱水或高渗性脱水，或病因不明需进一步评估。患儿有颅内高压体征或糖尿病酸中毒体征时，应该收入重症监护室。

▶ 出院

患儿没有脱水的临床表现，或患儿有轻到中度等渗性脱水，已经给予充分的补液治疗（口服或IV），可以出院。

推荐阅读

［1］ Colletti JE，Brown KM，Sharieff GQ，Barata IA，Ishimine P. The management of children with gastroenteritis and dehydration in the emergency department. *J Emerg Med*. 2010；38：686－698.

［2］ Freedman SB，Adler M Seshadri R，Powell EC. Oral ondansetron for gastroenteritis in a pediatric emergency department. *N Engl J Med*. 2006；354：1698－1705.

［3］ Freedman SB and Thull-Freedman JD. Vomiting, diarrhea and dehydration in children. In：Tintinalli JE，Stapczynski JS，Ma OJ，Clince DM，Cydulka RK，Meckler GD. *Tintinalli's Emergency Medicine：A Comprehensive Study Guide*. 7th ed. New York：McGraw-Hill，2011，830－839.

Suzanne M. Schmidt, MD

要点

- 鉴别急性中耳炎(AOM)和分泌性中耳炎(OME),两者都有中耳的渗出表现。
- 临床发现鼓膜(TM)膨出伴有脓性渗出提示可能有AOM,而OME有透明的渗出伴有TM正常或者凹陷。
- 单有发红证据并不充分,必须联合其他TM的特点才能做出中耳炎的诊断。
- 一些AOM的发作可能需使用抗生素治疗,但是OME不用抗生素治疗。评估患者有无AOM的并发症。

引言

中耳炎指的是中耳部分发生炎症或感染。中耳的非感染性渗出称为分泌性中耳炎(otitis media with effusion,OME)或浆液性中耳炎。中耳有感染性的液体称为急性中耳炎(acute otitis media,AOM)。AOM的诊断应该基于有中耳炎症急性起病的症状或者体征(发热、耳痛、鼓膜明显的发红)加上体检发现中耳渗出。

耳疾在儿童中非常常见,有90%的儿童至少发生过1次中耳渗出以及2/3的患者至少在上学期间发生过1次AOM。AOM的发病率峰值出现在6~24月龄。

AOM发作常常在病毒性上呼吸道感染(upper respiratory tract infection,URI)后出现。儿童的咽鼓管比成人的更短、更偏向水平。咽鼓管功能不全伴有URI可以导致分泌性中耳炎(OME)。鼻咽中的细菌性病原体从咽鼓管上行,导致中耳中的液体感染(AOM)。

AOM中有50%~80%的病例是由细菌感染引起,最常见的是肺炎链球菌或未分型流感嗜血杆菌以及少见些的卡他莫拉菌。化脓性耳溢液可

能是由金黄色葡萄球菌或铜绿假单胞菌等引起的。AOM常见的并发症是中耳持续渗出、鼓膜穿孔,以及鼓室硬化。AOM其他并发症包括胆脂瘤、听力损失、耳鸣、平衡问题,以及面神经损伤。颅内并发症很少见,包括乳突炎、颅内脓肿、脑膜炎,以及静脉窦血栓形成。

临床表现

▶ 病史

AOM的患儿常常有AOM炎症急性发作的症状和体征,例如发热和耳痛。之前常常有URI症状。很多和AOM相关的症状,如发热、易激惹、烦躁不安、嗜睡和哭泣,对诊断AOM既不敏感又不特异,可以出现在URI患儿中,可伴有或不伴有AOM。耳痛的出现使得AOM可能性增加。耳朵有脓性分泌物可能出现于AOM患者伴有鼓膜穿孔或合并外耳道炎。之前有AOM发作的患者,包括近期感染的时间和抗生素治疗,可能会影响对治疗的选择。持续的发热和疼痛可能提示有AOM颅内并发症。

▶ 体格检查

大约有50%的患儿有发热,尽管发热不是特

异性症状。仔细检查头部和颈部,包括口咽部、牙齿、咽喉,以及淋巴结,来明确有无其他部位的疼痛放射到耳部的可能。视诊耳廓、耳屏和外耳道,以及触诊耳屏。牵拉耳廓或者耳屏有疼痛,伴有脓性耳溢液,加上外耳道有炎症时,提示外耳道炎。检查乳突有无红、肿和压痛,提示有无乳突炎可能。合并乳突炎时,耳廓可能向前移位。

AOM 或 OME 的诊断基于耳镜检查时鼓膜(tympanic membrane, TM)的外观,加上临床表现。用耳镜检查患儿时如果想获得充分的视野查鼓膜,需要患儿制动,经典的动作是让患儿坐在家长膝盖上,头部被固定在家长胸前,以及使用可以卡在外耳道的最大号的窥镜。如果需要比较好的视野察看鼓膜,可能需要清除外耳道的耳垢,可以使用耵聍钩或者轻柔灌洗。如果疑似鼓膜穿孔,不要进行耳朵灌洗。患儿的外耳道可能狭窄和弯曲,鼓膜位置可能靠前上方。轻轻向后牵拉耳廓使得耳道变直,有助于观察鼓膜。一旦可以充分观察鼓膜,应该注意鼓膜有无以下特征:透明性

(透明的、不透明的、部分透明的)、颜色(清晰/灰色、白色、琥珀色、红色)、位置(正常、凹陷、膨出),以及活动度(正常、下降或缺如)。正常的鼓膜是清晰透明的,没有颜色或珍珠灰,以及很容易看到中耳的骨性标志(图 52 - 1)。此外,正常的鼓膜位置居中,并由于吹气引起的正压和负压会快速移动。鼓膜不透明常常看不清骨性标志,并且提示中耳有积液或者其他鼓膜异常情况(鼓室硬化、胆脂瘤)。其他发现包括中耳渗出,伴有鼓膜后有气液平面或气泡,鼓膜膨出,鼓膜活动度减少或缺如,或者耳溢液。OME 和 AOM 都会出现中耳渗出。和 OME 相关的特点包括鼓膜正常或凹陷、清晰,或琥珀色,以及吹气时活动度受损。和 AOM 相关的特点是鼓膜膨出、脓性渗出,以及鼓膜明显发红伴有中耳渗液(图 52 - 2)。只有发红对于诊断 AOM 不充分,因为患儿发热或哭泣时鼓膜可能呈粉色或红色。此外,重要的是要鉴别鼓膜本身明显发红(如 AOM)和血管分布过多时有血管的区域呈红色。

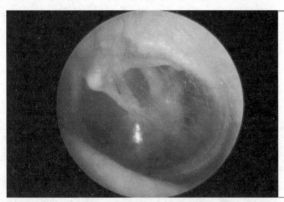
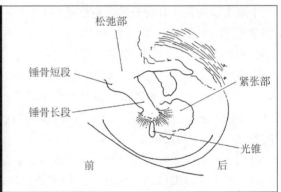

▲ **图 52 - 1** 正常的鼓膜(由 Richard A. Chole, MD PhD 提供)。

（松弛部／锤骨短段／锤骨长段／紧张部／光锥／前／后）

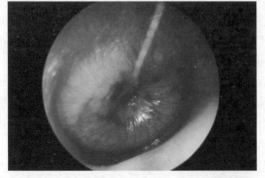

▲ **图 52 - 2** 图像显示患者有急性中耳炎(由 Richard A. Chole, MD PhD 提供)。

诊断方法

▶ 实验室检查

AOM 是一个临床诊断,一般不需要实验室检查。在复杂或耐药感染时,通过鼓膜穿刺术采集中耳液体进行革兰染色和培养对于抗生素的指导治疗可能有用,但不是常规检查。

▶ 影像学检查

如果怀疑乳突炎或其他颅内并发症时,可能

需要完善头部计算机断层扫描(CT)。

医疗决策

病史和体格检查足够诊断和鉴别 AOM 和 OME。如果鼓膜正常,考虑耳痛或发热可能是由其他病因引起(图 52-3)。乳突的炎症伴有耳廓前移或其他颅内感染扩散的症状和体征时,需要进行头部 CT 检查。

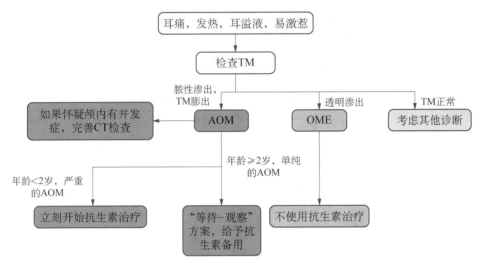

▲ **图 52-3** 中耳炎诊断流程图。AOM,急性中耳炎;CT,计算机断层扫描;OME,分泌性中耳炎;TM,鼓膜。

治疗

OME 治疗不推荐使用抗生素。患儿有中耳溢液伴有耳痛时应该使用镇痛药。

患儿<2 岁时,AOM 患者给予口服抗生素,因为这个年龄段的患儿如果不给予抗生素治疗不容易好转。≥2 岁的患儿有单纯的 AOM 时,可以选择"等待-观察"方案。因为很多 AOM 的病例可以不用抗生素而自愈,给家长准备好抗生素以备患儿症状加重或 48~72 小时无好转时使用。不用管是否给予治疗方案,对于耳痛应该给予镇痛药。治疗耳痛的镇痛药包括口服布洛芬和对乙酰氨基酚以及局部使用苯佐卡因/安替比林滴剂。如果怀疑有鼓膜穿孔,不要给予局部镇痛药。

如果给予抗生素治疗,单纯 AOM 的一线方案推荐给予高剂量的阿莫西林[80~90 mg/(kg·d),分 2 次服用]。治疗疗程<2 岁时为 10 天,>2 岁的单纯 AOM 患儿可以缩短到 5~7 天。如果治疗产生 β-内酰胺酶的流感嗜血杆菌和卡他莫拉菌,以及 AOM 用阿莫西林治疗无效时,需要给予阿莫西林-克拉维酸钾[90/6.4 mg/(kg·d),分 2 次服用]。此外,在患儿病情严重时(发热>39 ℃或耳痛剧烈)考虑初始就给予阿莫西林-克拉维酸钾。治疗失败时也可以使用头孢类抗生素[头孢地尼 14 mg/(kg·d),分 1~2 次服用;头孢呋辛 30 mg/(kg·d),分 2 次服用;头孢泊肟 10 mg/(kg·d),服用 1 次]。头孢曲松(50 mg/kg 肌内注射或静脉给药)可用于治疗 AOM 患儿伴有呕吐以及不能耐受口服药治疗者。初始治疗给予单次剂量足够;如果治疗失败则推荐 3 天给予 3 次头孢曲松治疗。如果患儿对青霉素过敏,而患儿不是 Ⅰ 型超敏反应者,应该给予三代头孢治疗。对青霉素为 Ⅰ 型超敏反应者,药物选择包括克林霉素、大环内酯类、红霉素-磺胺异噁唑,以及甲氧苄氨嘧啶-磺胺异噁唑,但是这些药物的覆盖范围不是最理想的。

处置

▶ 住院

只有复杂的 AOM(如乳突炎或其他颅内并

发症的患儿)需要住院。

▶ 出院

无中毒表现的患儿无 AMO 并发症时可以出院。出院指导要详细,特别是应用"等待-观察"方案的患儿,给予抗生素备用,告知如何使用,还常常包括耳痛时给予镇痛药。应该告知患者如果症状在 48～72 小时无改善,或症状加重,或有 AOM 并发症症状和体征时,由家庭医师随访。

推荐阅读

[1] AAP Clinical Practice Guideline. Diagnosis and management of acute otitis media. *Pediatrics*. 2004;113：1451-1465.

[2] AAP Clinical Practice Guideline. Otitis media with effusion. *Pediatrics*. 2004;113：1412-1429.

[3] Spiro DM, Arnold DH. Ear and mastoid disorders in infants and children. In：Tintinalli JE, Stapczynski JS, Ma OJ, Cline DM, Cydulka RK, Meckler GD. *Tintinalli's Emergency Medicine：A Comprehensive Study Guide*. 7th ed. New York：McGraw-Hill, 2011.

咽炎
Pharyngitis

53

S. Margaret Paik，MD

要点

- 区分潜在危及生命的(会厌炎、扁桃体周围以及咽后壁脓肿)以及良性的(单纯的咽炎)疾病。
- 使用评分系统来指导咽炎的处理。
- 疑似 A 组β溶血性链球菌(GABHS)感染可以用快速抗原测定或咽拭子培养来确定。
- 给予抗生素治疗用来预防化脓性和非化脓性(免疫介导的)GABHS 的并发症。

引言

急诊常见的主诉有咽痛。咽炎是喉咙的炎症,是引起咽痛的常见原因。也可能出现扁桃体炎症(即扁桃体炎)。对于咽痛患者的评估目标是除外严重的疾病(例如,脓肿、会厌炎)。

感染性的咽炎包括细菌或病毒直接侵犯咽部黏膜导致的局部反应。病毒是引起咽炎最常见的病因,包括腺病毒、副流感病毒、流感病毒 A 和 B,柯萨奇病毒、鼻病毒、冠状病毒,以及 EB 病毒(Epstein-Barr virus, EBV)。

A 组 β 溶血性链球菌(Group A β-hemolytic streptococcus, GABHS)是引起咽炎最常见的细菌。其占患儿咽炎病例的 15%～30%,以及占成人咽炎病例的 5%～15%。发病年龄高峰是 5～15 岁。大部分病例见于冬、春季。GABHS 咽炎在<2 岁的患儿中比较少见。治疗 GABHS 要给予抗生素,以避免化脓性和非化脓性并发症。化脓性并发症包括脓肿形成。非化脓性并发症包括猩红热、急性风湿热(acute rheumatic fever, ARF)、链球菌感染后肾小球肾炎,以及链球菌感染中毒性休克综合征。猩红热,表现有咽炎和弥散性的红疹,是 GABHS 释放外毒素致热源引起的皮肤反应。ARF 是迟发的后遗症,可以表现有关节炎、心脏炎症、舞蹈病、环形红斑/边缘性红斑,以及皮下结节。链球菌感染后肾小球肾炎是由 GABHS 的致肾炎的菌株引起的。年龄<7 岁的患儿患病风险大。链球菌感染中毒性休克综合征是一个严重的 GABHS 感染,表现有休克和多器官衰竭。GABHS 可以从咽部、皮肤、黏膜以及阴道侵入,导致链球菌感染中毒性休克综合征。

引起咽痛的危及生命的病因

会厌炎是会厌和邻近声门上的组织发生的感染,由于严重肿胀阻塞气道,导致呼吸停止和死亡。幼儿中广泛使用 B 型流感嗜血杆菌(Haemophilus influenzae type B, HIB)疫苗,显著地改变了会厌炎的病因,使得发病率下降。会厌炎目前更常见于青少年以及成人。常见的病原体包括肺炎链球菌、金黄色葡萄球菌、未分型流感嗜血杆菌,以及 β 溶血性链球菌。

咽后壁脓肿是一个深部颈部间隙的感染,累及鼻咽的、扁桃腺的、后侧副鼻窦的及中耳的淋巴结引流。疾病开始时可能表现为这些淋巴结的感染(淋巴结炎),导致化脓性淋巴结感染、蜂窝织炎形成,以及最后形成咽后壁脓肿。发病高峰在2～4岁,因为幼儿的咽后壁淋巴结非常明显,但是青春期时淋巴结就萎缩了。

扁桃体周围脓肿(peritonsillar abscess, PTA)是扁桃体囊和颚咽括约肌之间有积脓。其之前常有咽炎或扁桃体炎进展为蜂窝织炎,然后形成脓肿。它是儿童和青少年中最常见的深颈部感染。感染常常是混合菌感染,包括厌氧菌和需氧菌(GABHS、金黄色葡萄球菌、纺锤形及拟杆菌属)。

临床表现

大部分咽炎的患者会主诉咽痛和发热。GABHS咽炎的症状急性发作。还有吞咽痛或吞咽困难。幼儿可能无法明确咽痛位置,会主诉头痛和(或)腹痛,而不是咽痛。还可能有恶心和呕吐。学步的幼儿可能表现有发热、易激惹,或者拒绝吃固体食物或摄入液体。

卡他性鼻炎、结膜炎和声音嘶哑的症状提示可能有病毒感染,咽炎伴有发热、眼睛发红以及皮疹需要立刻考虑有无川崎病(皮肤黏膜淋巴结综合征)。传染性单核细胞增多症常伴有乏力和厌食的症状。

流口水和不能控制口腔分泌可见于会厌炎和扁桃体周围或咽后壁脓肿。呼吸功增加(呼吸急促、呼吸肌回缩和喘鸣音)可见于患者有会厌炎。严重的单侧咽痛和不能张口(牙关紧闭症)见于患者有扁桃体周围脓肿。发音模糊或者呈"热土豆"样,可见于扁桃体周围脓肿的患儿,但也可见于会厌炎和咽后壁脓肿的患儿。有咽后壁脓肿的患儿可能有颈部僵硬和疼痛,伴有颈部屈曲时疼痛。

▶ 体格检查

确保气道开放,即将发生的气道损伤需要快速识别。评估水化状态,注意有无和儿童脱水相关的发现。症状和体征包括有病容、哭时无泪、黏膜发干、皮肤弹性下降、心动过速、毛细血管再充盈时间延长(>2秒)。心脏听诊并记录有无可能和急性风湿热有关的心脏杂音。

会厌炎的患儿可能表现有"中毒样"病容,体征表现有呼吸窘迫伴有喘鸣音。患儿可能坐姿呈"嗅物位/嗅探体位"伴有颈部伸展动作。流口水、

呼吸窘迫和颈部过度伸展可见于咽后壁脓肿的患儿。体检时可发现咽壁的后部向前膨出。那些扁桃体周围脓肿的患儿可能有牙关紧闭,发声像含着"热土豆",以及流口水伴有软腭后部有波动性膨出,悬雍垂向对侧移位(图53-1A)。GABHS咽炎中经典的发现有发热,颈部淋巴结肿大有压痛,扁桃体发红、渗出和肥大(图53-1B)。那些猩红热的患儿可能有小的红斑状"砂纸样"皮疹。上颚有出血点(图53-1C)、白色或

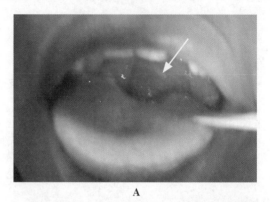

A

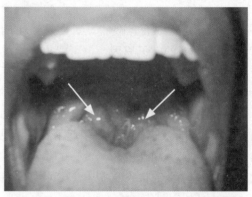

B

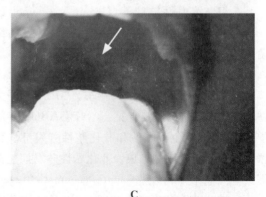

C

▲ **图53-1**　A.扁桃体周围脓肿。B.扁桃体炎。C.上颚出血点(箭头处)。

红色"草莓样"舌(舌乳头被感染)、皮疹有脱皮、帕氏线(屈侧皮肤褶皱处有明显线样皮疹),也都提示 GABHS 感染和猩红热。

　　患儿有传染性单核细胞增多症时,会表现为咽部感染伴有渗出、颈后淋巴结肿大,以及肝脾肿大。斑丘疹样皮疹常见于应用阿莫西林或氨苄西林治疗的患儿。

诊断方法

▶ 实验室检查

　　GABHS 快速抗原检测正确采集时,其敏感性是 70% ~ 90%,特异性是 95% ~ 100%。GABHS 只根据临床症状诊断准确率大约是 50%。快速咽拭子试验阴性时,应该用咽拭子培养来确证。咽拭子培养是诊断 GABHS 咽炎的金标准,但是得到结果可能需要 48 小时。大约 20% 的无症状的学龄儿童是 GABHS 的慢性携带者。

　　有感染性单核细胞增多症的患儿,典型的全血细胞计数显示淋巴细胞增多,伴有很多异型淋巴细胞(>10%)。检查嗜异性抗体(单斑)或 EB 病毒滴定用来确诊有无感染性单核细胞增多症。单斑试验在<4 岁的患儿中非常敏感。肝酶可能会升高。

▶ 影像学检查

　　颈后部软组织的 X 线片可能有助于看到吸入的异物或气道有狭窄(肿物)。"拇指征"见于会厌炎(图 53-2A)。咽后壁间隙增宽可见于咽后壁脓肿的患儿(图 53-2B)。正常的咽后壁软组织间隙是:儿童中 C_2 水平<7 mm、C_6 水平<14 mm,成人中 C_6 水平<22 mm。确诊扁桃体周围或咽后壁脓肿时,需要完善颈部计算机断层扫描(CT)。

医疗决策

　　患儿有中毒或严重呼吸窘迫的症状和体征时,需要紧急评估有无会厌炎、咽后壁脓肿,或者扁桃体周围脓肿的可能。病史和体格检查有助于进行鉴别诊断。

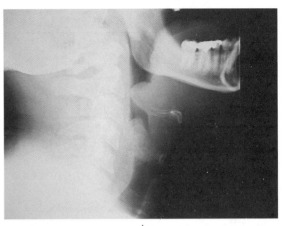

A

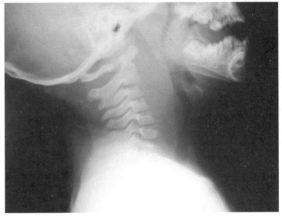

B

▲ 图 53-2　A. 会厌炎。会厌位于沿着舌头向下直到其到达会厌谷。这个结构立即向后反折的部分就是会厌。如果会厌增大(拇指征)以及会厌谷狭窄,就出现了会厌炎。B. 咽后壁脓肿。正常的咽后壁软组织间隙是:儿童中 C_2 水平<7 mm、C_6 水平<14 mm,成人中 C_6 水平<22 mm。

　　使用链球菌评分(表 53-1)或改良标准(表 53-2)有助于决定咽炎患儿的检查和治疗(图 53-3)。根据临床情况考虑有无病毒性咽炎或异物可能。

治疗

　　(1)会厌炎:把患儿放置舒适(家长的膝盖),避免激惹患儿,吸氧。完善对于耳朵、鼻子和喉部(ear, nose and throat, ENT)的会诊,以保证手术时气道开放。

表 53-1 链球菌评分（每个因素算 1 分）

- 发热 >38.3 ℃(101 ℉)
- 年龄 5~15 岁
- 季节(11 月~5 月)
- 体格检查发现咽炎的证据(红、肿、渗出)
- 压痛,颈前淋巴结增大 >1 cm
- 有上呼吸道感染的体征/症状

评分:

积分	阳性预测值	诊断/治疗
0~1 分	2%	支持治疗
2~4 分	20%~40%	快速检测并根据结果进行治疗
5~6 分	60%~75%	考虑给予经验性治疗

表 53-2 改良的 Centor 标准	
标准	得分
发热 >38 ℃(101.4 ℉)	1 分
无咳嗽	1 分
压痛,颈前淋巴结肿大	1 分
扁桃体渗出	1 分
年龄	
3~14 岁	1 分
15~44 岁	0 分
45 岁或以上	-1 分
得分	诊断/治疗
0~1 分	支持治疗
2~3 分	快速检测/培养以及根据结果进行治疗
4~6 分	考虑经验性治疗±培养

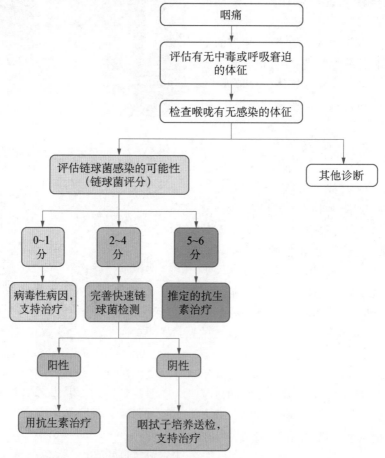

▲ 图 53-3 咽炎诊断流程图。

（2）咽后壁脓肿：开始给予静脉抗生素（氨苄西林-舒巴坦50 mg/kg或克林霉素13 mg/kg）。如果CT发现脓肿，完善ENT会诊进行外科引流。

（3）扁桃体周围脓肿：开始给予静脉抗生素（氨苄西林-舒巴坦或克林霉素）。在急诊室中，对大一些的儿童可以进行针吸和（或）切开引流脓肿。在手术室中进行脓肿的外科引流适用于需要镇静的患儿。

（4）咽炎：建议给予温盐水漱口（不建议幼儿使用，因其会吞咽盐水）以及对乙酰氨基酚（15 mg/kg，每4～6小时1次）或布洛芬（10 mg/kg，每6～8小时1次）。疑似或确诊GABHS的患儿应该给予抗生素。口服抗生素选择包括青霉素[25～50 mg/(kg·d)，口服 tid 或 qid，共10天]、阿莫西林[50 mg/(kg·d)，口服 bid 或 tid，共10天]，或一代头孢。苄星青霉素（<27 kg：60万U；>27 kg：120万U）肌内注射。有青霉素或头孢过敏的患儿可以给予琥乙红霉素[40 mg/(kg·d)，口服 bid 或 tid，共10天]、阿奇霉素[儿童：12 mg/(kg·d)，口服，最大剂量500 mg/d 口服，共5天；青少年和成人第1天给予500 mg片剂口服，之后第2～5天给予250 mg片剂口服]，或克林霉素[20 mg/(kg·d)，口服 tid，共10天，最大剂量1.8 g/d]。

处置

住院

会厌炎和咽后壁脓肿有潜在气道损伤的患儿需要收入重症监护室治疗。幼儿有扁桃体周围脓肿者如果不能在急诊室进行引流，或不能耐受口服液体者都要收入院治疗。当疑似有川崎病或咽炎引起严重的吞咽困难造成不能进食时，需要收入院治疗。

出院

扁桃体周围脓肿患儿经过针吸或切开引流后，如果可以口服充足的液体，可以从急诊室出院。第一次给予抗生素应该采用IV的方式。单纯的咽炎患儿如果可以口服液体，也可以从急诊出院。

推荐阅读

[1] Caglar D, Kwun R. The mouth and throat. In: Tintinalli JE, Stapczynski JS, Cline DM, Ma OJ, Cydulka RK, Meckler GD. *Tintinalli's Emergency Medicine: A Comprehensive Study Guide*. 7th ed. New York: McGraw-Hill, 2011, pp. 774-782.

[2] Fleischer GR. Sore throat. In: Fleisher GR, Ludwig S. *Textbook of Pediatric Emergency Medicine*. 6th ed. Philadelphia: Lippincott Williams & Wilkins, 2010, pp. 579-583.

[3] Gunn JD III. Stridor and drooling. In: Tintinalli JE, Stapczynski JS, Cline DM, Ma OJ, Cydulka RK, Meckler GD. *Tintinalli's Emergency Medicine: A Comprehensive Study Guide*. 7th ed. New York: McGraw-Hill, 2011, pp. 788-796.

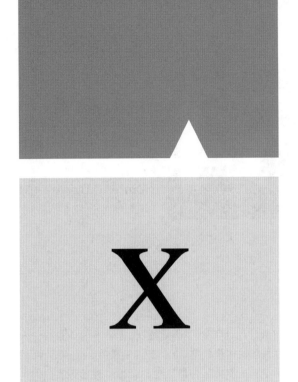

X

中毒

Toxicology

中毒患者
The Poisoned Patient

Sean M，Bryant，MD

要点

- 对中毒患者治疗时，从患者朋友、家人及个人急诊医疗服务机构获取详细的病史非常重要。
- 包括全套生命体征评估在内的全面体格检查有助于将临床表现分类为特殊的中毒综合征。
- 临床治疗中毒患者时，首先应进行支持治疗。
- 咨询地区中毒中心，保证对中毒患者进行恰当的治疗。

引言

美国每年上报至当地中毒中心的毒物暴露和中毒事件超过 200 万起。因此，所有急诊医师都应基本了解急诊中毒学及对中毒患者的治疗方法。就绝对剂量和（或）绝对暴露时间来说，所有物质都是潜在有害的。毒物的吸收、分布和清除率可确定整体毒性。在中毒患者中，毒物在体内的药代动力学特性（如循环半衰期）作用延长，仅次于吸收时间和代谢酶饱和度增加。这些毒代动力学特点通常会引起不可预测的症状及延长整体毒药持续时间。

中毒治疗的初级目标是提供有效生命支持。地区中毒中心能够提供重要支持，应及早联系，在他们的帮助下，将患者分类为特定中毒综合征（根据具体毒性特点分类的综合征）（表 54-1）。只有遵循治疗指南，特定患者才能够接受净化治疗及针对性解毒治疗。

临床表现

▶ 病史

尽可能详细而全面地收集病史，包括毒物暴露地点和职业。急救医疗人员、家属或朋友提供在中毒现场发现的药瓶或化学容器，可为确定中毒原因提供必需的线索。虽然中毒时间仅限于患者最后"正常"的时间，仍需想办法确定确切的时间。尽力辨别毒物摄入的剂量，是否通过常规或延长释放摄入。最后，需确定是否为慢性暴露、暴露后的即刻出现的症状、既往自杀史、用药史、禁用药物滥用史。如可能，联系患者常去的药店以便获取更多信息。

▶ 体格检查

体格检查对发现潜在的中毒综合征、确定中毒药物种类至关重要。通过全套生命体征评估是否有高热、血流动力学不稳定、呼吸急促/过度通气（由严重酸中毒引起）。评估患者的精神状态以及神经缺失症状。谵妄、中枢神经系统过度兴奋、反应迟钝/昏迷有助于确定毒性反应。针对瞳孔大小和反射功能、眼球震颤和异常流泪现象进行眼部检查（表 54-2）。最后，确定有无肠鸣音和皮肤干燥或潮湿，可鉴别拟交感神经中毒症状和抗胆碱能效应。

诊断方法

▶ 实验室检查

基本代谢组检查可发现电解质异常或肾功能

表 54-1 常见中毒综合征

中毒综合征	代表性药物	最常见的表现	其他体征/症状	有效干预
阿片类药物	海洛因,吗啡	CNS抑制,瞳孔缩小,呼吸抑制	低体温,心动过缓,呼吸停止,急性肺损伤	通气或纳洛酮
交感神经拟似药	可卡因,苯丙胺	躁动,瞳孔散大,出汗,心动过速,高血压,高体温	癫痫,肌溶解,心肌梗死,心搏骤停	降温,用苯二氮䓬类药物镇静,水化
胆碱能神经拟似药	有机磷杀虫剂,氨基甲酸酯杀虫剂	分泌唾液,流泪,出汗,恶心,呕吐,尿、便失禁,肌束震颤,无力,支气管分泌物	心动过缓,癫痫,呼吸衰竭	气道保护和通气治疗,阿托品,解磷定
抗胆碱能药物	莨菪碱,阿托品	AMS,瞳孔散大,皮肤干燥/红,尿潴留,肠鸣音减少,高体温,黏膜干燥	癫痫,心律失常,肌溶解	毒扁豆碱(如需要),苯二氮䓬类药物镇静,降温,支持治疗
水杨酸盐类药物	阿司匹林,冬青油	AMS,呼吸性碱中毒,代谢性酸中毒,耳鸣,呼吸过度,心动过速,出汗,恶心,呕吐	低度发热,酮尿,急性肺损伤	MDAC,用K^+清除剂碱化尿液,血液透析,水化
低血糖	磺脲类药物,胰岛素	AMS,出汗,心动过速,高血压	无力,口齿不清,癫痫	葡萄糖,奥曲肽
血清素综合征	哌替啶或右美沙芬和MAOI,SSRI和TCA,SSRI/TCA/MAOI和安非他命,单独用SSRI	AMS,肌张力增高,过度反射,高体温	间断全身震颤	降温,用苯二氮䓬类药物镇静,支持治疗

注:AMS,精神状态改变;CNS,中枢神经系统;MAOI,单胺氧化酶抑制剂;MDAC,多剂量口服活性炭;SSRI,血清素摄取抑制剂;ICA,三环类抗抑郁药。

表 54-2 影响瞳孔大小的药物

瞳孔缩小(COPS)	瞳孔散大(AAAS)
胆碱能药物,可乐定	抗过敏药
阿片类药物,有机磷	抗抑郁药
硫化二苯胺,毛果芸香碱	阿托品(抗胆碱能药)
镇静-催眠药	交感神经拟似药

不全。持续癫痫状态、长时间压迫或肾功能异常,高度怀疑横纹肌溶解时,需检查血清肌酸激酶。计算阴离子间隙并分析匹配的静脉或动脉血气可确定高铁血红蛋白和碳氧血红蛋白浓度。血清乳酸水平显著升高(>8~10 mmol/L)提示由细胞代谢抑制剂(如氰化物)导致严重中毒。

血液定量筛查可确定多种潜在毒物的血清浓度。血清中对乙酰氨基酚、水杨酸盐类、锂剂、卡马西平、丙戊酸、铅、铁和地高辛浓度可指导中毒患者的治疗。尿液毒物筛查频繁出现的假阳性结果(如由右美沙芬引起的PCP阳性)及真正暴露数天后检查结果持续阳性(如用海洛因后阿片成分筛查结果持续7天阳性;用可卡因后可卡因成分筛查结果持续3天阳性;用大麻后大麻成分筛查持续30天阳性)的现象。也就是说,尿液定性筛查几乎不能改变急诊中毒患者的检查、治疗或处理。

▶ **心电图检查**

通过心电图检查发现心律失常、传导阻滞或异常间歇。这些结果有助于诊断及治疗由心脏毒性药物引起的中毒。

▶ **影像学检查**

精神状态改变或神经功能缺失与中毒类型不符（如局部或单侧症状）时，进行计算机断层扫描。主诉气短、有低氧血症、毒气吸入或潜在误吸（如碳氢化合物摄入）的患者，需进行胸部 X 线检查。腹部 X 线发现不透射线的毒物摄入将有助于诊断（如含铅彩色芯片或玩具、电池等）。

医疗决策

治疗的第一要务是对中毒患者的生命支持。病史信息确定可能毒物。通过全面的体格检查（包括仔细检查患者的精神状态、生命体征、瞳孔大小及反射、癫痫症状或异常皮肤颜色改变、体温和湿度）可将患者分类为特殊的毒性综合征。前述辅助检查有助于明确诊断并指导进一步治疗（图 54 - 1）。

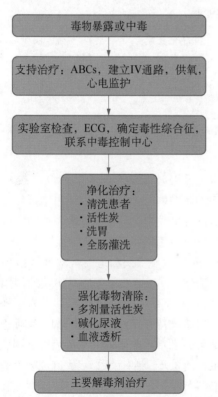

```
毒物暴露或中毒
      ↓
支持治疗：ABCs，建立IV通路，供氧，
心电监护
      ↓
实验室检查，ECG，确定毒性综合征，
联系中毒控制中心
      ↓
净化治疗：
· 清洗患者
· 活性炭
· 洗胃
· 全肠灌洗
      ↓
强化毒物清除：
· 多剂量活性炭
· 碱化尿液
· 血液透析
      ↓
主要解毒剂治疗
```

▲ 图 54 - 1　中毒患者诊断流程图。ABCs，气道、呼吸和循环；ECG，心电图；IV，静脉注射。

治疗

中毒患者的治疗可分解为非常系统的方法，按 ABCDEFGH 记忆。首先开始积极支持治疗。保证气道通畅、呼吸顺畅，及时解决气道梗阻。主要治疗如纳洛酮治疗阿片类中毒或低血糖者补充葡萄糖可避免使用气管插管。通过标准补液和（或）使用血管加压药可纠正以低血压或心动过缓为表现的任何形式的循环抑制。注意核心体温，用物理降温而非全身使用退热药积极迅速地纠正高体温。这些支持治疗方法，而非早期寻找特异性解毒药物，是对中毒患者早期及时的治疗。净化治疗的基本目标是去除毒素，脱离中毒环境。净化治疗越早，患者受益越多。用肥皂和清水清洗患者皮肤，避免毒物进一步吸收和（或）预防对急诊医护人员造成伤害（如身体表面涂有有机磷的患者），是最简单的净化治疗方式。口服活性炭（1 g/kg 或活性炭：毒物为 10∶1）可结合摄入的毒物，限制进一步胃肠道吸收。尽管大多数药物可用此种方法清除，但是锂、铁和其他金属、烃类、腐蚀剂和有毒的醇类不能被清除。潜在致死性物质摄入的极早期（1 小时以内）可洗胃治疗。另外，无论何时摄入任何无解毒剂的潜在致死性毒物后都可洗胃（如秋水仙碱过量）。洗胃的禁忌证包括摄入烃类或其碱剂。潜在并发症包括增加颅内压、误吸、食管撕裂。以 0.5 L/h（儿童）和 2 L/h 的速度用聚乙二醇（GoLYTELY）进行全肠灌洗，可将毒物"冲出"，限制整体吸收。全肠道灌洗的禁忌证包括血流动力学不稳定（低血压）和肠鸣音减少（胃肠动力损害）。肺部误吸是所有胃肠净化方式的最常见的不良反应，因此必须保持患者气道完整性。

多种不同的方法都可强化毒物清除。血液净化是较小分子量、较小容量分布（<1 L/kg）及低蛋白结合度清除毒物的理想方法。适用于血液透析治疗的毒性物质包括阿司匹林、毒性醇类和锂剂。无论何种病因引起的严重酸血症都可进行血液透析治疗。碱化尿液是摄入弱酸类药物的常用基础治疗，如阿司匹林和苯巴比妥。作用机制为：通过静脉注射（IV）碳酸氢钠增加尿液 pH，循环

血中的毒物在碱性环境中优先变为共轭碱进入肾小管,通过尿液排出体外。由于毒物的电离形式不能进入血脑屏障,碱化尿液也可保持毒物优先排出影响 CNS 的毒物,使某些中毒患者(如水杨酸盐类过量)获益。最后,某些药物中毒,如茶碱、苯巴比妥、卡马西平、氨苯砜或奎宁等,可多剂量口服活性炭(multiple doses of oral activated charcoal, MDAC)。作用机制为:胃肠道壁可作为渗透膜。胃肠腔内活性炭的功能是将循环血中的毒物拉至胃肠内与活性炭结合并排出体外。MDAC 也可用于进一步清除肠道内不稳定、吸收时间延长的药物(如水杨酸盐类、丙戊酸)。如服用 MDAC,确保没有混服山梨醇类药物,如泻药(聚乙二醇),可引起明显的水样便及电解质转移,增加死亡率。

治疗中毒患者时,解毒剂是重要且必需的药物,但绝对不能在前述提到的支持治疗前优先使用。表 54-3 列举了一般建议及选择性主要治疗。治疗流程的最后部分包括 G 和 H。G 和 H 主要是提醒医师在治疗中毒患者过程中,毫不犹豫地拨打地区中毒中心电话寻求支持。尽早获得支持有助于进行更集中的检查,避免不必要的实验室检查和(或)诊断试验,提供可挽救生命的解毒药物,辅助制订恰当的处理策略。

表 54-3　毒物特异性解毒剂

毒　　物	解　毒　剂
对乙酰氨基酚	N-乙酰半胱氨酸
响尾蛇咬伤	抗蛇毒素 Fab
氢氟酸,钙离子通道阻滞药	葡萄糖酸钙或氯化钙
氰化物	亚硝酸盐,硫代硫酸盐
铁	去铁胺
地高辛	地高辛 Fab
乙二醇,甲醇	甲吡唑或乙醇
甲醇,氨甲蝶呤	叶酸/亚叶酸
钙通道阻滞药,β受体阻滞剂	胰高血糖素
有氧化合物(亚硝酸盐,苯佐卡因,磺脲类药物)	亚甲蓝
口服降糖药导致的难治性低血糖	奥曲肽
阿片类药物,可乐定	纳洛酮
抗胆碱能药(非 TCA)	毒扁豆碱
胆碱能拟似药	解磷定(2-PAM)
肝素	鱼精蛋白
异烟肼	吡哆醇
抗凝药	维生素 K

注:TCA,三环类抗抑郁药。

处置

▶ 住院

所有血流动力学异常、持续精神状态改变和代谢或酸-碱异常的患者需住重症监护室。另外，无论摄入药物后需要解毒剂治疗，还是毒性效应延迟（如磺脲类、延迟释放的钙离子通道阻滞药或β受体阻滞剂）也需要住监护室。所有自杀患者都需要心理咨询。

▶ 出院

意外摄入无毒物质、无急性中毒证据、无潜在延迟的有害效应者可出院。

▼ 推荐阅读

［1］ Barry JD. Diagnosis and management of the poisoned child. *Pediatr Ann*. 2005;34：937 - 946.

［2］ Erickson TB, Thompson TM, Lu JJ. The approach to the patient with the unknown overdose. *Emerg Med Clin North Am*. 2007;25：249 - 281.

［3］ Hack JB, Hoffman RS. General management of poisoned patients. In：Tintinalli JE, Cline DM, Cydukla RK, et al., eds. *Tintinalli's Emergency Medicine：A Comprehensive Study Guide*. 7th ed. New York：McGraw Hill, 2011：1187 - 1193.

醇类中毒
Toxic Alcohols

55

Mark B. Mycyk，MD

要点

- 不能解释的阴离子间隙性酸中毒或渗透压间隙升高，应考虑醇类中毒。
- 乙二醇或甲醇中毒时，初始治疗的重点为早期抑制乙醇脱氢酶作用，预防毒性代谢产物积聚。
- 所有可疑醇类中毒的患者都应咨询当地中毒中心

或当地毒理学家进行解毒治疗，确定有毒醇类含量。
- 对于摄入大量醇类或有严重代谢性酸中毒的病例，应尽早咨询肾病专家准备血液透析。

引言

除乙醇外，其他醇类食用都不安全，因此被定义为有毒醇类。乙二醇、甲醇和异丙醇是与人类中毒有关的最常见的有毒醇类。有毒醇类摄入通常为以下 2 种方式，即放置位置不当无意摄入，或患者企图自杀或想要酒醉却没有现成的日常饮用的乙醇而故意摄入。值得注意的是，3 种有毒醇类都会导致酒醉现象，异丙醇的酒醉程度是乙醇的 2 倍。

根据国家毒药数据系统显示，美国每年上报至美国中毒控制中心协会的有毒醇类暴露事件超过 35 000 件。异丙醇是最常摄入的有毒醇类，但引起死亡事件最少；而甲醇是最少摄入的有毒醇类，相关死亡事件最多。

醇类的母体化合物与酒醉症状有关，这些化合物通过乙醇脱氢酶（alcohol dehydrogenase，ADH）代谢为有毒性的有机酸导致末端器官损害。乙二醇代谢为乙醇酸、乙醛酸和草酸，所有这些代谢产物都会引起系统性酸中毒和急性肾损伤。甲醇转变为甲酸，可引起系统性酸中毒和肾

毒性。异丙醇不会转变为有机酸，而是代谢为丙酮，导致出血性胃炎和系统性低血压，不会并发酸中毒。如果上述情况未被发现或治疗，所有有毒醇类摄入都会引起患者死亡。

临床表现

▶ 病史

很难获取有毒醇类摄入史。急诊就诊的有毒醇类中毒患者可能反应迟钝，不想诉说摄入史，或者患者太小不能描述（儿童）。阅读在现场发现的空瓶标签上罗列的成分或将空瓶送到急诊将对诊断非常有帮助。如果没有空瓶或标签，询问患者摄入何种食品。例如，防冻液通常含有乙二醇，挡风玻璃清洗液含有甲醇，外用酒精通常含异丙醇。也就是说，医师需借助某些可能含有不同类型有毒醇类的产品（如汽油防冻液含甲醇）帮助诊断。除明确患者摄入的有毒醇类外，确定摄入时间特别重要，因为摄入时间影响实验室检查结果的判读，并影响医师的治疗选择。

▶ 体格检查

大多数有毒醇类中毒患者表现为类似于酒醉

的不同水平中枢神经系统（CNS）抑制表现。刚摄入醇类即就诊的患者体格检查可能正常，而摄入后数小时就诊的患者表现迟钝，生命体征不稳定。值得注意的是，有毒醇类最高血清含量与体格检查表现无关。所有过量摄入的患者都应进行详细的神经系统查体（包括精神状态、脑神经、小脑和肌张力）。甲醇中毒时，眼部检查可能发现视物模糊、视敏度下降、视网膜水肿、视神经萎缩或视乳头充血。由于异丙醇摄入的典型症状为胃出血，因此腹部压痛或直肠检查见出血提示异丙醇中毒。

诊断方法

▶ 实验室检查

基础代谢组可确定肾功能、酸碱状态并计算阴离子间隙（正常范围是 8～12 mmol/L）。通过动脉血气分析确定酸中毒程度。所有可疑醇类中毒的患者都应计算血清乙醇含量，其结果可影响渗透间隙平衡，有助于确定 ADH 抑制时间。

醇类摄入早期计算渗透间隙是对有毒醇类中毒有用的筛查方法。将血清样本送至实验室检测渗透压。渗透间隙等于检测值减去经计算得到的渗透压（2×Na＋葡萄糖/18＋尿素氮/2.8＋乙醇/4.6）。习惯上正常渗透间隙＜10 mmol/L，实际正常范围为－7～＋14 mmol/L。在有毒醇类摄入早期、代谢为毒性代谢产物以前，母体化合物即可引起渗透间隙升高。之后，随着毒性有机酸代谢产物的产生及母体化合物含量下降，阴离子间隙代谢性酸中毒成为主要表现，渗透间隙升高不再显著（图 55-1）。乙二醇和甲醇可同时引起阴离子间隙代谢性酸中毒和渗透间隙升高。由于异丙醇不会代谢为有机酸，一般引起渗透间隙升高

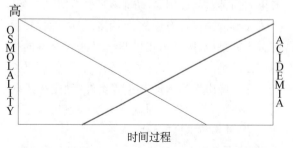

▲ 图 55-1　乙二醇或甲醇中毒时渗透压和酸中毒的关系（引自 Mark B. Mycyk, MD）。

而无阴离子间隙升高。异丙醇快速转变为丙酮，在这种情况下，血清丙酮含量有助于诊断异丙醇中毒。

尿显微镜检查或在紫外灯下荧光镜检查（大多数商品化防冻液添加了荧光素）发现草酸钙结晶可为诊断乙二醇中毒的线索，但无上述表现也不能排除诊断。

最重要的是，可疑有毒醇类中毒的情况下应安排即刻检查血清有毒醇类含量（乙二醇、甲醇及异丙醇的定量测定），确定是否摄入并指导治疗。在大多数情况下，有毒醇类检测很少能在医院实验室内进行，必须送至中毒网站推荐的实验室，因此无法在数小时内得到检查结果。

▶ 影像学检查

虽然影像学检查不能辅助诊断有毒醇类中毒，但据报道，甲醇暴露可引起基底节出血或梗死。如果患者的精神状态与假定暴露或头颅创伤不相符，考虑进行头颅计算机断层扫描检查。

医疗决策

根据患者的病史可能足以及时诊断有毒醇类中毒。在未提供醇类摄入史时，根据不能解释的阴离子间隙性酸中毒或渗透间隙高进行进一步有毒醇类评估检查。安排所有有毒醇类（乙二醇、甲醇和异丙醇）摄入患者进行即刻血清检测。由于在理想情况下，这些有毒醇类含量测定通常需数小时，因此不能因实验室检查延迟治疗，应根据假定的临床诊断开始治疗。在醇类摄入早期、酸中毒症状出现前即开始解毒剂治疗，抑制 ADH。而在延迟就诊、已经出现严重酸中毒的情况下，血液透析治疗是最优选择。

治疗

在中枢神经系统抑制的情况下，首先应注意保持气道通畅。对所有有毒醇类中毒的患者都应静脉输液治疗低血压，保持肾灌注。异丙醇中毒不需其他治疗。而乙二醇或甲醇中毒时需给予 ADH 抑制剂，直到乙二醇或甲醇含量＜20 mg/dl，并无酸中毒表现。无论静脉输入甲吡唑（负荷量＝15 mg/kg），还是静脉输入乙醇（血清乙醇含量达到 100～150 mg/dl），都能抑制 ADH。

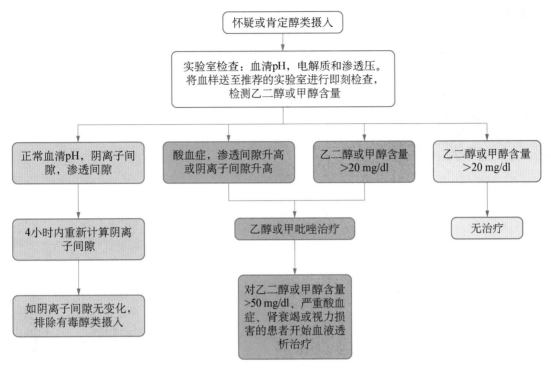

图 55-2 有毒醇类诊断流程图。

如乙二醇或甲醇含量＞50 mg/dl,尽早请肾内科会诊进行紧急血液透析滤掉母体化合物和积聚的毒性代谢产物。紧急透析也适用于无论乙二醇或甲醇含量如何,也会出现肾功能衰竭或严重酸中毒,需清除毒性代谢产物、改善系统性酸碱状态的情况。乙二醇中毒时,每6小时静脉注射硫胺素 10 mg 或吡哆醇 50 mg,都能将乙二酸转变为无毒性的代谢产物。甲醇中毒时,每 4 小时静脉注射叶酸 50 mg,可将甲酸转变为 CO_2 和 H_2O。

处置

▷ **住院**

自杀、需要血液透析或需要 ADH 抑制剂治疗的患者都应住院治疗。所有生命体征异常、系统性酸中毒或末端器官损害、接受乙醇输入抑制 ADH 治疗需连续监测乙醇含量及中枢神经系统抑制情况的患者都需要入住重症监护室。接受甲吡唑治疗的患者一般住普通病房。

▷ **出院**

无意摄入、无酸中毒证据或无解毒剂或血液透析治疗适应证的患者,提供恰当中毒干预建议后,可安全出院。

推荐阅读

[1] Brent J. Fomepizole for ethylene glycol and methanol poisoning. *N Engl J Med*. 2009;360: 2216-2223.
[2] Mycyk MB. Toxic alcohols. In: Barton C, Collings J, DeBlieux P, et al., eds. *Adams' Emergency Medicine*. 2nd ed. Philadelphia: Elsevier, 2012, pp. 1292-1298.
[3] Mycyk MB, Aks SE. A visual schematic for clarifying the temporal relationship between the anion gap and the osmol gap in cases of toxic alcohol poisoning. *Am J Emerg Med*. 2003;21: 333-335.
[4] Smith JC, Quan D. Alcohols. In: Tintinalli JE, Stapczynski JS, Cline DM, Ma OJ, Cydulka RK, Meckler GD, eds. *Tintinalli's Emergency Medicine: A Comprehensive Study Guide*. 7th ed. New York: McGraw-Hill, 2011: 1222-1230.

56 对乙酰氨基酚中毒
Acetaminophen Toxicity

Jenny J. LU, MD

要点

- 在美国,对乙酰氨基酚是最常用的非处方止痛药,与其他可替代的止痛药广泛联用,药物意外过量现象频繁发生。
- NAPQI是对乙酰氨基酚代谢产生的肝毒性代谢产物,可用N-乙酰半胱氨酸解毒治疗。

- Rumack-Matthew列线图仅用于治疗有确切对乙酰氨基酚摄入时间的急性药物过量。注意单位。
- 有早期肝功能损害加重或出现肝功能恶化的一般体征而未满足肝移植标准的患者转入肝移植中心。

引言

在美国,对乙酰氨基酚(acetaminophen, APAP)是最常用的非处方止痛药。100 种以上的药物联合处方(如感冒和咳嗽用药、安眠药)及多种阿片类止痛药(如维柯丁、丙氧酚)处方中均可见 APAP。在过去的 10 年里,止痛药毒性暴露快速增加。根据国家毒药数据系统数据库上报至全国毒药中心数据显示,2010 年发生 139 780 例包含 APAP 的暴露事件,其中 1 142 例中 APAP 起主要作用,125 例死亡。在美国,APAP 中毒是药物诱导肝损伤的最常见原因,是肝移植的重要原因。

推荐 APAP 最大安全剂量是成人 4 g/d,儿童 60~90 mg/(kg·d)。当成人摄入 7 g 或儿童摄入 140 mg/kg 时,由于 APAP 转变为毒性产物,从而产生毒性反应。正常情况下,在健康人中,APAP 可通过多种途径代谢。磺化和葡萄苷酸化是 APAP 代谢的主要机制,产生非毒性代谢产物,通过尿液排出体外。然而,10%~15% APAP 通过细胞色素 P450 酶系统代谢为毒性产物 N-乙酰对位苯醌亚胺(N-acetyl-p-benzoquinoneimine, NAPQI)。

治疗性摄入 APAP 后,肝内储备的内源性谷胱甘肽快速代谢集聚的 NAPQI。但是,在 APAP 过量的情况下,磺化和葡萄苷酸化通路不能代谢 APAP,大部分 APAP 通过 CYP450 酶代谢为 NAPQI。内源性谷胱甘肽储备被快速耗竭,肝内 NAPQI 含量升高,导致继发毒性反应。而且,在药物过量的情况下,少量 APAP 在肾脏内代谢为 NAPQI,产生肾毒性。谷胱甘肽储备较低(慢性病、营养不良和酗酒)及 CYP450 酶活性上调(接受抗痉挛药和抗结核药治疗的患者、慢性酒精依赖者)更易出现明显毒性反应。

在临床工作中发现,APAP 毒性过程分为 4 个不同的阶段。虽然所有患者在毒性暴露后病情进展不会越过第 1 阶段,但随后的疾病按下述时间点进展。第 1 阶段通常为暴露后第 1 个 24 小时。胃肠道刺激症状为主要表现,包括腹痛和呕吐,有些患者无症状。第 2 阶段为暴露后第 24~48 小时,被定义为潜伏期。胃肠道症状缓解,但出现肝毒性,导致血清转氨酶显著升高。第 3 阶段为暴露后 3~4 天。再次出现腹部症状,包括腹痛和恶心,伴随黄疸、潜在肝性脑病。实验室检查可发现酸血症、低血糖、肾衰竭和凝血障碍。第 4 阶段为暴露后第 4 天至第 2 周,表现为肝衰竭和死亡,或病情完全缓解。APAP 中毒后幸存患者肝功能也将完全恢复正常。

临床表现

▶ 病史

确定摄入 APAP 确切的制剂、摄入量和摄入时间。询问是否同时摄入可能影响 APAP 代谢的物质(如乙醇),弄清摄入的数量和次数可排除慢性中毒。询问增加毒性的风险因素,包括慢性病和慢性酒精依赖,以及服用活化 CYP450 酶系统药物的患者(如抗痉挛药、抗结核药)。

事实上,主要症状为腹痛和神经症状。询问有无腹痛、恶心和呕吐。发现精神状态改变及意识水平下降的表现,这些提示更严重的临床过程。

▶ 体格检查

注意患者的生命体征。血流动力学不稳定提示中毒严重。明显呼吸急促是机体代偿代谢性酸中毒的表现。同时服用其他药物(如 APAP+阿片类或 APAP+苯海拉明)产生阿片类或抗胆碱能毒性综合征,可出现明显的异常表现。

注意患者的一般表现、精神状态和意识水平。仔细检查腹部。摄入过量 APAP 后常出现弥漫性腹部压痛。肝肿大是潜伏期开始的证据。最后,检查皮肤和巩膜确定有无黄疸。

诊断方法

▶ 实验室检查

所有患者都应即刻检测 APAP 含量并连续监测,获取上升或下降值。有确切摄入时间的急性中毒患者,安排摄入后 4 小时第二次 APAP 含量检测。将这些数值在 Rumack-Matthew 列线图做标记有助于制订治疗策略(图 56-1)。所有患者都应检查全套肝脏代谢组(谷丙转氨酶、谷草转氨酶、白蛋白、胆红素)并连续监测,发现肝毒性恶化的证据。检查凝血谱[凝血酶原时间(PT)、国际标准化比值和部分凝血活酶时间]确定肝脏合成功能障碍程度。

检查基线全血细胞计数,对凝血功能障碍患者应连续监测血红蛋白水平。安排代谢组检查、评估电解质异常、计算阴离子间隙。可能出现阴离子间隙显著升高的代谢性酸中毒。最后,由于肾脏内产生 NAPQI 常继发急性肾损伤,所有患者都需检查肾功能。

▶ 影像学检查

精神状态改变与 APAP 摄入不相符的患者需检查头颅计算机断层扫描(CT)。肝衰竭患者出现高血氨可继发脑水肿。腹部 CT 检查通常不能辅助诊断 APAP 中毒。有明显腹膜炎症状的患者可考虑腹部 CT 检查。

医疗决策

APAP 暴露和过量都会导致严重肝毒性。在大多数情况下,详细全面的病史足以确定 APAP 中毒。患者出现转氨酶升高或肝衰竭症状,无其他病因,通常不能用 N-乙酰半胱氨酸经验性治疗,需获取更多临床信息。

检查基线 APAP 含量及肝功能并连续监测,确定其升高或下降。有确切摄入时间的急性中毒患者,将摄入后 4 小时 APAP 含量检测值在 Rumack-Matthew 列线图做标记制订治疗策略。值得注意的是,列线图不能用于摄入时间不详或慢性摄入者(数小时或数天以上)。在同时服用其他物质的情况下,列线图不可信。因为那些物质会改变 APAP 的吸收及药代动力学。

用皇家医学院肝移植标准早期评估暴露严重性,发现哪些患者可能需要特殊治疗。液体复苏后 pH<7.3 或 PT>100、肌酐>3.3 mg/dl、3 级或 4 级肝性脑病患者都满足肝移植标准。对出现严重肝毒性的患者,咨询当地中毒控制中心,可制订理想的治疗方案(图 56-2)。

治疗

应注意所有急性中毒患者的气道、呼吸和循环功能。偶尔进行胃去污治疗,通常用活性炭(activated charcoal,AC)。AC 可吸附 APAP,适用于近期摄入(暴露时间 8~12 小时内)或有持续吸收证据的无禁忌证患者。起始剂量为 1 g/kg,

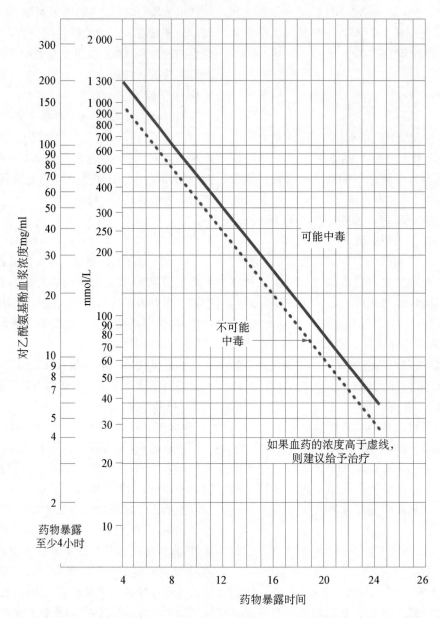

▲ 图 56 - 1 Rumack-Matthew 列线图(引自 Tintinalli JE，Stapczynski JS，Ma OJ，Cline DM，Cydulka RK，Meckler GD. Chapter 184. Acetaminophen. In：Tintinalli JE，Stapczynski JS，Ma OJ，Cline DM，Cydulka RK，Meckler GD，eds. *Tintinalli's Emergency Medicine：A Comprehensive Study Guide*. 7th ed. New York：McGraw-Hill，2011)。

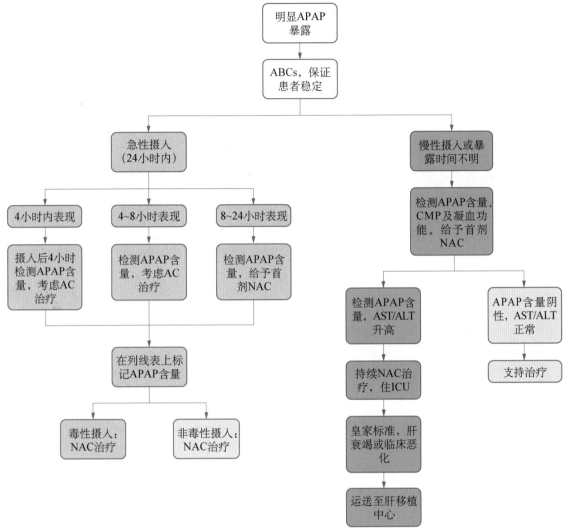

▲ 图 56－2　对乙酰氨基酚中毒诊断流程图。ABCs,气道、呼吸和循环;AC,活性炭;ALT,谷丙转氨酶;APAP,对乙酰氨基酚;AST,谷草转氨酶;CMP,全套代谢组;ICU,重症监护病房;NAC,N-乙酰半胱氨酸。

大量摄入 APAP 者可重复给药。注意 AC 含山梨醇,重复用药时应避免体液丢失及电解质异常。由于 AC 和有效的解毒剂可治疗 APAP 中毒,很少用洗胃和全肠灌洗方法治疗。

NAC 可通过多种通路解毒 NAPQI,包括发挥谷胱甘肽前体功能。口服剂量为:首剂负荷量 140 mg/kg,后续剂量为每 4 小时 70 mg/kg。NAC 可被活性炭吸附,但并无证据表明 NAC 和活性炭联用降低疗效。值得注意的是,如 NAC 能够通过 0.22 μm 的滤器,可静脉给药,因此有多种用药方式。食品药品监督管理局也批准了一种 NAC 静脉制剂——acetadote。acetadote 不需滤过,与静脉给药相比口服化合物过敏反应发生率低。所有患者都可用静脉 NAC(包括孕妇,特别适用于因呕吐或精神状态改变不能耐受口服给药的患者)。无论何种途径给药,目前治疗指南建议持续用 NAC 治疗指导肝功能恢复正常,至不能检测到 APAP 含量为止。

NAC 治疗通常适用于三类不同患者。下列患者开始用 NAC 治疗:①急性摄入,4 小时 APAP 含量低于列线图拐点。②患者诉摄入大量 APAP,含量高峰延迟。③除 APAP 含量外,肝毒性证据支持继发性 APAP 肝损害。

如患者出现病情恶化表现,早期咨询肝移植

中心(如精神状态改变、酸血症、肝功能恶化)。理想状态下,在满足肝移植标准前,需将患者运送至肝移植中心。

处置

▶住院

需要 NAC 治疗或有肝毒性表现的患者都应住院治疗。血流动力学不稳定、精神状态改变、酸碱失衡及有末端脏器损害证据者需住重症监护室。有意服用大剂量 APAP 者需进行心理评估。

▶出院

患者无意摄入 APAP、无肝损伤表现、血清 APAP 含量下降至无毒性范围,可安全出院。

▼推荐阅读

[1] Dart RC, Rumack BH. Patient-tailored acetylcysteine administration. *Ann Emerg Med*. 2007;50: 280 - 281.

[2] Kanter MZ. Comparison of oral and IV acetylcysteine in the treatment of acetaminophen poisoning. *Am J Health Syst Pharm*. 2006;63: 1821 - 1827.

[3] Rumack BH. Acetaminophen hepatotoxicity: the first 35 years. *J Toxicol Clin Toxicol*. 2002;40: 3 - 20.

水杨酸中毒
Salicylate Toxicity

Steven E. Aks, DO

57

要点

- 水杨酸中毒可引起呼吸性碱中毒、代谢性碱中毒和阴离子间隙升高性代谢性酸中毒的混合性酸碱中毒。
- 与急性中毒相比,即使是低浓度水杨酸也会使慢性中毒患者出现更严重的反应。
- 无论实际血清水杨酸浓度如何,如患者出现难治性酸中毒、肺水肿、肾功能不全、精神异常或癫痫,都应进行血液透析治疗。
- 由于需要显著提高呼吸频率满足呼吸代偿,因此严重水杨酸中毒患者气管插管后需保持呼吸频率与插管前一致。

引言

药物过量中最常见的是止痛药过量。据国家毒药数据系统报道,2009 年止痛药过量事件超过 30 万件,在最常见的单独药物摄入过量中,水杨酸过量占第 13 位,在总体致死事件中占第 62 位。阿司匹林常包含在某些药品中,如非处方感冒药,其摄入最常见。在各种处方药成分中也可见阿司匹林,如 fiorinal,soma compound 和复方氢可酮。水杨酸甲酯,是冬青油的主要成分,常作为发赤药见于各种药物,如 ben gay,也可见于多种家庭用品中,包括空气清新剂和漱口水。1 茶匙 98% 的水杨酸甲酯含 7 g 水杨酸(>20 片 325 mg 阿司匹林)。

阿司匹林吸收不稳定,血药浓度达峰值时间为摄入 20 小时以后。也就是说,摄入阿司匹林后 6 小时浓度测定一般可提供中毒证据。水杨酸代谢遵循 Michaelis-Menten 方程。血清浓度 >30 mg/dl 时,由于代谢酶饱和,水杨酸按零级药代动力学,即单位时间内消除药量保持不变。低于这一浓度时,水杨酸代谢遵循一级药代动力学,即单位时间内药物以一定比例清除。

在药物过量的情况下,水杨酸诱导产生混合酸碱失衡。通过直接刺激延髓呼吸中枢导致呼吸性碱中毒。另外,循环血中过量的水杨酸导致脂类分解,抑制 Krebs 循环,干扰氧化磷酸化。这一过程是正常细胞呼吸功能受损,导致有机酸集聚,引起继发性阴离子间隙升高。而且,由于大量呕吐导致体液容量减少可合并代谢性碱中毒。因此,水杨酸中毒的酸碱平衡紊乱(虽然与一致表现不同)应为混合性呼吸性碱中毒、代谢性碱中毒和阴离子间隙升高性代谢性酸中毒。

临床表现

▶ 病史

确定摄入量及暴露时间非常重要。另外,需鉴别急性、慢性摄入及慢性中毒的急性表现。慢性中毒者通常伴有轻微中毒症状,例如,老年患者至表现为精神状态改变或耳鸣。相反,急性中毒者一般表现更明显,包括恶心、呕吐、呼吸急促、出汗和精神状态改变。确定摄入药物的类型。与肠溶阿司匹林相比,速释阿司匹林更快出现症状,水杨酸浓度升高更明显。摄入组合药物的患者可能表现出第2种药物的毒性反应(如摄入水杨酸-阿片合剂止痛药出现阿片类中毒综合征)。

▶ 体格检查

注意患者的生命体征。由于体液容量显著丢失,患者常出现心动过速。延髓呼吸中枢受到刺激后出现呼吸急促,并产生代偿性代谢性酸中毒。发热是氧化磷酸化链脱离的结果。最后可出现继发于水杨酸诱导的急性肺损伤(acute lung injury,ALI)的低氧血症。

体格检查应集中于皮肤、腹部和神经系统。出汗是中到重度水杨酸中毒的重要体征。由于水杨酸对黏膜的腐蚀效应,可出现腹部触痛。患者可能出现精神异常。慢性中毒或伴明显急性中毒的患者中,精神异常更明显。中毒晚期患者也可出现癫痫。

诊断方法

▶ 实验室检查

进行全血细胞计数、生化组合、尿常规检查。计算并连续监测阴离子间隙。安排血清血气检查发现混合性酸碱失衡的证据。根据水杨酸的不稳定吸收情况,每2小时检测一次水杨酸浓度,直到出现峰浓度,随后可见浓度下降。因为联用止痛药对乙酰氨基酚的现象很普遍,且对乙酰氨基酚过量发生率更高,因此同时应检测血清对乙酰氨基酚浓度。

▶ 影像学检查

影像学检查通常不能发现水杨酸摄入。常规胸片检查可评估 ALI。

操作步骤

• 注意气道通畅。当水杨酸过量危及生命时,进行气管插管。许多严重水杨酸中毒的患者每分钟通气量更高,表现为呼吸深度增加及高呼吸频率。有时很难机械性复制水杨酸中毒患者的每分钟通气量。如果必须为水杨酸中毒患者插管,应设定更高的通气频率,与气管插管前的每分钟通气量保持一致。气管插管后反复进行血气分析检查确保 pH 不能太高。

医疗决策

从患者、家属及护理人员中获得摄入药物的详细病史。确定患者表现是否与急性或慢性暴露一致。警惕共同摄入的其他止痛药,如对乙酰氨基酚。水杨酸中毒的患者表现可模拟全身炎症反应综合征,即脓毒症引起的另一种必须考虑诊断。每2小时检测一次水杨酸浓度,指导达到峰浓度。水杨酸浓度<30 mg/dl 的患者,连续监测至<20 mg/dl,给予支持治疗。水杨酸浓度>30 mg/dl 的患者,碱化尿液促进水杨酸从尿液中清除,减少中枢神经系统渗入。

警惕临床情况恶化并早期开始血液透析治疗,是可挽救生命的干预方法。临床情况恶化的表现为精神异常、癫痫、严重酸碱失衡、肺水肿和肾功能不全。急性摄入后水杨酸浓度>90 mg/dl 或慢性摄入后水杨酸浓度>60 mg/dl 需血液透析治疗。有严重并发症的患者应降低血液透析标准(图 57-1)。

治疗

所有患者的起始治疗都应为积极支持治疗。注意患者的气道、呼吸和循环。不能自主获得足够的每分钟通气量绝对需要气管插管机械通气。由于大多数患者出现严重脱水,给予生理盐水 1~2 L 积极容量复苏保证尿量充足[1~2 ml/(kg·h)]。

可用多种方法进行去污治疗。清醒、气道反射正常、无呕吐的患者服用活性炭 1 g/kg。如有需要,可重复给药吸附水杨酸。将 3 安瓿瓶注入 1 L 袋装 5% 葡萄糖溶液中制成等张溶液,以 200 ml/h 速度静脉输入碱化尿液。注意钾离子浓度。低钾时,患者将分泌氢离子至远端肾小管保持血钾水平,因此有碍尿液碱化,应按需补钾。碱化尿液的目标是使尿液 pH>7.8~8。避免对心力衰竭和肾功能不全患者碱化尿液,此类患者不能增加容量负荷。

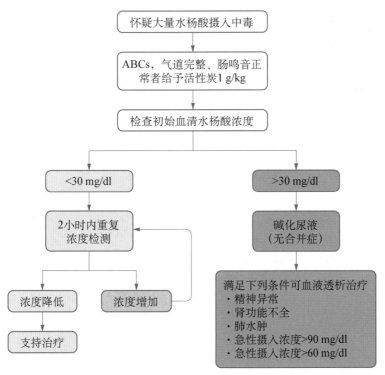

▲ 图 57-1 水杨酸中毒诊断流程图。

处置

▶ 住院

所有有症状的患者都需要住院治疗。需要碱化尿液或血液透析的患者都需要住监护室。所有自杀患者都需要接受心理评估。

▶ 出院

经连续监测水杨酸浓度排除持续吸收。无症状患者 6 小时后未检测到水杨酸浓度,从毒理学角度讲水杨酸已从体内安全清除。

推荐阅读

[1] Bronstein AC, Spyker DA, Cantilena LR, et al. 2010 Annual report of the American Association of Poison Control Centers' National Poison Data system (NPDS): 28th annual report. *Clin Toxicol*. 2011: 49: 910-941.

[2] Chyka PA, Erdman AR, Christianson G, et al. Salicylate poisoning: an evidence-base consensus guideline for out-of-hospital management. *Clin Toxicol*. 2007;45: 95-131.

[3] O'Malley G. Emergency department management of the salicylate-poisoned patient. *Emerg Med Clin North Am*. 2007;25: 333-346.

[4] Yip L. Aspirin and salicylates. In: Tintinalli JE, Stapczynski JS, Ma OJ, Cline DM, Cydulka RK, Meckler GD. *Tintinalli's Emergency Medicine: A Comprehensive Study Guide*. 7th ed. New York: McGraw-Hill, 2011, pp. 1243-1245.

58 一氧化碳中毒
Carbon Monoxide Poisoning

Vinodinee L. Dissanayake, MD

要点

- 所有患者出现头痛、流感样症状、精神状态改变或不能解释的阴离子间隙性代谢性酸中毒时,考虑一氧化碳(CO)中毒。
- 潜在 CO 中毒患者在进行验证检查前都应吸氧。
- CO 中毒患者脉氧监测值假性升高,因此不能根据标准脉氧监测鉴别氧合血红蛋白和碳氧血红蛋白。
- 确定治疗和处置方法时,症状比绝对碳氧血红蛋白浓度更重要。

引言

一氧化碳(CO)是看不见的杀手,是无色、无味、无刺激性的气体,通常是含碳燃料(如煤、汽油、天然气)不完全燃烧的产物。炉子和汽车尾气是临床常见 CO 中毒的气体来源。二氯甲烷,一种可在油漆去除剂和节日彩灯中发现的物质,可在体内代谢为 CO,是延迟 CO 中毒的原因。根据 2010 年美国中毒控制中心数据报道,2010 年 CO 中毒事件多达 13 000 件。在这些病例中,5 000 例在医疗机构治疗,CO 中毒是 5 岁以下儿童中毒死亡的主要原因。在 CO 中毒幸存患者中,常见延迟发生的神经系统后遗症,包括反复头痛、认知障碍和运动障碍。

CO 暴露后主要通过 3 条途径引起中毒。第 1 个机制是抑制全身 O_2 运输。CO 对血红蛋白(Hb)的亲和力约是 O_2 的 240 倍。由于大部分循环血 Hb 结合位点被 CO 占据,全身 O_2 运输急剧下降。另外,结合 CO 的 Hb 对已结合的 O_2 亲和力增加,使 O_2 被运送至靶组织后不能释放,导致氧合血红蛋白解离曲线重塑、左移(图 58-1)。

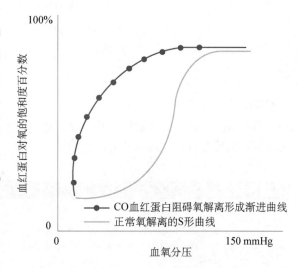

▲ 图 58-1 碳氧血红蛋白"左移"重塑氧合血红蛋白(HbO_2)解离曲线(引自 Maloney G. Chapter 217. Carbon monoxide. In: Tintinalli JE, Stapczynski JS, Ma OJ, Cline DM, Cydulka RK, Meckler GD, eds. *Tintinalli's Emergency Medicine: A Comprehensive Study Guide.* 7th ed. New York: McGraw-Hill, 2011).

CO 抑制正常细胞呼吸,是 CO 中毒的第 2 个机制。CO 结合细胞色素 aa3,抑制电子转运链的正常转运。这使得氧化磷酸化通路关闭,大量消耗存储的 ATP,导致细胞死亡。

CO 结合肌红蛋白是 CO 中毒的第 3 个机制。血红蛋白结合 CO 的能力是 O_2 的 40 倍,影响 O_2 被运送至肌肉组织。心肌细胞受累时,整个心肌收缩力下降。值得注意的是,CO 可以通过胎盘,对胎儿血蛋白(HbF)亲和力较成人血红蛋白高 $10\% \sim 15\%$。因此,孕妇 CO 中毒时,胎儿中毒通常重于孕妇的临床表现。

临床表现

▶ 病史

CO 中毒症状的危害具有非特异性,通常表现为某些程度的神经功能和心血管功能损害。不明确的头痛是最常见的主诉,伴有疲劳感、精神萎靡、恶心、认知障碍,包括记忆力受损、感觉异常、无力、精神状态改变和昏睡。心血管症状包括缺血性胸痛、气短和心悸。症状不明确的患者,特别是有 CO 暴露史者,应高度怀疑 CO 中毒。

无论事发地点的其他人是否有类似症状,都应询问 CO 暴露史。询问在房间内是否常规安放 CO 探测仪。CO 暴露高风险情况包括火灾受害者、冬季在陈旧的房子中点燃壁炉和(或)用其他燃料为屋子升温,还有患者密闭在跑车内。最后,询问患者近期是否使用过油漆去除剂或溶剂,这些物质可能含有二氯甲烷。

▶ 体格检查

与其他中毒一样,快速评估患者的气道、呼吸和循环功能。注意生命体征,记住标准脉氧监测在此时作用较小。呼吸急促可能是潜在代谢性酸中毒的代偿形式。由于碳氧血红蛋白为鲜红色,患者的皮肤表现常被描述为“樱桃红色”,但这一现象少见。

神经功能表现通常决定最终治疗,因此需进行详细的神经功能检查,寻找精神状态改变和失调节的证据。检查眼部有无火焰状视网膜出血。心血管检查应着重于有无血流动力学不稳定和心律失常,这些情况提示潜在心肌梗死。

仔细听诊肺部,注意吸气爆裂音,提示化学损伤引起的肺间质病变导致急性呼吸窘迫综合征。最后,检查火灾受害者热损伤的皮肤情况。少见情况下,CO 中毒患者在无高温烧伤的情况下也可出现弥漫大疱病变。

诊断方法

▶ 实验室检查

即刻检测所有患者 COHb 浓度有助于确定诊断、评估 CO 暴露严重程度。需要通过对静脉或动脉血进行一氧化碳-氧饱和度分析检测 COHb。值得注意的是,COHb 浓度与患者症状的相关性较差,通常不能单独指导治疗。检查代谢组合发现电解质异常,计算阴离子间隙。严重 CO 中毒会导致阴离子间隙性代谢性酸中毒。用阴离子间隙结果及血气分析确定酸碱失衡的严重程度。

所有育龄期女性都应进行尿妊娠试验。阳性结果将显著影响治疗。检查血清乳酸浓度。血清乳酸浓度显著升高($>10 \text{ mmol/L}$)提示严重细胞中毒或合并氰化物中毒。所有主诉胸痛或心电图(ECG)异常的患者都应查心肌标志物。曾报道 CO 中毒患者出现心肌缺血,特别是有潜在冠状动脉病变(CAD)的患者更易发生。最后,因为肌溶解是严重并发症,对卧床时间不详的患者应检查肌酸激酶浓度。

▶ 心电图检查

主诉胸痛、气短和潜在 CAD 的患者应做心电图检查,判断有无缺血表现。

▶ 影像学检查

气短或有烟尘吸入史的患者,吸入 CO 后会出现肺化学损伤,常导致肺水肿,应进行胸部 X 线检查。精神状态改变或局部神经功能受损的患者应进行头颅计算机断层扫描(CT)排除其他疾病。既往报道 CO 中毒患者双侧苍白球可见低密度缺损。CT 检查异常的患者更可能出现慢性神经系统后遗症。

医疗决策

CO 中毒表现与其他疾病表现相似,包括偏头痛、流感样症状、急性胃肠炎、血管迷走性晕厥和脑血管事件。在进行验证检查同时开始吸氧。根据临床表现和不能解释的高阴离子间隙性代谢性酸中毒,应进行一氧化碳-氧饱和度分析测定 COHb 浓度。从着火的房子或工厂救出的无意识或低血压的患者,需考虑合并氰化物中毒。快速床旁尿妊娠试验排除妊娠,是否妊娠将明显影响治疗。根据绝对 COHb 及患者的症状确定包括高压氧治疗(hyperbaric oxygen,HBO)在内的进一步治疗方案(图 58-2)。

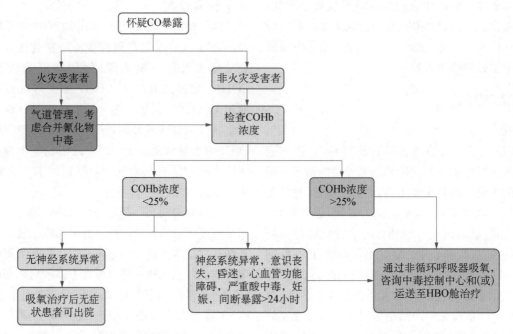

▲ **图 58-2**　CO 中毒诊断流程图。

治疗

治疗伴随损伤,如烟尘吸入伤、创伤、心肌损伤、癫痫或神经功能缺损等。气道管理、氧疗和静脉输液治疗仍然是最重要的支持治疗方法。通过非循环呼吸面罩给予正常气压的氧气,直到 COHb 浓度<5%,患者临床情况稳定。在呼吸室内空气的情况下,CO 循环血半衰期接近 4~6 小时;在吸入 100% O_2 的情况下,CO 半衰期为 90 分钟;而在 HBO 治疗的条件下,CO 半衰期为 20 分钟。HBO 的绝对适应证是有争议的,一般适用于严重暴露的患者(表 58-1)。HBO 治疗的真正优势是限制延迟神经系统症状进展。HBO 治疗的唯一绝对禁忌证是未治疗的气胸。由于大多数医院没有高压氧舱,联系当地中毒控制中心有助于治疗和处置这些需要高压氧治疗的患者。

表 58-1　高压氧治疗急性 CO 中毒适应证

绝对适应证	相对适应证
AMS 和(或)神经系统检查异常(如吸氧时评估正常,暂时停止供氧重复评估) 意识丧失或接近晕厥的病史 癫痫病史 昏迷 CO 暴露期间或暴露后短期内低血压史 心肌缺血 暴露时间延长 妊娠伴 COHb>15%	持续神经系统症状,包括 100% 正常压力吸氧 4 小时后头痛和头晕 持续酸中毒 合并热或化学灼伤 妊娠伴 CO 暴露史,无论 COHb 浓度如何

处置

▶ 住院

血流动力学不稳定的患者应住监护室。所有精神状态改变或神经功能受损及适用 HBO 治疗的患者,需住监护室或进行监测。临床表现良好、无活动性中毒症状、CO 中毒与自杀有关的患者,需进行心理评估并住院治疗。

▶ 出院

偶然中毒、临床表现良好、100％ O_2 治疗后 COHb 浓度＜5％的患者可安全出院。对所有出院患者进行 CO 中毒教育,让他们请消防部门或天然气公司检查房屋。告知安装室内 CO 探测仪的重要性。严密随访、评估延迟神经系统后遗症的进展。

▼ 推荐阅读

[1] Maloney G. Carbon monoxide. In: Tintinalli JE, Kelen GD, Stapczynski JS, eds. *Tintinalli's Emergency Medicine: A Comprehensive Study Guide*. 7th ed. New York: McGraw-Hill, 2011.

[2] Nelson LS, Lewin NA, Howland MA, Hoffman RS, Goldfrank LR, Flomenbaum NE. *Goldfrank's Toxicologic Emergencies*. 9th ed. New York: McGraw-Hill, 2011.

[3] Weaver LK. Carbon monoxide poisoning. *N Engl J Med*. 2009;360: 1217.

[4] Wolf SJ, Lavonas EJ, Sloan EP, Jagoda AS, American College of Emergency Physicians. Critical issues in the management of adult patients presenting to the emergency department with acute carbon monoxide poisoning. *Ann Emerg Med*. 2008;51: 138 - 152.

地高辛中毒
Digoxin

Michael E. Nelson，MD

要点

- 根据症状和体征不同鉴别急性和慢性地高辛中毒。
- 常见心电图改变。包括 ST 段下斜形压低(勺形)、室性期前收缩、室上性心律失常伴心室率下降、双向室性心动过速。
- 高血钾是严重地高辛中毒的标志。避免静脉注射

钙剂降钾治疗。
- 所有危及生命的心律失常及血流动力学不稳定患者都可接受经验性地高辛特异抗体治疗(慢性摄入者 5 小瓶,急性摄入者 10～20 小瓶)。

引言

地高辛是从洋地黄中提取出的常用的强心苷类药物。药理作用是增加心肌收缩功能、减慢房室结传导,常用于治疗充血性心力衰竭及包括房颤在内的各种心律失常。有意思的是,在自然界中,强心苷作为捕食毒素在植物和动物中广泛存在,包括夹竹桃、铃兰、红海葱和蟾蜍。相对治疗效果来说,地高辛的治疗窗非常窄,急性或慢性过量摄入都会引起危及生命的毒性反应。中毒患者通常表现各种症状,必须区分急性轻型暴露、慢性轻型暴露和慢性暴露急性发作。如果疏于治疗,心脏不稳定及血流动力学改变将导致患者死亡。

总的来说,根据国家毒药数据系统 2010 年报道,强心苷中毒接近 2 500 起。在最常见的心血管药物中毒中居第 3 位,引起患者死亡事件 17 例。值得注意的是,儿童及衰老人群强心苷中毒更常见。儿童中毒是由于医源性给药剂量错误或误服成人用药,而衰老患者中毒一般是由于药物之间相互作用或药物代谢清除方式改变。成人患

者蓄意摄入最常见,可出现急性、慢性中毒的各种症状。

口服地高辛后 90 分钟内出现临床反应,4～6 小时发挥最大作用。地高辛主要通过肾脏清除,半衰期通常为 36～48 小时。虽然正常治疗浓度范围一般为 0.5～2 ng/ml,鉴于严重中毒和窄治疗窗,建议达到最大治疗获益的安全剂量浓度为 0.5～1 ng/ml。

在细胞水平,地高辛抑制细胞膜钠-钾泵,增加胞内钠离子浓度。细胞内钠离子浓度增加抑制钠-钙交换,继而增加胞内钙离子浓度。胞内钙离子浓度增加心肌收缩性和收缩力。地高辛增加心肌收缩力可治疗充血性心力衰竭。另外,地高辛增加心脏迷走张力,通过作用于窦房结和房室结减慢电传导速度。地高辛的这一特性可作为控制心率药物治疗室上性心律失常(如房颤)。也就是说,地高辛通过减慢心肌信号传导联合缩短心肌细胞不应期增加心脏的自律性和兴奋性。基于这一现象,地高辛毒性暴露一般有多种心血管表现。

临床表现

▶ 病史

确定潜在地高辛中毒患者暴露时间非常重要。同时确定所有潜在中毒患者摄入剂量也非常重要。说明暴露数量和频率以鉴别急性暴露、慢性暴露、慢性暴露急性发作。弄清暴露环境,鉴别偶然暴露和有意暴露。询问胃肠道症状,如恶心、呕吐和腹痛,这些症状一般为急性过量的表现。中枢神经系统(CNS)效应包括情绪改变、头痛、精神异常、昏睡和幻觉。视力障碍常见,包括视物模糊、畏光、色视症(色视觉改变)。色视症即视物时可见物体周围有淡黄色的绿色光晕。

▶ 体格检查

全套生命体征检查,注意发现血流动力学不稳定的证据。虽然缓慢性心律失常和系统性低血压最常见,患者也会出现许多其他心脏表现,包括致命性心跳速。其他体格检查发现因人而异,具有非特异性,一般摄入后数小时才出现。严重药物过量后的中枢神经系统效应包括头晕、全身无力、精神异常、昏睡和癫痫大发作。

诊断方法

▶ 实验室检查

血清电解质代谢组在诊断地高辛中毒时发挥了非常重要的作用。血钾($K^+ > 5.5$ mmol/L)提示急性地高辛过量引起严重的中毒反应。血钾($K^+ < 3.5$ mmol/L)更常见于慢性中毒,与地高辛抑制钠-钾泵有关,因此使心肌对地高辛相关心律失常的敏感性增加。低镁可进一步预测心脏毒性增加。最后,由于地高辛主要通过肾脏排出,肾功能下降可增加地高辛毒性。

检测地高辛浓度,结果可指导地高辛 Fab 用药。治疗性地高辛浓度范围为 0.5～2 ng/ml。根据临床情况认真解读地高辛浓度。地高辛摄入后分布时间持续 6 小时,在这一时期血清地高辛浓度可假性升高。

▶ 心电图检查

所有潜在地高辛中毒患者都应检查心电图(ECG)。治疗浓度常见 PR 间期延长和 QT 间期缩短。ST 段上"勺形"改变也很常见。这些改变都称为洋地黄效应。另外,胞内钙离子浓度增加可引起频繁室性期前收缩(premature ventricular complexe,PVC),偶见 U 波。

地高辛中毒可引发各种类型的心律失常或传导紊乱。典型的 ECG 表现包括室上性快速心律失常(房扑或房颤)伴各种房室结传导阻滞导致的心室率减慢(图 59-1)。双向室性心动过速是严重地高辛中毒的特征。另外心电图表现也包括窦性心动过缓、室性二联律和室颤。

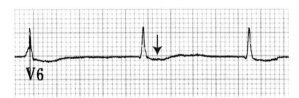

▲ 图 59-1 强心苷中毒:房颤伴慢性心室率和"勺形"ST 段压低(引自 Ritchie JV, Juliano ML, Thurman RJ. Chapter 23. ECG abnormalities. In: Knoop KJ, Stack LB, Storrow AB, Thurman RJ, eds. *The Atlas of Emergency Medicine*. 3rd ed. New York: McGraw-Hill, 2010. 照片由 JV Ritchie, MD 提供)。

操作步骤

• 地高辛中毒患者出现严重毒性反应及不稳定心律(室速或室颤)时,应按照高级生命支持流程进行心脏复律或除颤。经皮或颈静脉起搏治疗一般不能纠正地高辛相关缓慢心律失常,并且会降低致命性室性心律失常的阈值。

医疗决策

地高辛中毒的鉴别诊断包括各种疾病或毒素引起的心律失常。特异性毒素包括钙离子通道阻滞药、β受体阻滞剂、可乐定、有机磷杀虫剂、Ⅰ_A 类抗心律失常药及具有心脏毒性的植物(如杜鹃花、附子花)。疾病状态包括:潜在心脏病,如病态窦房结综合征和房室传导阻滞;全身疾病状态,如脓毒症、黏液性水肿性昏迷和肾上腺危象。

任何表现低血压和(或)心动过缓患者中毒方

面的鉴别诊断包括β受体阻滞剂、钙离子通道阻滞药、地高辛和可乐定。详细询问病史确定诊断。地高辛中毒最常见的表现为,老年患者有潜在心脏病史合用多种药物,因明显的药物之间相互作用或因脱水出现肾功能不全导致地高辛清除减少,此种情况下,即使是治疗剂量的地高辛也会出现毒性反应。

体格检查联合适当的辅助检查可准确诊断中毒综合征。可乐定中毒的表现类似阿片中毒综合征。非糖尿病患者出现明显末梢血糖升高提示严重的钙离子通道阻滞药中毒。根据病史和体检、典型的ECG表现以及异常血清地高辛浓度可直接进行进一步治疗(图59-2)。

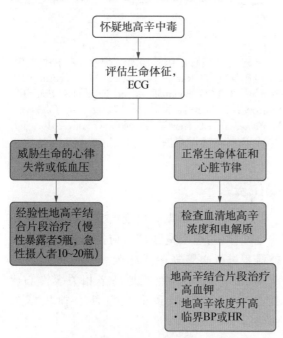

▲ 图59-2 地高辛诊断流程图。BP,血压;ECG,心电图;HR,心率。

治疗

注意患者气道、呼吸和循环状态稳定,急性药物过量者可用活性炭(AC)去污治疗。意识障碍、无气道保护的患者不能给予活性炭,避免误吸。脱水患者应进行容量复苏,充血性心力衰竭(CHF)患者补液时应小心。严重高血钾的标准治疗包括碳酸氢钠、沙丁胺醇喷雾剂、胰岛素+葡萄糖、聚苯乙烯(降钾树脂)。从理论上讲,钙剂有引起"石头心"及致命性心律失常的风险,因此应避免经验性静脉(IV)给予钙剂治疗。也就是说,静脉注射钙剂是难治性严重高血钾心脏毒症的替代治疗(窦性停搏,正弦节律)。对慢性中毒患者应小心补钾和镁,避免矫枉过正。静脉注射阿托品(0.5~2 mg)治疗严重心动过缓和(或)房室结传导阻滞。

地高辛特异性抗体(地高辛特异性抗体片段、地高辛 Fab 片段)是治疗地高辛中毒的有效方法。适应证包括强心苷摄入严重心律失常、低血压、高血钾。地高辛 Fab 片段来源于绵羊,虽然没有绝对禁忌证,对绵样过敏的患者应谨慎使用。Fab 片断的最适剂量根据总体内地高辛负荷,通过以下 3 种方式中的 1 种确定。急性摄入后,地高辛生物利用度为 80%,每瓶 Fab 片段可结合 0.5 mg 循环血地高辛。基于这一结果,Fab 片段的适合剂量计算方法如下:

(1)已知摄入地高辛剂量:Fab 片段瓶数=[地高辛摄入剂量(mg)×0.8]/0.5,逐渐增加至总量。

(2)测定血清地高辛浓度:Fab 片段瓶数=[血清地高辛浓度(ng/ml)×患者体重(kg)]/100,逐渐增加至总量。

(3)患者有严重中毒表现[危及生命的心律失常、严重低血压,和(或)严重高血钾]:急性摄入者 10~20 瓶 Fab 片段经验性治疗;慢性暴露者 5 瓶 Fab 片段经验性治疗。如需要可重复使用。

值得注意的是,绝大多数实验室不能区别游离和结合的地高辛,给予 Fab 片段后检测的地高辛血清浓度无意义。而且 Fab 片段治疗后使潜在心脏病(如 CHF 或房颤)发作。应在地高辛治疗好转后再给予 Fab 片段治疗。

处置

▶ 住院

无论有严重并发症史,还是有包括心血管不稳定、心律失常、胃肠道不适和精神异常等临床中毒症状,可疑大量摄入地高辛后都应住院治疗。

满足地高辛 Fab 片段治疗标准者需住重症监护室。有自杀倾向者,一旦病情稳定,需接受心理评估。

▶ **出院**

　　误服和(或)无严重并发症者观察 8～12 小时后可安全出院。

▼ **推荐阅读**

[1] Boyle JS, Kirk MA. Digitalis glycosides. In: Tintinalli JE, Stapczynski JS, Ma OJ, Cline DM, Cydulka RK, Meckler GD. *Tintinalli's Emergency Medicine: A Comprehensive Study Guide*. 7th ed. New York: McGraw-Hill, 2011, pp. 1260 - 1264.

[2] Hack JB. Cardioactive steroids. In: Nelson LS, Lewin NA, Howland MA, et al. *Goldrank's Toxicologic Emergencies*. 9th ed. New York: McGraw-Hill, 2011, pp. 936 - 945.

[3] Ma G, Brady WJ, Pollack M, Chan TC. Electrocardiographic manifestations: digitalis toxicity. *J Emerg Med*. 2001; 20: 145 - 152.

[4] Manini AF, Nelson LS, Hoffman RS. Prognostic utility of serum potassium in chronic digoxin toxicity. *Am J Cardiovasc Drugs*. 2011;11: 173 - 178.

环类抗抑郁药中毒
Cyclic Antidepressants

Harry C. Karydes，DO

要点

- 环类抗抑郁药是精神科用药导致中毒相关死亡的主要原因。
- 患者的症状和体征较轻,突然暴发威胁生命的心血管和中枢神经系统毒性。
- 心血管毒性(特别是难治性低血压)是环类抗抑郁药过量致死、致残的主要原因。
- 高渗碳酸氢钠注射液 1～2 mmol/kg 弹丸式注射可逆转环类抗抑郁药中毒引起的复合型心律失常。

引言

环类抗抑郁药(cyclic antidepressant，CA)是 20世纪 50 年代后期发现的一系列用于治疗严重抑郁状态的药物。虽然这些药物较少用于治疗抑郁状态,但其治疗作用可扩展至其他各种疾病,包括神经痛、偏头痛、遗尿症和注意缺陷多动障碍。传统的环类抗抑郁药是由 3 个环状合团组成的化学结构,包括阿米替林、去甲替林、多塞平、丙米嗪和氯米帕明。从历史角度讲,抗抑郁药是药物蓄意中毒的主要原因。这归结于抑郁症患者普遍存在的自我伤害行为。虽然由于血清素摄取抑制剂(selective serotonin reuptake inhibitor，SSRI)的使用减少了环类抗抑郁药中毒的整体发生率,但环类抗抑郁药由于能够诱发严重中毒并发症,仍能产生很高的致死和致残事件发生率,在儿童患者中更常见。

环类抗抑郁药是非选择性药物,有广泛的药理学作用,不同药物效力明显不同。环类抗抑郁药中毒相关的主要表现可归因于以下 1 种以上的药理学作用:

- 竞争性抑制中枢乙酰胆碱样和外周毒蕈碱(不是烟碱)样受体。
- 抑制 α 肾上腺素受体。
- 抑制去甲肾上腺素和血清素摄取。
- 钠离子通道阻滞药。
- GABA－A 受体拮抗剂。

虽然去甲肾上腺素和血清素摄取抑制剂被认为是抗抑郁药的主要成分,上述其他作用也与CA 过量引起的严重毒性作用有关,并且钠离子通道阻滞药是导致患者死亡的最重要因素。

临床表现

▶ 病史

通常,以轻微临床表现就诊于急诊的患者在几小时内就可以进展至危及生命的心血管和中枢神经系统(CNS)表现。同时摄入其他药物在CA 过量患者中常见,必须注意。

由于环类抗抑郁药有非常窄的治疗窗,即使少量超过常规治疗范围(2～4 mg/kg),也会导致严重毒性反应,因此必须确定确切的药物摄入剂量。急性摄入 10～20 mg/kg 以上会阻断心脏钠通道、抑制 CNS GABA－A 受体,导致严重的心血管和 CNS 功能障碍。据报道,儿童中毒摄入剂量低于 5 mg/kg。

▶ 体格检查

环类抗抑郁药中毒临床表现为从抗毒蕈碱症状和体征到心脏毒性、昏迷和死亡等多种形式（表60-1）。抗毒蕈碱表现在中毒患者中常见，包括皮肤和黏膜干燥、肠鸣音消失、尿潴留和窦性心动过速。必须识别急性心血管中毒症状并进一步治疗。窦性心动过速是非常常见的早期表现，但一般不会引起血流动力学障碍。也就是说，严重中毒通常可诱发广泛而复杂的心动过速及难治性低血压。中枢神经系统中毒包括定向力障碍、易激惹和昏睡。早期意识水平的轻微改变可快速进展为反应迟钝和昏迷。在所有环类抗抑郁药中毒患者中，癫痫全身强直-阵挛发作<4%，而出现心搏骤停、呼吸停止者为13%。

表60-1 环类抗抑郁药引起的中毒表现

心脏毒性
传导延迟
PR间期，QT间期和QRS波群间期延长
终末电轴右偏（Ⅰ导联S波和aVR导联R波）
房室传导阻滞
心律失常
窦性心动过速
室上性心动过速
宽波群心动过速
窦性心动过速伴与心率有关的差异性传导
室性心动过速
尖端扭转性室速
心动过缓
室颤
停搏
低血压
中枢神经系统中毒
精神状态改变
谵妄
精神错乱
昏睡
昏迷
肌阵挛
癫痫
抗胆碱能中毒
精神状态改变
尿潴留
麻痹性肠梗阻
肺毒性
急性误吸肺损伤

注：引自 Flomenbaum N, Goldfrank L, Hoffman R, et al. *Goldfrank's Toxicologic Emergencies*. 8th ed. New York: McGraw-Hill, 2006。

诊断方法

▶ 实验室检查

虽然有定量测定血清环类抗抑郁药浓度的方法，但可行性有限，并且延长排除诊断时间。而且血清浓度环类抗抑郁药与临床严重程度无关。无其他实验室检查有助于诊断或治疗环类抗抑郁药中毒。

▶ 心电图检查

心电图（ECG）是最有用的检查，潜在环类抗抑郁药中毒患者都应进行ECG评估。ECG表现不仅能够对环类抗抑郁药中毒提供快速的鉴别诊断和诊断，而且能够提供治疗靶标。摄入后前6小时ECG异常，一般36～48小时缓解。

中到重度中毒患者的典型心电图表现为窦性心动过速，PR、QRS及QT间期延长，QRS波群终末延长40毫秒（aVR导联终末R波）伴心电轴右偏（图60-1）。有生命危险的并发症QRS波群常延长至100毫秒以上。当QRS延长>100毫秒时，30%的患者出现癫痫，QRS波群延长>160毫秒时室性心动过速风险增加。

医疗决策

通过病史、体格检查和ECG分析，高度可疑环类抗抑郁药中毒者可确定诊断。记住，蓄意过量摄入者摄入史不可靠。必须努力确定确切的摄入时间、特定药物及摄入量、同时服用的药物。一旦确定即应开始对环类抗抑郁药中毒进行治疗（图60-2）。

治疗

所有患者都需要建立大静脉通路并持续心电监护。由于中枢神经系统抑制和（或）血流动力学不稳定，可促使病情恶化，建议早期气管插管。

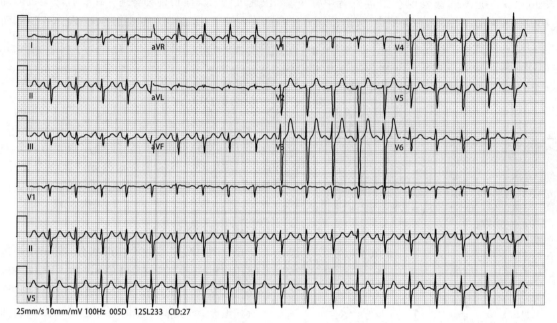

Cook County Hospital-ER

Vent. rate	116	BPM	*** Age and gender specific ECG analysis ***
PR interval	158	ms	Sinus tachycardia
QRS duration	108	ms	Biatrial enlargement
QT/QTc	336/467	ms	Right superior axis deviation
P-R-T axes	85 259 71		No previous ECGs available

25mm/s 10mm/mV 100Hz 005D 12SL233 CID:27

▲ 图 60-1 慢性疼痛患者将阿米替林错认为泰诺林♯3,摄入剂量约为 500 mg 的心电图表现。表现为窦性心动过速、QRS 间期延长和 aVR 导联终末 R 波。

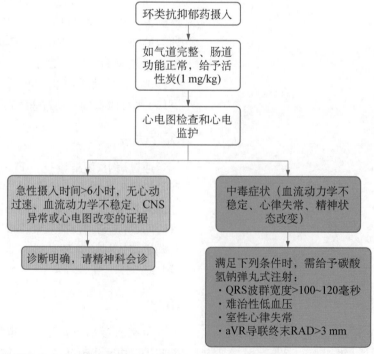

▲ 图 60-2 环类抗抑郁药诊断流程图。CNS,中枢神经系统;RAD,心电轴右偏。

而且,由于通气不足引起的继发性呼吸性酸中毒会加重环类抗抑郁药中毒引起的心脏毒性。

▶ 胃肠道去污

由于吐根酊诱发呕吐,不建议突发呼吸困难和误吸者使用。气道反射完整者可给予活性炭(1 g/kg)。活性炭可吸附环类抗抑郁药并减少吸收。对于摄入后 1 小时出现症状的患者,通过仔细衡量去除毒物的获益及操作风险后,可进行经口胃灌洗。

▶ 碳酸氢钠治疗

由于环类抗抑郁药中毒阻滞心肌 Na^+ 通道引起的心脏毒性,静脉注射碳酸氢钠($NaHCO_3$)仍然是治疗心脏毒性的基石。碳酸氢钠可以改善电传导,增加心肌收缩力。治疗适应证如下：

- QRS 波群＞100 毫秒。
- 难治性低血压。
- aVR 导联终末 R 波振幅＞3 mm。
- 室性心律失常。

起始弹丸式注射 $1\sim2$ mmol/kg(1 安瓿瓶含 50 mmol $NaHCO_3$),如有需要可重复治疗,指导患者症状改善或血清 pH 为 $7.5\sim7.55$。起始治疗稳定后,继续以 $2\sim3$ ml/(kg·h)的速度静脉输入 $NaHCO_3$。

▶ 低血压

难治性低血压是环类抗抑郁药过量最常见的死亡原因。起始积极静脉注射生理盐水容量复苏,但需注意患者的心肺功能,避免诱发致命性肺水肿。持续低血压对晶体液治疗无反应,给予 $NaHCO_3$ 治疗并予血管升压药支持治疗。去甲肾上腺素(从 1 μg/min 滴定至 30 μg/min)可直接拮抗环类抗抑郁药对 α 肾上腺素受体的作用。

▶ 癫痫

大多数癫痫发生于摄入后第一个 $3\sim4$ 小时内。癫痫一般短暂,为强直性阵挛发作。苯二氮䓬类药物(如地西泮或劳拉西泮)可为起始治疗选择。如癫痫对苯二氮䓬类药物治疗无反应,则需要静脉使用苯巴比妥(15 mg/kg),必须注意患者血流动力学状态。苯妥英钠不能有效治疗环类抗抑郁药中毒,实际上会加重心脏毒性,应避免使用。

处置

▶ 住院

所有有症状患者都应进行监护治疗。有中到重度中毒体征(如昏睡、低血压、QRS 间期延长)及需要静脉注射 $NaHCO_3$ 治疗的患者应住重症监护室。所有蓄意过量摄入者应进行心理咨询。

▶ 出院

从精神科角度来说,6 小时以上的观察期内无症状者可出院。

推荐阅读

［1］Liebelt E. Cyclic antidepressants. In：Flomenbaum NE, Goldfrank LR, Hoffman RS et al. *Goldfrank's Toxicologic Emergencies*. 8th ed. New York：McGraw-Hill, 2006, pp. 1083 - 1097.

［2］Liebelt EL, Ulrich A, Francis PD, et al. Serial electrocardiogram changes in acute tricyclic antidepressant overdoses. *Crit Care Med*. 1997；25：1721.

［3］Graudins A, Dowsett RP, Liddle C. The toxicity of antidepressant poisoning：Is it changing? A comparative study of cyclic and new serotonin-specific antidepressants. *Emerg Med (Fremantle)*. 2002；14：440 - 446.

［4］Mills KC. Cyclic antidepressants. In：Tintinalli JE, Stapczynski JS, Ma OJ, Cline DM, Cydulka RK, Meckler GD, eds. *Tintinalli's Emergency Medicine：A Comprehensive Study Guide*. 7th ed. New York：McGraw-Hill, 2011, pp. 1193 - 1198.

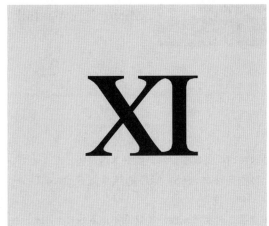

XI

环境

Environmental Emergencies

61

低体温
Hypothermia

Michael T. Cudnik，MD

要点

- 酒精或药物中毒是非常常见的低体温原因。
- 绝大多数急诊体温计实际不能读取低于 34.4 ℃（94 ℉）的温度。
- 许多患者有严重潜在疾病导致低体温表现，迫使医师及时发现并治疗潜在疾病。
- 核心体温至恢复 32 ℃以上，仍需持续复苏治疗，直至除颤失败。

引言

临床低体温指核心体温低于 35 ℃（95 ℉）。根据核心体温可分为轻度（35～32 ℃/95～89.6 ℉）、中度（32～30 ℃/89.5～86 ℉）和重度（<30 ℃/<86 ℉）三型。低体温患者通过以下 4 种机制发生体温丢失：传导、对流、蒸发和辐射。对流（通风环境）和传导（寒冷和潮湿环境）是导致大部分患者意外性低体温的主要原因。低体温可进一步分为原发性和继发性低体温。原发性低体温指健康人机体不能代偿过度暴露的低温环境。继发性低体温指疾病状态扰乱了患者机体正常体温调节过程（如甲状腺功能减退、脓毒症或中毒）。

虽然低体温最常见于寒冷环境，在其他环境中也可发生。有病例报道夏季住院患者常发生低体温。在美国，每年约 700 人因低体温死亡，半数为 65 岁以上老年人。起始核心体温<23 ℃（73.4°）者一般不能存活，低体温患者总体死亡率约 40%。

临床表现

▶ 病史

潜在低体温者通常有明显的暴露史。患者可能穿湿衣服，或者冬季在户外被发现或在居住环境中穿着不当。在美国，大多数低体温患者处于中毒状态，或有潜在的精神疾病或痴呆。

轻度低体温或暴露史不详者病史和临床表现不明。也就是说，为无特异性神经功能表现，包括头晕、意识错乱、言语不清或共济失调。重度低体温者可出现昏迷或心搏骤停。

▶ 体格检查

所有急诊（ED）患者一开始都应评估气道、呼吸和循环功能及生命体征。低体温患者可能出现气道不稳定或脉搏缺失。将特殊的"低读数"探针插入患者的膀胱、直肠或食管测量核心体温对确定诊断非常重要。记住，大多数标准的 ED 体温计不能读取低于 34.4 ℃的体温。

根据不同的低体温程度，体格检查表现不同。快速脱去患者的湿衣服，确定有无合并冻伤、创伤、脓毒症、甲状腺功能减退、肾上腺危象、中毒综合征或心功能不全的体征。避免不必要的挪动，以防诱发致命性心律失常，因为低体温时心肌处于易激惹状态。最后，进行详细的神经系统检查，包括评估意识水平、瞳孔反应性及局部功能缺失。下文将描述不同程度低体温的特异性表现。

(1)轻度低体温：患者常表现为寒战、心动过速、呼吸急促和高通气。当核心体温接近于33 ℃(91.4 ℉)时,可出现共济失调和淡漠。

(2)中度低体温：中度低体温患者出现低通气、低反射和感觉器官改变或反应迟钝。一旦核心体温低于32 ℃(89.6 ℉),寒战即消失,这一现象被认为是预后不良。当体温接近于30 ℃(86 ℉)时,心律失常风险显著增加。

(3)重度低体温：重度低体温患者可表现为肺水肿、反射消失、低血压、呼吸停止,高度怀疑室颤和心搏骤停。几乎所有患者体温低于27 ℃(80.6 ℉)时昏迷。

诊断方法

▶ 实验室检查

所有低体温患者都应检查床旁血糖排除并发低血糖症。实际上,血清葡萄糖升高常继发于寒冷诱导的胰岛素分泌减少。在复温时补充胰岛素治疗会诱发医源性低血糖,因此应避免补充胰岛素治疗。检查电解质及肾功能情况。低体温会损害肾小管浓缩功能,出现"冷利尿",导致脱水和低血容量。

低体温可损害血小板聚集功能凝血瀑布,患者可能出现严重的凝血功能障碍。除这些检查外,在实验室检查前将血样复温至生理体温时,凝血酶原时间和部分凝血活酶时间将恢复正常。另外,低体温一般可导致血液浓缩,核心体温每下降1 ℃,血细胞比容增加2%。

▶ 心电图检查

心电图对于所有中、重度低体温者评估潜在的威胁生命的心律失常非常重要。窦性心动过缓和QT间期延长是最常见的早期发现。低体温心电图表现无特异性,但当核心体温真正低于30 ℃(86 ℉)时可见Osborn J波,为QRS波群与ST段结合处出现的宽的、正向顶端圆钝波形(图61-1)。随着低体温加重,常出现房颤和室颤。

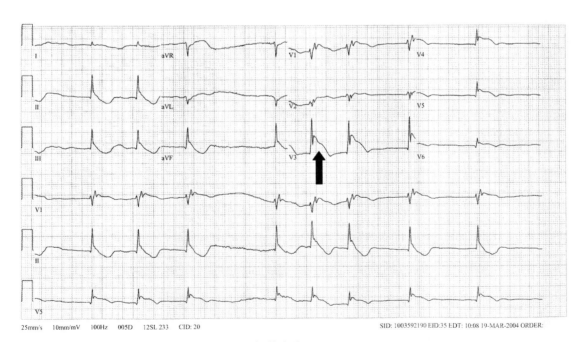

25mm/s　10mm/mV　100Hz　005D　12SL 233　CID: 20　　　　　SID: 1003592190 EID:35 EDT: 10:08 19-MAR-2004 ORDER:

▲ 图61-1　低体温患者ECG表现Osborn J波(箭头处)。

▶ **影像学检查**

根据临床表现决定是否进行影像学检查。充分复温后持续表现精神状态异常及有头颅创伤体征者应进行头颅计算机断层扫描。

医疗决策

病史、体格检查及已知环境暴露史足以诊断低体温。无环境暴露史或考虑继发性低体温者，应及时查找潜在病因。也就是说，等待诊断性检查的同时不能延误治疗(图61-2)。

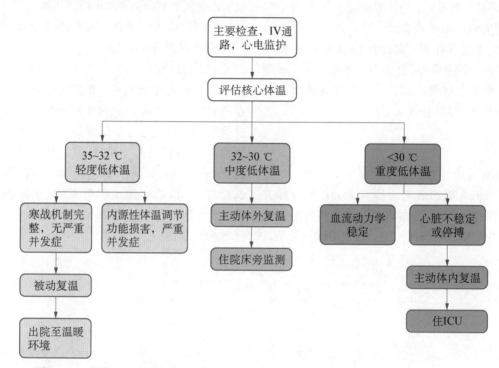

▲ **图61-2**　低体温诊断流程图。

▶ **治疗**

被动复温足以治疗轻度低体温(35～32 ℃)。这项技术是用患者内在的产热机制保持正常核心体温。为保证复温成功，患者需有完整的寒战反应及足够的能量储备。脱去湿衣服，用温毯包裹患者。被动复温速度为核心体温每小时升高< 1 ℃。

大多数中度低体温(32～30 ℃)患者需主动外部复温。包括静脉输入42 ℃液体，补充温度达到46 ℃加湿的氧气，用加压空气复温毯(如Bair Hugger)。总之，这些方法复温速度为核心体温每小时升高约3.5 ℃。这些方法也足以用于治疗重度低体温(<30 ℃)，不会出现心脏不稳定的情况。有心肌不稳定和(或)心搏骤停的患者需主动核心复温。可行的方法包括温暖的等渗盐水(40 ℃)灌胃(有胃管的情况下)、膀胱和结肠。经皮置入腹膜或胸膜导管后也可进行灌洗术。急诊开胸手术进行心脏按摩，用温盐水刺激纵隔是侵入性治疗，但可成功治疗重度低体温的长时间心搏骤停。如可能，进行心肺旁路体外循环复温是最快速复温重度性低体温的方法。

室颤及核心体温<30 ℃者通常不能除颤。如果初始除颤未成功，则开始心肺复苏，在再次除颤前主动复温至30 ℃以上。标准高级心脏支持药物(如阿托品、利多卡因、胺碘酮)治疗低体温诱发的心律失常时一般无效。记住，只有当首次复

温至 32 ℃,而生命体征仍无恢复,才能宣布临床死亡。

处置

▶ **住院**

大多数中、重度低体温患者需住院接受主动复温治疗。如无明确的环境暴露史,应持续检查发现低体温病因。所有心脏不稳定的住院患者及进行主动核心复温的患者都应住重症监护室。

▶ **出院**

轻、中度低体温无严重并发症,被动复温成功者可安全出院,需保证他们的去向环境温暖。预防再次出现寒冷暴露。咨询社会工作者,为依从性差的患者安排住所。如不能解决问题,则允许住院治疗。

推荐阅读

[1] Bessen HA. Hypothermia. In: Tintinalli JE, Stapczynski JS, Ma OJ, Cline DM, Cydulka RK, Meckler GD. *Tintinalli's Emergency Medicine: A Comprehensive Study Guide*. 7th ed. New York: McGraw-Hill, 2011, pp. 1231-1234.

[2] Jurkovich GJ. Environment cold-induced injury. *Surg Clin North Am*. 2007;87: 247-267.

[3] Ulrich AS, Rathlev NK. Hypothermia and localized cold injuries. *Emerg Med Clin North Am*. 2004;22: 281-298.

[4] Vanden Hoek TL, Morrison LJ, Shuster M, Donnino M, Sinz E. Lavonas EJ, Jeejeebhoy FM, Gabrielli. Part 12. Cardiac arrest in special situations: 2010 American Heart Association guidelines for cardiopulmonary resuscitation and emergency cardiovascular care. *Circulation*. 2010;122: S829-S861.

[5] Wira CR, Becker JU, Martin G, Donnino MW. Anti-arrhythmic and vasopressor medications for the treatment of ventricular fibrillation in severe hypothermia: a systematic review of the literature. *Resuscitation*. 2008;78: 21-29.

寒冷导致的组织损伤
Cold-Induced Tissue Injuries

Christine R. Stehman，MD

要点
- 治疗寒冷导致的组织损伤前，先处理低体温、脱水和其他危及生命的因素。
- 如果有怀疑，按照冻伤治疗所有寒冷导致的组织损伤。
- 用温水浴（40～42℃）快速复温冻伤的四肢，在干燥的环境中慢慢地复温非冻结性损伤。
- 如果不能确保患者有温暖、干燥的地方可去，就不要让寒冷导致的组织损伤患者出院。

引言

随着流浪者及寒冷季节的户外运动增多（如滑雪和爬山），在过去的 20 年中，曾在军事医学领域流行的寒冷导致的组织损伤在人群中发病率显著升高。寒冷导致的组织损伤一般分为 2 种类型：非冻结性冷伤（nonfreezing cold injury，NFCI）和冻伤。NFCI 包括冻结伤、冻疮，以及浸渍足/战壕足。2 种类型的损伤中，冻伤更有破坏性，需要更积极的治疗。也就是说，浸渍足也可以进展至明显的功能障碍，需要迅速识别和干预。

尽管老年人和儿童出现寒冷导致的组织损伤风险更高，这些人群中冻伤并不常见。实际上，30～49 岁的成人是最可能发生冻伤的群体。在所有关于冻伤的报道中，手足冻伤占 90% 以上，而几乎所有的 NFCI 都累及双足。其他容易发生寒冷导致损伤的区域包括面部（例如，鼻子、双耳）、臀部和会阴，以及阴茎。

寒冷导致的组织损伤有 3 种危险因素。行为危险因素包括无家可归、衣物或住所不能保暖、酒精或药物成瘾/中毒，以及精神疾病。生理危险因素包括合并的损伤末梢循环的并发症（如糖尿病、血管炎）、使用收缩血管的药物，以及外部因素（如暴露于高海拔地区）。最后一类是机械性因素，是最容易纠正的。常见的例子包括衣物或饰品过紧、长时间接触热传导物质，以及制动。

3 种类型的 NFCI 中，冻结伤是最轻微的。其典型的表现是肢体末端长时间暴露于寒冷但是在不冻结的温度时出现冻伤。表面组织可见冰晶形成以及血管极度收缩，患者常常主诉在复温过程中有钝性搏动性疼痛。实际上没有明显的冻伤前兆及组织破坏。

冻疮是皮肤反复间断暴露于非冻结但湿冷的环境中造成的炎症性皮肤损伤。虽然冻疮可以侵犯身体的任何部位，但最常累及的是面部、手背和足背，以及胫骨前的组织。血管炎症和组织基底缺氧可继发持续性的组织损伤。最常见于女性、儿童和有潜在血管炎的患者中。

长时间接触寒冷潮湿或温暖潮湿的环境后可能出现浸渍足，温暖潮湿的环境可能造成更严重的组织损伤。长时间暴露于潮湿环境中引发组织水肿和炎症，而长期暴露于寒冷环境中直接导致组织损伤。随之而来的就是血管收缩、血管内栓塞，以及神经元损伤造成全层组织缺损。浸渍足最常见于无家可归的人群。

冻伤包括组织冻结,可以造成明显的组织缺损以及长期的功能不全。细胞外空间冰晶形成可以引起细胞内脱水、酶功能障碍,以及细胞死亡。严重的血管收缩以及血管腔内血栓造成的微血管阻塞进一步加重了组织缺损。循环组织炎性标志物反复加重组织损伤的程度,影响复温组织再灌注。

临床表现

▶ 病史

充分采集病史的同时及时将患者移出寒冷的环境。询问既往病史或心理疾病史、用药史和饮酒史,以及住宿情况。记录是否有外伤史。明确寒冷暴露的时间和既往冻伤病史或组织损伤的冻融模式。通过症状回顾可发现当前敏感性的改变,有麻木或烧灼痛的表现。

冻结伤一般表现为耳朵、鼻子、手指和脚趾的麻木、疼痛、苍白和感觉异常。冻疮的患者通常主诉红肿和剧烈瘙痒或烧灼感。浸渍足常常伴有明显的疼痛和肿胀,偶有麻木和(或)行走困难。冻伤的患者一般主诉受累部位感觉缺失。

▶ 体格检查

去除所有的衣物,进行全身检查,着重检查面部、双手、下肢和双足,以及臀部和会阴部。冻结伤的患者可能出现受累部位皮肤苍白,但是体格检查正常也不能除外损伤可能。冻疮常常表现为红肿,偶有水疱、大疱,甚至是溃疡。特征性损伤部位颜色改变为紫色或蓝色,通常在暴露后12~24小时出现。浸渍足可能表现为肿胀和红斑。常有组织崩落,并可能伴有恶臭。冻伤典型表现为斑驳的或者紫罗兰色的组织,可能呈蜡样。尽管冻伤和烧伤一样,可分为浅表和深度组织损伤,但常需组织复温成功后才能判定。继发的水疱形成常见。早期清亮液体的大水疱形成提示预后要好过于延迟形成的较小的出血性大疱(图62-1、图62-2)。初始体格检查时不明显,随后出现的明显的组织坏死可使深部组织冻结病情复杂化。

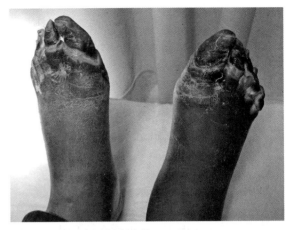

▲ **图 62-1** 脚趾深度冻伤。

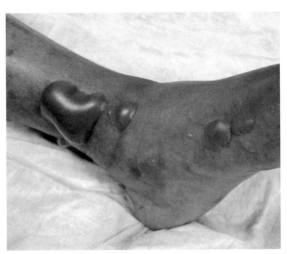

▲ **图 62-2** 浅表冻伤。注意有组织水肿和清亮的水疱。

诊断方法

对寒冷诱发的组织损伤进行初始评估时,任何诊断方法作用都是有限的。也就是说,应根据并发的疾病或者外伤性创伤来完善X线和实验室检查。核素骨扫描和磁共振影像学检查可能对长期治疗的预后有帮助。

医疗决策

对所有暴露于冰冻或接近冰冻温度的患者进行寒冷诱导组织损伤的鉴别诊断。在处理损伤前评估和治疗任何可能危及生命的疾病。所有暴露于寒冷环境的患者都应测定身体的核心温度以除外低体温。检查和处理所有合并的外伤或脱水。区分冻伤和非冻结伤，因为两者治疗不同。如果两者无法区分，常常误诊为冻伤并给予治疗。如果冻伤区域充分复温后肿胀不能缓解且没有脉搏，要考虑筋膜室综合征的可能。

请记住，其他损伤和疾病都可以模拟和造成寒冷导致的组织损伤。例如，冻结伤复温后出现红斑，浸渍足表现可以类似蜂窝织炎和深部组织感染。周围血管疾病和血管炎不仅表现类似冻伤和冻疮，也可因微循环损伤增加了冻伤和冻疮的可能性。最终，冻伤的颜色改变和水疱形成可能和淤滞性皮炎以及自身免疫性大疱形成性疾病相混淆（图62-3）。

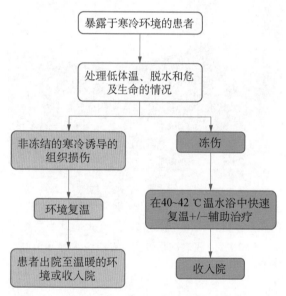

▲ 图62-3 寒冷诱导的组织损伤诊断流程图。

治疗

应该去除所有的衣物，并把患者包裹在温暖的毯子中。潮湿的衣物会在治疗中使患者持续降温。脱水是常见的并发症，需要积极通过静脉内（IV）输入晶体液进行容量复苏，减轻血液高黏度。身体的任何部位遭受寒冷导致的组织损伤都需要复温，根据损伤的持续形式来确定适当的治疗方式。

冻结伤常常在室温采取干燥的复温方法后就可以自发缓解，无须进一步干预。皮肤冻疮的复温在室温进行。然后清洗、干燥，以及用柔软无

菌绷带包裹。按需给予止痛治疗，抬高患肢以预防过度水肿，因为这容易诱发感染。患者病情复发时，给予口服硝苯地平（30～60 mg/d），可能使患者获益，在某些患者群体中局部和全身使用激素治疗效果不错。

浸渍足需要更细致的护理。受累组织在室温下进行复温，并允许风干。限制患者行动，卧床休息，在复温过程中抬高受累肢体。某些患者给予口服非甾体抗炎药可以充分止痛，而其他人可能需要静脉给予鸦片类镇痛药。早期使用三环抗抑郁药可能控制将来出现慢性神经性疼痛。严重的浸渍足可能和冻伤混淆，应该按照冻伤治疗直到确诊。最后，所有NFCI的患者需要给予明确的指导以避免出现再次暴露和损伤的可能。

需要更积极的治疗来控制冻伤引起的组织损伤。在40～42 ℃循环温水浴中加入少量的抗菌药物（例如，聚维酮碘或氯己定）复温所有受累组织。不要使用高于42 ℃的水温复温，避免叠加热损伤。如果有任何再冻结的可能时，不要在院前进行复温，因为这可能会加重组织损伤。

对大多数患者来说，复温时间为15～60分钟。可通过受累组织指导治疗时间。复温适当的组织会出现红斑，柔韧性增强。鼓励活动受累肢体，增加组织循环。复温过程非常疼痛，需频繁给予阿片类药物。也可用多种辅助疗法，但目前缺乏支持证据（表62-1）。

表62-1 冻伤的辅助治疗方法
清除水疱
完整保留血疱
受累组织每隔6小时涂抹芦荟乳膏
用柔软、干燥的绷带包扎受累部位
抬高并用夹板固定患肢
预防破伤风
给予NSAID（布洛芬400 mg，每8小时1次）
口服或静脉给予青霉素，每6小时1次，持续48～72小时
住院，每天进行40 ℃水温水疗
严格限制吸烟

通常需数周才能诊断组织损伤。也就是说，早期确定组织损伤确实可预测良好或较差的预后。提示预后良好的表现包括快速恢复至正常皮肤温度、感觉，出现较大而清亮的水疱。持续组织紫绀、皮肤无感觉及延迟形成的较小的血疱提示预后不良。

处置

▶ 住院

所有 24～48 小时以内的急性冻伤患者都需住院，因为早期可能没有完全组织损伤的证据。病情严重患者应运送至指定烧伤中心，以便对严重组织坏死的患者进行必要的清创术。可能 NFCI 的高风险患者（儿童、老年人和无家可归者）及大多数有严重浸渍足的患者都应住院控制病情进展。

▶ 出院

如确定冻结伤、冻疮和轻度浸渍足的患者有足够保暖的抗寒衣物，能够被移入温暖、干燥的环境中，那么大多数这样的患者可安全出院。对所有出院患者进行适当的创伤护理指导，预防进一步损伤。确保出院患者无痛，如有必要可就近安排外科随访。

▼ 推荐阅读

[1] Ikäheimo TM, Junila J, Hirvonen J, Hassi J. Frostbite and other localized cold injuries. In: Tintinalli JE, Stapczynski JS, Cline DM, Ma OJ, Cydulka RK, Meckler GD, eds. *Tintinalli's Emergency Medicine: A Comprehensive Study Guide*. 7th ed. New York: McGraw-Hill, 2011.

[2] Imray C, Grieve A, Shillon S, Caudwell Xtreme Everest Research Group. Cold damage to the extremities: Frostbite and nonfreezing cold injuries. *Postgrad Med J*. 2009;85: 481-488.

[3] Hallam MJ, Cubison T, Dheansa B, Imray C. Managing frostbite. *BMJ*. 2010;341: 1151.

[4] Ulrich AS, Rathlev NK. Hypothermia and localized cold injuries. *Emerg Med Clin North Am*. 2004;22: 281.

63 热相关疾病
Heat-Related Illness

Natalie Radford，MD

要点

- 体温过高常常要考虑继发原因。诊断应该除外热衰竭和中暑。
- 在急诊室中给老年患者补液时,不要过量给液。记住他们的液体和电解质丢失经历的天数,在急诊室中他们不需要补充足液体量和电解质。
- 一旦发现有其他危及生命的疾病及有气道、呼吸和循环问题,尽可能快地给体温过度升高的患者降温治疗。延误治疗会增加发病率和死亡率。

引言

热衰竭和中暑是疾病不同的严重程度。当机体不能充分散热时,出现了热衰竭,造成体温过高。中暑是整个体温调节功能障碍的结果。典型的热损伤出现在老年人或患者,伴有长时间暴露于高温环境的病史。不需要有身体过劳。高温和高湿度超越了身体正常降温机制的调节限度。劳累型热损伤出现于患者个人在高温度和高湿度的环境中身体劳累过度的情况。外界环境的温度加上体内产生的热量太多,不能被身体正常的降温机制调节,造成体温过高。

美国每年约有 400 人死于热相关的疾病。极端的高温天气对这个数字影响很大。1995 年美国中西部的热浪只在芝加哥就造成了 465 人死亡。中暑的患者死亡率在 10%～70%,受患者对环境温度和疾病状况身体调节能力的影响。

身体的正常核心温度保持在 36 ℃(96.8 ℉)～38 ℃(100.4 ℉)。在体温过高时,和发热相反,体温上升时没有下丘脑体温中枢的重新设置。身体对热压力的反应主要是通过 3 个机制来降低体温的:增加出汗量、减少体内产热和从热环境中脱离。任何阻碍这些反应的因素都可以导致热衰竭和中暑。

汗液的蒸发是主要机制,可使身体散热。蒸发机制可被环境和身体因素共同损伤。湿度高时,热指数升高,阻碍了身体蒸发汗液和降温的能力。老年人、婴儿和那些慢性病患者对热的调节能力降低。某些药物包括抗精神病药、抗胆碱能药物、β受体阻断剂和利尿药,也干扰了汗液的蒸发和降温。酗酒者、那些行动受限者,以及一些有慢性病的患者,包括肥胖、心功能差以及硬皮病的患者,其散热能力也是下降的。

热辐射、热传导和热对流使得身体可以散热,但是只限于环境温度比体温低的时候。应用这些机制可以帮助体温过高的患者降温。

临床表现

有热衰竭的患者,身体的核心温度常常是正常的,但是也可升高到 40 ℃(104 ℉)。患者主诉的症状和体征不典型,包括无力、头晕、乏力、恶心、呕吐、头痛、肌痛、心动过速、呼吸急促、低血压和出汗。根据定义,神志状态是正常的。中暑的患者有神志状态改变(altered mental status,

AMS)者,可以从轻度的意识模糊到昏迷。身体的温度高于 40 ℃(104 ℉)时,可能出汗也可能无汗。患者的神经症状和体征可能表现很广,包括共济失调、抽搐和偏瘫。严重的病例可能出现多脏器功能衰竭,包括肝脏、肾脏和心脏受损。

▶ **病史**

病史中需要重视的因素包括对热暴露环境的详细描述。患者是否夏天在无空调的房间内居住数天,或患者是否在热指数很高时在户外工作。既往史应该包括询问可能增加热病风险的疾病史,以及可能妨碍身体散热的用药。

▶ **体格检查**

体格检查应该包括去除阻碍散热的患者衣物,让患者完全暴露,以及评估有无身体损伤。

诊断方法

▶ **实验室检查**

应该完善生化全套(CMP)检查来评估血清电解质。可能出现低钠或高钠血症,以及高钾血症。CMP 可能显示有肾前性的氮质血症,提示肾功能受损。应该检查肌酐磷酸激酶来除外横纹肌溶解。如果出现终末器官损伤,中暑的患者可能有肝酶升高(峰值在 24～72 小时出现)、弥散性血管内凝血障碍(DIC;血小板减少症、纤维蛋白原减低、纤维蛋白裂解产物增加、D-二聚体升高),以及凝血障碍(凝血酶原时间/部分凝血活酶时间延长)。

▶ **影像学检查**

有神志改变的患者,应该完善头部计算机断层扫描(CT)。在中暑患者中,CT 是正常的。所有热衰竭和中暑的患者都要完善心电图检查,来评估有无心肌缺血和电解质紊乱的征象。

医疗决策

当患者有潜在热相关疾病的可能时,首先要检查的是气道、呼吸和循环(ABCs),以及包括体温的基本生命体征(图 63-1)。排除其他引起症状的病因也很重要。鉴别诊断包括脑膜炎、脓毒症、甲状腺危象、药物中毒(五氯苯酚、安非他命、可卡因)、脑出血,以及癫痫持续状态。所有服用

抗精神病药物的患者,都要考虑神经阻滞性恶性综合征和 5-羟色胺综合征的可能。恶性高热,尽管通常出现在使用吸入性麻醉或使用琥珀酰胆碱时,在患者既往有病史或者家族史时,如果出现症状,也要考虑恶性高热可能。在易感人群中,剧烈运动可能诱发疾病。

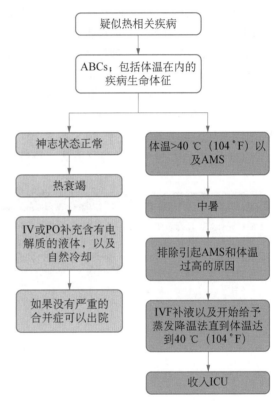

▲ **图 63-1** 热相关疾病诊断流程图。ABCs,气道、呼吸和循环;AMS,神志状态改变;ICU,重症监护室;IV,静脉内;IVF,静脉内液体;PO,口服。

治疗

一旦除外其他诊断,如果患者神志正常,则假设热衰竭诊断。通过口服或静脉(IV)补液都是可以的。如果症状轻微,考虑给予口服的含有电解质的液体来补充体液。如果怀疑有潜在并发症可能时,应该给予 IV 补液和完善实验室检查。治疗时让患者自然冷却,去除厚重的衣物,以及让患者休息。

排除其他的诊断后,根据患者疑似有热相关病,伴有体温升高(>40 ℃ 或 104 ℉)以及神志改

变,可以确诊中暑。立刻给予 IV 补液和补充电解质治疗。开始时给予 250～500 ml 生理盐水,根据化验结果补充电解质。要小心,对于老年患者或有心脏疾病的患者不要过量给液。

一旦明确有危及生命的情况以及 ABCs 有保证,要立刻开始蒸发降温。使患者完全暴露并用温水喷雾,同时用电扇向患者吹风。特制的喷雾风扇非常有效,但是在很多地方没有。一个喷雾瓶和箱式风扇对于降低患者体温很有帮助。必须频繁监测患者的核心温度。理想情况是能够持续评估体温或每 10 分钟记录直肠温度。患者在降温过程中可能有寒战,这可能适得其反地产生热量。给予低剂量苯二氮䓬类药物(劳拉西泮 1 mg IV)治疗寒战。当患者体温达到 40 ℃或者 104 °F 时,应该停止所有积极的冷却降温方式。持续降温可能导致体温过低。寻找有无中暑的并发症,如心肌缺血、肝脏和肾脏衰竭、DIC 和内分泌紊乱。影响发病率和死亡率的首要因素是潜在的合并症的严重程度,而不是核心体温的绝对高值。

处置

▶ 住院

如果患者有任何严重的合并症或疾病,可能需要收入院。中暑患者应该收入重症监护室进一步监测体温和神志状况。

▶ 出院

热衰竭的患者如果症状缓解,基本生命体征稳定,并且化验检查没有严重异常,可考虑出院。

推荐阅读

[1] Howe AS, Boden BP. Heat-related illness in athletes. *Am J Sports Med*. 2007;35: 1384.

[2] Smith JE. Cooling methods used in the treatment of exertional heat illness. *Br J Sports Med*. 2005;39: 503.

[3] Waters TE, Al-Salamah MA. Heat emergencies. In: Tintinalli JE, Stapczynski JS, Ma OJ, Cline DM, Cydulka RK, Meckler GD. *Tintinalli's Emergency Medicine: A Comprehensive Study Guide*. 7th ed. New York: McGraw-Hill, 2011, pp. 1339-1344.

溺水事件
Drowning Incidents

Corey R. Heitz, MD

64

要点

- 溺水指淹没/浸没液体中出现呼吸障碍的过程。
- 基本医疗措施或创伤性人身伤害都会引起溺水。
- 支持治疗和稳定治疗是主要的治疗方法。
- 溺水患者就诊 6 小时无症状可从急诊室出院回家。

引言

术语"溺水事件"包括多种临床事件。2005年世界卫生组织建议摒弃术语"接近溺水",使用"溺水事件"描述转归(死亡、发病率、无发病率)。溺水本身定义为"淹没/浸没液体中出现呼吸障碍的过程"。

非死亡事件比死亡事件更常见。2009 年报道非死亡溺水事件 6 519 起,而死亡溺水事件 4 211 起。据估计,每 13 起溺水事件中有 1 例死亡,低于实际情况。儿童溺亡占溺亡事件的大多数,高峰年龄为 1~4 岁,具有季节差异。淡水溺水比海水溺水常见。浴缸和泳池也是最常见的溺水地点。会游泳的人溺亡占 35%。

临床表现

根据淹没/浸没的时间以及患者如何被发现,溺水相关损伤的表现大有不同。通常发现儿童面朝下溺水于浅水区域(浴缸、5 加仑水桶、马桶)。患者通常摔倒或跳入水中,目击者可即刻发现,或发现他们漂浮在水面,或沉入湖底及泳池底部长时间未被发现。

症状也具有多样性。患者可无症状,或出现严重症状。淹没/浸没的临床表现通常主要为低氧血症、呼吸急促或呼吸音异常。根据季节不同,患者可出现低体温。在严重情况下可发生心律失常和精神状态改变。最主要的溺水表现是误吸。"干型溺水"(喉痉挛引起低氧血症而无误吸)被认为是非常少见的、难以解释的生理现象。

病史

应像评估大部分创伤患者一样评估溺水患者,注意气道、呼吸和循环功能(ABCs),快速询问 AMPLE 病史。应遵循以下问题询问溺水患者:

- 围绕溺水事件(怎样被从水中救起,是否有外伤)。
- 水和环境温度?
- 在水内的时间,在水下的时间?
- 从水中救起时的状态(呼吸,精神状态,心血管,皮肤颜色)。
- 需要即刻治疗吗?
- 当前症状?

考虑到潜在自杀也很重要;患者的治疗情况将决定进行自杀评估的急迫性。

体格检查

根据患者的稳定性安排体格检查。按需初步评估和治疗不稳定的患者,如外伤,之后进行全面的再次评估。对稳定患者进行从头到脚的体格检查。检查重点包括外伤体征,特别是头部和颈部,听诊肺部呼吸音评估水或呕吐物误吸,检查皮肤颜色(发绀)、核心体温(直肠)和神经系统。

诊断方法

▶ 实验室检查

无特异性实验室检查广泛推荐用于溺水患者。如检查者感觉发生严重的误吸,或患者情况不稳定,用实验室检查确定损伤的严重性,包括血细胞计数、电解质和血气。静脉血气可评估 pH。如误吸入大量水,可发生电解质改变。动物实验表明,误吸入低渗水 11 ml/kg 可见血红蛋白、血容量及电解质变化。大多数溺水者误吸少于 4 ml/kg。在大多数患者中,低氧血症和代谢性酸中毒可致死、致残。

其他实验室检查适用于特定患者。评估血液酒精浓度、药物摄入及溺水患者的患病情况(心肌梗死、晕厥、卒中)。

▶ 影像学检查

可疑严重误吸的患者应进行胸部 X 线检查。最常见的表现是吸入性肺炎(图 64-1)。如患者跳入水中,应进行头和颈椎影像学检查。其他在体格检查时发现的或根据询问病史怀疑的创伤也应进行影像学检查和适当评估。

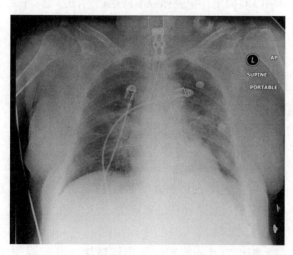

▲ 图 64-1　吸入性肺炎(引自 Heitz CR. "Drowning Incidents." CDEM Curriculum, 2009. Available at: http://www.cdemcurriculum.org/index.php/ssm/-ssm/enviro/drowning.php)。

临床决策

溺水后首先应进行稳定性检查。如患者情况稳定,应详细询问溺水事件,进行全面的体格检查。评估重点是以下 2 点:

- 确定类型和进一步损伤(误吸、暴露、创伤)。
- 确定是否为原发或继发的溺水事件。

继发溺水事件指疾病状态、药物或酒精摄入,或之前的创伤引起的溺水事件。如船夫大量饮酒后跌入水中,跳水运动员头部撞击泳池底部导致长时间在水中淹没。图 64-2 描绘了溺水患者治疗流程图。

治疗

初始稳定和支持治疗是在急诊(ED)治疗溺水患者的基石。首先进行气道保护,治疗低氧血症和低体温,紧急治疗外伤或医疗急症。包括气管插管、高流量给氧、主动复温和容量复苏。误吸大量液体需要正压通气复原塌陷的肺泡。大量误吸者气管插管后可考虑吸引治疗。按高级心脏生命支持治疗流程建议治疗心律失常。

预防性抗生素或激素治疗是既往曾建议使用、目前不推荐使用的方法。另外,除非溺水并发减压病,否则也不应用高压氧治疗。

处置

患者的状态大大决定了处置策略。预后不良的因素包括:

- 浸没事件>10 分钟。
- 开始基础生命支持治疗前,患者无呼吸/脉搏>10 分钟。
- 无脉>25 分钟。
- 初始体温<33 ℃(92 ℉)。
- 初始 Glasgow 评分<5 分。
- 需要在 ED 进行心肺复苏。
- 浸没水温<10 ℃(50 ℉)。
- 初始动脉血气 pH<7.1。

▶ 住院

有症状的患者需住院。气管插管、持续精神状态改变、低体温或需要高流量供氧的患者需住

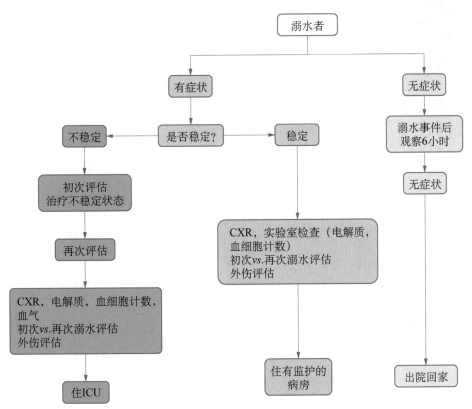

▲ 图 64-2　溺水事件诊断流程图。CXR,胸部 X 线;ICU,重症监护病房。

重症监护室。心脏监护适用于有氧需求或胸片改变的患者。

▶ **出院**

　　患者就诊时无症状,持续观察至少 6 小时仍无症状者,可安全出院回家。叮嘱出院患者,如出现严重呼吸困难、发热或精神状态改变,返回医院治疗。

推荐阅读

[1] Causey, AL, Nichter, MA. Drowning. In: Tintinalli JE, Stapczynski JS, Ma OJ, Cline DM, Cydulka RK, Meckler GD. *Tintinalli's Emergency Medicine: A Comprehensive Study Guide*. 7th ed. New York: McGraw-Hill, 2011, pp. 1371-1374.

[2] Causey AL, Tilelli JA, Swanson ME. Predicting discharge in uncomplicated near-drowning. *Am J Emerg Med*. 2000; 18: 9.

[3] Layon AJ, Modell JH. Drowning: Update 2009. *Anesthesiology*. 2009;110: 1390.

[4] Papa L, Hoelle R, Idris A. Systematic review of definitions for drowning incidents. *Resuscitation*. 2005;65: 255.

[5] Salomez F, Vincent JL. Drowning: a review of epidemiology, pathophysiology, treatment and prevention. *Resuscitation*. 2004;63: 261.

[6] van Beeck EF, Branche CM, Szpilman D, Modell JH, Bierens JJ. A new definition of drowning: towards documentation and prevention of a global public health problem. *Bull World Health Organ*. 2005;83: 853.

65 咬螫伤
Envenomation

Patrick M. Lank, MD

要点

- 除解毒治疗之外,基于症状的积极支持性治疗对于所有虫螫伤都非常重要。
- 尽管患者可能与接触外来有毒动物有关,但了解当地的有毒物质也能提供帮助。
- 北美地区的有毒叮咬大多有因可循。
- 发生咬螫伤时,应联系当地疾控中心协助诊断和管理。

引言

2010 年,有超过 60 000 个与咬螫伤相关的咨询电话打给美国毒物中心。虽然在北美有许多有毒动物,但大多数咨询是关于昆虫(包括蜜蜂、黄蜂、大黄蜂和蚂蚁)、蛛类(蜘蛛和蝎子)和蛇。美国国家毒物中心数据系统年度报告显示,2010 年共 5 人死于咬螫伤,大约给予 2 500 人抗蛇毒血清治疗。

临床数据显示各种毒液暴露程度差别很大,基于多种因素,包括动物种类、毒液数量和对患者的基础基线治疗。咬螫伤患者可能出现从局部到全身不等的症状,或一般无特异性的症状(如呕吐、头痛、血压升高),或特异毒性反应(如麻痹或凝血病)。本专题内容将重点介绍 2 种北美地区临床上最常见的虫螫伤:蛇和蜘蛛。

▶ 蛇

北美地区的毒蛇主要分为两大类:眼镜蛇科和蝰蛇科(响尾蛇亚科)。北美地区大多数蛇咬伤由响尾蛇亚科引起,包括响尾蛇、铜斑蛇和水蝮蛇。眼镜蛇科引起的蛇咬伤仅占不到 5%,包括银环蛇。外来蛇咬伤也会发生,但比例很小,且一

般人工饲养。

北美地区本地毒蛇一般不捕食人类,大多为咬伤——故意为之或偶然发生。大多数咬伤部位为四肢,但特殊情况下咬伤部位也会在面、颈或舌头。绝大多数毒蛇咬伤患者为年轻男性,与酒精有关。同时,儿童也是高风险人群。

有一些特征能帮助识别北美地区响尾蛇亚科。这些蛇瞳孔是垂直的窄缝,牙尖长且头呈三角形。这种亚科又称为"蝮蛇",因为它们的头部位于鼻孔后面,眼睛前方都有感热颊窝(图65-1)。毒液含有导致局部组织损伤和影响血液学的化合物。

北美地区的眼镜蛇主要为珊瑚蛇,大多生存在美国东南部(特别是佛罗里达和得克萨斯),其具有特征性的颜色可以同相似的无毒猩红蛇王或乳蛇区别开(图 65-2)。珊瑚蛇的毒液有神经毒性,据说是北美毒性最强的蛇。然而,珊瑚蛇的咬伤病历在临床上并不多见,它们多生存于遥远的无人区,通常会逃跑而不是咬人。与响尾蛇不同的是,珊瑚蛇的牙短,且不易穿透厚衣物和鞋子,通常咬后"咀嚼",注入毒液。这加大了提供临床上提取毒液的困难,也使得临床上难以评估具

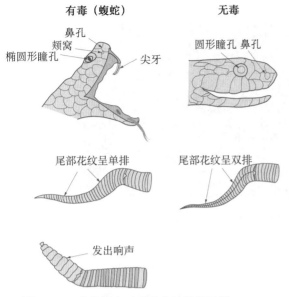

有毒（蝮蛇）　　　无毒

鼻孔
颊窝
椭圆形瞳孔　尖牙
圆形瞳孔 鼻孔

尾部花纹呈单排　尾部花纹呈双排

发出响声

▲ 图65-1　毒蝮蛇和无毒北美蛇类的区别。

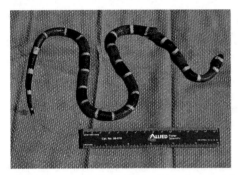

▲ 图65-2　北美珊瑚蛇（引自 Knoop KJ, Stack LB, Storrow AB, et al. *The Atlas of Emergency Medicine*. 3rd ed. New York: McGraw-Hill Medical, 2009. Figure 16.30. 照片由 Steven Holt, MD 提供）。

有潜在咬伤的患者，因为在具有某种毒液的患者中可能没有咬伤，但患者生命具有潜在威胁。

▶ 蜘蛛

北美地区的蜘蛛可导致重大疾病，主要分为两大类：黑寡妇蜘蛛（寇蛛）与褐色蜘蛛（隐士蛛）。蜘蛛叮咬的发生很难评估，蜘蛛咬伤史通常不可靠，许多医师和患者会认为是皮疹、脓肿或蜂窝织炎，因为发现蜘蛛咬伤时通常见不到蜘蛛。另外，除了雌性黑寡妇蜘蛛之外，大多数人难以将与疾病相关的蜘蛛与普遍无害的蜘蛛区分开。据说褐色蜘蛛和黑寡妇蜘蛛的叮咬在极端情况下

可致命，并且会无原因地导致死亡和疼痛。

在美国有5种黑寡妇蜘蛛，中等大小，黑色，腹部有特异性标志。雌性寇蛛腹部有红色沙漏状斑迹，比雄性大且牙尖，其叮咬易引发疾病（图65-3），且为神经毒性。

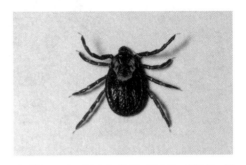

▲ 图65-3　黑寡妇蜘蛛，黑寡妇球腹蛛，都有特征性的腹侧红沙漏（引自 Knoop KJ, Stack LB, Storrow AB, et al. *The Atlas of Emergency Medicine*. 3rd ed. New York: McGraw-Hill Medical, 2009: 505. 照片由 Lawrence B. Stack, MD 提供）。

美国主要有2种隐士蛛：褐色隐士和沙漠隐士。褐色隐士主要生存在美国南部和中西部地区，沙漠隐士主要生存在西南部地区。北美隐士蛛颜色介于棕色和灰色之间，背部有深色斑纹，似提琴，所以又名提琴蜘蛛（图65-4）。隐士蛛毒液复杂，通常认为含有类似于磷脂酶D和透明质酸酶的促炎和坏死诱导物质。

临床表现

▶ 蛇

响尾蛇叮咬引发的疾病严重性取决于多种原因，包括毒液量、毒液效力和中毒部位（解剖部位和深度），以及患者自身特点。有20%～25%的咬伤无毒液渗入，称"干咬"。根据疾病的严重程度，可有多种分级系统，尽管这些在临床中实践较少。临床上，这些疾病通常分为三大类：局部/组织、血液和系统的影响。局部组织损伤可以从轻微肿胀和疼痛到严重水肿、水疱、淤斑和坏死。对血液的影响可以从中度到重度，包括血小板减少、高凝（凝血酶原时间和部分凝血酶原时间）及纤维蛋白原降解。即使实验室检测为凝血异常，

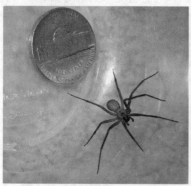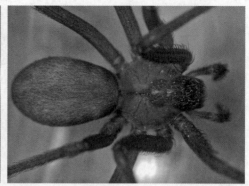

▲ **图 65 - 4**　褐色隐士蜘蛛,褐隐毒蛛,背部有深色似提琴斑纹(照片由 R. Jason Thurman, MD 提供。引自 Zafren K, Thurman RJ, Jones ID. Chapter 16. Environmental conditions. In: Knoop KJ, Stack LB, Storrow AB, Thurman RJ, eds. *The Atlas of Emergency Medicine*. 3rd ed. New York: McGraw-Hill, 2010)。

大多数患者还没有发展到临床大出血。系统影响无特异性,包括腹痛、呕吐、出汗、心动过速和低血压,也可能伴随恐惧、焦虑、疼痛或中毒。

　　与响尾蛇咬伤引发的疾病不同,眼镜蛇咬伤最初症状极少,北美眼镜蛇典型的神经系统症状会推迟数小时,有报道称患者在发生呼吸衰竭前长达 13 小时无症状。很难确定谁接触过眼镜蛇并会有症状,据估计,大约有 60% 珊瑚蛇咬伤患者没有症状,另外有 15% 的患者没有被珊瑚蛇咬伤的痕迹,只有 40% 的患者发生局部肿胀。

▶蜘蛛

　　黑寡妇蜘蛛咬伤的临床表现称为蜘蛛中毒,此综合征特点为疼痛。疼痛定位准确,可能有放射痛,且为渐进性,叮咬后 1 小时开始疼痛。典型疼痛被描述为严重肌肉抽筋和四肢痛,北美黑寡妇蜘蛛叮咬还可引起腹痛。此外,还可能有出汗、恶心、呕吐、不安、肌束颤动、对死亡产生恐惧(僵化),少数发生异常勃起。黑寡妇蜘蛛叮咬特殊症状称"面部毒性症状",面部疼痛,表情异常,还会引起结膜炎、眼睑炎、大汗和牙关紧闭。

　　"蜘蛛中毒"是用来描述隐士蜘蛛咬伤的术语,可以分为皮肤、内脏或系统中毒。在北美地区,隐士蜘蛛咬伤后皮肤病变最常见。咬伤部位起初没有疼痛,仅在咬伤后 2～8 小时出现明显出血或溃疡。通常发生在叮咬 7 天后,结痂形成时,随着周围组织产生红斑或发生硬化形成溃疡或坏

死,这种伤口愈合需要数周到数月。系统中毒发生在叮咬后 1～3 天,主要表现为溶血性贫血。临床上,患者可能出现不典型体征,如发热、皮疹、无力、关节痛、恶心和呕吐。这种自身免疫性溶血性贫血可伴有血小板减少症和横纹肌溶解症,很少发展为肾衰竭和死亡。

病史

▶蛇

　　北美地区蛇咬伤通常有原因,尽管有时咬伤是无意的。大多数蛇咬伤发生在最温暖的季节,因为蛇需要冬眠。通常四肢发生咬伤频率高,因为四肢触碰到蛇的概率大。年轻男性是高危人群,因为已经证明蛇咬伤与使用酒精有关联。

▶蜘蛛

　　北美地区黑寡妇蜘蛛通常不具有侵略性,只有在它们的蛛网受到侵犯时才会进行攻击。蛛网通常在黑暗的环境中,如工具堆积处、鞋、袜子和其他衣物。北美地区的隐士蛛通常在家庭环境中攻击人,因为它们通常藏在家具、衣服和床单中,尤其是一段时间不使用的物品。大多数隐士蛛叮咬发生在夜间或清晨,叮咬部分主要为大腿、躯干或手臂近端。

体格检查

　　体格检查的重点区域是可能咬伤区域以及

筛查任何相关的真皮损伤,对咬伤区域进行触诊并标记大小,有助于鉴别局部组织损伤是否恶化。但正如之前所讨论的,局部咬伤检查非常局限,体检应重点进行详细的神经系统检查。

诊断方法

响尾蛇咬伤患者应进行全血分析(特别是血红蛋白和血小板计数)、凝血和纤维蛋白原检测。如果怀疑咬伤部位有异物存留,应做 X 线检查。

如果怀疑有神经系统中毒症状,要做全血分析和凝血检查,同时应做生化检查评估是否发生肾功能障碍。

医疗决策

蛇/蜘蛛的图片有助于确定诊断和进一步治疗。详细询问病史,进行局部、血液系统或全身体格检查发现与咬螫伤相关的临床表现。检查皮肤咬伤标志明确患者叙述的严重毒液螫入是否可靠,特别是蝰蛇咬伤的情况。联系当地中毒控制中心协助诊断和治疗(图 65-5)。

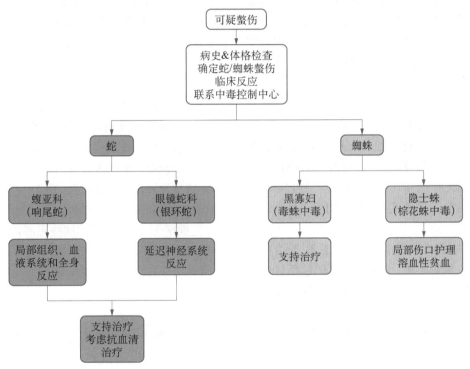

▲ 图 65-5 螫伤诊断流程图。

治疗

▶ 蛇

有多种针对响尾蛇咬伤的治疗方法。但是,这些治疗几乎无效,甚至对患者有害。这些有危害的治疗方法包括切除咬伤部位、去除咬伤部位毒液(经口或通过其他设备)、用止血带包扎咬伤肢体,或电击治疗受害者。相反,现场治疗仅应包括咬伤肢体制动、限制受害者运动、快速进行医疗转运和救助。

在 ED,对响尾蛇咬伤的进一步治疗包括肢体制动和抬高、止痛、全身症状的治疗,及评估破伤风免疫情况。治疗和处置决策应咨询中毒控制中心或当地中毒学家。

用多价抗响尾蛇抗毒血清治疗中到重度北美响尾蛇螫伤。螫伤的特征性表现为小面积肿胀、发红,或瘀斑,或这些表现的进展情况。另外,出现全身表现和血液系统异常时应即刻开始抗蛇毒血清治疗。250 ml 生理盐水加入 4～6 安瓿瓶抗血清,静脉输入,输注时间>1 小时。如起始剂量可控制初发症状,患者应住重症监护病房(ICU)进行观察并考虑进行维持剂量治疗。如起始剂量不能控制初发症状,应重复给药。

对响尾蛇螫伤患者,不建议常规预防性应用抗生素。另外,除非患者出现某些过敏反应,否则也不建议常规用激素。根据非甾体抗炎药(NSAID)血液系统的药理学作用,一些专家建议用阿片类药物止痛治疗。

由于严重的眼镜蛇咬伤表现良好,治疗过程比响尾蛇咬伤更保守。建议有蛇咬伤标志或皮肤刺穿的患者用眼镜蛇(马)抗血清治疗。但是,此种抗血清已停产,因此仅在特定地区提供。发生可疑眼镜蛇咬伤事件时,应即刻联系中毒控制中心确定对抗血清的需求及询问可能提供抗血清的地区。

▶ 蜘蛛

虽然针对黑寡妇蜘蛛咬伤有多种治疗方法,仍推荐积极症状支持治疗。研究表明,静脉钙剂和黑寡妇抗血清治疗是禁忌,与安慰剂相比无显著差异。因此建议像其他疼痛情况一样,NSAID、阿片类和(或)苯二氮䓬类药物适用于黑寡妇蜘蛛咬伤引起的疼痛。

研究发现多种特异性治疗方法用于治疗棕花蛛咬伤。最危险的、欠考虑的方法包括休克治疗、随机进行预防性手术切除和氨苯砜治疗。这些方法用于治疗隐士蛛螫伤同样无效,并可引起伤口恶化(休克疗法和手术切除)或不能估计的反应(如氨苯砜引起高铁血红蛋白症)。目前正在研究抗血清治疗,美国不能进行抗血清治疗。推荐的治疗方法包括积极伤口护理、系统性治疗和对棕花蛛咬伤引起的全身不良反应的治疗。

处置

▶ 住院

有症状的眼镜蛇螫伤患者出现呼吸衰竭症状需住 ICU。无症状的患者接受眼镜蛇抗血清治疗需观察有无神经系统症状。由于对无症状患者很难进行风险分层,未接受抗血清治疗也应观察24 小时。

▶ 出院

响尾蛇咬伤有明显的"干咬伤"或无咬伤患者可在 ED 中观察 8 小时,无须集中治疗即可出院。有轻微螫伤,仅在皮肤检查时出现局部轻微表现,无血液系统或全身异常表现,应观察 12～24 小时,并重复血液检测。如患者的症状仍轻微,无须抗血清治疗,即可出院。需抗血清治疗的患者,用药后应观察 18～24 小时。这些患者需进行密切出院随访,重复实验室检查评估血液系统异常恶化,并给予非常严格的出院指导。

推荐阅读

[1] Dart RC, Daly FFS. Reptile bites. In: Tintinalli JE, Stapczynski JS, Cline DM, Ma OJ, Cydulka RK, Meckler GD. *Tintinalli's Emergency Medicine: A Comprehensive Study Guide*. 7th Ed. New York: McGraw-Hill, 2011, pp. 1354 - 1358.

[2] Hahn IH. Arthropods. In: Nelson LS, Lewin NA, Howland MA, Hoffman RS, Goldfrank LR, Flomenbaum NE. *Goldfrank's Toxicology Emergencies*. 9th ed. New York: McGraw-Hill Medical, 2011, pp. 1561 - 1581.

[3] Isbister GK, Fan HW. Spider bite. *Lancet*. 2011;378: 2039.

[4] Lavonas EJ, Ruha AM, Banner W, at al. Unified treatment algorithm for the management of crotaline snakebite in the United States: results of an evidence-informed consensus workshop. *BMC Emerg Med*. 2011;11: 2.

[5] Riley BD, Pizon AF, Ruha AM. Snakes and other reptiles. In: Nelson LS, Lewin NA, Howland MA, Hoffman RS, Goldfrank LR, Flomenbaum NE. *Goldfrank's Toxicology Emergencies*. 9th ed. New York: McGraw-Hill Medical, 2011, pp. 1601 -1610.

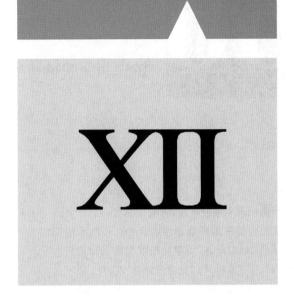

XII

代谢急症

Metabolic/Endocrine Emergencies

糖尿病急症
Diabetic Emergencies

Sarah E. Ronan-Bentle, MD

要点

- 高血糖引起高渗性利尿,可造成脱水。
- 患者出现糖尿病酮症酸中毒(DKA)和高渗性高血糖状态(HHS)时,应用静脉输液和胰岛素治疗。在血钾处于正常水平时就要开始补钾治疗。
- 由于糖尿病酮症酸中毒和高渗性高血糖状态常常被其他疾病、频繁感染诱发,因此要寻找和治疗诱发因素。
- 治疗 HHS 患者时,监测血钠和血清渗透压恢复到正常是非常重要的。

引言

糖尿病是一种常见疾病,占美国人口的 6%。糖尿病定义为:2 次不同场合的空腹血糖 >126 mg/dl或者随机血糖>200 mg/dl 加上有典型的高血糖症状(如多尿、多饮)。血糖平衡的紊乱包括低血糖症和糖尿病酮症酸中毒(diabetic ketoacidosis,DKA)两个极端。

高血糖,甚至在没有 DKA 或者高渗性高血糖状态(hyperglycemic hyperosmolar state,HHS)时,会有很多有害的作用。当血糖升高时,渗透性利尿会给肾脏造成负担,把水和电解质排入尿液中。在健康人中,血糖达到 240 mg/dl,才能在尿液中发现葡萄糖。此外,高血糖症会损伤白细胞功能,影响愈合能力,使人容易被感染。慢性高血糖症引起肾功能衰竭、失明、神经病和动脉粥样硬化。

糖尿病酮症是高血糖症和酮症酸中毒的中间代谢状态,是患者因胰岛素不足使得细胞能量供应不够造成的结果,脂肪分解刺激产生酮体,酮体可以被大脑和其他组织利用。酮体包括乙酰乙酸盐、丙酮、β-羟基丁酸。

DKA 定义为血糖>250 mg/dl、血清碳酸氢盐<15 mmol/L、血酮症、动脉血气 pH<7.3。住院患者中,5%~10%出现过 DKA。现有患者中,15%~25%的人因 DKA 住院。确诊 KDA 后,医师应该明确诱发因素。常见原因有"3 个 I":胰岛素缺乏(insulin lack)、(心源性)缺血[ischemia(cardiac)]和感染(infection)。合并 DKA 的患者死亡率约在 5%,常常死于并发症。

在 DKA 患者中,循环血液中胰岛素水平的下降造成血糖无法进入细胞内。细胞则反应性地刺激脂肪分解,为身体提供甘油/丙三醇(糖异生的底物)和游离脂肪酸。游离脂肪酸是酮酸、乙酰乙酸盐、β-羟基丁酸的前体。作为能量源,酮体可被应用,但是当生成过多时,会造成代谢性酸中毒。

当糖尿病高渗性利尿引起大量脱水时,会出现 HHS。定义特征包括:血糖>600 mg/dl,血浆渗透压 > 320 mOsm/L,以及无酮症酸中毒。HHS 在老年患者中非常常见。HHS 导致<1%的糖尿病相关患者住院,并且据报道死亡率可达 20%~60%。因高血糖引起的持续很久的高渗性

利尿,会引起严重脱水和血浆渗透压升高,出现HHS。并发症非常常见,而且通常是 HHS 的诱发因素。

临床表现

▶ 病史

高血糖的患者有多饮和多尿。还可以出现视物模糊,这是由于水渗透使晶状体变形造成的。可以自行恢复,但是可能会持续至 1 个月。

合并 DKA 的患者常有模糊的主诉,如恶心、疲劳或者全身无力,也可能出现呕吐和腹痛。在危重患者中可能因为血浆渗透压升高而引起神志改变(AMS)。

在 HHS 的患者中,神志改变是常见的临床表现。其他的神经相关的主诉包括癫痫、偏瘫和昏迷。大约只有 10% 的患者出现昏迷。

▶ 体格检查

患有高血糖或者糖尿病酮症的患者可能出现轻度的脱水。

DKA 患者中,常常有异常的基本生命体征,出现心动过速和呼吸急促、深大呼吸(Kussmaul呼吸)。如果有严重的脱水或者酸中毒,可能会引起低血压或者高热。低体温提示预后不良。酮症时可能出现烂水果味呼吸。脱水的征象包括黏膜干燥、皮肤弹性变差和心动过速。由于持续的渗透性利尿,尿量可能保持正常。体检可能发现感染灶,如肺炎、肾盂肾炎或者蜂窝织炎。

在 HHS 患者中,体检的结果可能和 DKA 类似。患者通常表现为严重的脱水。神志改变是特征,需要进行详细的神经科检查以发现局灶性的神经损伤。通过体检还可以寻找其他诱发因素,就像感染产生的影响。

诊断方法

▶ 实验室检查

最重要的是在床旁迅速检查指末血糖,确定有无高糖血症。在血糖极度升高时,血糖仪的准确性会下降,很多仪器在血糖>600 mg/dl 时无法计数。

测定血清电解质、肾功能、血清渗透压和尿酮

体。在 DKA 患者中,碳酸氢盐水平会降低,阴离子间隙升高。血清钾水平常常因为酸血症而升高,引起钾离子从细胞内移动到细胞外。开始治疗时,血钾会回到细胞内,体内总钾量是低的。钠离子浓度也常常很低,多因人为因素引起,高糖会使得细胞内的水分转移到细胞外。血糖每升高100 mg/dl,为了纠正这个情况,血钠浓度会增加1.6 mmol/L(校正因子)。当血糖>400 mg/dl时,校正因子 2.4 mmol/L 非常准确。在 HHS 患者中,测量(非校正的)钠浓度,血糖水平和血尿素氮(BUN)被用来计算血清渗透压:

$$血清渗透压(mOsm/L) = 2(Na) + 糖/18 + BUN/2.8$$

硝普盐试验用于检测尿常规中的酮体、乙酰乙酸盐、丙酮,但是不能检测到 β-羟基丁酸。在DKA 患者中,β-羟基丁酸明显升高。尽管一些早期的看法认为,在 DKA 患者中 β-羟基丁酸过高可能造成尿酮体假阴性,这个结论尚未在临床中被认可。尿酮体可被作为出现血酮症的准确筛查方法。然而,需切记,经过治疗后,尿酮体转化为乙酰乙酸盐和丙酮,可以造成尿酮体结果在经过充分治疗后呈阳性。

在 DKA 患者中,动脉血气的 pH 准确反映了动脉血 pH,可以用来指导治疗。为了明确复杂的酸碱平衡紊乱,需要做动脉血气,但是这个检查很少会影响治疗。

当怀疑有潜在感染可能时,需要完善血培养、尿常规和尿培养检查。

▶ 心电图检查

完善心电图用以评估有无高钾血症或者心脏缺血的征象。

▶ 影像学检查

临床症状提示有肺炎或者合并其他心肺疾病可能时,需要完善胸片检查。患者有神志改变时,行头颅 CT 除外颅内病变(如脑卒中、颅内出血)。

医疗决策

DKA 的鉴别诊断包括所有引起 AG 升高的代谢性酸中毒的疾病(误服甲醇、尿毒症或者肾功

能衰竭、异烟肼、乳酸酸中毒、误服乙二醇、酒精性酮症酸中毒、水杨酸盐中毒)。根据病史和实验室检查可提供诊断的线索。为了明确 DKA 的诱发因素,鉴别诊断包括感染、脑血管意外和急性冠脉综合征。不配合使用胰岛素治疗的患者属于排除诊断。

DKA 患者常见的主诉有腹痛,因而鉴别诊断包括阑尾炎、胰腺炎和胃肠炎。根据病史和体检来考虑和除外诊断。

在 HHS 患者中,鉴别诊断包括 DKA 和酒精性酮症酸中毒。诱因很多,根据病史和体检来考虑和除外诊断。诱因包括多种药物的使用,如利尿药、锂剂、β 受体阻滞剂和抗精神病药物,胃肠道出血,肠、心肌或脑缺血,肾功能不全,创伤,烧伤,以及可卡因中毒。

高血糖的鉴别,见图 66-1。

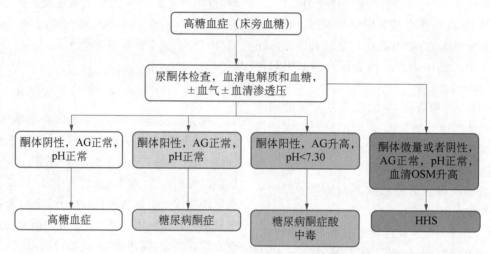

▲ 图 66-1　糖尿病急症诊断流程图。AG,阴离子间隙;HHS,糖尿病高渗状态;OSM,渗透压。

治疗

糖尿病患者如果依从性不好或者治疗不充分,常常出现急症,当明确这类患者没有 DKA 或者 HHS 时,其最佳治疗方案有一些争议。治疗方案取决于血糖升高的水平和脱水程度。治疗方案包括开始或重新应用口服降糖药(如格列吡嗪或者二甲双胍),给予静脉补液或者口服补液,复测血糖水平,或者给予胰岛素(通常用普通胰岛素皮下给药),复测血糖水平。纠正脱水预防进一步的渗透性利尿。

治疗 DKA 的 3 个支柱是液体、胰岛素和钾,钾在治疗 DKA 中很常用。静脉补液的起始量是 0.9% 生理盐水 1 L,在 30~60 分钟输入。根据患者的体型大小,常常再给一次 1 L 的 0.9% 生理盐水。然后转用 0.45% 生理盐水。给存在充血性心力衰竭的患者输液时要小心不要给液过多。DKA 患者总液体消耗量在 6~8 L。

给完第一次 1 L 的液体后,可以加用胰岛素。可以先给一个静脉负荷剂量(0.15 U/kg)。静脉给予普通胰岛素起始速度为 0.1 U/(kg·h)。持续给予静脉胰岛素直到 pH>7.3,以及阴离子间隙正常。当血糖<250 mg/dl 之后换成 0.45% 糖盐水。

补钾治疗取决于开始时血钾水平。当血钾>5.5 mmol/L 时,不要补钾。如果血钾在 3.5~5.5 mmol/L 时,肾功能正常的情况下,每升液体加上 10~20 mmol 钾。如果血钾在<3.5 mmol/L 时,肾功能正常的情况下,每升液体加上 40 mmol 钾。如果血钾在<3.5 mmol/L 时,先不要给胰岛素,直到血钾>4.0 mmol/L 时再用。

规律监测血糖和血电解质非常重要,电解质包括镁离子和磷酸盐,在 DKA 患者中电解质变化非常快。从开始静脉滴注胰岛素后每小时测量 1 次血糖。每 2~4 小时监测 1 次电解质。可能需要补充镁离子和磷酸盐。

在 HHS 患者中,体液不足,量为 8～12 L。用 1 L 0.9%生理盐水开始液体复苏。再换成 0.45%生理盐水,速度 200～500 ml/h。目标是开始 4 小时内给予 3～4 L。被纠正的钠和血清渗透压应该在 24～36 小时内逐步降至正常。可以在给液后就开始给予静脉胰岛素治疗。当 K>3.3 mmol/L时,胰岛素总量可予 0.1 U/(kg·h)。补钾治疗和 DKA 类似。需要频繁监测血糖和电解质以避免医源性电解质紊乱,如低钾血症。

处置

▶ 住院

有 DKA 和 HHS 的患者需要收入院治疗。ICU 适合收住所有 HHS 患者。患有 DKA 的患者中,有意识改变或者 pH<7.0 者,必须收入 ICU。

▶ 出院

除外 DKA 和 HHS 的高血糖患者均可以出院。患者需要出院指导,密切随访。

▼ 推荐阅读

[1] Chansky ME, Lubkin CL. Diabetic ketoacidosis. In: Tintinalli JE, Stapczynski JS, Ma OJ, Cline DM, Cydulka RK, Meckler GD. *Tintinalli's Emergency Medicine: A Comprehensive Study Guide*. 7th ed. New York: McGraw-Hill, 2011, pp. 1432 - 1438.

[2] Graffeo CS. Hyperosmolar hyperglycemic state. In: Tintinalli JE, Stapczynski JS, Ma OJ, Cline DM, Cydulka RK, Meckler GD. *Tintinalli's Emergency Medicine: A Comprehensive Study Guide*. 7th ed. New York: McGraw-Hill, 2011, pp. 1440 - 1444.

[3] Kitabchi AE, Umpierrez GE, Miles JM, et al. Hyperglycemic crises in adult patients with diabetes. *Diabetes Care*. 2009;32: 1335.

[4] Nugent BW. Hyperosmolar hyperglycemic state. *Emerg Med Clin North Am*. 2005;23: 629.

67

钾离子紊乱
Potassium Disorders

Brooks L. Moore，MD

要点

- 早期怀疑患者有高钾血症时，要完善心电图检查，当血钾＞6.0 mmol/L 时，要特别注意。
- 患者有符合高钾血症的心电图变化时，需要尽快治疗以免出现危及生命的心律失常。
- 急诊科中见到的低钾血症常见原因是使用利尿药（襻利尿药或者噻嗪类利尿药）。
- 口服补钾治疗是安全的，并且适用于轻到中度低钾血症。

引言

钾离子(K^+)在维持细胞膜静息电位时起作用。钾浓度的少量移动会引起肌肉和神经传导出现问题，造成潜在的危及生命的心脏和神经肌肉系统紊乱。血浆中血钾正常浓度是 3.5～5.5 mmol/L。高钾血症定义为血钾＞5.5 mmol/L。具体可以划分为轻度(5.6～6.0 mmol/L)、中度(6.1～7.0 mmol/L)、重度(＞7.0 mmol/L)。住院患者中约 8％出现高钾血症。如果不及时治疗，2/3 的重度高钾血症(＞7.0 mmol/L)患者会死亡。病因包括假性高钾血症(红细胞溶血、白细胞计数＞20 万，或者血小板计数＞100 万)、跨细胞膜的移动(酸中毒或者胰岛素缺乏)、药物(地高辛、琥珀酰胆碱、血管紧张素转换酶抑制剂、非甾体抗炎药，或螺内酯)、细胞分解(挤压伤、烧伤、肿瘤细胞溶解)、摄入增加(水果或代盐)，或者分泌排泄受损(肾功能衰竭、Addisonian 病危象，或者Ⅳ型肾小管酸中毒)。

低钾血症定义为血钾＜3.5 mmol/L。血钾浓度 3.1～3.4 mmol/L 为轻度低钾，2.5～3.0 mmol/L 为中度低钾，＜2.5 mmol/L 为重度低钾。急诊科中约 15％的患者有轻度低钾。服用利尿药，特别是服用襻利尿药或者噻嗪类利尿药的患者出现低钾的概率可以上升至 80％。低钾的病因包括摄入减少、跨细胞移动(呼吸性或者代谢性碱中毒)、药物副作用(利尿药、胰岛素，或者 β_2 肾上腺素能刺激)、甲状腺毒症、低钾周期性麻痹，或者肾脏丢失过多(醛固酮过多症、Cushing 综合征、Ⅰ型肾小管酸中毒)或者胃肠丢失过多(呕吐、腹泻)。

临床表现

▶ 病史

高钾血症和低钾血症的症状很模糊，常常包括疲劳和全身无力。其他的特征包括感觉异常、恶心、呕吐、便秘、腹痛、精神失常，或者抑郁。如果出现以下情况，需要怀疑有钾离子紊乱，如呕吐、腹泻、肾功能衰竭、甲状腺疾病、肾上腺疾病，或者应用违禁药物。

▶ 体格检查

患有钾离子异常的患者可能没有体征表现。在无反应的患者中，查体发现透析通路(动静脉瘘、人工血管移植，或者透析置管)提示存在钾离子异常的可能性。患者也可能体现出血钾异常的体征,如瘫痪、心动过速、皮疹,或者条纹状改变。患者有高钾引起的 QRS 波增宽时,可能表现为去极化成为正弦曲线节律前的心动过缓。

诊断方法

▶ 实验室检查

电解质组全套检查可能发现血钾异常(出结果时间为 30~40 分钟)。应用很多血气分析仪可以查血钾水平。优点为出结果时间快(2 分钟)。然而,血气分析仪无法区分溶血的血样,因而易误诊为高钾血症。低钾血症的患者也要检查镁离子,因为在低镁的患者中,很难纠正低钾血症。

▶ 心电图检查

高钾血症的特征表现为:T 波高尖对称,P 波低平,QRS 增宽,或者呈正弦波形模式(图 67-1)。不幸的是,心电图 ECG 对发现高血钾缺

乏敏感性。血钾>6.5 mmol/L 的患者中,只有 50%~60% 的人可能存在典型的 ECG 表现。低钾血症表现为有 U 波、T 波低平,以及 ST 段下降。节律异常包括室颤,可出现在严重低钾的患者中或有心脏病史的中度低钾患者中。

医疗决策

有符合钾离子紊乱病史的患者(如忘记透析、大量腹泻)需要立即行 ECG 检查,并进行心电监护。抽血查电解质组套或者有电解质的血气分析。如果 ECG 符合高钾血症的表现,在确证化验结果出来之前,需要立即进行治疗。在生化中只有血钾单独升高时,应该和化验室沟通除外假性高钾血症(溶血)。平时规律透析的患者,或者治疗后持续高钾血症的患者,需要安排紧急透析。低钾血症的患者需要补充钾和镁(图 67-2)。

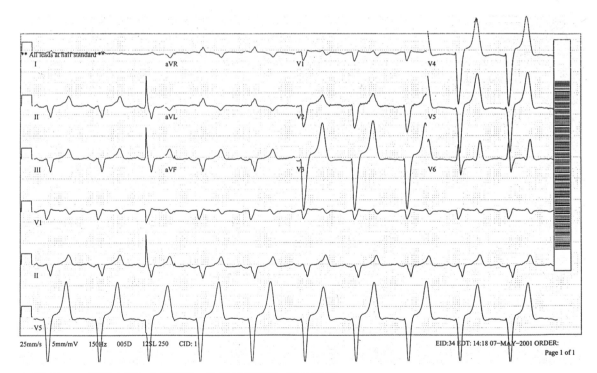

▲ 图 67-1　高钾血症心电图表现。注意 T 波高尖,QRS 增宽。

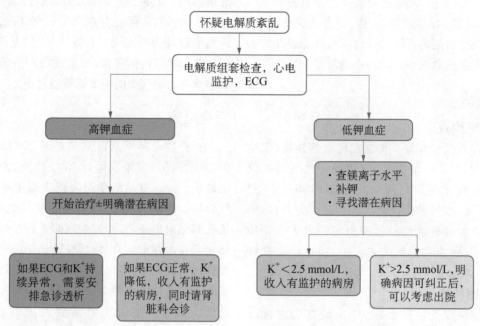

```
                    怀疑电解质紊乱
                         │
                ┌────────┴────────┐
                │ 电解质组套检查，心电 │
                │   监护，ECG       │
                └────────┬────────┘
         ┌───────────────┴───────────────┐
    ┌────────┐                      ┌────────┐
    │ 高钾血症 │                      │ 低钾血症 │
    └────┬───┘                      └────┬───┘
         │                        ┌──────┴──────┐
         │                        │ ·查镁离子水平   │
         │                        │ ·补钾         │
         │                        │ ·寻找潜在病因   │
         │                        └──────┬──────┘
    ┌──────────────┐              
    │ 开始治疗±明确潜在病因 │
    └──────┬───────┘
    ┌──────┴──────┐              ┌──────┴──────┐
```

如果ECG和K$^+$持续异常，需要安排急诊透析 ｜ 如果ECG正常，K$^+$降低，收入有监护的病房，同时请肾脏科会诊 ｜ K$^+$<2.5 mmol/L，收入有监护的病房 ｜ K$^+$>2.5 mmol/L，明确病因可纠正后，可以考虑出院

▲ 图67-2　电解质紊乱诊断流程图。

治疗

▶ 高钾血症

所有高钾血症的患者需要进行心电监护，并且完善 ECG 检查。如果发现监护或者 ECG 显示 QRS 增宽或心律失常，应该给予 10% 的葡萄糖酸钙（对外周血管刺激小）或者 10% 的氯化钙（3 倍的钙离子）来稳定心肌细胞膜。钙可以每隔 5 分钟重复给药直到 ECG 正常。作用时间是 30～60 分钟。在 ECG 只显示 T 波高尖的稳定患者中不使用钙。在治疗地高辛中毒伴高钾的患者中要避免使用钙，因为地高辛中毒时，细胞内的钙已经升高。进一步补钙会引起心搏骤停和死亡。

需诱发钾离子在细胞内的移动。静脉给予胰岛素 0.1 U/kg，使钾离子通过细胞内信使进入细胞内。30 分钟内，胰岛素可以降低血钾 0.5～1.0 mmol/L。在血糖正常的患者中，静脉给予 25～50 g（1/2～1 安瓿）右旋糖。在稳定的患者中，另外一个可选方案是在 500 ml 10% 的葡萄糖中，加用 10 U 常规胰岛素，输注 1 小时。有慢性肾功能衰竭的患者应用胰岛素时，由于低血糖不少见，应该监测指测血糖。雾化吸入沙丁胺醇也可以引起钾移动至细胞内，与胰岛素可以有协同作用。4 ml 盐水加上 10～20 mg 沙丁胺醇雾化 10 分钟。碳酸氢钠（NaHCO$_3$）也可以让钾离子移动回细胞内，并引起肾脏排钾增加。1 个安瓿（50 mmol/L）静脉输入，给药时间 5 分钟，5～10 分钟起效，持续 2 小时。

最终要给予降钾治疗。未用药的患者静脉给予速尿 20～40 mg 可以降低血钾。需要几小时起效，血钾水平降低的程度是多样的。阳离子交换树脂如聚苯乙烯磺酸钠（降钾树脂），每克降钾树脂可以最多降低达 1 mmol 的钾。标准用量是服用 30 g 降钾树脂加上 50 ml 山梨醇来诱发腹泻。如果需要，可以直肠给药（50 g 降钾树脂加上 200 ml 20% 的山梨醇）。起效慢，可能需要 4 小时以上。肾功能衰竭的患者需要尽早做透析。难治性病例也要用透析。尽快给予潜在病因的治疗（如 Addisonian 病危象用激素治疗，地高辛中毒时给予地高辛抗体 Fab 片段）。

▶ 低钾血症

低钾的患者需要进行监护。口服补钾治疗（40 mmol/d）是安全的，通常推荐用于轻到中度低钾血症的患者。当出现心律失常或者严重的低钾时,需要静脉补钾。静脉给药速度低于 20 mmol/L,特别是应用外周静脉通路给药时。外周静脉补钾有疼痛和烧灼感时,可以降低输液速度。肾功能衰竭的患者避免用静脉补钾。医师需要治疗合并的低镁血症,因为补钾治疗依赖镁离子。

处置

▶ 住院

由于潜在危及生命的心律失常风险,所有中至重度高钾血症($K^+>6.0$ mmol/L)的患者或者严重低钾血症($K^+<2.5$ mmol/L)的患者需要收入院,进行心电监护。

▶ 出院

患者有轻到中度低钾(K^+ 2.5~3.4 mmol/L)、没有临床症状时,可以带着口服补钾药出院。中度高钾的患者($K^+<6.0$ mmol/L)、没有症状、无高钾相关的 ECG 表现时,以及明确了高钾病因可纠正时,可以出院,并早期复查电解质。

推荐阅读

[1] Gennari FJ. Hypokalemia. *N Engl J Med*. 1998;339:451 - 458.

[2] Kelen GD, Hsu E. Fluids and electrolytes. In:Tintinalli JE, Stapczynski JS, Ma OJ, Cline DM, Cydulka RK, Meckler GD. *Tintinalli's Emergency Medicine:A Comprehensive Study Guide*. 7th Ed. New York:McGraw-Hill, 2011, pp. 117 - 129.

[3] Mahoney BA, Smith WAD, Lo DS, Tsoi K, Tonelli M, Clase CM. Emergency interventions for hyperkalaemia. *Cochrane Database Syst Rev*. 2005;CD003235:1 - 28.

68 甲状腺急症
Thyroid Emergencies

Monika Pitzele，MD

要点

- 在患有严重的甲状腺肿或者有甲状腺功能亢进病史的患者中，要尽早考虑和治疗甲状腺危象。
- 甲状腺危象和黏液水肿性昏迷是临床诊断，不取决于促甲状腺激素和游离甲状腺素的绝对水平。
- 当有甲状腺功能减退的老年患者出现意识障碍时，要考虑黏液水肿性昏迷。
- 要想治疗成功，明确使患者进入甲状腺危象或者黏液水肿性昏迷极端状态的诱发因素很重要。

引言

甲状腺激素（thyroid hormone，TH）在甲状腺的滤泡细胞中合成，从摄入的碘进入滤泡腔内开始制造。甲状腺球蛋白是在滤泡腔内产生的，与碘结合，然后偶联产生甲状腺激素、甲状腺素（T_4）和三碘甲状腺氨酸（T_3）。脑垂体分泌的一种激素——促甲状腺激素（thyroid-stimulating hormone，TSH），刺激并释放甲状腺激素。反过来，TSH 被下丘脑分泌的促甲状腺释放激素（thyroid-releasing hormone，TRH）调控。T_4 和 T_3 水平高时，会通过负反馈环路抑制 TSH 和 TRH。从甲状腺释放的TH，是活性低形式的 T_4，它在外周器官中转换（肾脏和肝脏）成 10 倍活性的衍生物 T_3。T_3 的半衰期明显缩短，大约是 1 天，而 T_4 的半衰期是 1 周。在血清中，大量的 TH 被甲状腺素结合球蛋白（thyroid-binding globulin，TBG）结合，失去活性。只有游离 T_3 和 T_4 具有活性。TH 进入细胞后，TH 和细胞核受体结合，调节参与脂肪和碳水化合物代谢以及蛋白质合成的基因表达。作用的净结果是基础代谢率升高。

TH 过多和缺乏都可以引起甲状腺相关急症。TH 过多可引起称之为甲状腺毒症的综合征，TH 产生过多或者外源性给药过多都可以引起 TH 升高。在极端状态，甲状腺毒症可以导致危及生命的情况，叫甲状腺危象，表现为发热、心动过速和神志改变。

当甲状腺产生 TH 过多造成甲状腺毒症时，称之为甲状腺功能亢进（简称"甲亢"）。甲亢的一个最常见的原因是 Graves 病（约 80% 的病例），其是因为自身免疫性抗体和甲状腺细胞表面的 TSH 受体结合，刺激 TH 的产生和释放。其他引起甲亢的重要原因包括毒性多结节性甲状腺肿、甲状腺炎、垂体腺瘤和药物反应（如锂、胺碘酮和碘）。甲亢在女性中的发病率是男性的 10 倍。

TH 不足被称为甲状腺功能减退（简称"甲减"），95% 由甲状腺功能紊乱引起。甲减的一个非常常见的原因是桥本甲状腺炎，一种自身免疫病，是由于身体产生抗 TSH 受体抗体，阻断了信号发射，不允许产生 TH。其他的病因包括碘缺乏、累及甲状腺的浸润性疾病，或者应用药物（如胺碘酮）。在极端时，甲减可能表现为黏液水肿性昏迷，这是一个常常出现在老年患者中严重的危及生命的状态。

临床表现

▶ 病史

根据异常的程度,患者可能表现出各种不同的严重症状。有早期甲状腺毒症的患者可能主诉出汗多、体重减轻、心悸、焦虑和怕热。甲状腺危象的患者除了发热、心动过速、神志改变外,还有甲状腺毒症的一系列症状,常有充血性心衰。在老年患者中,有一种少见的甲状腺毒症类型被称为淡漠型甲亢,表现为昏睡、神志改变、眼睑下垂(上眼皮下垂)、体重减轻和心房颤动,导致充血性心衰。

在相反的情况下,甲减的患者主诉疲劳、抑郁、体重增加、怕冷、皮肤干燥。情况严重时,即黏液水肿性昏迷,患者出现神志改变、心动过缓、体温过低、通气不足和低血压。

甲状腺危象和黏液水肿性昏迷都通常出现在既往确诊甲状腺疾病的患者中,常常是被其他因素诱发,如感染、创伤、糖尿病酮症酸中毒、卒中、手术,或者患者药物依从性差。

▶ 体格检查

甲亢和甲减的临床发现总结见表 68-1。不是每名患者都有所有的症状和体征。Graves 病引起的甲亢常见表现,包括甲状腺肿、眼球突出症、手掌红斑和心动过速(图 68-1)。在甲状腺危象中,除了上述发现,患者还有神志改变、发热、高血压和频发房颤。甲减的患者会出现疲劳、眼周水肿、头发脱落和皮肤干燥。黏液水肿性昏迷的患者会有神志改变、低体温、低血压和黏液水肿(因黏多糖沉积在皮肤中造成的外周非可凹陷性水肿)。

诊断方法

▶ 实验室检查

有一点重要说明是,甲状腺危象和黏液水肿性昏迷都是临床诊断,不是根据激素水平划分的。甲状腺功能评估的主要检验指标是 TSH 水平,TSH 可以单独作为甲状腺功能的初始评估检查。在下丘脑-垂体-甲状腺轴未受损的患者中,TH 微小的变化可以引起 TSH 显著改变。在大多数

表 68-1　甲亢和甲减患者临床表现的比较		
系统	甲亢	甲减
基本生命体征	心动过速 高血压 发热	心动过缓 低血压 低体温
一般状况	体重减轻 运动功能亢进 焦虑	体重增加 疲劳/嗜睡 抑郁
头部(眼耳鼻喉)	甲状腺肿 眼球突出症 眼睑迟滞*	眼周水肿 眉毛外侧 1/3 缺失 声音嘶哑 毛发脱落
心血管	心律失常(房颤) 脉压差增大	心动过缓
肺部	呼吸困难	±胸腔积液
腹部	腹泻	便秘
皮肤	温暖 潮湿 手掌发红	皮温低 干燥 皮肤粗糙 非凹陷性水肿
神经系统	神志改变 反射亢进	神志改变 记忆受损 深腱反射延迟**

注:症状轻重取决于疾病的严重程度。* 眼睑迟滞检查是让患者直视,在视野中线轻度高于眼睛水平的位置放一个物体,向下移动物体,让患者视线随着物体移动。观察在运动中,上眼睑相对于虹膜的关系。延迟表现为如果眼睑没有即刻跟上虹膜的移动,在眼睑和角膜缘之间可见白色巩膜。** 深腱反射改变称为"Woltman 征"。这个体征包括上挑和缓慢放松。

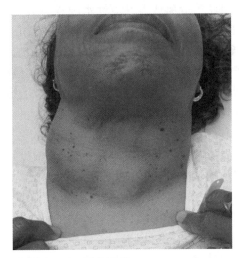

▲ 图 68-1　甲状腺肿。

病例中,正常的 TSH 有效地除外了甲状腺功能障碍。因为 TH 的负反馈机制,低 TSH 会提示甲亢,高 TSH 会提示原发性甲减(表 68-2)。如果 TSH 异常,应该检查游离 T_4(FT_4)。在特殊情况下,举个例子,在一些危重患者中,如果高度怀疑甲状腺功能障碍,应该同时检查 TSH 和 FT_4±FT_3。

表 68-2 甲状腺疾病中 TSH 和游离 T_4(FT_4)的实验室结果

甲状腺疾病	TSH	FT_4
原发性甲亢	低	高
原发性甲减	高	低
继发性甲亢	高	高
继发性甲减	低	低

注:原发性甲亢(下丘脑和垂体功能完好未受损,甲状腺功能紊乱),占据了甲状腺疾病的大多数。在那些病例中,低 TSH 和高 FT_4 提示甲亢,高 TSH 和低 FT_4 提示甲减。病例中有一小部分因垂体功能异常影响到甲状腺功能(继发性甲亢或者甲减),例如,垂体腺瘤产生过多的 TSH,会引起 TSH 高,继而造成 FT_4 升高。肿瘤、出血或者浸润性疾病引起全垂体功能减退症,可以导致低 TSH 和继之而来的低 FT_4。

急诊室中没有必要查总 T_3 或总 T_4。尽管只有游离 TH 有临床活性,>99% 的 T_3 和 T_4 在血清中是和蛋白结合在一起的。测量激素总的水平来提供甲状腺临床状态的信息是不可信的。

甲状腺危象或者黏液性水肿昏迷被非甲状腺相关疾病触发是非常常见的,如感染、心肌梗死、卒中、糖尿病酮症酸中毒等。其他检查应该着力于诱发因素的病因。根据临床表现,其他检查包括全血细胞分析、生化、心脏酶学检查、心电图、尿常规和血(尿)培养。

▶ **影像学检查**

急诊室开出的影像学检查(例如,胸片)比评估甲状腺功能障碍更有助于明确诱发病因。值得重视的是,有甲状腺毒症的患者做增强 CT 时应该避免使用碘造影剂,因为碘造影剂可能诱发甲状腺危象。除此之外,采用核素甲状腺显像诊断和治疗时,碘造影剂可减低效果。这个效果在碘负荷后可持续数周。

医疗决策

严重甲状腺毒症患者的鉴别诊断包括其他的危及生命的情况,如脓毒症、嗜铬细胞瘤、拟交感神经药物过量(可卡因或者安非他命),或者神经阻滞剂恶性综合征。类似地,黏液水肿性昏迷的患者表现类似脓毒症或者肾上腺危象。如果患者有甲状腺疾病病史,应该高度怀疑甲状腺障碍。值得注意的是,经过治疗的甲亢患者(如应用甲状腺切除术治疗或者放射性碘治疗的 Graves 病)在疾病后期出现甲减屡见不鲜。

甲状腺疾病诊断流程图见图 68-2。

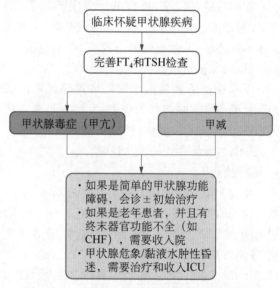

▲ 图 68-2 甲状腺急症诊断流程图。CHF,充血性心力衰竭;ICU,重症监护室;T_4,甲状腺素;TSH,促甲状腺激素。

治疗

甲状腺危象的初始治疗是稳定生命体征,对有神志改变的患者进行气道保护,监护,静脉给液,以及冰毯。进一步治疗针对 TH 的重新合成、TH 的释放,以及肾上腺素能超敏。主要有两种药物阻断 TH 的重新合成:丙基硫氧嘧啶(PTU)和甲硫咪唑。两种药都不能静脉给药。需要口服给药,通过胃管或者直肠给药。PTU 还有一个优点,即可以阻断外周的 T_4 转换为 T_3。为了阻断储存的 TH 释放,可以应用碘或者碳酸锂,但是要在应用合成阻断剂至少 1 小时以上使用。肾上腺素能阻断剂用于症状的治疗,可用普萘洛尔。其他可选药物包括艾司洛尔和有使用 β 受体阻滞剂禁忌证的患者,可用胍乙啶或利血平。支持治疗的一部分是应用静脉激素(氢化可的松或者地塞米松)和应用对乙酰氨基酚退热。如果患者有充血性心衰,可能要应用利尿药,有心律失常时应用地高辛治疗。不要用水杨酸盐,因为会引起 FT_4 升高。之前提到过,要治疗诱发因素。

甲亢患者的门诊治疗,根据病因不同治疗也不同,可能包括 PTU 或者甲硫咪唑、普萘洛尔、放射性碘治疗、甲状腺次全切除术和偶尔用激素治疗。

对于黏液性水肿昏迷的患者立刻开始支持治疗是非常重要的,包括静脉补液、被动复温、升压药和机械通气。应该补充 TH,静脉给予 T_4(左旋甲状腺素)或者游离 T_3(碘塞罗宁或者三碘甲状腺氨酸)。在严重的黏液水肿性昏迷患者中,应该给予 T_3,与 T_4 一起给,或者单独给(有心肌损伤的患者要小心)。常规推荐使用静脉激素。应用激素治疗前应该完善激素水平检查。

简单的甲减患者可以口服左旋甲状腺素来进行替代治疗。

处置

▶ 住院

有充血性心衰或者心律不齐等伴随疾病的患者要收入院。ICU 适合收甲状腺危象或者黏液水肿性昏迷的患者。

▶ 出院

无并发症的甲状腺毒症(甲亢)或者甲减患者可以出院,给予健康指导、规律复查和治疗。

▼ 推荐阅读

[1] American Thyroid Association. Professional Guidelines. http://thyroidguidelines.net/.

[2] Idrose AM. Thyroid disorders: hypothyroidism and myxedema crisis. In: Tintinalli JE et al., *Tintinalli's Emergency Medicine: A Comprehensive Study Guide*. 7th ed. New York: McGraw-Hill, 2011, pp. 1444 - 1447.

[3] Idrose AM. Thyroid disorders: Hyperthyroidism and thyroid storm. In: Tintinalli JE et al., *Tintinalli's Emergency Medicine: A Comprehensive Study Guide*. 7th ed. New York: McGraw-Hill, 2011, pp. 1447 - 1453.

[4] McKeown NJ, Tews MC, et al. Hyperthyroidism. *Emerg Med Clin North Am*. 2005;23: 669.

[5] Pimentel L, Hansen K. Thyroid disease in the emergency department: a clinical and laboratory review. *J Emerg Med*. 2005;28: 201.

[6] Tews MC, Shah SM, et al. Hypothyroidism: mimicker of common complaints. *Emerg Med Clin North Am*. 2005;23: 649.

肾上腺急症
Adrenal Emergencies

Isam F. Nasr，MD

要点

- 肾上腺危象是一个医学急症，必须及时诊断和治疗。
- 当怀疑有肾上腺危象时，需要开始应用激素、盐水和血管升压药(需要时)。
- 当出现难治性低血压时，要怀疑肾上腺危象可能。
- 肾上腺功能不全的首选激素是地塞米松，因为地塞米松不会干扰促皮质激素刺激试验。

引言

皮质醇分泌是由促肾上腺皮质激素(adrenocorticotropic hormone，ACTH)调节的，ACTH是由下丘脑分泌的促肾上腺皮质激素释放激素(corticotrophin-releasing hormone，CRH)调节的。醛固酮分泌是由肾素-血管紧张素系统调控的。

肾上腺功能不全是肾上腺皮质产生不了足够的皮质醇、醛固酮，或者两者都不足。原发性肾上腺功能减退症(Addison病)指的是肾上腺组织破坏后出现的功能不全，破坏常常是由于自身免疫引起的(70%的病例)。这是不常见的，发生率约每100万人中有100人。原发性肾上腺功能不全包括人类免疫缺陷病毒(HIV)感染、转移癌(肺部、胸部、白血病)、感染(细菌、真菌、病毒、结核菌)、结节病，或者脓毒症。HIV感染导致肾上腺功能不全的概率比一般人高很多。最多可达25%的HIV患者存在肾上腺贮备不足。起作用的因素包括人类免疫缺陷病毒本身、机会性感染和药物。

继发性肾上腺功能不全归因于垂体产生ACTH不足。皮质醇产量减少；然而，醛固酮分泌一般是完好的，因为它的产量被血管紧张素刺激生成到一个很高的水平。外源性激素的应用使得下丘脑-垂体-肾上腺素轴被抑制，是肾上腺功能不全的最常见的原因。它基于治疗的剂量和持续时间。应用激素<2周或者剂量每天<5 mg，一般不易导致肾上腺功能不全。应用激素(停药)、垂体瘤和创伤使患者有继发肾上腺功能不全的风险。

急性肾上腺功能不全(Addison病或者肾上腺危象)是一个紧急状况，既往有潜在的肾上腺抑制的患者，当经历紧急应激或者疾病时出现急性肾上腺功能不全。一些患者有慢性肾上腺功能不全的病史；对于其他人，一开始就表现为肾上腺危象。

Cushing综合征是指糖皮质过多引起的一系列症状。持续很久地给予外源性激素是引起Cushing综合征的最常见原因。当垂体腺分泌过多的ACTH引起Cushing综合征时就是Cushing病。内源性Cushing综合征(Cushing病)比外源性Cushing综合征少见，大约每100万人中有13人。

除了应用外源性激素之外，Cushing综合征归因于垂体腺肿瘤产生ACTH(70%)、肾上腺(15%)，或其他(15%)。其他产生ACTH的肿瘤包括胰腺癌、小细胞肺癌和类癌。

持续很久地给予激素是外源性 Cushing 综合征的一个危险因素。内源性(Cushing 病)在 20～40 岁的女性中以及罹患恶性肿瘤(肺癌、胰腺癌)时更常见。

临床表现

▶ 病史

肾上腺功能不全的患者主诉有疲劳、恶心、呕吐、腹痛、头晕,或者腹泻,而有 Cushing 综合征的患者主诉有疲劳、无力和月经不规则。

▶ 体格检查

原发性肾上腺功能不全的患者可能表现出皮肤色素沉着,这是由于循环中 ACTH 水平升高引起的。98% 的患者有这个表现。急性肾上腺功能不全特点是神志改变、低血压和心动过速。可能出现体温低,但是合并感染时可有发热。

Cushing 综合征的患者体格检查的发现包括向心性肥胖、满月脸、水牛背、多毛症和皮肤紫纹。高血压是常见的发现。

诊断方法

▶ 实验室检查

怀疑肾上腺功能不全或者 Cushing 综合征时,需要完善的实验室检查包括全血细胞计数、电解质、血糖、皮质醇和 ACTH。在原发性肾上腺功能不全中,90% 的患者有低钠血症,64% 的患者有高钾血症,6%～33% 的患者有高钙血症。在继发性肾上腺功能不全的患者中,电解质异常可能减少,因为醛固酮的产生没有受损。40% 患者存在贫血,白细胞计数升高提示有感染。2/3 的患者出现低血糖。

随机的一次血清皮质醇水平 $<15~\mu g/dl$,在大部分急性患者中可以作为诊断肾上腺不全的依据,并且可以在急诊室(ED)检查。可以抽血查 ACTH,但是在 ED 中不易等到结果。

在 Cushing 综合征中,因为胰岛素抵抗,高血糖常见。一些伴随 ACTH 产生过多的患者会出现低钾性代谢性碱中毒。由于昼夜范围较大,没有必要检测随机的血清皮质醇。

快速 ACTH 刺激试验常常在急诊室进行,可以用来检测肾上腺的反应性。0 点抽血查皮质醇水平,然后静脉给予 0.25 mg 促皮质激素(合成的 ACTH)。30 分钟和 1 小时后查血浆皮质醇水平。应该经验性给予地塞米松,甚至不用等到结果出来。在正常情况下,基础皮质醇(0 点)水平超过 $5~\mu g/dl$。ACTH 刺激试验后,血浆皮质醇水平应该至少升高 $7~\mu g/dl$,峰值 $>18~\mu g/dl$,这标志着是正常反应,并除外了原发性肾上腺功能紊乱。随后的血浆 ACTH 测定明确了肾上腺功能不全是原发的(Addison 病)或者继发的。ACTH 升高提示原发性肾上腺功能不全,而正常或者减低提示继发性肾上腺功能不全。

▶ 影像学检查

在肾上腺功能不全或者 Cushing 综合征患者中不常规做影像学检查。根据临床表现(如神志改变、可疑的肺炎或者心脏缺血)可能需要做胸片、心电图,或者头颅 CT。

临床决策

肾上腺功能不全的鉴别诊断包括休克(心血管性、脓毒症性)、脱水,或者流感感染。当患者出现休克,特别是既往有肾上腺功能不全的病史、长期的激素治疗停药、典型的电解质异常(低钠、高钾),或者低血糖时(图 69-1),要考虑肾上腺危象可能。急性肾上腺功能不全常常是被一个潜在病因诱发的(如脓毒症),医师明确并同时治疗肾上腺功能不全和诱因是非常重要的。Cushing 综合征的常见鉴别诊断有多囊卵巢、抑郁症、糖尿病、甲减。

治疗

治疗低血压可静脉给予 0.9% 的生理盐水。持续的低血压可能要给血管升压药。低血糖时给予葡萄糖治疗。开始时给一安瓿 50% 的葡萄糖,之后根据需要重复给药。地塞米松 4～6 mg 每 6 小时静脉给药,或者氢化可的松 100 mg 每 8 小时静脉给药。首选地塞米松,因为它不像氢化可的松那样会干扰皮质醇对 ACTH 的反应或者皮质醇测定。如果已经给了氢化可的松,ACTH(促皮质激素)刺激试验的结果会难以解读。盐皮质激

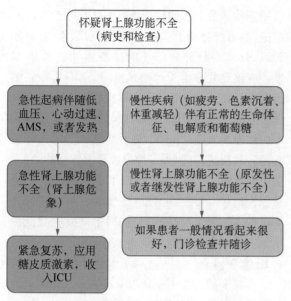

▲ 图 69-1　肾上腺急症诊断流程图。AMS：神志改变；ICU：重症监护室。

素以醋酸氟氢可的松（氟氢可的松）的形式给药，剂量 0.05～0.2 mg。寻找并治疗诱因（如脓毒症）。

急诊科医师的任务不是确诊 Cushing 综合征，而是要怀疑疾病的可能，治疗潜在诱因，申请会诊进行进一步的检查或者治疗。

处置

▶ 住院

所有急性肾上腺功能不全的患者都要收入院。大部分患者要收入 ICU。

▶ 出院

有肾上腺功能不全或者 Cushing 综合征慢性症状的患者，可以出院，由家庭医师和内分泌专家进行密切随访。

推荐阅读

［1］Idrose AM. Adrenal insufficiency and adrenal crisis. In: Tintinalli JE, Stapczynski JS, Ma OJ, Cline DM, Cydulka RK, Meckler GD. *Tintinalli's Emergency Medicine：A Comprehensive Study Guide*. 7th ed. New York: McGraw-Hill, 2011, pp. 1453 - 1456.

［2］Peacy SR, Guo CY, Robinson AM, et al. Glucocorticoid replacement therapy: are patients over treated and does it matter? *Clin Endocrinol (Oxf)*. 1997;46：255.

［3］Stewart PM, Krone NP. The adrenal cortex. In: Kronnenberg H, Melmed S, Polonsky K, Larson PR, eds. *Williams Textbook of Endocrinology*. 12th ed. Philadelphia: Saunders Elsevier, 2011, Pages 479 - 544.

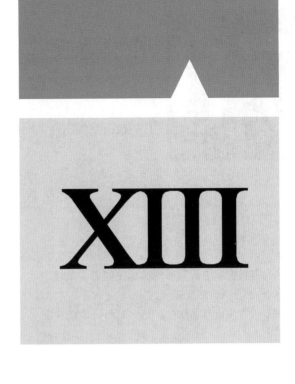

血液/肿瘤急症

Hematologic/Oncologic Emergencies

70 肿瘤急症
Oncologic Emergencies

Biswadev Mitra，MD

要点

- 有神经系统症状主诉和恶性肿瘤史的患者就诊于急诊室,应考虑脊髓压迫症。
- 电解质异常是所有恶性肿瘤患者表现,是非特异性症状。
- 进行化疗的患者出现发热,需考虑白细胞减少,直到证明为其他疾病。

引言

随着肿瘤治疗水平的提高,越来越多的老年患者因恶性肿瘤并发症就诊于急诊室(ED)。就诊原因为既往诊断的恶性肿瘤复发、出现肿瘤治疗并发症及出现新的症状和体征。急诊科医师必须警惕恶性肿瘤相关并发症,掌握有效的治疗方法。这些并发症广义地分为肿瘤局部症状、血液系统紊乱、生化异常和肿瘤治疗相关并发症。在急诊室接诊肿瘤相关并发症的患者时,需根据疾病进展情况考虑药物治疗的本质作用。建议家庭成员和利益相关者早期沟通。

急诊相关局部肿瘤侵袭症状包括脊髓压迫症和上腔静脉综合征(superior rena cava,SVC)。恶性肿瘤急诊情况需及时干预。最常见的转移至脊髓的原发肿瘤包括肺脏(29%)、前列腺(19%)和乳腺(13%)。胸椎是最常受累部位(77%)。腰椎29%受累,颈椎12%,骶骨区最少(7%)。

SVC综合征定义为由于肿瘤相关压迫症状导致上腔静脉回流受阻。肺癌和非霍奇金淋巴瘤可引起95%恶性肿瘤相关SVC综合征。肺癌和非霍奇金淋巴瘤SVC综合征发生率为2%~4%。由于恶性肿瘤患者处于血栓前状态,中心静脉导管血栓形成也能引起SVC综合征。

恶性肿瘤急诊相关生化紊乱包括高钙血症和肿瘤溶解综合征。在恶性肿瘤患者病程中,20%~30%的患者在某一时间发生高钙血症。最常见于骨恶性肿瘤(多发性骨髓瘤)、骨转移癌(乳腺、肺、前列腺、肾脏),或分泌甲状旁腺类似物的癌症(肺)或破骨因子(淋巴瘤)。肿瘤患者如出现高钙血症,提示预后较差,数月内死亡。

肿瘤溶解综合征是血液系统恶性肿瘤最常见的急诊相关情况。无论自发还是药物反应,肿瘤细胞将其内容物释放入血,引起高尿酸血症、高钾血症、高磷血症和高钙血症。电解质和代谢紊乱加重临床毒性反应,包括肾功能不全、心律失常、癫痫,甚至因器官衰竭死亡。最常见于需要高频细胞更新的疾病(白血病和淋巴瘤)。

最常见的血液病急诊情况之一是粒细胞减少性发热,表现为发热、体温>38℃、中性粒细胞计数<$0.5×10^9$/L。发热性中性粒细胞减少是骨髓抑制的结果,是化疗的常见副作用。中性粒细胞减少患者可以发生致命性细菌感染。老龄是发生中性粒细胞减少和发热性中性粒细胞减少的独立危险因素。既往化疗致中性粒细胞减少的病史可预测中性粒细胞减少和中性粒细胞减少性

发热复发。

临床表现

▷ 病史

疼痛是 90％～95％脊髓压迫症患者的主要表现。疼痛通常持续存在,且接近于占位部位。患者主诉条带状疼痛/束紧感,由后向前放射,弯腰、活动、咳嗽或喘气时加重。在表现为无力前,症状可包括麻木和刺痛。无力常表现为"麻木"、下肢拖拽,或站立不稳。

面部水肿是 SVC 综合征最常见的症状,患者通常描述为面部肿胀。其他症状包括呼吸困难、咳嗽、胸部和肩部疼痛、喘鸣。身体前倾或仰卧时呼吸困难加重。上肢肿胀和淋巴结肿大是 SVC综合征的其他常见症状。

恶性肿瘤引起的急、慢性高钙血症主要影响胃肠、肾脏和神经肌肉功能。急性高钙血症患者通常表现为厌食、恶心、呕吐、多尿、烦渴、脱水、虚弱和精神错乱。发生肿瘤溶解综合征的患者有类似症状,通常与急性肾功能衰竭有关。

中性粒细胞减少患者通常处于化疗期间,以发热为表现就诊于急诊科,无感染迹象。发热同时伴心动过速和低血压,提示可能有严重脓毒症或脓毒症休克。也伴有虚弱和脱水表现。

▷ 体格检查

就诊于 ED 的癌症患者需进行全面体格检查确定有无潜在威胁生命的相关症状。生命体征和整体评估包括精神状态,通常表明是否有紧急医疗状态,如中性粒细胞减少性脓毒症或心律失常。从头至脚的体检包括以下方面:头、眼、耳、鼻和喉部检查,以评估患者呼吸道(口咽部)感染、面部充血和颅内神经病变。颈部检查应评估颈椎压痛和颈静脉怒张。心血管和呼吸系统检查应评估呼吸音和心律。呼吸音减轻或心音遥远提示胸膜腔或心包积液。腹部检查应评估腹部包块和可能存在的隐匿性感染。背部检查应评估局部压痛或肿块。神经系统检查应确定局部神经缺失症状。肢端和皮肤检查应评估脱水状态和水肿,可能与急性肾功能不全有关。

诊断方法

▷ 心电图检查

可疑电解质紊乱的所有患者都应进行心电图检查。由于高钙血症增加心脏复极率,心电图表现为短 QT 间期,可出现心律失常,如窦性心动过缓和Ⅰ度房室传导阻滞。肿瘤溶解综合征引起多种电解质异常,表现为心律失常。高钾血症常表现为 T 波高尖,PR 和 QRS 间期延长,P 波消失,最终呈正弦波。低钙血症引起 QT 间期延长,引发室性心律失常。

▷ 实验室检查

所有主诉不清、恶心或脱水的患者都应进行包括钙、镁和磷酸在内的血清基础代谢组(BMP)检查。对有高钙血症风险(骨转移癌)和肿瘤溶解综合征(近期接受肿瘤治疗)的患者,也应进行BMP 检查。肿瘤溶解综合征患者出现急性肾功能衰竭,表现为高尿酸血症(＞15 mg/dl)、高磷酸血症(＞8 mg/dl)、高钾血症和高钙血症。所有患者都应检查全血细胞计数评估中性粒细胞减少(总中性粒细胞计数＜0.5×10⁹/L)、贫血和血小板减少。总中性粒细胞计数＝多种总白细胞计数×中性粒细胞百分比＋条带数。在急诊室中,发热性中性粒细胞减少患者需进行血培养和尿培养。

▷ 影像学检查

患者的症状或体征提示脊髓转移瘤需进行脊髓影像学检查。X 线平片可用于确定骨转移瘤或病理性骨折,但对于排除脊髓疾病并不敏感。CT 扫描较平片敏感,对于脊髓转移瘤和脊髓受累的患者,可选择磁共振检查。同样,胸部影像学检查可用于怀疑 SVC 综合征患者的筛查,但增强CT 检查是确诊的首选方法。

医疗决策

确定常见的恶性肿瘤相关急诊情况是进一步进行急诊治疗的关键。应评估出现气短症状的患者有无恶性肿瘤胸膜、心包积液或肺栓塞。全身无力见于脱水(肿瘤溶解综合征或肾功能不全相关的脱水)、电解质异常,或由于化疗导致免疫抑制引起的隐匿性感染。头部或脊髓转移瘤应检查局部症状和体征,在 ED 需进行合适的影像学检查(图 70-1)。

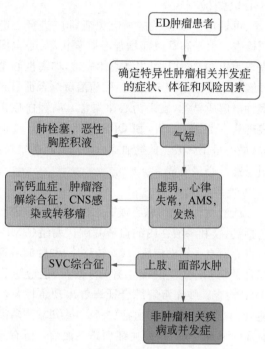

```
┌─────────────────┐
│   ED肿瘤患者     │
└─────────────────┘
          ↓
┌─────────────────┐
│ 确定特异性肿瘤相关并发症 │
│ 的症状、体征和风险因素  │
└─────────────────┘
          ↓
┌──────────┐     ┌──────┐
│ 肺栓塞,恶性 │ ←   │ 气短 │
│ 胸腔积液   │     └──────┘
└──────────┘          ↓
┌──────────┐     ┌──────────┐
│ 高钙血症,肿瘤溶 │ ←  │ 虚弱,心律 │
│ 解综合征,CNS感 │    │ 失常,AMS, │
│ 染或转移瘤   │    │ 发热     │
└──────────┘     └──────────┘
                       ↓
┌──────────┐     ┌──────────┐
│ SVC综合征  │ ←  │ 上肢、面部水肿 │
└──────────┘     └──────────┘
                       ↓
               ┌──────────┐
               │ 非肿瘤相关疾 │
               │ 病或并发症  │
               └──────────┘
```

▲ 图 70-1　肿瘤急诊诊断流程图。AMS,精神状态改变;CNS,中枢神经系统;ED,急诊;PE,肺栓塞;SVC,上腔静脉。

治疗

出现急性脊髓压迫症状的脊髓转移瘤,静脉给予激素缓解疼痛、减轻水肿,改善神经系统症状,同时预防脊髓缺血。对大多数患者来说,放疗是更确切的治疗。放疗适应证包括脊髓稳定、对放疗敏感的肿瘤,以及截瘫患者的缓和治疗。

在 ED 用静脉激素(地塞米松 10 mg,IV)和呋塞米治疗 SVC 综合征,减轻静脉压迫。患者出现心脏或呼吸抑制或中枢神经系统功能紊乱时,可能需要紧急气管插管或放疗。可进行血管手术置入 SVC 支架。

在 ED 中静脉输液治疗高钙血症。血钙>13 mg/dl需治疗。起始大剂量静脉滴注生理盐水(NS)1~2 L。静脉给予襻利尿药(呋塞米)40~80 mg。可用双磷酸盐,但其最大有效作用不会持续 2~4 天。严重患者可进行血液净化治疗。

治疗肿瘤溶解综合征时给予静脉水化(NS)、襻利尿药和别嘌醇治疗。高钾血症是肿瘤溶解综合征最危险的状态,引起致命性心律失常。对肾功能不全、严重电解质异常和液体负荷过重的患者,可进行血液净化治疗。

如果第一个 48 小时内无治疗,中性粒细胞减少性脓毒症死亡率接近 50%。及时经验性抗生素治疗可使死亡率减少至 10%。用头孢他啶2 mg IV 经验性治疗中性粒细胞减少性发热。推荐万古霉素与之联用治疗脓毒症、耐甲氧西林金黄色葡萄球菌或留置静脉导管感染。

处置

▶ 住院

急性脊髓压迫症患者需住 ICU 反复进行神经系统评估。如中性粒细胞减少患者出现脓毒症或脓毒症休克表现,也需住 ICU。如患者住院,应采取反向隔离预防措施避免出现医院获得性感染。出现肾功能不全或严重电解质异常的患者需住 ICU 或进行床旁遥测监护。

▶ 出院

通过发热原因分析确定肿瘤患者发热与中性粒细胞减少无关,可出院。轻度脱水和电解质异常纠正后,也可出院。

推荐阅读

[1] Blackburn P. Emergency complications of malignancy. In: Tintinalli JE, Stapczynski JS, Ma OJ, Cline DM, Cydulka RK, Meckler GD. *Tintinalli's Emergency Medicine: A Comprehensive Study Guide*. 7th ed. New York: McGraw-Hill, 2011, pp. 1508-1516.

[2] McCurdy MT, Shanholtz CB. Oncologic emergencies. *Crit Care Med*. 2012;40: 2212-2222.

镰状细胞病急诊
Sickle Cell Emergencies

Brian R. Sellers, MD
Amy V. Kontrick, MD

要点
- 控制疼痛进展。
- 寻找和治疗触发疼痛危象的原因。
- 积极寻找和治疗典型和不典型的镰状细胞病并发症。
- 当患者有隐匿性感染时，降低住院标准。

引言

镰状细胞病(sickle cell disease，SCD)是一种慢性遗传性疾病，主要发生于非洲、中东、印度或地中海地区。SCD 特点为血红蛋白分子缺陷。正常情况下，血红蛋白含有 2 对 α 和 β 球蛋白。镰状血红蛋白(Hb S)指 β 球蛋白基因中单个氨基酸替换(谷氨酸被缬氨酸替换)。这种由氨基酸替换引起的基因突变为常染色体隐性遗传病。具有镰状细胞性状的患者携带一个异常 β 球蛋白基因(杂合子 HbAS)，而 SCD 携带 2 个异常 β 球蛋白基因(纯合子 HbSS)。在生物压力状态下(如低氧状态、感染、脱水、妊娠、冷暴露、创伤)，Hb S 聚合，导致红细胞(RBC)变形(镰状)。镰状 RBC 通过小血管的能力减弱，导致血管内阻塞、溶血、终末器官损伤。镰状 RBC 过早破坏缩短了细胞正常生命周期。

在美国，200 万人具有镰状细胞性状，7 万人有镰状细胞病。尽管几年来镰状细胞病生存率显著提高，生存期却短于平均生存期，目前仅＞50 年。

就诊于急诊室(ED)的绝大多数 SCD 患者表现为痛性血管阻塞危象或血管阻塞后遗症，有些情况可危及生命。急诊医师不仅要控制疼痛，而且要诊断和治疗潜在威胁生命的情况。急性镰状细胞病的急诊情况可分为以下几类：急性疼痛危象，急性胸部综合征，感染，神经系统症状，脾脏阻断，再生障碍危象，溶血性贫血和阴茎勃起异常。

▶ 急性疼痛危象

以急性疼痛危象就诊 ED 的患者约占 90%。骨和关节的微梗死导致严重的背部和肢体疼痛。肠系膜、脾脏和肝脏缺血导致腹部疼痛危象。

▶ 急性胸部综合征

急性胸部综合征是 SCD 患者最常见的死亡原因。儿童常见，成人更严重。急性胸部综合征以发热、胸痛、呼吸道症状、低氧、胸部 X 线(CXR)浸润为特点。病因为肺缺血梗死。衣原体和支原体是 2 种最常见的病原体，病毒、肺炎链球菌、金黄色葡萄球菌和流感嗜血杆菌是潜在病原体。

▶ 感染

复发性脾梗死后继发脾功能丧失使 SCD 患者感染风险增加。6 个月左右的婴儿可功能性无脾，SCD 患者 5 岁或 6 岁时脾功能丧失。这使 SCD 患者更易于感染有荚膜的微生物，如肺炎链球菌和流感嗜血杆菌，同时，金黄色葡萄球菌、大肠埃希菌和鼠伤寒沙门菌是常见致病菌。骨骼、肺和中枢神经系统(CNS)感染常见，在 SCD 发热患者中需考虑这些部位感染。

神经系统疾病

SCD 患者脑血管病事件（cerebrovascular accident，CVA）（如贫血和出血及硬膜下血肿）的发生率升高。约 10% 患者在 20 岁左右发生 CVA。血管阻塞及内皮损伤被认为对 CVA 发挥了重要作用。

脾脏阻断

异常镰状细胞在脾脏内包裹（脾脏阻断），使稳定状态血红蛋白迅速减少，脾脏扩大。血红蛋白迅速减少引起血流动力学不稳定，改变精神状态。脾阻断是 SCD 的严重并发症，儿童较成人多见，致死率和致残率较高。

再生障碍危象

当骨髓产生 RBC 停滞或产生 RBC 的速度落后于骨髓破坏的速度，即出现再生障碍危象。再生障碍危象也与网织红细胞减少有关。再生障碍危象与细小病毒感染和叶酸缺乏有关。

溶血性贫血

由于 SCD 红细胞变形，所有患者都会出现慢性溶血。血红蛋白为 6～9 g/dl。由于 RBC 破坏增加，患者网织红细胞计数也增加。在压力状态下（如感染），溶血速度加快，血红蛋白从基线开始减少。

阴茎异常勃起

阴茎异常勃起，指镰状细胞阻塞阴茎海绵体导致阴茎痛性勃起，有 2 个发病高峰（5～13 岁和 21～29 岁）。长时间的阴茎持续勃起造成海绵体纤维化和血管受损，可致阳痿。

临床表现

病史

以疼痛就诊的患者通常表现为轻、中度肢体、背部和腹部疼痛。重要的病史包括可能的触发因素、既往并发症史、家庭应用镇痛药、常规药物治疗。常见的疼痛危象触发因素包括感染、寒冷和脱水。确定典型或不典型疼痛是否与触发因素有关能判断是否仅为单纯性血管阻塞性疼痛发作。发热、胸痛、气促、关节肿胀或红斑表现促使医师考虑单纯性疼痛危象以外的情况。

体格检查

发现异常生命体征（vital sign，VS），特别是发热、心动过速、低氧和低血压时，可提示 SCD 并发症或其他急性情况。大多数急性血管阻塞综合征的患者低体温、体温高于 38.3 ℃（100.9 F）时，应积极寻找感染因素。另外，胸痛、气促、发热和咳嗽的患者，可疑急性胸部综合征。确定是否脱水很重要。对危象患者进行再水化治疗不仅能够减少镰状细胞，还能增加血管内容量，有助于缓解血管阻塞。除了快速、准确评估生命体征，确定水合状态外，也应评估重要器官系统。

患者的一般表现可为呼吸困难、躯体痛和乏力。随溶血速度增加，患者可能出现黄疸或巩膜黄染。苍白提示血红蛋白下降。感染患者需检查皮肤。苍白、左上腹痛、脾肿大提示脾脏阻断。胸部听诊注意肺泡呼吸音、支气管呼吸音和喘鸣音。腹部检查注意局部压痛表现，特别是右上或左上腹痛。脾肿大、肝肿大、肌紧张或反跳痛提示检查者除疼痛危象外有腹膜腔内病变。检查四肢和关节时注意局部压痛、关节红斑或肿胀，所有这些表现提示与危象相关的骨髓炎或脓毒症关节炎及非单纯性骨痛。请 SCD 患者脱去衣服全面检查肢体排除严重并发症。应对有急性疼痛主诉的患者进行脑神经和小脑的全面神经系统检查，包括评估新的神经系统缺损。

诊断方法

实验室检查

可疑血管阻塞的患者实验室检查包括全血细胞计数和网织红细胞计数。Hb 通常为 6～9 g/dl。但与前次 Hb 相比出现急性减少符合快速溶血、脾脏阻断或再生障碍危象。典型急性血管阻塞疼痛危象时，网织红细胞计数升高，代偿性增加 RBC 更新。网织红细胞计数少于 2% 应考虑再生障碍危象。白细胞计数升高常见，不能提示感染。仅依靠白细胞（WBC）计数不能排除感染。腹痛或黄疸的患者检查肝功能以进一步评估溶血、胆囊炎或肝脏终末期损伤。尿液分析可评估感染是否为急性疼痛触发因素。仅需在可疑感染的患者中进行血、尿培养。

影像学检查

影像学检查能够诊断血管阻塞危象导致的严重脾脏阻断。当出现发热或呼吸道症状和体征时,可进行胸部 X 线检查以评估感染或梗死的征象。如怀疑肺栓塞,可进行增强 CT 检查。腹痛患者需进行腹部影像学检查寻找胆囊或肝脏梗死或感染的证据。对新出现神经系统的症状或体征的患者,需进行头部 CT 检查评估 CVA。

操作步骤

· 换血疗法可减少血管梗阻;用正常供者血液替换可清除异常 Hb。换血疗法可用于血细胞比容>35%,确定诊断为卒中和阴茎勃起异常等危象时。换血过程为从一根静脉置管中抽出 500 ml 血液(成人),同时从一根静脉置管中输入 500 ml 生理盐水(NS)。清除后输入 1 单位供者血液。

医疗决策

镰状细胞血管阻塞危象的鉴别诊断广泛。包括急性胸部综合征、肺炎、肺栓塞(PE)、心肌梗死(MI)、蜂窝织炎、骨髓炎和脓毒性关节炎。临床医师应鉴别单纯疼痛危象和潜在威胁生命的疾病。需对每一名患者保持高度警觉。

骨和关节疼痛危象通常不会限制局部活动。如局部活动受限,医师应迅速检查骨髓炎或脓毒性关节炎。WBC 升高可能是镰状细胞病疼痛危象典型表现,核左移时可考虑感染,需要紧密评估感染。高度警惕感染。左上腹痛提示脾梗死,而右上腹痛提示可能为胆囊炎。心电图(ECG)表现符合急性心肌梗死或缺血(ST 段抬高,T 波高尖,T 波倒置,ST 段压低)应积极进行心脏评估。疼痛危象患者胸痛不典型、生命体征异常或 ECG 出现右心压力增加应评估 PE。精神状态改变的患者需鉴别由脾脏阻断引起的严重贫血、脑膜炎、CVA/短暂性脑缺血(transient ischemic attack,TIA),或癫痫(图 71-1)。

治疗

处理诱因。即使患者未出现脱水,也应进行液体替代治疗。如不能耐受口服补液,5% 右旋糖

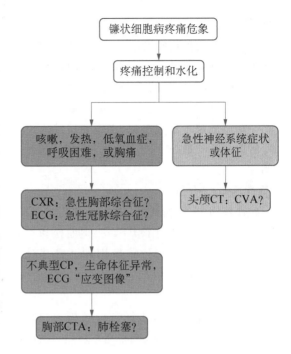

▲ 图 71-1 镰状细胞病急诊诊断流程图。CT,计算机断层扫描;CTA,计算机断层扫描血管造影术;CVA,脑血管事件;CXR,胸部 X 线;ECG,心电图。

酐+0.45% NS 可作为液体替代选择。NS 一次性大剂量静滴保持患者血容量。单纯输血适用于症状性贫血、脾脏阻断危象、溶血或再生障碍危象。严重血管阻塞危象,如急性胸痛综合征、卒中、或阴茎勃起异常,Hgb>10 g/dl,可进行换血疗法。

疼痛危象

迅速开始止痛治疗。当患者出现氧饱和度下降或氧饱和度低于基线时给予氧疗。轻度疼痛时每 4 小时口服 1 g 对乙酰氨基酚(儿童每次 15 mg/kg),可待因每次 0.5～1 mg/kg,或每 8 小时口服布洛芬 800 mg(儿童每次 5～10 mg/kg)。静脉或肌内注射酮咯酸有效减少剂量频率。阿片类药物是中、重度疼痛危象的一线治疗。常用吗啡(每次 0.1～0.15 mg/kg)和二氢吗啡酮(每次 0.01～0.02 mg/kg)。阿片类药物治疗后出现组胺诱导的瘙痒症,可用苯海拉明治疗。

感染

可疑感染的患者需用抗生素治疗(如可疑脑膜炎、尿路感染、急性胸痛综合征或骨髓炎)。

贫血

症状性贫血需输血治疗。适用于血红蛋白<6 g/dl、网织红细胞减低的患者。急性危象（急性胸痛、卒中、肝脏/胆囊梗死、阴茎异常勃起）血红蛋白<10 g/dl 也应输血治疗。单纯输血足以治疗再生障碍危象。足够水化、止痛和单纯输血是治疗脾脏阻断的最好方法。难治性危象可进行换血治疗。

急性胸部综合征

控制疼痛、水化和氧疗。经验性应用抗生素，包括 3 代头孢和大环内酯类（如头孢曲松和阿奇霉素）。PaO_2<70 mmHg 或氧饱和度自基线下降>10％可进行输血治疗。

卒中

SCD 相关卒中患者不能进行溶栓治疗。需纠正低血容量、低氧血症、低血糖和发热。换血疗法可将 Hb S 有效减少至 30％。出血性卒中请神经外科会诊。

阴茎异常勃起

水化、治疗疼痛、输血（对难治性患者）。阴茎异常勃起后 4~6 小时，冰敷治疗失败，可进行分流术。需请泌尿外科会诊联合进行分流术。

处置

住院

住院标准包括难治性疼痛、急性胸部综合征、CVA 或 TIA、不能解释的体温>38 ℃或局部感染、再生障碍危象、脾脏阻断，或难治性阴茎异常勃起。

出院

疼痛控制，能进行门诊随访，可出院。

推荐阅读

［1］Baker M，Hafner JW. What is the best pharmacologic treatment for sickle cell disease in pain crises? *Ann Emerg Med*. 2012;59：515－516.

［2］Claudius I. Sickle cell disease. In：Tintinalli JE, Stapczynski JS, Ma OJ, Cline DM, Cydulka RK, Meckler GD. *Tintinalli's Emergency Medicine：A Comprehensive Study Guide*. 7th ed. New York：McGraw-Hill, 2011：1480－1488.

［3］Gladwin MT, Vichinsky E. Pulmonary complications of sickle cell disease. *N Engl J Med*. 2008;359,2254－2265.

［4］Kavanagh PL, Sprinz PG, Vinci SR, et al. Management of children with sickle cell disease：a comprehensive review of the literature. *Pediatrics* 2011;128：1552.

［5］Rees DC, Williams TN, Gladwin MT. Sickle-cell disease. *Lancet* 2012;376,2018－2031.

［6］Roberts JR, Hedges JR. *Clinical Procedures in Emergency Medicine*. 5th ed. Philadelphia：Saunders，2009.

输血反应
Transfusion Reactions

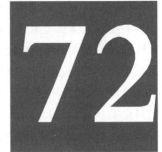

Christopher Reverte，MD

Jorge Fernandez，MD

要点

- 输血前适当告知患者输血并发症，并签署知情同意书。
- 给免疫抑制患者输入减除白细胞血制品预防移植物抗宿主病。
- 临床上很难鉴别良性（荨麻疹、单纯发热反应）和更

严重的输血反应（急性溶血、过敏反应、输血相关急性肺损伤、脓毒症）。
- 怀疑输血反应时应立即停止输血，核对血制品和受血者信息，将血制品样本和受血者血清送至血站进一步分析。

引言

在急诊室（ED）中，威胁生命的疾病或创伤需紧急输血治疗。常见的血制品包括压积红细胞（packed red blood cell，PRBC）、血小板、新鲜冰冻血浆（fresh-frozen plasma，FFP）和冷沉淀物。在美国，每年需输入 3 亿单位血制品。接受输血的患者中，约 1% 出现输血相关反应，最常见的是单纯发热反应。必须快速识别输血反应预防致死、致残并发症。

（1）急性血管内溶血：是由于供者和受者 ABO 血型不符发生的输血反应。患者血清中的抗体与 PRBC 中的抗原发生反应，导致补体介导的血管内 RBC 溶解。患者表现为胸痛、呼吸急促、背痛、发热、心动过速或休克。并发症包括急性肾功能衰竭、弥漫性血管内溶血（disseminated intravascular coagulopathy，DIC）、心血管衰竭和死亡。

迟发性血管外溶血指供者和受者间与 ABO 血型无关的溶血反应。这种溶血反应与输血后数天或数周脾脏清除红细胞有关，一般无生命威胁。

（2）单纯性发热反应：是输血相关反应的最常见类型，在所有输血反应中占 1%～7%。由受者抗体与供者白细胞相互反应引起。白细胞减少可减小发热风险。发热患者无荨麻疹、支气管痉挛或休克表现。

（3）Ⅰ型超敏反应包括荨麻疹和过敏反应：荨麻疹是受者抗体与供者间发生的轻度不良反应。患者表现为风团和瘙痒，不伴发热、支气管痉挛或休克。过敏反应是致命性的不良反应，最常见于免疫球蛋白 A（IgA）缺陷的患者输入含 IgA 的血制品。患者迅速出现发热、气道梗阻、支气管痉挛、荨麻疹和（或）休克。

（4）输血相关急性肺损伤（transfusion-associated acute lung injury，TRALI）：可能引发致命性非心源性肺水肿。与抗 - HLA 抗体有关（妊娠供者发生率较高）。输血浆后最常见。也可见于含有血浆的血制品（包括 PRBC、血小板、冷沉淀物等）。症状和体征包括发热、严重呼吸窘迫、非心源性肺水肿和心血管衰竭。

（5）感染并发症：输血引起的感染并发症包括细菌或病毒感染。细菌感染更常见于输入血小

板(室温储存)及长时间储存的血制品。微生物为常见的皮肤或胃肠道菌群。供者和受者的血培养阳性即可诊断。供者血液应预先筛查人类免疫缺陷病毒(HIV)、乙型肝炎病毒(HBV)、丙型肝炎病毒(HCV)、巨细胞病毒(CMV)、人类T淋巴细胞白血病病毒(HTLV)、西尼罗病毒(WNV)、细小病毒。然而,这其中包含低风险输血相关病原(HCV最常见)。

(6) 大量输血:将使患者发生凝血功能障碍、高钾血症、乳酸酸中毒和低体温的风险。当1小时内输PRBC>4单位或12小时内>10单位,未补充凝血因子或血小板,将导致稀释性凝血障碍和血小板减少。由于柠檬酸效应出现低钙血症和代谢性碱中毒。有潜在慢性心脏病或肾脏病的患者,输血及血浆时容量负荷过重更常见。患者表现为急性肺水肿,无发热或休克。

(7) 移植物抗宿主病:是输血少见并发症,见于免疫抑制或家族性受者。致死率更高。供者T淋巴细胞攻击受者组织。这些并发症可通过将血制品进行白细胞减除和照射预防。患者可表现为发热、红斑、肺炎、腹痛、恶心、腹泻、转氨酶升高和血小板减少。输血相关并发症的发生率见表72-1。

表 72-1　PRBC 输血反应发生率

急性	发生率
急性溶血	1/(25 万～100 万)
过敏反应	1/(2 万～15 万)
脓毒症	1/500 万
TRALI	1/(0.5 万～1 万)
单纯发热反应	1/100
轻微过敏	1/1 000
延迟	发生率
乙型病毒性肝炎	1/13.7 万
丙型病毒性肝炎	1/(100 万～200 万)
HIV	1/(200 万～300 万)

临床表现

▶ 病史

急性发热反应、急性血管内溶血、过敏、细菌污染引起的脓毒症或 TRALI 可表现为发热和寒战。也可见胸痛、呼吸困难、头晕或晕厥。输血过程中表现为孤立性呼吸困难提示液体潴留,而全身瘙痒和红斑(无其他症状)提示荨麻疹。

输血相关并发症的风险因素包括受者免疫抑制、需要大量输血、既往有输血史、既往有充血性心力衰竭,或老年患者。例如,免疫抑制状态的受者输血后移植物抗宿主病的风险增加。接受大量输血的患者低体温和凝血障碍风险增加。老年患者或充血性心力衰竭患者有肺水肿风险,尤其是快速输血时。有输血史的患者体内存在抗体,将引起各种输血相关反应。详见引言部分。

▶ 体格检查

在输血期间应严密监测患者不良反应。新出现的异常生命体征如发热、低血压、心动过速或呼吸急促都应考虑输血反应的可能性。由于可能迅速出现代谢失调,即使表现为无症状性发热也应停止输血,严密监测可能出现的更严重的不良反应。低血压、心动过速或呼吸急促的患者,很难从急性血管内溶血、过敏反应或脓毒症等潜在威胁生命的输血反应中鉴别持续出血(需要输血的潜在原因)状态。一般来说,低血容量性休克会出现四肢厥冷,而由急性血管内溶血、过敏反应或脓毒症引起的心血管衰竭导致的休克状态四肢温暖。低体温与大量输血有关,也与脓毒症有关。喘鸣提示过敏反应或肺水肿(容量负荷过重或TRALI)。风团或红斑见于过敏反应或荨麻疹。暗红色或棕色尿提示急性血管内溶血后的血红蛋白尿。

诊断方法

▶ 实验室检查

实验室检查将不同的输血反应归类(如血红蛋白升高),有助于确定急性血管内溶血、脓毒症或其他在输血过程中出现的急性症状。应停止输血,等待结果。实验室检查应检测供者和受者样本。大多数医院有确认供者和受者信息及管理输血反应的流程。

基础实验室检查一般不能帮助诊断急性发热反应、荨麻疹、过敏反应、TRAIL,或容量负荷过重。在 ED 中可用实验室检查发现急性血管内溶血或脓毒症。急性溶血反应、全血细胞计数(CBC)可提示贫血加重和破裂红细胞。其他实验室检查包括 Coombs 试验阳性,急性肾功能衰竭,DIC,和(或)结合珠蛋白、胆红素或乳酸脱氢酶水平升高,血红蛋白尿可见于尿毒症。

如怀疑脓毒症,需进行革兰染色和血培养。CBC 提示白细胞血症或白细胞减少,即使白细胞正常也不能排除脓毒症。

大量输血时可发生稀释性血小板减少或血栓性疾病、代谢性酸中毒、低钙血症。

▶ 影像学检查

TRALI 或容量负荷过重的患者,胸部 X 线检查可表现为急性肺水肿,总的来说,容量负荷过重患者心脏扩大,而 TRALI 患者心脏大小正常。床旁超声检查有助于两者鉴别。容量负荷过重表现为心脏收缩力下降、下腔静脉扩张,而 TRALI 正常。

医疗决策

不同输血反应表现相似。鉴别输血反应类型的重要性是发现哪些反应需即刻治疗,哪些需住院治疗(图 72 - 1)。如果可疑输血反应,首先应停止输液。

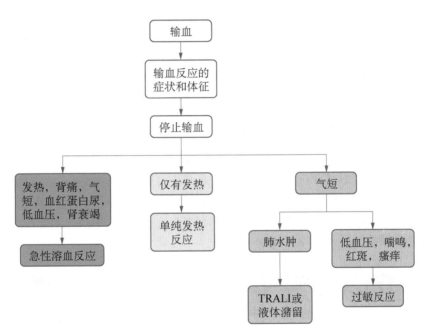

▲ **图 72 - 1** 输血反应诊断流程图。

如患者发热,无其他症状或体征,考虑单纯性发热。然而,很难将单纯性发热与急性血管内溶血、脓毒症或 TRALI 等其他输血反应引起的发热鉴别。输血过程中,低血压的鉴别诊断包括持续出血、溶血输血反应、过敏反应、细菌污染引起的脓毒症和 TRALI。呼吸急促见于过敏反应、溶血输血反应、容量负荷过重、TRALI 和脓毒症。

喘鸣可见于过敏反应、容量负荷过重或 TRALI。

过敏反应通常表现为荨麻疹(与急性血管内溶血或脓毒症不同),不表现发热。容量负荷过重或 TRALI 可表现为孤立的气促、肺水肿和(或)低氧血症,而无发热、低血压等系统性表现。所有高度怀疑输血反应的患者都应进行广泛鉴别,特别是当患者输血出现新的症状时。

治疗

输血时,前30分钟应缓慢滴入,以便发现早期输血反应。如可疑输血反应,首先应立即停止输血。检查血制品标签,将血制品样本和患者血样送至血库进一步分析。按下述方法治疗各种输血反应。

(1) 急性血管内溶血:立即停止输血。静脉(IV)输注晶体液迅速恢复血容量。给予利尿药,保持尿量 $1\sim2$ ml/(kg·h)。如静脉输液难以纠正低血压,可给予血管升压药。按每个医院的流程将血液和尿液样本送至实验室。

(2) 过敏反应:立即停止输血。静脉(IV)输注晶体液迅速恢复血容量。皮下(SQ)/肌内(IM)注射肾上腺素 0.3 mg(1∶1 000),甲泼尼龙 125 mg IV,苯海拉明 50 mg IV,法莫替丁 20 mg IV 及沙丁胺醇5 mg加入 3 ml 生理盐水中雾化。

(3) 脓毒症:立即停止输血。培养标本,静脉输入大量晶体液,应用广谱抗生素,用血管升压药纠正难治性低血压。遵循医院治疗脓毒症的流程治疗。

(4) TRALI:立即停止输血。吸氧,温和利尿。许多患者需非侵入性正压通气,病情严重患者需气管插管和机械通气。

(5) 大量输血凝血致凝血障碍:输入 FFP 和血小板逆转凝血障碍和血小板减少。一些医院有输入大量 PRBC 的流程,包括血小板和 FFP 的固定配比。通过将血制品升至室温、同时输入温暖的晶体液及外包保温袋等复温方法可治疗低体温。静脉补充葡萄糖酸钙治疗低钙血症。

(6) 单纯发热反应:停止输血。给予退热药,如对乙酰氨基酚。排除急性溶血或细菌污染致脓毒症后,重新开始输血。

(7) 荨麻疹:给予抗组胺药,如苯海拉明。如红斑严重,给予短疗程激素治疗。如为孤立性荨麻疹,无发热或过敏反应,无须停止输血。

(8) 迟发性血管外溶血:通常无特异性治疗。院外观察即可。

(9) 移植物抗宿主病:骨髓移植是唯一有效的治疗方法。为免疫抑制患者或相关受者输入减除白细胞血制品是最有效的预防策略。

处置

▶住院

具有持续性生命体征异常或持续出血的患者需要收治重症监护病房进行监护。另外,患有血管内溶血、过敏反应、败血症、TRAIL、大量输血反应或输血量过多的患者应进行监护。

▶出院

所有在急诊输血的患者均应住院,没有进行性出血的血液动力学稳定的患者可以在没有输血反应的情况下安全地出院。有单纯发热反应或荨麻疹患者可能需要观察一段时间,但大多数情况下仍可安全出院。

推荐阅读

[1] Coil CJ, Santen SA. Transfusion therapy. In: Tintinalli JE, Stapczynski JS, Ma OJ, Cline DM, Cydulka RK, Meckler GD. *Tintinalli's Emergency Medicine, A Comprehensive Study Guide*. 7th ed. New York: McGraw-Hill, 2011, pp. 1493 - 1500.

[2] Emery M. Blood components. In: Marx JA, Hockberger RS, Walls RN. *Rosen's Emergency Medicine, Concepts and Clinical Practice*. 7th ed. Philadelphia: Mosby Elsevier, 2010, pp. 42 - 46.

抗凝治疗及其并发症
Anticoagulant Therapy and Its Complications

Joanne C. Witsil, Pharm D

要点

- 在抗凝治疗患者中,创伤后需进行影像学检查。
- 启动华法林治疗时,需合并用肝素或低分子肝素(3～5 天),避免单用华法林诱发高凝状态。
- 当国际标准化比值(INR)超过治疗目标但无出血时,谨慎给予维生素 K。大量维生素 K 过度矫正 INR 将为进一步抗凝治疗增加难度。

引言

在急诊室(ED)中常见因抗凝治疗和抗凝治疗引起的并发症就诊的患者。常用抗凝治疗药物包括肝素、低分子肝素(LMWH)、华法林和直接血栓抑制剂达比加群酯。这些药物常用于急性冠脉综合征(ACS)、静脉血栓(VTE)、瓣膜置换和心房纤颤(AF),抗凝治疗能够改善这些疾病的致死率和致残率。例如,每年心房纤颤和结构性心脏病患者的卒中风险是 5%,长期口服抗凝药后风险减少了 70%。

抗凝治疗有并发症。口服华法林的患者,15% 出现出血并发症,4.9% 会导致大出血,每年约 1% 出现致命性并发症。肝素的出血风险约 6%,与 LMWH 无差异。

肝素是不同长度糖胺聚糖混合物,可连接于抗凝血酶Ⅲ,抑制凝血酶和凝血因子Ⅱ、Ⅸ、Ⅹ、Ⅺ和Ⅻ。低分子肝素来源于普通肝素,仅包括短链部分。LMWH 连接于抗凝血酶Ⅲ,但仅抑制凝血因子 Ⅹ。LMWH 的优势是,能有预测剂量效应,生物利用度更高。肝素诱导的血小板减少(heparin-induced thrombocytopenia, HIT)是由于免疫球蛋白 G 抗体连接并诱导血小板活化,导致血小板减少及血栓形成。一般来说,HIT 发生于肝素治疗后的 5～12 天。普通肝素治疗的患者 HIT 发生率 1%～3%,LMWH 治疗的患者更少。

华法林抑制维生素 K 的共因子。这些共因子参与合成抗凝药(蛋白 C 和蛋白 S)及促凝药(凝血因子Ⅱ、Ⅶ、Ⅸ、Ⅹ)。由于蛋白 C 的半衰期远远短于凝血因子Ⅱ、Ⅶ、Ⅸ、Ⅹ的半衰期,因此用华法林治疗时首先出现高凝状态,需要联用普通肝素或 LMWH,直到 5 天后华法林发挥抗凝作用。达比加群酯直接竞争性连接游离和血栓结合的凝血酶,阻止血栓进一步形成。

临床表现

▶ 病史

患者就诊 ED 的原因与抗凝药使用有关。

胃肠道(GI)出血是常见并发症,患者自己可能注意不到,因此,要获取患者鲜血便或黑便的相关病史。接受抗凝治疗的患者,任何创伤史,特别是头部创伤,都应引起足够重视。颅内出血是与抗凝治疗有关的最常见的致命性并发症。

如果发生出血并发症,确定患者服用抗凝药的原因。近期患静脉血栓或进行人工瓣膜置换比孤立性房颤患者更需要抗凝治疗。当出现严重出血并发症需要逆转抗凝状态时,这些信息非常重要。

口服华法林患者如需联用其他药物,需考虑这些药物是增加还是减少华法林抗凝效应。能够增加国际标准化比值(INR)的药物包括多种抗生素、非甾体抗炎药、泼尼松、西咪替丁、胺碘酮和心得安。减少 INR 的药物包括卡马西平、巴比妥类、氟哌啶醇和雷尼替丁。另外,多种草药也能增加或减少 INR。

最后,评估增加患者出血风险的危险因素。服用华法林的患者,危险因素包括 INR>4.0、年龄>75 岁、既往 GI 出血、高血压、脑血管病、肾功能不全、酒精成瘾和抑制恶性肿瘤。肝素或 LMWH 治疗患者出血风险因素包括,增加剂量、部分凝血酶原时间增加、近期手术或创伤、肾功能不全、使用其他抗凝药(阿司匹林、糖蛋白抑制剂)、年龄>70 岁。

▶ 体格检查

异常生命体征提示低血容量和休克需立即考虑到出血并发症。寻找头部创伤的证据。舌下或颈部血肿是呼吸道急症,特别是当血肿迅速扩张时。心血管系统检查时,听诊提示 AF 的心脏杂音或异常心脏节律。腹部压痛提示腹膜内血肿。直肠检查提示 GI 出血。华法林引起皮下组织毛细血管血栓形成导致皮肤坏死,因此对近期用药的患者需进行全面的皮肤检查。HIT 也会导致类似的皮肤缺损。应注意瘀斑和血肿。

诊断方法

▶ 实验室检查

一般实验室检查包括全血细胞计数(发现贫血和血小板减少)和凝血酶原时间、INR 和 PTT。另外,用基础代谢组评估肾功能。

▶ 影像学检查

对接受抗凝治疗的患者,降低影像学检查阈值。任何接受口服抗凝药治疗的患者有轻度或严重头部创伤,无论有无头痛,都应进行头部 CT 扫描排除颅内出血。

医疗决策

病史,体格检查和实验室检查足以达到诊断抗凝并发症的目的。但是,怀疑颅内、脾脏、肝脏或腹膜后出血,应进行 CT 检查排除。如发现皮肤缺损,应考虑由华法林导致的皮肤坏死或 HIT。

治疗

患者因 VTE 开始肝素治疗时,起始 80 U/kg 一次性大剂量注射,然后持续输入 18 U/(kg·h)。治疗急性冠脉综合征或溶栓或糖蛋白抑制者,剂量减少为起始 60 U/kg 一次性大剂量注射,然后持续输入 12 U/(kg·h)。一次性大剂量注射后 6 小时检测 PTT,目标值为正常值的 1.5~2.5 倍。出现出血征象时,停止肝素输入。静脉输入停止后,抗凝治疗可以持续 3 小时。如发生大出血,5~10 分钟缓慢静脉推注鱼精蛋白(1 mg/100 U 肝素),最大量为 50 mg。

依诺肝素是急诊室(ED)最常用的 LMWH。最常用剂量是每 12 小时皮下注射 1 mg/kg。需对肥胖和肾功能不全患者调整剂量。逆转依诺肝素引起出血时,静脉给予鱼精蛋白(1 mg/1 mg 依诺肝素)至最大量 50 mg。但逆转效果劣于普通肝素。如果出现严重的或威胁生命的出血,可给予血制品,如 PRBC 和 FFP。

如果在急诊开始用华法林治疗,通常起始剂量为每天口服 5 mg。老年人、肝功能不全或营养不良的患者需减少剂量。INR 达标要求依赖于疾病。机械瓣置换术后 INR 2.5~3.5,而其他疾病(房颤或 VTE)INR 2~3。

治疗华法林引起的出血并发症或 INR 极度升高的流程见图 73-1。为逆转出血并发症,以最快速度静脉给予维生素 K,1~2 小时内起效,口服给药 6~10 小时起效。静脉给予维生素 K>30 分钟减少过敏风险。更高剂量的维生素 K(10 mg)可能导致再次华法林治疗时产生华法林抵抗。FFP 是逆转华法林出血并发症的一线用药。起始剂量 2~4 单位。也可给予其他药物,如凝血酶原复合物(PCC)和重组凝血因子(Ⅶa)。

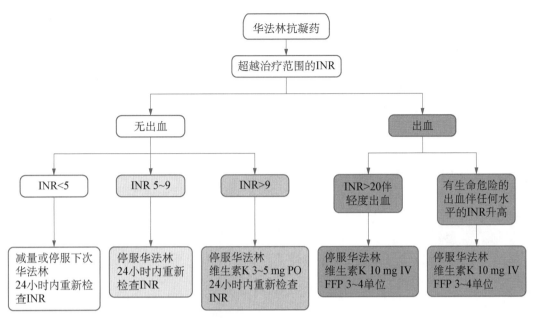

▲ 图73-1 抗凝治疗及华法林治疗超越治疗范围的 INR 引起的并发症诊断流程图。FFP,新鲜冰冻血浆;INR,国际标准化比值;IV,静脉注射;PO,口服。

ED不常规使用口服直接凝血酶抑制剂达比加群酯。很多患者因服用达比加群酯出现出血并发症就诊于急诊科。目前尚无逆转达比加群酯引起出血并发症的药物。因此,临床治疗包括停药。对于严重的或威胁生命的出血,考虑使用 FFP、PRBC 或其他体外试验建议使用的 PCC 或重组因子Ⅶa。

处置

▶ 住院

需肝素抗凝治疗的患者通常住院,并联用华法林。预防华法林治疗早期诱发的高凝状态。INR 超过目标值和出血的患者需住院治疗。患者 INR 超过目标值、社会状态差或有摔倒风险,也应住院治疗。

▶ 出院

患者需抗凝治疗而无住院适应证者,可带华法林和7天 LMWH 注射剂出院。24~48 小时内严密随访,患者需掌握自我注射的知识。无摔倒风险,INR 超过目标值而无出血的患者,可出院。

▼ 推荐阅读

［1］ Agena W, Gallus AS, Wittkowsky A, et al. Oral Anticoagulant therapy: antithrombotic therapy and prevention of thrombosis. 9th ed. American Collage of Chest Physicians Evidence-Based Clinical Practice Guidelines. *Chest*. 2012; 141(Suppl): e44s-e88s.

［2］ Garcia DA, Baglin TP, Weitz JI, et al. Parenteral anticoagulants: antithrombotic therapy and prevention of thrombosis. 9th ed. American Collage of Chest Physicians Evidence-Based Clinical Practice Guidelines. *Chest*. 2012; 141(Suppl): e24s-e43s.

［3］ Slattery DE, Pollack CV. Anticoagulants, antiplatelet agents, and fibrinolytics. In: Tintinalli JE, Stapczynski JS, Ma OJ, Cline DM, Cydulka RK, Meckler GD. *Tintinalli's Emergency Medicine: A Comprehensive Study Guide*. 7th ed. New York: McGraw-Hill, 2011, pp. 1500-1507.

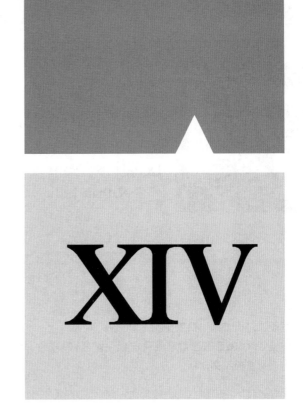

眼耳鼻喉科急症

HEENT Emergencies

74

裂隙灯检查
Slit Lamp Examination

Douglas S. Franzen，MD
Nathan J. Lewis，MD

要点

- 熟悉裂隙灯检查操作很重要。
- 进行检查时,确定患者前额触及前额固定器,叮嘱患者保持姿势不挪动。
- 在裂隙灯下清除角膜异物时,首先在直视下用清除设备(如 25 号针头),然后用裂隙灯放大视野。
- 为防止角膜刺穿,保持清除设备在眼球切线位。

适应证

裂隙灯可用于检查眼前节,包括眼睑、睫毛、结膜、角膜、巩膜、前房、虹膜及晶状体损伤、出血、炎症或异物。

禁忌证

检查过程中,患者必须配合并坐直身体。

器材

除裂隙灯外,检查者还需两张高度一致的椅子或凳子。可见角膜损伤的荧光素。其他材料包括麻醉药和细针或眼用毛刺(清除异物)、棉签(眼睑外翻)和盐水(冲洗眼睛或眼睑)。

检查前,操作者应熟练使用裂隙灯。裂隙灯是一种显微镜,与其他显微镜不同的是,它是通过移动光线调节焦距。显微镜的一般调节范围为 $10\times\sim25\times$(或高度),调节按钮位于机体目镜前。使用操纵杆将裂隙灯移向或移离患者,操纵杆也可以向左或向右移动显微镜,扭转操作杆可上调或下调显微镜。如果使用操纵杆后显微镜不能移动,则需要松开显微镜底座的锁扣螺丝。

灯源安装在显微镜臂上,可进行独立移动。

懂得怎样对灯源调整控制对检查非常重要。通过开关启动裂隙灯。许多裂隙灯具有变阻器(调光器),通常接近于开关或显微镜底座。机体底部灯泡附近的选择性按钮可将钻白光改变为蓝光(也可选择其他颜色的光,包括绿光)。选择性按钮下部的调节钮可调节光束高度。在显微镜臂底部有另一个调节钮可调整裂隙宽度。每个裂隙灯的调节钮不同。图 74-1 在模型上表示调节钮位置。

操作步骤

- 患者应取坐位,裂隙灯高度是患者恰巧能将下颌舒适地置于下颌托上、前额抵住前额固定器的位置。应调整下颌托高度使眼外眦与视平线高度一致。检查者坐在患者对面,椅子或凳子保持同一高度。

- 嘱患者闭眼。打开裂隙灯白光,按需要调节亮度。将显微镜光束移至患者闭合的眼睑上。在不丢失光线的情况下调整裂隙宽度,越窄越好。当显微镜正对患者面部时,向操作者右侧呈 45°角摇动光源。嘱患者睁开眼睛。当操作者通过目镜检查时,图像需接近于焦点。可见 2 个折射现象:1 条是弯曲和微弱的线,在其左侧可见垂直和明亮的线。折线光束有角膜反射产生。调整显微

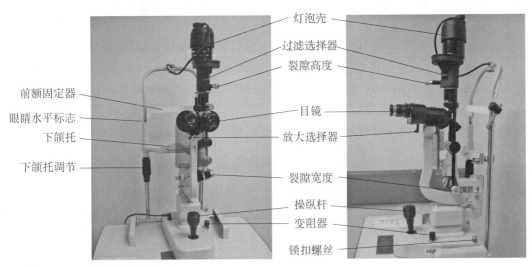

灯泡壳
过滤选择器
裂隙高度

前额固定器
眼睛水平标志
下颌托
下颌托调节

目镜
放大选择器

裂隙宽度
操纵杆
变阻器
锁扣螺丝

▲ **图 74 - 1** 裂隙灯的重要组成。

镜,使这一光束集中(通常向患者轻轻移动 1 mm)。光线集中恰当时可见角膜表面蛋白沉积(图 74 - 2)。使用操作杆扫描角膜左侧。弧形转动,使聚焦点沿患者角膜折线移动——检查角膜缘时接近患者,检查瞳孔时远离患者。检查有无角膜缺损或异物。在角膜边缘检查有无睫状体潮红(角膜周围扩张充血,是虹膜睫状体炎的体征)。嘱患者向上、向下、向左和(或)向右看,检查角膜各部位。检查左侧角膜后,将显微镜移至中间,向操作

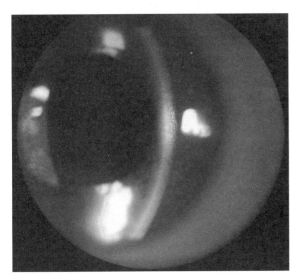

▲ **图 74 - 2** 用 45°较狭窄缝隙检查角膜表面。曲线缝隙代表角膜的折射光。聚焦角膜时,可见表面蛋白沉积。

者左侧呈 45°角摇动光源,检查患者右半侧角膜。使用这种方法也可以用宽光束检查眼睑和结膜。

• 用白光检查后,应滴入荧光素。将白光换成钴蓝光,轻度加宽光线,重复检查。检查荧光摄取部位(绿色荧光),这些部位提示角膜或结膜上皮损伤。荧光游走或渗入(Seidel 标志)是由于房水渗入至角膜全层。

• 前房细胞和荧光的检查是裂隙灯检查的第三部分。裂隙高度应下调,增加裂隙宽度,形成短而宽的白色光束。摇动光源,使光束在瞳孔高度进入前房(图 74 - 3)。向患者推动显微镜直到虹膜锐聚焦,然后轻轻后移,直至虹膜移至焦点外——但角膜并未进入焦点。焦平面位于前房

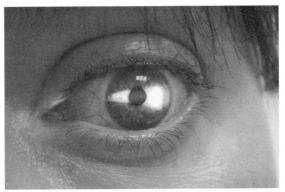

▲ **图 74 - 3** 灯光下检查细胞和荧光表现。

内,角膜和虹膜之间。将瞳孔作为暗背景,检查各种反射光。前房蛋白反光,在光束下产生烟雾状表现(一个常见的比喻是"雾中头灯")。细胞看上去像"光线下的微尘",这一表现提示前房炎症。使用扩张药后可见眼部细胞,压平眼压测量会引起闪光,因此裂隙灯检查应在其他检查之后进行。

• 如果在检查中发现异物(foreign body,FB),首先应用盐水冲洗。如果不能成功清除,可用毛刺或 25 或 27 号针头清除。用普鲁卡因或丁卡因麻醉患者眼部。用完全接触的前额固定器和下颌托稳定固定患者头部。操作者将手置于患者颊部或额头,以便清除设备能够跟随患者动作。保持清除设备位于角膜的切线位。下视时将清除设备移至角膜,一旦清除设备在视野中可见,转换至目镜。如使用毛刺,用毛刺边压向 FB。当异物可活动时,用尖端从角膜"挑"除 FB。如用针头,将其安装在注射器上(如胰岛素注射器),以便更好控制。将针头移至异物,用"捞"或"拂"的动作将异物拉出角膜。一直要将清除设备保持在眼球切线位。

并发症

使用裂隙灯和注射器/针头清除异物时,操作不当可能会使清除设备刺入角膜。另外,眼外伤,当可能出现眼球破裂时,避免眼部加压。过高的压力可能挤出眼内容物。

推荐阅读

[1] Knoop K, Dennis W, Hedges J. Ophthalmologic procedures. In: Roberts JR, Hedges JR. *Roberts: Clinical Procedures in Emergency Medicine*. 5th ed. St. Louis: Saunders, 2009, pp. 1141-1177.
[2] Walker RA, Adhikari S. Eye emergencies. In: Tintinalli JE, Stapczynski JS, Ma OJ, Cline DM, Cydulka RK, Meckler GD. *Tintinalli's Emergency Medicine: A Comprehensive Study Guide*. 7th ed. New York: McGraw-Hill, 2011, pp. 1517-1549.

红眼症
Red Eye

Craig Huston，MD

75

要点

- 从视敏度开始检查眼部体征。

- 患者需遵医嘱取下接触性眼镜，直到眼部症状缓解才能佩戴。

- 以眼部疼痛就诊，滴入麻醉药后疼痛缓解有助于确定红眼症的原因。

- 遵循系统性方法进行体格检查：视敏度、眼睑和睫毛、结膜、巩膜、角膜、瞳孔检查和前房。

- 无眼科医师会诊情况下不能局部使用激素。

引言

以眼部不适就诊急诊科（ED）的患者占 3%。红眼症是常见主诉。尽管大多数情况下，红眼症是良性、自限性的，某些情况也会对视力造成威胁。结膜炎是红眼症最常见的原因，其他常见病因包括结膜下出血、角膜损伤（擦伤、角膜炎和异物）及急性葡萄膜炎。

（1）结膜炎：其病因可为病毒、细菌感染或过敏反应。病毒是最常见病因，尤其是腺病毒。最常见的致病菌为金黄色葡萄球菌、肺炎链球菌、流感嗜血杆菌。虽然沙眼衣原体或淋球菌不常见，但也是结膜炎的重要原因。过敏性结膜炎是由反复季节性过敏原暴露引起。约 15% 人群一生中发生一次过敏性结膜炎。

（2）结膜下出血：指由于结膜血管破裂，血液流于结膜和巩膜之间。结膜下出血是由直接或间接创伤引起。尽管结膜下出血令患者担忧，但其本身是一个良性过程，在压力增加时，如喷嚏、咳嗽、用力或呕吐时容易发生。如果无创伤，结膜下出血的原因通常为高血压或自发性破裂。

（3）角膜损伤：由于角膜上皮薄且容易损伤，角膜损伤常见。角膜擦伤最常见，占所有以眼部不适就诊于急诊的患者的 10%。角膜本身抗感染，但发生损伤后为细菌创造了感染门户。引起角膜损伤的病毒感染包括单纯疱疹和水痘（眼部带状疱疹）。佩戴接触性眼镜的患者易出现角膜损伤，或由革兰阴性杆菌引起角膜溃疡。

（4）急性前葡萄膜炎：定义为虹膜和睫状体炎。最常见原因是创伤，出现于触发事件后 1～4 天。系统性原因包括强直性脊柱炎、Reiter 综合征、炎症性肠病和类似结核或结节病的慢性肉芽肿状态。感染性溃疡也会引起前葡萄膜炎。

临床表现

▶ 病史

唯一可确定红眼症病因的重要病史特点是眼痛。结膜炎表现为砂砾样异物感、流泪或出现分泌物，但通常无疼痛。病毒（如腺病毒）和过敏原常常引起眼部瘙痒伴水状分泌物，但可疑细菌感染可见黏液脓性分泌物排出。感染源经常从单侧通过自身病毒移转波及另一侧。全身症状，如发热、流涕和肌痛提示系统性病毒感染。过敏性结膜炎表现为强烈瘙痒，与季节有关。

结膜下出血是无痛的。患者仅由于从巩膜看到出血产生焦虑而就诊于 ED。

当角膜上皮损伤或深部结构(虹膜)出现炎症反应时,眼部疼痛。创伤或异物引起角膜擦伤,表现为疼痛、异物感、流泪和畏光。患者有用电动工具和金属工作的病史,应怀疑眼部异物。如擦伤很大,患者可能主诉视力下降。怀疑角膜炎症/感染(角膜炎)时,应确定是否使用接触镜或眼部暴露于紫外线灯下。

急性前葡萄膜炎表现为慢性进展的痛性红眼症,伴严重畏光和视力丧失。患者通常坐在暗室中,用一手捂住眼睛。

▶ 体格检查

体格检查按以下模式进行:视敏度、眼睑和睫毛、结膜、巩膜、角膜、瞳孔前房和荧光染色。结膜炎、结膜下出血、角膜擦伤和急性前葡萄膜炎的特点见表 75-1。其他特点在下文列出。结膜炎患者有结膜充血。各种原因导致的结膜炎,液体可积聚于结膜,被称为球结膜水肿(图 75-1)。过敏性眼睑炎表现为水肿和双侧眼睑鹅卵石样凸起。

表 75-1 红眼症的体格检查表现

体检	结膜炎	结膜下出血	角膜损伤	急性前葡萄膜炎
视敏度	正常	正常	中心视力下降	由于疼痛、流泪,视力下降
眼睑	水肿,红斑	正常	正常	正常
结膜	充血	正常	充血	正常
巩膜	正常	红斑	正常	睫状充血
角膜(摄取荧光素)	无,除非角膜溃疡	无	有	无
瞳孔	正常	正常	正常	缩小
前房(细胞和荧光)	无	无	无	有

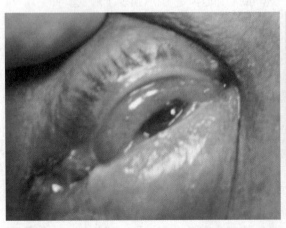

▲ 图 75-1 球结膜水肿。

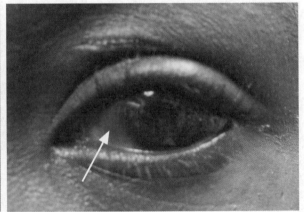

▲ 图 75-2 结膜下出血。

结膜下出血可在结膜层以下、巩膜表面见鲜血(图 75-2)。

用钴蓝灯检查结膜损伤可见荧光素摄取。角膜擦伤过大将影响视敏度或影响中央区。应将眼睑外翻查找异物。如果多行荧光素同时吸收,闪光高度支持眼睑下异物划破角膜。单纯疱疹病毒(HSV)感染,表现为树突分枝状溃疡,而影响角膜的眼部带状疱疹引起波浪状缺损,类似成团的意大利面。

急性前葡萄膜炎可出现疼痛和流泪,影响视敏度。角膜缘上皮发红提示巩膜出现睫状充血。瞳孔收缩,互感畏光(正常侧眼睛闪光刺激后疼痛)。裂隙灯检查时,前房表现为"细胞和闪光"。细胞碎片较多时,常层叠于前房底部,在角膜和虹膜之间。这种现象被称为眼前积脓(图75-3)。细胞和闪光及眼前积脓在角膜溃疡感染时常见。

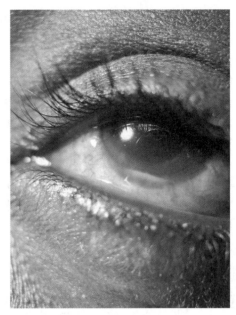

▲ 图75-3 眼前房积脓。

医疗决策

疼痛、对局部麻醉药有反应、荧光素检查阳性是确定红眼症最重要的特征(图75-4)。

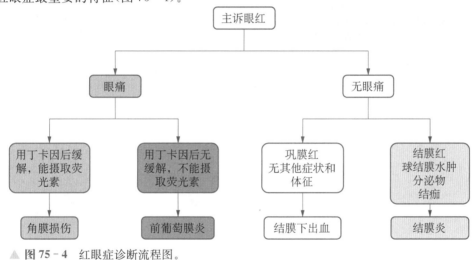

▲ 图75-4 红眼症诊断流程图。

治疗

非复杂性结膜炎,如怀疑细菌感染,可用局部抗生素滴眼液或药膏。可选择磺乙酰胺类、喹诺酮类、氨基糖苷类、甲氧苄氨嘧啶和多黏菌素。疗程5～7天。提醒患者至少2周内注意洗手,减少播散。过敏性结膜炎的患者需用全身性抗组胺药及组胺阻滞药滴眼液。用冰敷法及人工泪液缓解症状。如怀疑沙眼衣原体或淋球菌感染,应用全身性和局部抗生素,请眼科医师急会诊。

像擦伤一样,仅需向结膜下出血的患者保证出血在2周内可吸收。如患者反复出现结膜下出血,可进行凝血功能检查,确定有无凝血障碍。

角膜损伤的治疗依据病因。对角膜擦伤的患者可予缓解疼痛和预防感染的药物。睫状肌麻痹药(环苯妥或后马托品)可缓解睫状体痉挛,减轻疼痛。也可进行麻醉镇痛治疗。为预防继发性感染,可给予局部抗生素,如10%磺乙酰胺。

眼部带状疱疹患者,如从起病到就诊在72小时以内,需口服阿昔洛韦。及时治疗可使眼部受累从 50% 减少到 25%。建议眼科会诊。可用局部抗病毒滴眼液治疗 HSV，如三氟胸苷，请眼科医师会诊。角膜溃疡需请眼科医师紧急会诊。角膜接触镜佩戴者需暂停使用目前使用的镜片，用局部氨基糖苷类或喹诺酮类抗生素治疗，直到患者症状缓解后才能用隐形眼镜。不要用眼罩，因为眼罩增加角膜溃疡和假单胞菌感染率。

由于急性前葡萄膜炎需持续监测和治疗，只能在眼科医师会诊后进行。用长效睫状肌麻痹药（如 5% 后马托品）缓解睫状体痉挛；使用眼科医师建议的局部激素（如泼尼松）缓解炎症。

处置

▶ 住院

淋球菌感染引起的细菌性结膜炎需给予静脉抗生素治疗。角膜损伤的患者，如不能自行使用抗生素、依从性差或溃疡较大，也考虑住院治疗。

▶ 出院

角膜擦伤、疱疹性角膜炎和急性前葡萄膜炎需请眼科医师在 24～48 小时内再评估。单纯性结膜炎和结膜下出血可出院，在首诊医师处随诊。

▼ 推荐阅读

［1］Cronau H, et al. Diagnosis and management of red eye in primary care. *Am Fam Physician*. 2010;81: 137 - 144.

［2］Jackson WB. Acute red eye: diagnosis and treatment guidelines. Ottawa, Ontario, Canada: University of Ottawa Eye Institute, 2004.

［3］Kerns BL, Mason JD. Red eye: a guide through the differential diagnosis. *Emer Med*. 2004;36: 31 - 40.

［4］Leibowitz HM. The red eye. *N Engl J Med*. 2000;343: 345 - 351.

［5］Walker RA, Adhikari S. Eye emergencies. In: Tintinalli JE, Stapczynski JS, Ma OJ, Cline DM, Cydulka RK, Meckler GD. *Tintinalli's Emergency Medicine: A Comprehensive Study Guide*. 7th ed. New York: McGraw-Hill, 2011, pp. 1517 - 1549.

急性视力丧失
Acute Visual Loss

Jordan B. Moskoff, MD

要点

- 根据病史和体格检查可以确诊大多数以急性视力丧失就诊患者的病因。
- 明确患者急性单眼视力丧失原因最重要的一步是确定视力丧失是否与疼痛有关。
- 急性视力丧失不伴疼痛,可疑视网膜中央动脉阻塞(CRAO)、视网膜中央静脉阻塞(CRVO),或视网膜脱离。
- 急性视力丧失伴疼痛可能有视神经炎、颞动脉炎(巨细胞动脉炎)、急性闭角型青光眼、巨大角膜中央磨损或溃疡。
- 急诊室诊断 CRAO 或急性闭角型青光眼时,需立即请眼科医师会诊。

引言

视网膜中央动脉阻塞(central retinal artery occlusion,CRAO)和视网膜中央静脉阻塞(central retinal vein occlusion,CRVO)在老年人最常见。90％CRVO 患者年龄＞50 岁。CRAO 的病因有血小板血栓,而 CRAO 更常见。CRAO 的病因是视网膜静脉血栓形成。

视神经炎是继发于视神经炎症病变引起的痛性、中心视力快速减少的疾病。视神经炎常见于 15～45 岁女性。视网膜脱离指视网膜和玻璃体分离,可引起视网膜撕裂,及内部视网膜神经元和外部色素上皮层的分离。眼外伤可引起视网膜脱离。而在无眼外伤的患者中,视网膜脱离在年龄＞45 岁及严重近视的患者中常见。视网膜脱离在美国的流行率为 0.3％。

颞动脉炎(巨细胞动脉炎)是一种血管炎,可导致单眼视力丧失,伴单侧颞动脉波动性头痛。颞动脉炎常见于年龄＞50 岁的女性。白种人较其他人种更易受累。颞动脉炎是中-大动脉炎,可引起视神经梗死,甚至失明。

急性闭角型青光眼是由眼前房压力升高引起的,表现为突发痛性单眼视力丧失。在美国,急性闭角型青光眼在所有青光眼中比例＜10％。女性更常见。非洲裔美国人和亚洲人群更常见。急性闭角型青光眼患者前房角变窄。由于瞳孔扩张,虹膜小叶触及晶状体,推动房水由后房流向前房,流体静水压升高。

临床表现

▶ 病史

无痛性急性视力丧失是 CRAO、CRVO 和视网膜脱离的特点。CRAO 通常表现为突发单眼视力完全丧失。风险因素包括高血压、颈动脉疾病、糖尿病、心脏病(特别是房颤和瓣膜病)、血管炎、颞动脉炎和镰状细胞病。由于视网膜中央动脉阻塞视力丧失 90 分钟内治疗可逆,因此无痛性急性视力丧失应考虑 CRAO,早期治疗。

CRVO 较 CRAO 表现隐匿。最常表现为清醒状态下突发无痛性单眼视力减弱。患者也描述为长期慢性逐渐加重的视力减弱（如1周）突然急性加重。在糖尿病、高血压、冠状动脉粥样硬化、慢性青光眼和血管炎患者中应怀疑此病。

表现为无痛性视力丧失的视网膜脱离患者常描述为窗帘从眼前移过或拉下百叶窗遮住眼睛。在视力丧失之前，感觉视野中出现闪光，如"蜘蛛网"或"煤粉"。视网膜脱离的高风险因素是严重近视。其他风险因素包括创伤、白内障手术史、家族史、Marfan综合征（或其他遗传性结缔组织病）及糖尿病。

痛性视力丧失见于视神经炎、内动脉炎和急性闭角型青光眼。视神经炎患者表现为快速进行性视力减弱或视力模糊。眼球运动时眼部疼痛。过去未能诊断的患者中，25%～65%进展为多发性硬化。

颞动脉炎表现为突发单眼视力丧失伴单侧颞动脉搏动性头痛。通常无眼痛表现。风险因素为风湿性多肌痛、女性、北欧血统和年龄＞50岁。

最后，急性闭角型青光眼表现为视物模糊伴光晕。另外，患者主诉眼痛或头痛伴恶心、呕吐，可能伴腹痛。患者通常无青光眼史。远视患者前房性状异常，急性闭角型青光眼风险增加；女性和老年人风险也增加。

▶ 体格检查

眼部体格检查的描述见第75个专题。对急性视力丧失的患者进行荧光染色检查，主要用于排除角膜损伤或溃疡；眼底镜检查是最重要的检查方法。进行眼底镜检查前，嘱患者坐在暗室内数分钟。瞳孔完全扩张后，嘱患者注视墙上的物品，不注视检查者。将眼底镜正对眼睛，从横向位逐渐接近角膜。中间可见视盘。如仅见血管，视盘位置则为血管分支指向的方向。

（1）CRAO：视敏度明显下降，患者通常只能感觉到阴影或手指。刚开始瞳孔检查可能正常，1～2小时后瞳孔扩大。瞳孔直接对光反射差，互感效应敏感（瞳孔穿入障碍）。眼底镜检查的典型表现为苍白的视网膜上可见樱桃红样的黄斑区（黄斑凹）（图76-1）。

（2）CRVO：视敏度不同，但视力缺损通常为视网膜中央动脉阻塞轻。患者通常能够看到阴影或数手指。瞳孔对光反射减慢。眼底镜检查时可见视网膜出血、曲折的视网膜静脉和视盘水肿，被称为"出血"（图76-1B）。

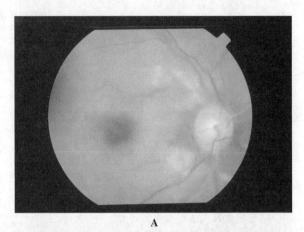

A

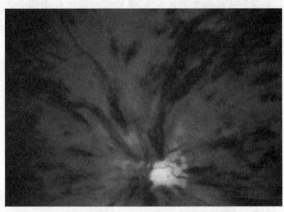

B

▲ **图76-1**　A. 视网膜中央动脉阻塞。B. 视网膜中央静脉阻塞。

（3）视网膜脱离：视力丧失范围依赖于脱离度。视野缺损位于视网膜脱离对侧。瞳孔检查无显著发现。眼底镜检查可见暗灰色、波浪状、脱离的视网膜。床旁眼部超声有助于诊断视网膜脱离（图76-2）。

（4）视神经炎：从轻度视敏度下降到无光感程度不同。通常视力缺损限于中央视野，患者常主诉色觉缺损而不是视力下降。可用红色稀释试验评估。请患者用一只眼看深红色物体，然后用另一只眼看同一物体是否为同一颜色。患病的眼

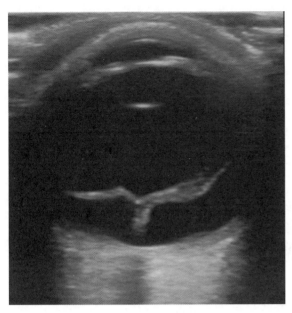

▲ **图 76 - 2** 床旁超声显示视网膜脱离。

常看到物体颜色变浅或呈粉色。通常为瞳孔穿入障碍。如基底正常,为球后视神经炎。然而,如基底肿胀或充血,则为乳头炎。

(5) 颞动脉炎:可触及压痛、曲折、有时无脉的颞动脉。视力缺损程度与诊断时间有关。如诊断延迟,视敏度明显下降。可能为瞳孔穿入障碍。眼底镜检查可见苍白肿胀的视盘。

(6) 急性闭角型青光眼:视敏度明显下降。由于睫状体充血,巩膜呈红色。角膜浑浊。轻轻触摸,硬度与岩石一致。瞳孔中度扩张,对光反射无反应。很难用眼底镜检查混浊的角膜,表现不明显。用 Schiötz 测压计或测压笔可测定眼内压,诊断急性闭角型青光眼(图 76 - 3)。正常眼压<20 mmHg。压力>40 mmHg 可诊断。

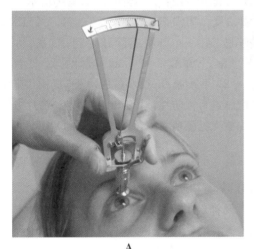

A B

▲ **图 76 - 3** A. Schiötz 眼压计。B. Tono-Pen 眼压计。

诊断方法

可疑颞动脉炎时,需检查红细胞沉降率(ESR)。几乎所有颞动脉炎患者 ESR>50 mm/h。正常男性 ESR 为年龄/2;女性(年龄+10)/2。

临床决策

第一步是确定是否有疼痛伴急性视力丧失(图 76 - 4)。无疼痛、完全突然视力丧失/缓慢视力下降,结合眼底镜检查,可鉴别 CRAO 和 CRVO。出现眼部症状前有百叶窗下拉或盲点感,有助于诊断视网膜脱离。如可疑视网膜脱离,急行床旁眼部超声检查。

如疼痛伴视力丧失,眼内压升高提示急性闭角型青光眼。老年人主诉头痛、血沉升高提示颞动脉炎。视神经炎最好的诊断方法是眼底镜检查。

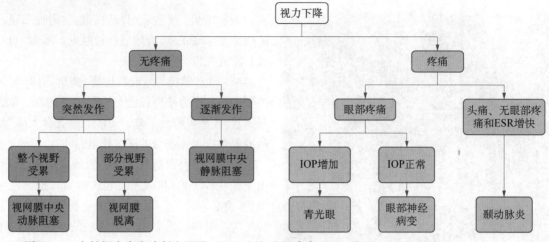

▲ 图 76-4 急性视力丧失诊断流程图。ESR,红细胞沉降率;IOP,眼压。

治疗

由于 CRAO 持续视力缺损发生于出现症状后 90 分钟,因此一经诊断即刻开始治疗。治疗目标是通过去除血栓保持视网膜血流通畅。可用以下方法扩张眼动脉、减轻眼内压:间断眼球按摩(按摩 5 秒停 5 秒)5～15 分钟;每小时用纸袋过度换气 10 分钟;静脉予乙酰唑胺 500 mg 和 β 受体阻滞剂(噻吗洛尔 0.5% 滴眼)。请眼科会诊急行前房穿刺术(吸出房水)。

由于紧急治疗 CRVO 无效,因此并不像CRAO 一样急迫。应建议患者至眼科就诊确定诊断并监测疾病进展。

诊断视网膜脱离的患者需请眼科急会诊进行手术前评估。嘱患者避免活动,静卧,直至眼科医师会诊。

静脉用短疗程、高剂量甲泼尼龙治疗视神经炎,继而口服泼尼松。这样急性期症状可快速缓解,并能延迟 MS 短期进展。

可疑颞动脉炎时,在 ED 即开始口服泼尼松(80 mg/d)治疗。眼科医师随诊评估,可安排颞动脉穿刺。

急性闭角型青光眼的治疗包括多种药物序贯治疗减低眼内压:β 受体阻滞剂(噻吗洛尔 0.5%)1 滴;α 受体阻滞剂(对氨基可乐定 0.1%)1 滴;乙酰唑胺 500 mg 口服或静脉给药;激素(百利特1%)1 滴;甘露醇 1～2 g/kg 静脉给药。匹鲁卡品1%～2%收缩瞳孔、缩小虹膜,预防复发。未受累的眼睛进行预防性治疗。由于肯定的治疗方法是双侧激光虹膜切除术,因此应请眼科急会诊。

处置

▶ 住院

视神经炎需住院治疗,加快包括磁共振在内的检查。CRAO、视网膜脱离和急性闭角型青光眼需立即请眼科会诊。如在 ED 不能确定诊断,则需要住院治疗。

▶ 出院

颞动脉炎患者如能随访,在起始激素治疗后可出院。CRVO 遵循眼科医师建议出院治疗。

推荐阅读

[1] Graves JS, Galetta SL. Acute visual loss and other neuroopthalmologic emergencies: management. *Neurol Clin*. 2012; 30:75-99.

[2] Vortmann, M, Schneider JI. Acute monocular visual loss. *Emerg Med Clin North Am*. 2008;26:73-96.

[3] Walker RA, Adhikari S. Eye emergencies. In: Tintinalli JE, Stapczynski JS, Ma OJ, Cline DM, Cydulka RK, Meckler GD. *Tintinalli's Emergency Medicine: A Comprehensive Study Guide*. 7th ed. New York: McGraw-Hill, 2011, pp. 1517-1549.

鼻出血
Epistaxis

Emily L. Senecal，MD

要点

- 前鼻腔出血比后鼻腔出血常见。
- 前鼻腔出血加压后止血，但可能需要鼻腔填塞。
- 后鼻腔出血需要急诊耳鼻喉科会诊，甚至住院治疗。
- 需要鼻腔填塞的患者应给予抗生素治疗预防中毒休克综合征或鼻窦炎。

引言

在美国，鼻出血常见，每 7 人中便有 1 人鼻出血。年龄 2～10 岁和 50～80 岁的患者鼻出血发生率最高。鼻出血，与所有出血一样，需要及时评估和治疗。诊断的主要目标是确定出血部位：前鼻腔出血或后鼻腔出血。一旦确定出血部位，用从化学烧灼（如硝酸银）到鼻腔填塞等各种技术止血。前鼻腔出血占鼻出血的 90％。Kiesselbach 静脉丛位于前下鼻中隔，是最常见的出血部位。后鼻腔出血来源于后下鼻甲，常来源于蝶腭动脉。后鼻腔出血占鼻出血的 10％。

临床表现

▶ 病史

根据出血及持续时间评估失血严重程度。需获取患者的合并症和用药史，特别是血液稀释剂和抗血小板药。确定患者采用的止血方法。

前鼻腔出血最常见的病因是创伤、鼻黏膜干燥（常见冬季空气干燥）、手指抠破。其他常见原因包括过敏、用鼻用喷雾、非法用药和鼻感染。后鼻腔出血在老年、衰弱，伴有血栓性疾病、动脉粥样硬化、赘生物或高血压患者中更常见。

▶ 体格检查

检查鼻孔，确定充血部位。可用鼻窥器在可视化条件下检查鼻孔。如不能发现出血部位，让患者捏住鼻前部软组织，检查患者的口咽部。当患者在鼻腔前部加压时，如血液流入咽部，可诊断后鼻腔出血。

诊断方法

▶ 实验室检查

大多数患者不需进行血液检查。血小板减少或贫血患者需检查全血细胞计数。服用抗凝药和肝硬化的患者检查凝血功能。严重失血需输血的患者检查血型。

▶ 影像学检查

很少用影像学方法检查和治疗鼻出血。血管造影介入栓塞可用于少数来源于蝶腭动脉和更大的腭突动脉的难治性后鼻腔出血。

医疗决策

确定出血部位对评估和治疗鼻出血很重要，有助于及时有效治疗。按压鼻前部软组织可止血，见于前鼻腔出血。捏住鼻前部软组织，鼻出血持续滴流入后咽部，可疑后鼻腔出血（图 77-1）。

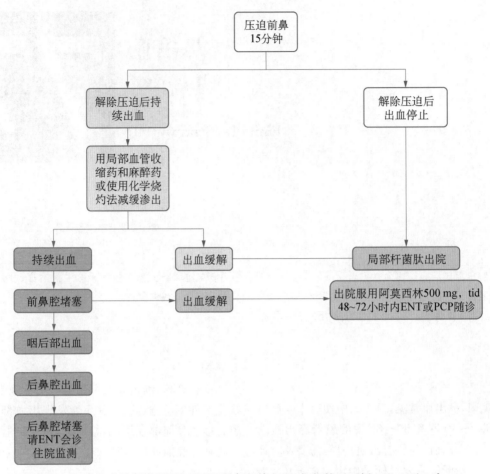

▲ 图 77-1　鼻出血诊断流程图。ENT,耳鼻喉科;PCP,初级护理医师;tid,1 天 3 次。

治疗

如出血明显,为患者开放静脉通路,给予心电监护。如出血严重、出现呼吸困难,可进行气管插管,否则很少应用。严重出血患者请耳鼻喉科(ENT)急会诊。

如可疑鼻前部出血,请患者持续压迫鼻前部软骨组织 15 分钟。在这段时间内检查准备设备,包括鼻窥镜、头灯、吸引器、血管收缩药、润滑剂和鼻前部填充物或充气球(图 77-2)。如 15 分钟后出血停止,轻轻将杆菌肽置入前鼻部,患者出院。如直接压迫 15 分钟后出血不止,用局部血管收缩药羟甲唑啉(afrin)喷雾和表面麻醉药,塞入 2%利多卡因或 4%可卡因浸入的纱布。然后持续加压 10～15 分钟后再评估。如持续出血,用硝酸银棒进行化学烧灼。在出血部位滚动硝酸银棒,直至形成灰色焦痂。不要让硝酸银棒固定在同一部位持续 5 秒,不要在双侧鼻孔使用硝酸银棒,预防鼻中隔穿孔。

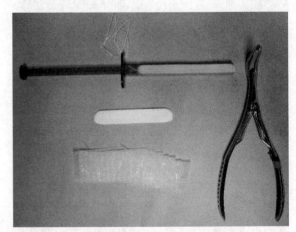

▲ 图 77-2　左侧,从上到下依次为前鼻腔填塞材料 Rhino Rocket、Merocel 和石油网。右侧,鼻窥镜。

如局部血管收缩药和化学烧灼治疗均不能止血,用油纱布、压缩海绵(Merocel 或 Rhino Rocket)或前鼻腔出血充气球填塞鼻腔。使用压缩海绵时,将海绵塞入鼻腔内之前,先将润滑剂涂在海绵上。塞入鼻腔后,用 10 ml 生理盐水膨胀海绵。止血材料(Surgicel,Gelfoam,表面凝血酶)可用于止血。鼻腔填塞的患者需预防性应用抗生素(阿莫西林 500 mg 口服,每天 3 次)抗葡萄球菌感染,预防中毒休克综合征、鼻窦炎和中耳炎。鼻腔填塞的患者需在 ENT 随访或 2~3 天内至主治医师处随访。

由于后鼻腔出血难以填塞、通常为动脉出血且患者常有严重合并症,后鼻腔出血治疗较困难。如可疑后鼻腔出血,请 ENT 会诊。同时,用充气球或 Foley 导管填塞(图 77 - 3)。

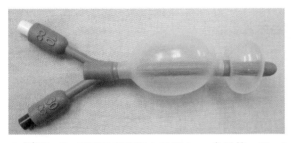

▲ 图 77 - 3　用于后鼻腔出血的 Epistat 鼻导管。30 ml 球囊填塞前鼻腔出血,10 ml 球囊填塞后鼻腔出血。

鼻腔内局部用麻醉药或血管收缩药后,用球囊填塞。在导管表面涂抹润滑剂,将导管插入鼻腔直至在口咽部看到导管尖端。用 4~8 ml 生理盐水膨胀后部球囊;然后向前拉动,填塞出血部位。用 10~25 ml 生理盐水膨胀前部球囊。检查后咽部,保证出血停止。用 Foley 导管法填塞时,用带有 30 ml 球囊的 14F 导管。切断导管尖端直至球囊处。先后用吸引器、麻醉药和血管收缩药。将导管插入鼻部直至在咽部看到导管尖端。用 10~15 ml 生理盐水膨胀球囊。向后拉导管直至出血停止,进行前鼻腔填塞。用纱布保护导管,预防鼻尖压迫性坏死。如果不能止血,请 ENT 会诊。与鼻前部出血一样,鼻腔填塞的患者需预防性应用抗生素。

处置

▶ 住院

即使后鼻腔出血停止,也应住院监护。取出填塞物时可出现严重出血和致命性气道梗阻。患者可能出现少见的鼻肺反射,表现为低氧血症、高碳酸血症,或继发于后鼻腔填塞的冠状动脉缺血。

▶ 出院

一旦前鼻腔出血停止,即可出院。请记住为鼻腔填塞患者处方抗生素。2~3 天内随访,取下鼻腔填塞。

▼ 推荐阅读

[1] Kucik CJ, Klenney T. Management of epistaxis. *Am Fam Physician*. 2005;71: 305 - 311.
[2] Schlosser RJ. Epistaxis. *N Engl J Med*. 2009;360: 784 - 789.
[3] Summers SM, Bey T. Epistaxis, nasal fractures, and rhinosinisitis. In: Tintinalli JE, Stapczynski JS, Ma OJ, Cline DM, Cydulka RK, Meckler GD. *Tintinalli's Emergency Medicine: A Comprehensive Study Guide*. 7th ed. New York: McGraw-Hill, 2011, pp. 1564 - 1572.

口腔急症
Dental Emergencies

Nicholas E. Kman，MD

要点

- 龋齿是最常见的口腔科急症,可引起牙髓炎。
- 根据 Ellis 分类法对牙齿断裂进行分类和治疗。
- 小心清理撕脱的牙齿,避免伤及牙周韧带。

- 恒牙撕脱应尽快再植入;乳牙撕脱无须再植入。
- 脓性颌下炎是外科急症,需要及时治疗。

引言

在急诊室(ED)中,口腔不适常见。4% 的急诊工作与口腔有关。无保险患者、有基础医疗保险而无口腔科保险的患者都会就诊于 ED。诊断口腔急诊问题的第一步是了解解剖结构。大多数成人有 32 颗牙齿(每侧各有 2 颗切牙、1 颗尖牙、2 颗前磨牙和 3 颗磨牙)。上牙从右向左依次计数为 1~16。下牙从右至左依次计数为 17~32。

口腔创伤史是患者就诊急诊室的常见原因。约 80% 的创伤牙齿为上颌牙。根据 Ellis 对牙齿断裂分类。Ellis 断裂Ⅰ级仅包括牙釉质。Ellis 断裂Ⅱ级包括牙本质。Ellis 断裂Ⅲ级累及牙本质,牙髓暴露(图 78-1)。

牙齿撕脱是牙齿附件结构紊乱。牙周韧带是牙齿与牙槽骨之间的主要附件结构。牙齿撕脱的发生率达 15%。治疗取决于撕脱的牙齿是恒牙还是乳牙。保留牙周韧带,限制牙槽暴露时间,避免后续产生牙齿变异。半脱位牙齿指创伤后牙齿松动。

下颌骨骨折发生于下颌联合(16%)、下颌骨体(28%)、下颌骨角(25%)、下颌骨支(4%)、下颌髁突(26%)和下颌骨喙突(1%)。最常见的原因

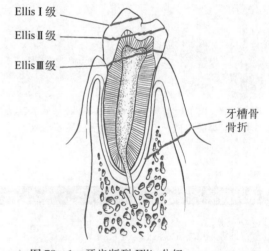

▲ 图 78-1 牙齿断裂 Ellis 分级。

是在口角和车祸造成的下颌钝性创伤。由于下颌骨的环状结构,半数患者发生多发性骨折。下颌骨骨折是面部骨折中继鼻骨骨折之后最常见的骨折。

龋齿是最常见的口腔科急症。龋齿侵蚀保护性牙釉质,造成典型的牙源性感染。创伤、牙周病或术后感染也会破坏牙釉质。一旦牙釉质溶解,细菌通过牙本质微孔进入牙髓,引起牙髓炎。然后细菌进入牙根尖、软组织,最后进入深部筋膜

层。龋齿(尖周)或牙龈和牙齿见包裹食物残渣(牙周)都会继发口腔脓肿。

口腔脓肿有多种类型。表面脓肿发生于口面区,包括颊部、颌下、咀嚼肌和牙尖区。如未发现或未治疗,这些感染播散至包括头颈在内的深部组织。脓性颌下腺炎是双侧舌下、颏下和颌下的快速播散性蜂窝织炎。命名起源于患者患脓性颌下腺炎后出现哽噎感及憋气。由于肿物巨大会导致气道梗阻,因此脓性颌下腺炎是急症。75%后部下颌磨牙感染继发脓性颌下腺炎。也可继发于创伤。如果感染持续播散,咽后和纵隔也会出现感染。脓性颌下腺炎最常见的病因是老年、糖尿病或嗜酒等免疫抑制状态患者口腔内厌氧菌(拟杆菌)和需氧菌(链球菌、葡萄球菌)感染。

另外两种口腔感染为牙槽骨炎和急性坏死性牙龈炎(acute necrotizing gingivitis,ANUG)。牙槽骨炎(干槽症)发生于拔牙后(通常为下颌第三磨牙)。通常在拔牙后第2或第3天出现。过早去除愈合血凝块伴局部炎症引起疼痛。ANUG(战壕口)是唯一的牙周病,由细菌侵入非坏死组织引起。通常由正常菌群梭菌属和螺旋体过度生长引起。人类免疫缺陷病毒感染、既往坏死性牙龈炎病史、口腔卫生不良及压力都是ANUG的诱发因素。

临床表现

▶ 病史

(1)口腔创伤:一般为男性,有MVC、运动或遇袭史。Ellis I 级骨折是无痛的,患者仅感牙齿边缘呈锯齿状。由于暴露的牙髓非常敏感,Ellis II 级骨折患者主诉冷热敏感。Ellis III 级骨折患者表现为剧烈疼痛。如神经血管受压,患者可无疼痛。

牙齿撕脱时,牙齿从牙槽骨撕脱的时间是最重要的信息。如果撕脱时间<20分钟,预后良好。如撕脱时间>60分钟,成功再移至很困难。

下颌骨骨折患者主诉下颌痛,不能张嘴,可能出现咬合不正。下唇麻木提示损伤侵及下牙槽神经。

(2)牙源性感染:龋齿受到刺激后出现麻木、持续性疼痛。这类患者一般口腔卫生差,牙齿严重腐烂。龋齿侵及牙髓、产生炎症反应时才会出现疼痛。如果出现口腔脓肿,敲打牙齿会使疼痛加重。如细菌定植,患者面部肿胀。

评估脓肿时,询问发热、牙关紧闭、流涎、不能控制唾液分泌及近期口腔感染或创伤史。诱发因素包括龋齿、饮酒、老龄或糖尿病。脓性颌下腺炎表现为疼痛、吞咽困难、吞咽痛、发声困难、牙关紧闭、流涎。患者也诉严重的颈部和舌下痛。据估计,33%以上的患者有气道梗阻。

急性坏死性溃疡性牙龈炎患者表现为疼痛、口腔内金属味、口臭,也诉发热和萎靡。

▶ 体格检查

(1)口腔创伤:检查牙齿Ellis骨折。在牙齿破损的中间部位可见奶黄色的牙本质。牙髓为淡粉色,或在暴露的牙本质中看到血滴。如发生牙齿撕脱,检查牙槽及周围软组织撕裂伤、瘀斑或异物。检查牙齿撕脱时,不要触及牙根。咬合不正、畸形或口腔出血提示下颌骨骨折。口腔内部咬合不正可能提示开放性骨折,也可表现为疼痛、精神神经感觉异常及节段运动。舌下瘀斑高度提示下颌骨骨折。压舌板试验可临床排除下颌骨骨折。当患者咬住压舌板时,检查者能反向将压舌板折断,就不能诊断下颌骨骨折。检查敏感性是95%。

(2)牙源性感染:注意检查龋齿。有叩痛或疼痛伴体温改变,考虑牙髓炎。

根据体格检查诊断口腔脓肿。颏下间隙感染表现为颏下中线致密肿胀。颏下间隙脓肿来源于下颌切牙感染。舌下间隙感染表现为肿胀、口底疼痛和运动障碍,由下颌前牙感染引起。

下颌下间隙感染定义为下颌角周围肿胀。轻度牙关紧闭常见。下颌磨牙感染可引起脓肿。颊间隙感染表现为面颊肿胀(图78-2A)。尖牙间隙感染以面前不肿胀及鼻唇沟消失为特点。感染可波及睑下区,与眼科疾病相混淆(图78-2B)。咀嚼肌间隙感染表现为牙关紧闭。牙关紧闭是指由于咀嚼肌强直性痉挛导致下颌不能完全打开(下颌紧闭症)。在无创伤情况下,考虑面部肿胀和牙关紧闭的患者患咀嚼肌间隙感染,除非诊断其他疾病。

脓性颌下腺炎表现为口底部巨大肿物,有触痛。肿胀可使舌体抬高,引起口咽部梗阻(图78-3)。患者的前颈部可能因水肿增粗。

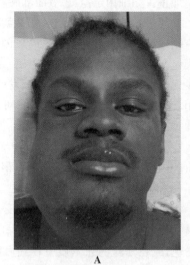
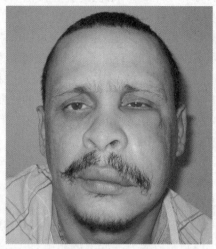

▲ 图 78－2　A. 颊间隙感染。B. 上颌间隙感染。

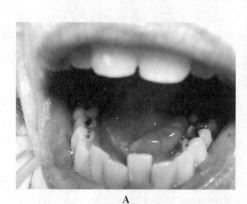
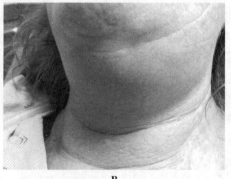

▲ 图 78－3　脓性颌下腺炎患者。A. 舌部。B. 颈部。

牙槽骨炎表现为新鲜的拔牙创口无血凝块。ANUG 表现为灰色假膜、溃疡、牙龈出血和口臭。患者通常有局部淋巴结病。

诊断方法

实验室检查对口腔创伤或牙源性感染不重要。曲面断层 X 线检查有助于诊断下颌骨骨折，1 张射线片就可以看到整个下颌骨（图 78－4）。颈侧部软组织 X 线片能够看到咽后区，并进行排除诊断。CT 有助于诊断下颌骨骨折及牙源性感染位置。如患者有潜在呼吸抑制，在等待影像学检查时会出现检查和治疗延迟。

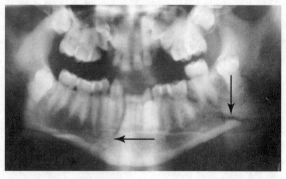

▲ 图 78－4　曲面断层 X 线机显示右侧下颌体和左侧下颌角断裂。

医疗决策

怀疑牙源性感染的患者,诊断流程见图 78-5。

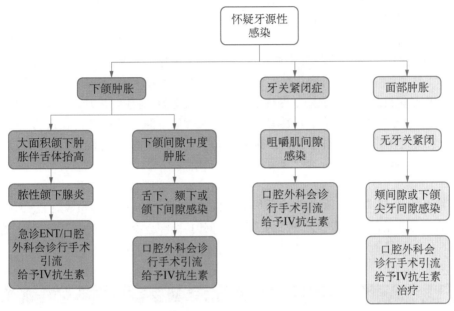

▲ 图 78-5 口腔急诊诊断流程图。

治疗

▶ 口腔创伤

Ellis I 级骨折不需即刻治疗;建议患者至口腔科医师处就诊。Ellis II 级骨折,牙本质覆盖氢氧化钙甘油糊剂、接合剂或潮湿的纱布,然后覆盖铝箔减少牙髓污染。患者 24 小时内需立即到口腔医师处随访。Ellis III 级骨折应覆盖氢氧化钙甘油糊剂、接合剂或潮湿的纱布,然后覆盖铝箔减少牙髓污染。这些患者需即刻就诊口腔科,避免牙髓坏死及牙齿缺失。肯定的治疗包括牙髓切除术或牙髓摘除术。

再植入撕脱的乳牙会使骨张合,阻滞恒牙生长。如撕脱的牙齿是恒牙,小心持牙冠,避免损伤牙周韧带。如韧带损伤则不能进行再植入。在 ED 中,应用生理盐水漂洗牙齿,不要将牙齿"刷洗"干净。刷洗牙齿会使牙周紊乱。用生理盐水冲洗牙槽去除血凝块。将牙齿紧紧压入牙槽骨。请患者咬住纱布,保持牙齿在牙槽骨内。如不能

再植入牙齿,将牙齿放入 Hank 溶液中,可保持韧带活性 4~6 小时。如果没有 Hank 溶液,可用牛奶代替。患者需预防性应用抗生素、软食、破伤风免疫及即刻就诊于口腔科稳定牙齿。如咬紧后牙齿在牙槽骨内松动或移动,需要调整位置。其他对牙齿松动一般建议包括软食、止痛和口腔科转诊。

下颌骨骨折的患者需麻醉药止痛。开放性骨折予抗生素[静脉(IV)青霉素 G 200 万~400 万 U 或克林霉素 900 mg IV]。确定改善强直状态。孤立的非移位的髁突骨折可用非手术方法治疗,其他建议口腔外科会诊手术修复。

▶ 牙源性感染

建议龋齿患者服用非甾体抗炎药,伴或不伴麻醉药止痛治疗。局部麻醉阻滞可控制疼痛。除非有明显相关的感染,大多数患者不需要抗生素治疗。可考虑患者出院转诊至口腔科。

可用止痛药、抗生素或引流治疗口腔脓肿。大多数急诊科医师能够引流牙龈周围脓肿,而大

多数根尖周脓肿需转诊至口腔外科。局部感染患者应口服抗链球菌抗生素，如口服青霉素［成人500 mg 每天 3 次或儿童 50 mg/(kg·d)分 3 次口服］。对青霉素过敏者，可用红霉素或克拉霉素（氯洁霉素）。肯定的治疗是牙根管手术或拔牙。患者应在 1～2 天内请口腔科医师检查。如疼痛、肿胀加重，警示患者提前就诊。

脓性颌下腺炎的治疗包括保持气道通畅、静脉应用抗生素、在手术室中进行外科引流。急诊医师的主要工作是保持患者气道通畅。保持患者坐位，将气道设备置于床旁。应给予青霉素加甲硝唑、头孢西丁或克林霉素。请耳鼻喉科医师急会诊，安排入手术室进行手术解压治疗及可能的气道干预。

治疗牙槽骨炎时，轻柔冲洗牙槽骨，之后用由丁香酚浸润的碘仿纱布包扎牙槽骨。冲洗前用麻醉药阻滞神经。保证严密随访。治疗 ANUG 时，应用氯己定口腔漂洗液、麻醉药和口服抗生素（甲硝唑）。大多数患者需转诊至口腔科进行确切治疗。

处置

▶ 住院

开放性下颌骨骨折的患者需住院用抗生素及手术治疗。下颌骨骨折的患者，如气道受阻（早期插管）、过量失血、移位性骨折、感染性骨折、合并症及老龄，需住院治疗。牙源性深部间隙感染和脓性颌下腺炎的患者需在进行特定环境中引流。这些患者都需住院治疗。

▶ 出院

大多数口腔创伤患者可出院，在口腔医师处随访。轻度牙源性脓肿患者，由急诊科医师或口腔外科医师会诊切开引流后可出院。这些患者需抗生素治疗并随访。

▼ 推荐阅读

［1］Beaudreau RW. Oral and dental emergencies. In：Tintinalli JE, Stapczynski JS, Ma OJ, Cline DM, Cydulka RK, Meckler GD. *Tintinalli's Emergency Medicine：A Comprehensive Study Guide*. 7th ed. New York：McGraw-Hill, 2011, pp. 1572 - 1583.

［2］Costain N, Marrie TJ. Ludwig's angina. *Am J Med*. 2011；124：115 - 117.

［3］Douglass AB, Douglass JM. Common dental emergencies. *Am Fam Physician*. 2003；67：511 - 516.

［4］Nguyen DH, Martin JT. Common dental infections in the primary care setting. *Am Fam Physician*. 2008；77：797 - 802.

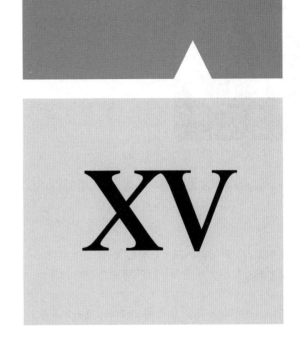

神经系统急症

Neurologic Emergencies

79 精神状态改变
Altered Mental Status

Moses S. Lee，MD

要点

- 根据具体情况及时进行床旁血糖检测,给予葡萄糖和纳洛酮治疗。这些干预性治疗可避免进行气管插管。
- 与护理人员和家人交谈,他们通常能发现精神状态改变(AMS)的原因。
- 通过体格检查确定 AMS 水平、全身状态及局部神经功能缺损。
- 反复进行体格检查,以便发现患者状态改变及对治疗的反应。

引言

精神状态改变(AMS)可能由器质性(如结构、生化、药物)或功能性(如精神病)病变引起。AMS占急诊(ED)就诊患者的 5%。约 80% AMS 患者有全身性或代谢性疾病,约 15% 有结构性病变。

意识有 2 个主要因素:觉醒和认知。脑干的上行网状激活系统(ascending reticular activating system,ARAS)控制觉醒。大脑皮质控制认知。嗜睡、昏睡、反应迟钝和昏迷可精确描述觉醒改变。按医师习惯描述患者觉醒水平(如睁开眼说话)。精神错乱是指觉醒和认知改变。患者表现为坐立不安、易激惹和定向障碍。痴呆是认知改变,无觉醒改变。

ARAS 是位于脑干核心的复杂系统。脑干小结构性损伤,如缺血或出血性卒中、头部剪切力创伤或脑疝的外部压迫,都对 ARAS 引起损伤。严重中毒和(或)代谢紊乱(如低氧、低体温、药物)也能损伤 ARAS。双侧大脑皮质功能障碍导致觉醒能力下降或极重度 AMS 改变,通常由毒物/代谢紊乱、感染、癫痫、蛛网膜下腔出血(SAH)或颅内压增高(ICP)引起。单侧缺损,如卒中,本身不会引起极重度 AMS。

临床表现

▶ 病史

AMS 是表现为从极重度觉醒抑制需要紧急插管治疗到严重激惹和意识错乱需要约束及镇静治疗的一组疾病。全面询问病史及体格检查前需进行初步治疗稳定病情。

如患者不能提供连贯的病史,应通过其他方式获取病史。询问院前医护人员患者在发病地点的情况、给予的治疗及疗效,以及家庭环境状况(如药瓶、遗书)。联系家庭成员确定过去有无类似发作史、用药史、创伤、药物滥用及患者最后表现正常的时间。患者的物品,如手镯、药瓶、电话号码或其他可能有用的信息都需进行医学鉴定。

就诊于 ED 的 AMS 患者通常包括:老年人,他们通常更易于感染,有合并症,服用多种药物;药物滥用者(如海洛因、可卡因、酒精戒断症状和肝衰竭);服用情绪稳定药物的精神病患者,无论哪种药物,在任何时候服用过量,都会产生毒性效应,导致觉醒或认知异常。

▶ 体格检查

生命体征,气道、呼吸和循环(ABCs),脉氧,床旁血糖检测,都可用于寻找即刻威胁生命的、可治疗的 AMS 原因(如低血糖、低氧或呼吸异常、高或低血压、高或低体温)。询问病史和体格检查后可用纳洛酮、葡萄糖和硫胺素治疗。

按下述顺序进行"从头到脚"的体格检查,查找引起 AMS 的全身性因素并发现局部神经缺失。进行头部检查发现头部创伤。检查瞳孔大小、对称性及反应性。阿片类药物过量或脑桥出血的体征是针尖样瞳孔。脑沟回疝的体征是非对称性散大的"吹风样"瞳孔。眼底检查应评估与SAH 有关的视盘水肿和眼底出血。颈部僵直提示 SAH 或感染引起的脑膜刺激征,心血管检查应评估心律失常(房颤)、杂音(心内膜炎)或心包摩擦音(心包炎)。肺部检查应评估呼吸音的对称性,呼吸频率,有无喘息、支气管呼吸音或水泡音。腹部检查应评估腹部包块和脏器肿大(酒精性肝病、镰状细胞病脾阻断)。皮肤检查应评估皮肤颜色、充盈程度(脱水)、有无皮疹(瘀点、紫癜提示血栓性血小板减少性紫癜或脑膜炎球菌血症)和感染(蜂窝织炎、筋膜炎)。如因患者的精神状态不能完成神经科查体,记录你能做的检查及患者的表现。精神状态评估包括 AVPU(警觉、对声音的反应、对疼痛的反应及反应迟钝)。如患者对声音有反应,记录反应的适当性和连贯性。如条件允许,还需检查脑神经功能、运动功能、深度腱反射(包括 Babinski 或跖反射)、小脑及感觉神经功能。

诊断方法

▶ 实验室检查

尽管通过全面询问病史、进行体格检查通常可以确定病因,进行多种实验室检查可获取更多信息。基本的实验室检查应包括全血细胞计数(可发现白细胞增多、贫血、血小板减少),生化(可发现电解质异常、酸中毒和肾功能不全),尿液检查(可进行妊娠试验、毒物筛查、感染相关检查),凝血及肝脏检查(肝衰竭、凝血障碍),血培养(如怀疑感染可进行血培养),动脉血气(可发现低氧

血症、高碳酸血症、酸中毒和乳酸酸中毒),酒精浓度检测,血清毒物筛查。

▶ 影像学检查

头颅计算机断层扫描(CT)可检查软组织肿块、脑积水和颅内或蛛网膜下腔出血。如有低氧血症、呼吸异常或肺部感染的表现,可进行胸部 X 线检查。所有患者都应进行心电图检查,查找缺血、QT 或 QRS 间期延长,或持续的电解质异常的证据。

操作步骤

• 考虑神经系统感染或出血,头颅 CT 检查结果阴性,可进行腰椎穿刺术。

医疗决策

系统性认识精神状态改变、识别可治疗的因素(按 AEIOUTIPS 记忆)可优化治疗(图 79-1、表 79-1)。病史、体格检查和基础实验室及影像学检查通常能提示精神状态改变的原因。

表 79-1　AMS 患者鉴别诊断技巧(AEIOUTIPS)

A-酒精
E-癫痫,电解质,脑病(高血压脑病和肝性脑病)
I-胰岛素(低血糖和高血糖),肠套叠(儿科)
O-阿片类药物过量
U-尿毒症
T-创伤,体温异常(低体温和高体温)
I-感染,颅内出血
P-精神病,中毒
S-休克

治疗

在 ED 对 AMS 患者进行评估时,需治疗任何威胁生命的异常情况。低血糖是 AMS 的常见原因,应从静脉(IV)注射葡萄糖:成人,1 amp D50(50%葡萄糖溶液);儿童,2～4 ml/kg D25(25%葡萄糖溶液)。查找低氧血症患者潜在病因(肺炎、充血性心力衰竭、气胸、肺栓塞)的同时应给予

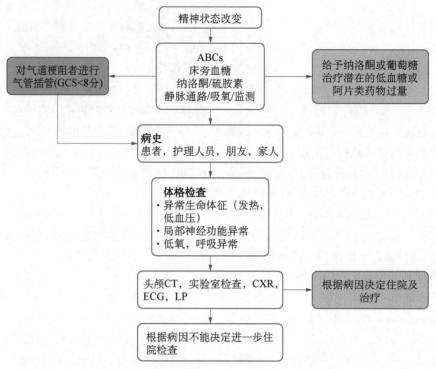

▲ 图 79 - 1　精神状态改变诊断流程图。ABCs,气道、呼吸和循环;CT,计算机断层扫描;CXR,胸部 X 线;ECG,心电图;GCS, Glasgow 昏迷分级;LP,腰椎穿刺术。

氧疗(给予 100% 纯氧,按需给予机械通气)。可疑阿片类药物过量者(病史或瞳孔检查)应给予试验性治疗。成人,静脉注射纳洛酮 2～4 mg,可增量 0.2～0.4 mg,避免诱发慢性吸毒者戒断症状。在非急症情况下,给予纳洛酮 2～4 mg 加 3 ml 生理盐水雾化吸入。儿童患者应静脉注射纳洛酮 0.01～0.1 mg/kg。静脉注射苯二氮䓬类镇静治疗躁动患者:静脉注射安定 0.1～0.2 mg/kg(或直肠给药,每次 0.5 mg/kg)或静脉注射劳拉西泮 0.1 mg/kg。可疑脑膜炎或脓毒症患者需静脉给予液体复苏并用广谱抗生素。如怀疑高血压脑病引起 AMS,静脉给予抗高血压药时应在 30 分钟内将平均动脉压降低 25%。

处置

▶ 住院

大多数没有及时接受治疗的患者需住院进一步检查、治疗和观察。根据患者的生命体征、精神状态再评估、异常表现及合并症制订住院标准(观察室、住院楼层、遥测室、重症监护室)。

▶ 出院

由胰岛素导致低血糖的患者,经长期观察患者可进食,血糖正常,可出院。如长期口服降糖药物,则需住院观察。镇静药过量的患者,用纳洛酮后症状改善,纳洛酮作用消退后状态稳定,可出院。

▼ 推荐阅读

[1] Huff JS. Altered mental status and coma. In: Tintinalli JE, Stapczynski JS, Ma OJ, Cline DM, Cydulka RK, Meckler GD. *Tintinalli's Emergency Medicine: A Comprehensive Study Guide.* 7th ed. New York: McGraw-Hill, 2011, pp. 1135 - 1142.

[2] Lehman RK, Mink J. Altered mental status. *Clin Pediatr Emerg Med.* 2008;9: 68 - 75.

[3] William K, Brady WJ, Huff JS, et al. Altered mental status: evaluation and etiology in the ED. *Am J Emerg Med.* 2002; 20: 613 - 617.

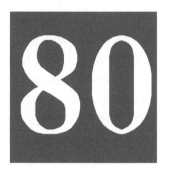

头痛
Headache

80

Joseph M. Weber, MD

要点

• 首先应考虑到头痛突发因素。
• 对可能存在头痛突发因素的患者降低头颅计算机断层扫描(CT)检查标准。

• 考虑诊断细菌性脑膜炎时,不能因等待头颅 CT 或腰椎穿刺(LP)检查结果而延迟抗生素治疗。
• 可疑蛛网膜下腔出血时,头颅 CT 正常者应进行 LP。

引言

在所有就诊于急诊(ED)的患者中,3%~5%主诉头痛。典型头痛分为原发头痛综合征(偏头痛、紧张性头痛、丛集性头痛)和继发性头痛两类。继发性头痛包括良性头痛(鼻窦炎)及突发头痛[蛛网膜下腔出血(SAH)、脑膜炎、肿瘤伴颅内压(ICP)升高]。在临床工作中,急诊科医师按突发头痛或良性头痛分类。大多数就诊于 ED 的头痛患者病因为良性;而 5%~10%有严重或潜在威胁生命的病因(表 80-1)。

表 80-1 根据头痛发病率分类

头痛类型	发病率(%)
紧张性头痛	50
不明原因性头痛	30
偏头痛	10
继发性头痛	3~8
威胁生命	1

大脑组织是不敏感的。良性头痛综合征的痛感来源于血管、静脉窦、硬脑膜、脑神经或颅外组织(肌肉紧张)。突发头痛的痛感来源于占位效应(肿瘤或硬脑膜下血肿)、脑膜炎症(脑膜炎和SAH)、血管炎症(颞动脉炎)、血管夹层(颈动脉和椎动脉夹层),或颅外组织(龋齿、中耳炎、鼻窦炎)。

▶ 突发继发性头痛

(1) 蛛网膜下腔出血:虽然在以头痛为表现就诊 ED 的患者中,SAH 所占比例<1%,但约12%的 SAH 患者表现为严重突发头痛。疼痛位于枕叶区,一开始即达高峰,在 ED 中可自发缓解。发病中位年龄为 50 岁。50%以上的患者神经功能检查正常。最常见的原因是动脉瘤破裂。

(2) 脑膜炎:通常不存在典型的头痛、发热和脑膜刺激征的脑膜炎三联征表现,在幼年和老年患者中更难诊断。免疫抑制状态可引起不典型的亚急性临床表现。

(3) 颅内出血:微小的或未能发现的创伤(使用华法林、老年人)可引起硬膜下出血。严重创伤可引起硬膜外出血。颅内出血与严重高血压有关。

(4) 颞动脉炎:发病年龄>50 岁,女性更常见。病因为系统性动脉全层炎。表现为额颞叶搏动性头痛、下颌跛行、无脉或颞动脉触痛。可引起视神经缺血导致视觉丧失。

(5) 颈动脉和椎动脉夹层:年龄<45 岁的卒

中患者中,20%发病原因为颈动脉和椎动脉夹层。颈动脉夹层的发病率是椎动脉的2倍。典型表现为急性单侧头痛和(或)颈部疼痛,也可表现不典型(低位脑神经缺损或 $C_{5\sim6}$ 神经根病变)。中位发病年龄为40岁左右。有时夹层的产生与微小创伤(打呵欠)或自发因素有关。

(6)假性脑肿瘤:表现为病因不明的良性颅内高压。可能与口服避孕药、维生素A、四环素以及甲状腺疾病有关。常见于年轻、肥胖女性,伴有慢性头痛。视盘水肿通常为唯一异常表现,也可表现为脑神经异常、视野缺损或视敏度下降。

(7)卒中:55%的颅内出血患者有头痛感,少于17%的缺血性卒中患者主诉头痛。小脑梗死通常表现为枕叶区急性疼痛。由于小脑位于后颅窝,有脑组织周围水肿诱发脑疝的风险。

(8)其他:垂体卒中、急性闭角型青光眼、高血压脑病、嗜铬细胞瘤、子痫前期、静脉窦血栓形成(通常为高凝状态)都会引起继发性头痛。

▶ 原发性头痛

(1)偏头痛:血管异常活动是偏头痛的原因。女性常见,通常十几岁发病,40岁以后少见。患者表现为与先兆因素相关的单侧头部搏动性头痛。某些患者表现为典型症状,妊娠时可缓解(雌激素过剩)。相关症状包括伴有畏光、畏声的恶心、呕吐。

(2)紧张性头痛:是原发性头痛最常见的类型。通常表现为双侧颞动脉无搏动性疼痛,无恶心、呕吐、畏声或畏光。

(3)丛集性头痛:在普通人群不常见,常见于年龄>20岁的男性。表现为急性、严重、单侧眼球后痛伴流泪、眼部充血、流涕,症状"集中"发作数天或数周,可自发缓解。

临床表现

▶ 病史

详细询问病史对正确诊断和引导治疗特别重要。需确定头痛类型。突发、首次发作,或发作频率及强度改变,需考虑继发性头痛。突发严重头痛提示SAH,也提示静脉窦血栓形成、颈动脉夹层、小脑梗死和垂体卒中。头痛晨起加重提示肿瘤,而站立时加重是腰椎穿刺术(LP)后表现。

头痛部位通常具有非特异性。但偏头痛的典型表现为单侧痛,紧张性头痛为双侧痛,SAH通常表现为枕部或顶部痛。颈部痛伴或不伴神经功能缺失是颈动脉或椎动脉夹层的表现。头痛特点可能为搏动性或跳痛(偏头痛)、压榨性疼痛(紧张性头痛)或急性锐痛(丛集性头痛和SAH)。

提示突发继发性头痛的病因包括晕厥、精神状态改变(AMS)、颈部疼痛或僵直、发热、高血压、视觉障碍、虚弱、癫痫或创伤。秋季或冬季家庭中多个成员同时发病,考虑一氧化碳中毒。重要的过去史包括免疫抑制状态、肿瘤、凝血障碍(华法林)、未控制的高血压、动脉瘤、结缔组织病(颈动脉夹层)及脑血管病(CVA)。家族史也很重要。如一级亲属患偏头痛、SAH和颈动脉/椎动脉夹层,患者更易发生。

▶ 体格检查

头痛患者的生命体征一般正常。发热提示脑膜炎或鼻窦炎可能,严重高血压提示高血压脑病或颅内出血可能。注意患者一般情况,有助于诊断威胁生命的头痛或原发头痛综合征的严重表现。进行头颈部检查时应评估鼻窦压痛、龋齿、中耳炎或外耳炎、颞动脉压痛和脑膜刺激征。眼部检查应包括视敏度、瞳孔反射和眼底镜(ICP增高引起视盘水肿,SAH可引起眼底出血)。如条件许可,神经系统检查应包括精神状态评估,以及脑神经、肌力、感觉、反射、小脑和步态检查。AMS或局部神经功能缺失,通常提示ICP增高。

诊断方法

▶ 实验室检查

常规实验室检查(全血细胞计数、生化组合、尿常规)不能诊断突发头痛。白细胞(WBC)升高提示感染;红细胞沉降率升高(>50 mm/h)提示颞动脉炎。

▶ 影像学检查

评估引起突发头痛的因素时,可选择非增强头部计算机断层扫描(CT)检查。非增强CT可诊断急性SAH(12小时敏感度98%,24小时敏感度93%),急性颅内、硬膜下及硬膜外血肿和占位效应(图80-1)。可疑免疫抑制状态、亚急

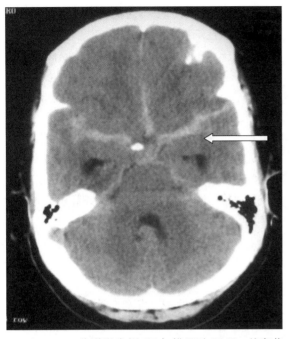

▲ 图 80-1 非增强头颅 CT 扫描显示 SAH。基底节和纵裂出血(白色区域)。箭头指向的区域被称为"星形征"。

性或慢性硬膜下出血、静脉窦血栓形成或中枢神经系统感染者进行头颅 CT 检查时,静脉注射(IV)造影剂。CT 扫描不能诊断特发性颅内高压、脑膜炎及某些静脉窦血栓形成。考虑颈动脉或椎动脉夹层时,可采用颈部 CT 造影、超声双重造影或磁共振(MRI)/磁共振血管造影(MRA)检查。

操作步骤

• 考虑脑膜炎或 SAH(如头部 CT 扫描不能诊断)时需进行 LP 检查。LP 也可检测可疑假性脑肿瘤患者的开放压(正常 <20 cmH$_2$O)。可疑 SAH 的患者也应检测开放压,2/3 患者开放压升高。符合下述条件的患者 LP 前需进行 CT 检查:年龄 >60 岁,AMS,局部神经功能缺失,ICP 增高体征(视盘水肿),癫痫,免疫抑制状态或有脑膜刺激征表现。

• 急性脑膜炎和 SAH 脑脊液(CSF)检查见表 80-2。很难解释创伤性 LP 结果。从管 1~管 4 红细胞(RBC)计数减少至 0,则管 1 内的出血与

表 80-2 脑膜炎和 SAH 的脑脊液表现

CSF	正常	细菌	病毒	SAH
细胞数	<5 WBC	PMN 200~5 000	单核细胞 <1 000	RBC 100~100 万
CSF/血清葡萄糖	0.6	低	正常	正常
蛋白质	15~45 mg/dl	高	高	正常或增高
革兰染色	阴性	阳性	阴性	阴性
黄变*	阴性	阴性	阴性	阳性

注:* SAH 后 12 小时,持续 2~3 周。

创伤性 LP 有关,而非 SAH。一般情况下,创伤性 LP 每 700 个 RBC 中可见 1 个 WBC。黄变(由于 CSF 中红细胞裂解)提示 SAH。

医疗决策

病史和体格检查足以确诊良性头痛(紧张性头痛、偏头痛、丛集性头痛)。考虑严重继发性头痛时,应进行 CT 影像±腰椎穿刺术检查。怀疑脑膜炎时,不能因 CT 或 LP 延迟治疗(图 80-2)。

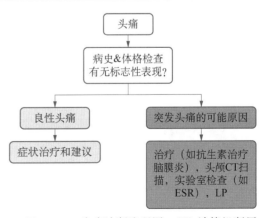

▲ 图 80-2 头痛诊断流程图。CT,计算机断层扫描;ESR,红细胞沉降率;LP,腰椎穿刺术。

治疗

良性头痛的患者，口服止痛药（非甾体抗炎药、对乙酰氨基酚、氢可酮）足以缓解疼痛。对于更严重的头痛，特别是怀疑偏头痛时，静脉注射镇吐药（羟哌氯丙嗪 5～10 mg IV）可缓解症状。应减少感觉刺激（黑暗安静的房间）。有持续性疼痛可静脉注射阿片类药物。

突发头痛的患者，通常需静脉注射药物缓解疼痛，同时进行诊断检查（CT±LP）及其他治疗（静脉注射抗生素治疗脑膜炎）。一般情况下，静脉注射镇吐药和阿片类药物可安全治疗突发头痛。

（1）蛛网膜下腔出血：需进行动脉瘤夹闭或栓塞治疗的患者，请神经外科紧急会诊。尼莫地平［60 mg 口服（PO）］可减轻持续血管痉挛。

（2）脑膜炎：不能因 CT 扫描或 LP 延迟抗生素治疗（头孢曲松＋万古霉素）。如患者满足前述标准，LP 前应进行 CT 检查。高度怀疑成人脑膜炎时可静脉注射激素进行经验性治疗。

（3）颅内出血：请神经外科紧急会诊清除硬膜下或硬膜外出血。如患者有凝血障碍，给予新鲜冰冻血浆治疗。治疗严重的未控制的高血压。一般建议将平均动脉压减少 25% 或将血压降至 150/90 mmHg 以下。

（4）颞动脉炎：口服泼尼松 80 mg。患者出院后应每天口服泼尼松 40 mg。患者从 ED 出院回家前，应严密随访，安排活检确定诊断。

（5）假性脑肿瘤：头颅 CT 正常者需进行 LP 检查开放压。开放压＞25 cmH$_2$O 可诊断假性脑肿瘤。抽取脑脊液，将 ICP 降至正常范围（通常需 20 ml 脑脊液）。请神经科医师会诊后，在急诊即开始口服乙酰唑胺和激素。

（6）颈动脉或椎动脉夹层：CVA 患者仅有头痛而无神经系统体征时，头颅 CT 通常正常。CT 颈部血管造影、MRI/MRA 检查或超声双重造影可发现受累血管。治疗应包括阿司匹林或肝素。请神经科和血管外科紧急会诊。

处置

▶ 住院

大多数患者发生突发继发性头痛时需住院。脑膜炎患者出现 AMS、SAH、颅内出血、颈动脉夹层或肿瘤占位效应或出现颅内压增高体征时，需入住重症监护室。

▶ 出院

良性头痛综合征患者，头痛控制，可出院。继发性头痛患者，无生命危险或脏器损害（颞动脉炎、脑蛛网膜炎），紧密随访后可出院。如头痛加重或出现新的或不同的症状，包括局部肌无力、麻木、语言或视力障碍，或呕吐，应返回医院给予更特殊的治疗。

▼ 推荐阅读

［1］ Denny CJ, Schull MJ. Headache and facial pain. In: Tintinalli JE, Stapczynski JS, Ma OJ, Clince DM, Cydulka, RK, Meckler GD. *Tintinalli's Emergency Medicine: A Comprehensive Study Guide*. 7th ed. New York: McGraw-Hill, 2011, pp. 1113 - 1118.

［2］ Edlow JA, Panagos PD, Godwin SA, et al. Clinical policy: critical issues in the evaluation and management of adult patients presenting to the emergency department with acute headache. *Ann Emerg Med*. 2008;52: 407 - 436.

［3］ Swadron SP. Pitfalls in the management of headache in the emergency department. *Emerg Med Clin North Am*. 2010; 28: 127 - 147.

81

要点

- 医疗服务人员需通过详细询问病史澄清患者定义的"头晕"。
- 鉴别真性眩晕和其他类型的头晕。
- 鉴别周围性和中枢性眩晕。
- 注意威胁生命的头晕原因,如所有患者,特别是老年人,需注意心源性晕厥、脑梗死或脑出血。

引言

头晕是最常见的急诊(ED)症状之一,也是最难诊断的症状。不同的人、不同语言和不同地区的人对头晕定义不同。头晕的准确定义包括无力、目眩、对真性眩晕产生焦虑感、先兆晕厥、平衡障碍或非特异性头昏。

头晕可分为 4 个主要类型:眩晕,先兆晕厥,平衡障碍和头昏。眩晕指在静止情况下感觉到运动。患者常描述有房屋旋转感。眩晕可进一步分为中枢性眩晕和周围性眩晕。周围性眩晕通常为良性,多与药物中毒、内耳疾病有关;而中枢性眩晕通常是严重的,简单而言就是由脑部疾病引起的眩晕。晕厥前状态指即将发生意识丧失的头晕感。平衡障碍指站立不稳、失平衡,或走路漂浮感。头昏是头晕中最难诊断的类型。许多患者描述模糊,不能准确定义症状。如仅感觉不适,不能将其归为其他类别。

中枢神经系统(CNS)协调并传递由视觉、前庭和本体感受系统输入的感觉信息。这 3 个系统为我们提供了三维空间位置感,任何 1 个紊乱都会产生眩晕。最常见的眩晕形式包括前庭器官功能失调,考虑周围性眩晕。目前,最常见的眩晕原因是良性阵发性位置性眩晕(benign paroxysmal positional vertigo,BPPV),由内耳功能紊乱引起,由于浮动的碳酸钙颗粒脱落至左侧或右侧半规管引起。颗粒刺激迷路,从正常和患侧半规管非对称性输入信息,加重单侧功能紊乱。其他周围性眩晕包括 Ménière 病、内耳迷路炎和前庭神经炎。Ménière 病是内耳淋巴管容量及压力增加引起的紊乱,可导致内耳系统彻底破坏和耳聋。虽然许多研究证明内耳迷路炎与系统性疾病或病毒感染有关,目前仍不完全了解其病理生理。病毒感染前庭神经是前庭神经炎最常见的原因。

中枢性眩晕较周围性眩晕少见,与 CNS 紊乱有关。脑梗死或出血、小脑脑桥角肿瘤、神经鞘瘤及椎基底动脉供血不足常引起中枢性眩晕症状。

临床表现

▶ 病史

通过病史可发现一半以上头晕患者的病因。眩晕患者主诉移动感或"房间旋转",伴恶心和呕吐。BPPV 通常突然发作,持续时间<1 分钟,由头部运动诱发。ED 医师应警惕一些中枢性眩晕的原因,如椎基底动脉供血不足(vertebrobasilar insufficiency，VBI)、短暂性脑缺血、脑出血，这些情况常也会突然发作。Ménière病与听力丧失和耳鸣有关，眩晕通常持续数小时。内耳迷路炎和前庭神经炎通常持续几天。相对而言，中枢性眩晕的症状通常发作略缓，持续时间更长，可能有神经系统症状（表81-1）。

表 81-1　周围性和中枢性眩晕的鉴别诊断

	周围性	中枢性
发作	突发	突发或慢速
眩晕严重程度	强烈旋转	定义不清，不剧烈
形式	阵发性，间歇性	持续
体位/活动加重眩晕	有	易变
伴随恶心/出汗	频繁	易变
眼球震颤	旋转-垂直，水平	垂直
虚弱的症状/体征	有	无
听力丧失/耳鸣	可能发生	不发生
鼓膜异常	可能发生	不发生
中枢神经系统症状/体征	无	常见

注：引自 Goldman B. Chapter 164. Vertigo and dizziness. In：Tintinalli JE, Stapczynski JS, Cline DM, Ma OJ, Cydulka RK, Meckler GD, eds. *Tintinalli's Emergency Medicine：A Comprehensive Study Guide*. 7th ed. New York：McGraw-Hill, 2011。

先兆晕厥的患者常主诉感觉将要晕倒。通常与压力事件（血管迷走神经发作）、用力（动脉硬化）、突然改变体位（低血容量）或心悸（心律失常）有关。平衡障碍是老年患者最常见的主诉，他们有失平衡感，通常夜间加重（视敏度受限是远期损害），之后日间也加重（更虚弱）。头昏患者主诉模糊，确定过去用药史和相关慢性疾病状态可能发现患者主诉的病因。

▶ 体格检查

进行全面体格检查，特别注意几个关键部位。

在疾病评估开始，生命体征即可能提示病因。低血压提示头晕与脑灌注减少有关，而高血压提示VBI、卒中或出血可能。心动过缓或心动过速可能引起心输出功能受损，导致先兆晕厥。

头、眼、耳、鼻和喉部检查可提示晕厥的可能原因。耳部检查时需注意鼓膜破裂、听力下降、感染、耵耳及异物。心血管检查应评估供血不足的症状（颈动脉杂音、周围脉搏减弱）。听诊检查心律失常或动脉硬化收缩期杂音。

对主诉头晕的患者进行全面的神经系统检查很重要。评估有无眼震及眼震类型。进行脑神经检查时，注意第Ⅶ、Ⅷ和Ⅸ对脑神经。第Ⅷ对脑神经病变提示脑干受累，引起中枢性眩晕。虽然周围性眩晕患者可以走动，但是他们可能倒向一侧。脑梗死或脑出血患者通常不能移动。Romberg检查可鉴别小脑和脊髓（后柱）紊乱。具体操作是让患者站立，双脚并拢，闭眼，过度摇摆或失衡为阳性，见于后柱紊乱引起的严重本体感觉缺失。

诊断方法

▶ 实验室检查

无诊断眩晕的特异性检查（表81-2）。但服用多种药物、具有非特异性症状的老年患者需评估血红蛋白、电解质和肾功能。对可疑心脏疾病的患者需进行心电图（ECG）和连续肌钙蛋白检测。

▶ 影像学检查

头颅计算机断层扫描（CT）检查适用于症状可疑中枢病变（局部神经功能异常、精神状态改变、严重头痛）或具有明显的脑血管事件风险因素的患者（图81-1）。如考虑椎动脉夹层或椎基底动脉供血不足，可进行磁共振（MRI）/磁共振血管造影（MRA）检查。

操作步骤

· 变位性眼震试验（Dix-Hallpike）可引出BPPV，并与中枢性眩晕鉴别。操作过程为：患者头部向右转45°并睁眼，同时将体位迅速改变为仰卧位。如无症状引出，可将头部转至左侧重复

表 81-2 眩晕和头晕的辅助检查

状态	建议检查
细菌性迷路炎	CBC，血培养，CT 扫描或 MRI 检查脓肿；如怀疑脑膜炎，需进行腰椎穿刺术
与头部损伤密切相关的眩晕	CT 扫描或 MRI
接近晕厥	ECG，Holter 监测，CBC，血糖，电解质，肾功能，倾斜试验
心律失常	ECG，Holter 监测
可疑心瓣膜病	ECG，心电图
非特异性头晕：老年失平衡	CBC，电解质，血糖，肾功能检查
甲状腺毒症	促甲状腺激素，三碘甲腺原氨酸，甲状腺素
小脑出血，梗死或肿瘤	CT 或 MRI
椎动脉夹层	脑血管、颈部血管造影或 MRA
椎基底动脉供血不足	ECG，心电监护，超声心动图，颈动脉超声，MRI，MRA

注：CBC，全血细胞计数。引自 Goldman B. Chapter 164. Vertigo and dizziness. In: Tintinalli JE, Stapczynski JS, Cline DM, Ma OJ, Cydulka RK, Meckler GD, eds. *Tintinalli's Emergency Medicine: A Comprehensive Study Guide*. 7th ed. New York: McGraw-Hill, 2011。

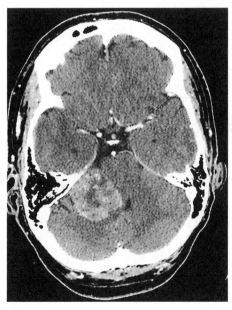

▲ 图 81-1 CT 扫描提示小脑脑桥角肿瘤（听神经瘤）。

上述动作。需注意潜伏期、持续时间、眼震方向及眩晕表现。BPPV 者，出现垂直旋转性眼震，具有潜伏期（60 秒以上），体位固定（图 81-2）。

医疗决策

ED 评估头晕患者，需进行广泛的鉴别诊断，从良性疾病（如上呼吸道感染相关的内耳迷路炎）到威胁生命的急诊情况（如小脑梗死或出血）。病史和体格检查有助于诊断、指明需要进一步 ED 检查或可能住院治疗（图 81-3）。

治疗

经检查评估疾病后决定是否在 ED 治疗头晕。根据易感因素治疗周围性眩晕。耳石复位法治疗 BPPV。Epley 手法可将颗粒物质复位（图 81-4）。一旦颗粒复位，前庭异常感觉输入即可消除。可用多种方法实现这一过程。前庭抑制剂也可用于减少由半规管病变引起的异常输入（表 81-3）。在治疗其他原因导致的周围性眩晕时，如 Ménière 病、内耳迷路炎和前庭神经炎，前庭抑制剂都起到了基石作用。

在 ED 中，由中枢原因引起的眩晕（CNS 肿瘤、出血或梗死）应及时请神经内科和神经外科会诊。可疑椎基底动脉供血不足者应予阿司匹林治疗，咨询首诊医师进一步诊治（住院或出院患者）。

有心血管风险因素和先兆晕厥的患者，治疗方法与晕厥相似，需住院监测排除心律失常（见第 19 个专题，晕厥）。如患者无先兆晕厥的心源性因素，如脱水或贫血，按照补液和（或）输血的流程治疗。

平衡障碍或非特异性头昏，在 ED 评估正常的患者，咨询首诊医师后可出院。由于这类患者大部分为老年人，出院前需评估摔倒风险及在家中的安全性。前庭抑制剂会加重他们的症状，绝对避免使用。

处置

▶ 住院

中枢性眩晕、局部神经功能缺失、可能有心源性因素（心律失常、缺血）、电解质紊乱及贫血的患者需住院治疗。

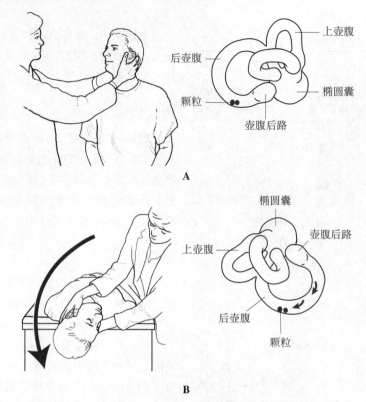

▲ **图81-2** Dix-Hallpike 手法诱发良性位置性眩晕（起源于右耳）。A. 患者坐位，头向右侧偏转 45°，使头部在矢状面与右侧半规管在同一平面。B. 快速躺下，使头下垂低于桌面，保持中线偏斜 45°。在数秒内将诱发眩晕和向右旋转（逆时针）眼震。如无眼震，暂停 30 秒后头部向左转，再次进行手法操作。耳石复位治疗见图 81-4（引自 Ropper AH, Samuels MA. Chapter 15. Deafness, dizziness, and disorders of equilibrium. In: Ropper AH, Samuels MA, eds. *Adams and Victor's Principles of Neurology*. 9th ed. New York: McGraw-Hill, 2009）。

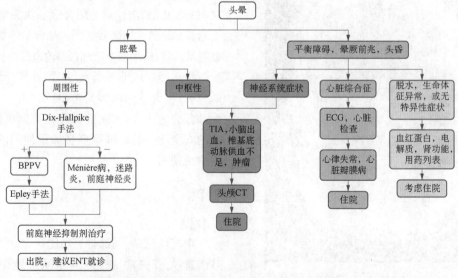

▲ **图81-3**　头晕诊断流程图。BPPV，良性阵发性位置性眩晕；CT，计算机断层扫描；ECG，心电图；TI，短暂性脑缺血。

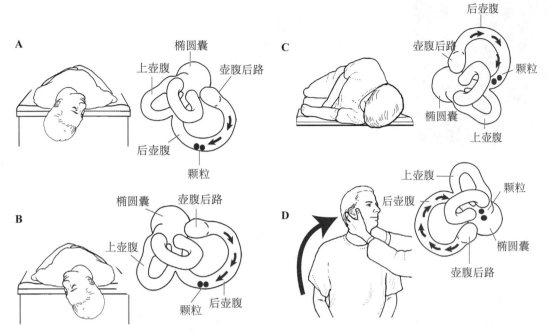

▲ 图81-4 床旁手法治疗起源于右耳的良性阵发性位置性眩晕。在各个平面进行手法复位时耳石在迷路中的位置。4步手法复位过程如下：A. 首先，Dix-Hallpike检查指患者头部向（患侧）右耳转45°，脖子向上延展，下颌轻向上抬起。这一动作使患者头部垂向右侧。B. 一旦这一手法终止眩晕和眼震，患者头部沿中轴旋转直到左耳向下。C. 然后头部和身体继续旋转，直到面部朝下。D. 在头部旋转过程中应保持头顶倾斜。患者最后应保持面部朝下10~15秒。随着头部向左肩旋转，患者恢复坐位（引自 Ropper AH，Samuels MA. Chapter 15. Deafness, dizziness, and disorders of equilibrium. In: Ropper AH, Samuels MA, eds. *Adams and Victor's Principles of Neurology*. 9th ed. New York: McGraw-Hill, 2009）。

表81-3 前庭神经抑制剂治疗		
分类	药物	剂量
抗组胺药	美克洛嗪	25 mg PO q8h
止吐药	异丙嗪	25 mg PO q6h
苯二氮䓬类药物	安定	2~5 mg PO q8h

▶ **出院**

　　周围性眩晕患者可出院，如症状持续、反复发作，ENT随访。非特异性症状无严重并发症的患者，急诊评估正常，安排首诊医师随访后，可出院。

推荐阅读

[1] Goldman B. Vertigo and dizziness. In: Tintinalli JE, Stapczynski JS, Ma OJ, Clince DM, Cydulka, RK, Meckler GD. *Tintinalli's Emergency Medicine: A Comprehensive Study Guide*. 7th Ed. New York: McGraw-Hill, 2011.

脑血管意外
Cerebrovascular Accident

Tom Morrissey，MD

要点

- 时间就是大脑。确定起病时间是治疗急性卒中的关键。
- 低血糖和低氧可模拟卒中表现。在评估卒中类似症状早期检查和治疗这些情况。
- 不要积极降压。高血压是机体维持缺血组织灌注的表现。低血压会加重组织缺血。
- 短暂性脑缺血发作（TIA）是卒中的预警（卒中流产）。认真治疗 TIA 并快速查找风险因素。

引言

美国每年约 75 万人发生卒中，这一数字将随人口年龄增长而增加。卒中对患者机体、情感和经济损失等多方面造成影响。最初的保健费用仅仅是个开始。许多卒中幸存者不仅不能重返工作岗位，也不能照顾自己，成为家庭和朋友的巨大负担。

卒中定义为神经组织血供中断引起的神经功能缺失。大脑组织新陈代谢高度活跃，耗血量约占心排血量的 25%，但不能储存能量。这就使得大脑组织对短时间缺氧和葡萄糖特别敏感。多种不同机制都可能引起血管损害，但常见的机制是损害神经元灌注和组织饥饿。

通常用 2 种不同的方法对卒中分类：病因和部位。病因可分为出血性或缺血性。有时由动脉瘤或动静脉畸形破裂引起者，常导致大脑表面出血。由颅内小动脉破裂导致脑实质内部出血更常见。未控制的高血压是颅内出血的最常见诱发因素，其他情况如淀粉样变性和肿瘤也增加颅内出血的机会。来自大脑表面出血的刺激效应是血管痉挛，导致脑血流量进一步减少。

缺血性卒中的主要原因是血管内血栓形成，发病机制与心肌梗死极为相似。动脉粥样硬化、高凝状态、红细胞增多症和血管炎是常见的诱发因素。约 20% 的缺血性卒中与栓塞有关。栓塞斑块常来源于颈动脉分叉。心脏附壁血栓和瓣膜病也可能是栓子的来源。

按部位分类包括血供或血供分布（表 82-1）。大脑血供来源于成对的颈动脉和椎动脉。颈动脉（如前循环）主要为大脑和皮质组织供血，而椎动脉（如后循环）主要为小脑和脑干组织供血。可从患者的临床表现推断受累血管。颈动脉循环卒中通常表现为非常明显的运动和感觉缺失。在查体时可发现明显的视野缺损、视觉忽视和语言困难（如失语症）。颈内动脉分叉到颈前动脉（anterior carotid artery，ACA）为支配下肢的区域供血；颈中动脉（middle carotid artery，MCA）为支配面部和上肢的区域供血。较小的动脉穿入深部区域，如内囊。这些区域的卒中可表现为纯感觉或运动功能缺失。椎基底动脉卒中可导致脑干或小脑缺血。较大的脑干卒中通常是致命的；较小的脑干卒中可引起脑神经功能障碍和更细微的表现，如眩晕。很难发现小脑卒中。神经系统检查时强调共济失调、平衡及精细运动。这些体征患者本人不能发现。

表 82 - 1　常见卒中血供

脑循环	血供	运动表现	感觉表现	言语
前循环	大脑前动脉	对侧下肢无力＞上肢（面部和手无受累）	轻微感觉辨别力缺失	持续言语
	大脑中动脉	对侧面部和上肢无力＞下肢	对侧面部和上肢麻木＞下肢	如优势半球（80％为左侧半球）受累出现失语
后循环	大脑后动脉（视皮质供血）	轻微运动功能受累	视觉异常,轻触觉、针刺觉受累（患者通常不能意识到功能异常）	
	椎基底动脉（脑干和小脑供血）	标志性病变为交叉缺失（同侧脑神经缺失伴对侧无力）		
	椎基底动脉缺血	脑神经麻痹,肢体无力,复视	头晕,眩晕,共济失调	构音障碍
	小脑动脉	跌倒发作	眩晕	
腔隙性脑梗死（4 型）	穿支动脉（丘脑和内囊缺血）			
运动		面部,上肢和下肢		构音障碍
感觉			单纯半身感觉缺失	
构音障碍笨手综合征		一只手笨拙		构音障碍
共济失调性轻偏瘫		轻偏瘫	单侧无力,共济失调	

　　在 20 世纪 90 年代中期,急性缺血性卒中几乎全部需要维持疗法。1996 年,食品药品监督管理局批准使用组织型纤溶酶原激活剂(TPA)。一些医院采用血管内导管引导血栓溶解或清除术。随着新治疗方法的使用,目前卒中被列为真正的医疗急诊,需集中急诊资源进行治疗。由于治疗选择具有时间依赖性,更多的工作应是增加公众对卒中的意识,增强院前识别和转运能力。许多医院建立了专门的卒中治疗团队及卒中治疗流程,以便治疗急性卒中患者。

　　短暂性脑缺血发作(transient ischemic attack,TIA)被定义为"由大脑局部、脊髓或视网膜缺血引起的短暂发作的神经系统功能障碍,无急性脑梗死"。典型症状持续时间＜1～2 小时。除进行溶栓治疗外,应按照急性脑卒中进行检查和治疗。TIA 等同于冠心病中的不稳定型心绞痛,应视为"卒中来临的预警症状"。一些研究估计多达 20％的 TIA 患者在 90 天内发生卒中,其中一半患者在 48 小时内发生卒中。

临床表现

▶ 病史

　　再灌注治疗具有时间依赖性和环境依赖性。尽快收集准确的病史信息是治疗的重要部分。失语和认知功能障碍等问题导致很难直接从患者本人得到信息。尽力联系其他人(家属、养老院员工)能提供详细的病史。半身不遂和凝视偏斜使患者不能注意检查者。确定检查者在患者的视线内,同他们交流时用手触摸。

　　病史最重要的作用之一是确定症状开始时间。如患者在觉醒时发病,或不能明确症状开始时间,则开始时间应定为患者最后一次正常的时间。及早获得"最后的时间"很重要,因为它决定是否考虑溶栓治疗。静脉(IV)给予溶栓药的窗口期是起病 3 小时内。如考虑溶栓治疗,询问治疗的禁忌证。既往有无颅内出血史? 脑肿瘤史? 脑外伤史? 近期手术史? 抗凝药物使用史?

询问患者是如何发现症状的,起病时他正在做什么。是否出现眩晕、失平衡或摔倒? 是否出现疼痛或无力或两者都有? 既往是否有过类似症状? 肢体疼痛在卒中中不常见,建议诊断其他疾病。以严重头痛、癫痫和晕厥起病者提示出血性卒中。颈部疼痛或颈部创伤史、颈部按摩史提示颈动脉或椎动脉夹层。

评估过去史时,确定有无类似卒中的疾病。低血糖的糖尿病患者、癫痫后状态、偏头痛患者都可表现为卒中样症状。

最后,弄清卒中的风险因素。房颤和瓣膜病是栓塞的常见风险因素。糖尿病和高血压是血栓性卒中的风险因素。

▶ **体格检查**

像询问病史一样,不能因全面的体格检查延迟影像学检查和治疗。注意患者的气道、呼吸和循环(ABCs)功能及相关的神经系统表现。最重要的是患者的气道保护能力。精神状态下降或脑神经功能障碍可阻碍气道保护功能。同时检查吞咽功能。咽反射会引起呕吐,不必检查。

注意患者的生命体征及呼吸方式。低血压患者可能出现类似卒中的症状。高血压既可以是病因也可以是代偿症状。如果选择降压治疗,需明确血压基线水平。Cheyne 呼吸或长吸式呼吸提示严重脑部损伤。低氧血症可引起类似卒中的症状,并无真正的脑血管阻塞。

体格检查过程中也需着重关注下述问题。有心律失常(心房纤颤)吗? 有心脏杂音(心脏瓣膜病)吗? 有外周栓塞的证据(指甲和视网膜裂片形出血)吗? 颈动脉搏动明显吗? 有颈动脉杂音吗? 是否提示颈动脉夹层或血栓来源的斑块?

有发热吗? 中枢神经系统感染可能与卒中混淆。脓毒症引起的低血压会导致低灌注和类似卒中症状。有头部创伤或其他外伤的证据吗?

神经系统检查不需要非常详细。国立卫生院卒中分级(NIHSS)工具可对卒中"定性"分析,应用广泛(表 82 - 2)。不能因全面体格检查延迟影

表 82 - 2　国家卫生院卒中量表

分类	患者反应	评分
LOC 问题	所有问题回答正确	0
	1 个问题回答正确	1
	问题回答均不正确	2
LOC 指令	遵循所有指令	0
	遵循 1 个指令	1
	不遵循指令	2
最佳凝视	正常	0
	部分性凝视麻痹	1
	强制偏斜	2
最佳视野	无视野缺损	0
	部分偏盲	1
	完全偏盲	2
	双侧偏盲	3
面瘫	正常	0
	轻微瘫痪	1
	部分瘫痪	2
	无面部运动	3
最佳上肢运动 右侧_____ 左侧_____	无漂移	0
	漂移<10 秒	1
	下落<10 秒	2
	不能抵抗重力	3
	无运动	4
最佳下肢运动 右侧_____ 左侧_____	无漂移	0
	漂移<10 秒	1
	下落<10 秒	2
	不能抵抗重力	3
	无运动	4
肢体共济失调*	无共济失调	0
	1 个肢体有	1
	2 个肢体有	2
感觉	无感觉缺失	0
	轻度感觉缺失	1
	严重感觉缺失	2
忽视	无异常	0
	轻度忽视	1
	严重忽视	2
构音障碍	正常	0
	轻度	1
	重度	2
语言	正常	0
	轻度失语	1
	严重失语	2
	不能说话或完全失语	3

注:LOC,意识水平。* 修正的 NIHSS 删除的项目。

像学检查。CT 扫描后可详细了解病情。体格检查主要包括以下内容：

（1）意识水平：患者清醒、嗜睡、昏睡还是昏迷？意识水平快速下降可能提示脑疝。

（2）眼部检查：双侧瞳孔不对称提示脑疝或中脑病变。视盘水肿提示颅内压增高或高血压脑病。视网膜出血或白斑提示栓塞。有凝视偏斜吗？有眼球震颤吗？

（3）脑神经检查：脑干区域结构紧密，很少发生仅累及一种脑神经卒中。支配身体某一部位脑神经麻痹及对侧运动/感觉异常是脑干卒中的显著标志。

（4）运动检查：评估非对称性肌无力。肌力分为正常、减弱或完全不能移动。检查肌力减弱在是否发生于面部/上肢区域（MCA），或下肢（ACA），或全身（颈动脉分叉）。轻瘫试验是轻微肌无力的敏感检查方法。

（5）感觉检查：比较双侧痛觉和轻触觉。半身忽略、感觉性失语或精神状态异常的患者通常不能进行感觉检查。通过轻刺激双侧上肢、下肢和面部可发现轻微感觉障碍。

（6）反射：起病初期受累区域反射减弱。反射亢进提示陈旧卒中。评估非对称性反射如 Babinski 征或足背伸时出现肌阵挛。

（7）小脑检查：在保证患者安全的情况下，请患者走路。检查有无步态增宽或缩小，进行 Romberg 试验。检查控制性指鼻试验、跟膝胫试验及快速轮替试验以监测小脑精细控制能力。

诊断方法

▶ 影像学检查

非增强 CT 检查是目前对卒中早期患者的评估方法。大多数急性卒中患者无明显 CT 表现。非增强 CT 检查的作用不是"诊断卒中"，而是排除其他溶栓再灌注治疗的禁忌证。较大的卒中在 CT 扫描中出现早期缺血改变（水肿）更提示为出血性卒中，是溶栓治疗的相对禁忌证。平扫 CT 对出血或其他颅内病变引起的占位效应非常敏感（图 82-1、图 82-2）。

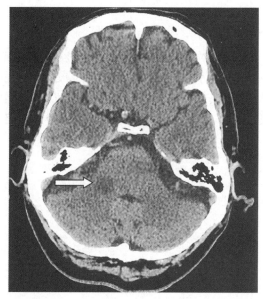

▲ 图 82-1　CT 扫描提示缺血性卒中。注意第四脑室前部右侧的低密度区（箭头处）。

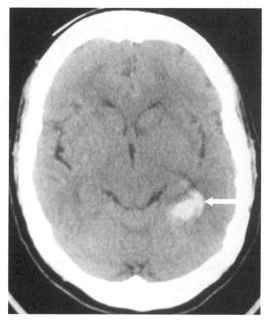

▲ 图 82-2　CT 扫描提示出血性卒中（箭头处）。

▶ 实验室检查

重要的实验室检查包括快速血糖检测和凝血功能检测（纤溶酶原时间、部分凝血酶原时间）。这些检查在患者入院后应尽快进行。其他常见的检查包括全血细胞计数、电解质和肾功能。通常进行心电图和心肌酶检查评价心源性因素。

操作步骤

• 无针对卒中患者的特殊操作过程。但应避免操作过程引起溶栓治疗并发症。应建立中心静脉通路进行出血监测并控制血液浓缩(颈内动脉或股动脉,非锁骨下动脉)。建立外周静脉通路。

除非根据症状高度怀疑蛛网膜下腔出血或脑膜炎,否则不能进行腰椎穿刺术。

医疗决策

第一诊断应考虑适用溶栓再灌注治疗的缺血性卒中(图 82-3)。重点因素包括以下几方面:

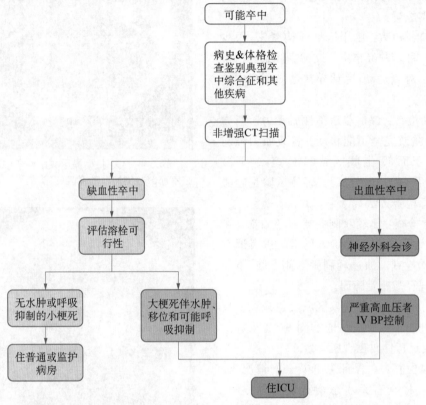

▲ 图 82-3　脑血管事件诊断流程图。BP,血压;CT,计算机断层扫描;ICU,重症监护室。

• 是真正的缺血性卒中吗(出血性卒中或其他类似卒中的疾病)?

• 起病时间明确吗?

• 是否除外其他因素?

• 所在医院内有能力给予 TPA 治疗吗?是否需要将患者转运至卒中中心?

治疗

首先应无害。给予细致的支持治疗限制进一步损害。如患者不能保护气道,则进行气管插管。对低氧患者给予氧疗(通常氧饱和度<95%;一些证据表明高氧产生的氧自由基会加重神经元损伤)。另外,如患者出现低血容量或低血压,静脉补液治疗。补液目标是维持体液容量正常。容量负荷过重会加重脑水肿。严重贫血患者需要输血治疗保证良好的携氧能力。不能对缺血性卒中进行降压治疗,除非血压持续高于 220/120 mmHg。关于出血性卒中降压治疗的证据较少,建议血压控制不低于 150/90 mmHg。

▶ **缺血性卒中**

对缺血性卒中或 TIA 患者,给予阿司匹林(325 mg 口服)治疗有助于预防血小板聚集。确保患者无颅内出血后才能给予阿司匹林治疗。如果患者需接受溶栓治疗,第一个 24 小时不服用阿司匹林。不论何时都应请神经科医师和(或)卒中团队会诊。如给予溶栓治疗,FDA 批准剂量为瑞替普酶(rTPA)0.9 mg/kg(最大剂量 90 mg),1% 给予弹丸式推入,其余应在 1 小时内静脉输入。治疗后 24 小时内需要加强监护。病情恶化应即刻停止静脉输液,复查头颅 CT。

▶ 出血性卒中

床头抬高 30°缓解颅内压升高。治疗凝血障碍。服用华法林的患者国际标准化比值升高,应用新鲜冰冻血浆或凝血酶原复合物和维生素 K 治疗。不要给予阿司匹林。请神经外科会诊。早期清除血栓治疗可使颅内血栓患者受益。在住院医疗小组的建议下预防癫痫治疗,可给予抗癫痫药。

处置

▶ 住院

所有卒中患者都应住院治疗。较大的卒中、CT 扫描发现脑水肿,或者精神状态下降提示失代偿风险,应住重症监护室(ICU)。所有接受溶栓治疗的患者应于治疗后第一个 24 小时在 ICU 内监护。有心律失常证据或其他心脏因素者应住有监护条件的病房。出血性卒中患者应住 ICU 并请神经外科会诊。在许多医院,这意味着将患者转至有更高护理水平的病房。有 TIA 症状的患者应住院进一步评估。

▶ 出院

无明显卒中病因的患者,如其他检查不符合住院条件,可出院。保证患者社会条件安全,按时随访。

▼推荐阅读

[1] Go S, Worman DJ. Stroke, transient ischemic attack and cervical artery dissection. In: Tintinalli JE, Stapczynski JS, Ma OJ, Cline DM, Cydulka RK, Meckler GD. *Tintinalli's Emergency Medicine: A Comprehensive Study Guide*. 7th ed. New York: McGraw-Hill, 2011, pp. 1122-1135.

[2] Hoffman JR, Schriger DL. A graphic reanalysis of the NINDS Trial. *Ann Emerg Med*. 2009;54: 329-336. e35.

[3] Tissue plasminogen activator for acute ischemic stroke. The National Institute of Neurological Disorders and Stroke rt-PA Stroke Study Group. *N Engl J Med*. 1995;333: 1581-1588.

癫痫和癫痫持续状态
Seizures and Status Epilepticus

Amer Zia Aldeen，MD

Alison R. Foster，MD

要点

- 床旁检测癫痫患者血糖水平。
- 监测癫痫发作患者的气道、呼吸和循环功能。如有需要则进行干预治疗。
- 躁动患者的治疗药物选择为劳拉西泮。
- 首次发作癫痫患者应查找癫痫发作原因；已确诊的癫痫者应注意新出现的或与之前不同的症状。

引言

癫痫是脑神经元不适当的、过度活动引起的发作性神经功能异常。在美国，以癫痫就诊急诊（ED）的患者＞2%，影响约 400 万人。癫痫在＜20 岁和＞60 岁的人群中发病率最高。癫痫持续状态指癫痫持续发作或中断时间＞5 分钟而无意识恢复。死亡率＞20%。一半患者因癫痫持续状态就诊于 ED 而无既往癫痫发作史。癫痫的 ED 治疗重点是终止癫痫活动。

癫痫发作原因为脑神经元异常兴奋或神经元活动不能被抑制。病因可为原发性（特发性）或继发性。继发原因为可治疗的病因，如低血糖症。已确诊癫痫者癫痫发作的最主要原因包括依从性差、睡眠剥夺、酒精或其他物质撤退、感染。癫痫的继发原因包括脑部创伤、卒中、颅内感染或占位、电解质紊乱、酒精戒断、药物过量和子痫。

癫痫可分为全面性发作和部分性发作。全面性发作以整个大脑皮质兴奋为特点，引起精神状态改变。全面性发作可表现为凝视（失神发作或小发作）、弥漫运动（强直阵挛或大发作）或跌倒发作（肌阵挛、强直、阵挛或失张力发作）。发作后期指大发作后患者逐渐恢复至基线精神状态水平的时间（持续 1 小时以上）。全面性发作后期需与其他原因引起的突发精神状态改变相鉴别，如晕厥。

部分性发作通常由局部神经元过度活动引起，可能局限于大脑某一区域或波及其他区域（指继发于部分性发作的全面性发作）。单纯部分性发作表现为短暂局部运动或感觉异常，无精神状态改变。复杂部分性发作的特点为意识改变，伴自主性、感觉、运动和（或）精神表现异常（表83-1）。

表 83-1 癫痫分类

全面性发作（意识丧失）
强直阵挛性发作（大发作）
失神发作（小发作）
肌阵挛性发作
强直性发作
失张力性发作
部分性（局灶性）发作
单纯部分性发作（无意识改变）
复杂部分性发作（意识障碍）
部分性发作（单纯或复杂）继发全面性发作

临床表现

▶ 病史

所有有精神状态改变的患者，包括怀疑癫痫

者,在询问病史同时都应检测血糖水平。低血糖症患者用葡萄糖治疗后很快缓解,对抗癫痫药治疗无反应。为确定是否真正发作癫痫,应从目击者、急诊医疗服务人员和患者中获取全面而详细的病史。注意发作时的症状(表现为前驱症状或先兆症状)、意识丧失、弥漫性或局限性过度活动、便或尿失禁、发作时间和发作后期。近期创伤(头颅损伤)、头痛(头部占位)、妊娠(子痫)、代谢异常史如糖尿病(低血糖症)、药物摄入(三环类抑郁药、异烟肼)、酒精成瘾(戒断性癫痫)和睡眠障碍。如已确诊癫痫,描述癫痫类型及用药史。

▶ 体格检查

对高度敏感患者应进行基础检查,评估气道、呼吸和循环功能(ABCs),生命体征,床旁血糖水平,基本精神状态,瞳孔对称度及反射活动。大多数患者癫痫发作在2分钟内自发停止,癫痫后期将导致严重的精神状态改变。此时,用仰额抬颌法保护气道,改变头部位置或插入口咽通气管。体格检查发现中毒综合征(如拟交感样症状)、创伤(擦伤、挫伤或骨折)、颅内压增高(视盘水肿或Cushing反射),以及其他提示继发癫痫的局部神经功能异常。尽可能进行全面的神经系统检查。癫痫后短暂局部神经麻痹被称为Todd麻痹,通常在24～48小时内缓解。25%以上的全面性发作患者出现舌咬伤,位于舌外侧。舌咬伤在诊断全面强直阵挛性发作中的特异性为99%,敏感性24%。

诊断方法

▶ 实验室检查

所有癫痫患者除需即刻检查床旁血糖外,首次发作患者还应检测血钠水平。所有育龄期女性都应进行妊娠试验。有严重合并症的患者,如肾功能不全,应进行全面的实验室检查,包括肾功能检查,全血细胞分析,酒精浓度、钙离子、镁离子和血磷水平。鉴别真正的癫痫和假性癫痫(也称为心源性非发作性癫痫),检查催乳素、乳酸和电解质水平。癫痫发作60分钟内检查血清催乳素水平升高支持癫痫诊断。另外,乳酸升高及阴离子间隙下降伴碳酸氢盐减少提示全面性癫痫发作。癫痫发作停止1小时内代谢性酸中毒缓解。已确

诊癫痫者应检查抗癫痫药物浓度。

▶ 影像学检查

所有首次发作或癫痫发作类型改变的患者都应进行头颅非增强计算机断层扫描(CT)。其他CT检查适应证包括新发局部神经功能缺损、严重头痛、持续精神状态改变、发热、创伤、再生障碍性贫血、应用抗凝药,或有免疫抑制史(图83-1)。磁共振显像(MRI)对占位性缺损更敏感,如血管畸形、脑肿瘤和卒中,但在ED不常用。已确诊癫痫及未发现任何诱发疾病的典型癫痫不需在ED进行任何影像学检查。

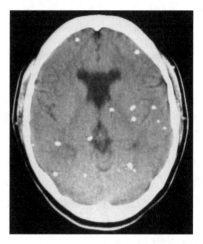

▲ 图83-1　ED来自墨西哥的首次癫痫发作患者的头颅CT。CT扫描见多个脑囊虫钙化灶。

癫痫患者,如有发热、免疫抑制或高风险蛛网膜下腔出血,但头颅CT正常,考虑腰椎穿刺检查。腰椎穿刺术不是首次癫痫发作的常规检查。ED脑电图(EEG)仅适用于精神状态改变怀疑非惊厥癫痫持续状态或接受肌松药或苯巴比妥类药物治疗,掩盖持续癫痫活动的患者。

临床决策

如生命体征、血糖及精神状态正常,癫痫病史则决定了治疗方法。如癫痫发作与过去类型一致,检查抗癫痫药物浓度并补足药量。如癫痫发作与既往不同或为首次发作,应评估继发性因素。如未发现继发性因素,癫痫发作为孤立性事件,出院后进行其他检查(图83-2)。

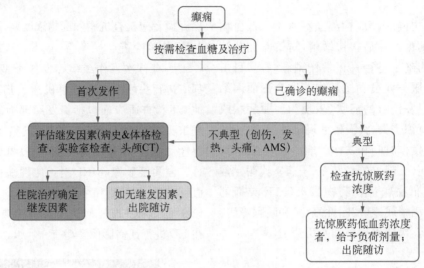

▲ 图83-2　癫痫和癫痫持续状态诊断流程图。AMS,精神状态改变;CT,计算机断层扫描。

治疗

根据患者的临床表现进行特异性治疗。

▶ 首次发作癫痫,缓解

首次发作癫痫,神经功能检查正常,无合并症,诊断检查包括头颅CT、电解质正常,无须在ED进行进一步治疗。其他原因导致的癫痫(继发性癫痫)需根据潜在病因进行特异性治疗。

▶ 已确诊癫痫,缓解

如抗癫痫药物浓度很低,在ED补足浓度。这些患者可出院回家,并持续数天服药维持治疗浓度。静脉或口服苯妥英负荷量18 mg/kg。静脉负荷给药1小时内达到治疗性血药浓度,口服负荷给药12小时内到治疗性血药浓度。低于治疗浓度时,通过下述方程矫正苯妥英剂量:

苯妥英负荷量(mg)=(0.75 L/kg)×(需要的浓度-当前浓度)×(患者体重 kg)

替代苯妥英的药物是磷苯妥英(相等于20 mg/kg苯妥英),即苯妥英的前体药。静脉或肌内注射磷苯妥英副作用少,但价格较贵。

▶ 躁动患者

基本治疗是预防机体损伤,减少误吸风险。检测ABCs、生命体征和床旁血糖,观察癫痫缓解。由于大多数症状是自限性的,也没有IV给予抗惊厥药治疗非复杂性癫痫的适应证。苯二氮䓬类药物可暂时抑制频发或持续性癫痫直至确定持续缓解。劳拉西泮2 mg,IV或IM(直到总剂量0.1 mg/kg),或地西泮(每剂0.1 mg/kg)控制癫痫发作。多个研究证明劳拉西泮和地西泮在终止癫痫发作方面效果相同。与地西泮相比,劳拉西泮能减少反复癫痫发作。如果在癫痫发作间期症状不能缓解或不能恢复至基线水平,按癫痫持续状态治疗。

▶ 癫痫持续状态

以分段方式给药,直到癫痫发作停止。苯二氮䓬类仍然是一线用药(见前述剂量),合用二线和三线抗癫痫药。根据在ED治疗的可行性,IV负荷量苯妥英(20~30 mg/kg)或磷苯妥英(相当于20~30 mg/kg苯妥英)。首选磷苯妥英,因其能快速达到负荷剂量。如癫痫持续发作,给予三线药苯巴比妥,剂量为20 mg/kg。苯巴比妥会导致严重的呼吸抑制,因此用药时应进行气道保护。丙戊酸(20 mg/kg)可作为三线药代替苯巴比妥。难治性癫痫持续状态,可用异丙酚、咪达唑仑或氯胺酮。进行急诊EEG检测,请神经科会诊(图83-3)。

▶ 特殊病例

(1) HIV患者癫痫:癫痫是HIV患者中枢神经系统(CNS)病变的常见表现。HIV脑病、CNS淋巴瘤和许多机会性感染都会引起癫痫。在这些患者中,应进行标准的腰椎穿刺术检查,如结核、病毒和真菌。

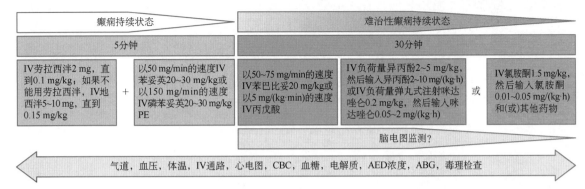

▲ 图 83 - 3 癫痫持续状态治疗指南。ABG,动脉血气；AED,抗癫痫药；CBC,全血细胞计数；PE,苯妥英等同剂量(引自 Lung DD, Catlett CL, Tintinalli JE. Chapter 165. Seizures and status epilepticus in adults. In: Tintinalli JE, Stapczynski JS, Cline DM, Ma OJ, Cydulka RK, Meckler GD, eds. *Tintinalli's Emergency Medicine*: *A Comp-rehensive Study Guide*. 7th ed. New York: McGraw-Hill, 2011)。

（2）脑囊虫病：脑囊虫病是在发展中国家最常见的、绦虫引起的继发性癫痫。CT 可发现大脑皮质 1～2 cm 的囊性缺损。确定诊断有赖于临床图片、血清检查和影像学检查。非增强 CT 检查发现非活动性囊性钙化是最常见的表现(图 83 - 1)。活动性病变患者,增强 CT 见活动性囊性病变周围出现明显的水肿晕环。可用抗癫痫药单药控制脑囊虫病诱发的癫痫,直到给予成功的抗寄生虫治疗和(或)手术治疗。

（3）妊娠：育龄期女性需进行妊娠试验。妊娠患者出现尿蛋白阳性、高血压和癫痫提示子痫。治疗方法为：IV 硫酸镁 4～6 g,然后每小时输入 2 g。子痫可发生于产后,治疗方法与癫痫相同。

（4）酒精戒断症状：酒精戒断性癫痫可发生于慢性酒精依赖的患者,最常见于最后一次酒精摄入后 12～36 小时。给予苯二氮䓬类药物治疗可预防持续癫痫。酒精戒断性癫痫是排除诊断,应考虑其他诱发癫痫的继发因素。

（5）异烟肼：接受抗结核治疗的患者通常服用异烟肼。异烟肼可引起维生素 B_6 缺乏性癫痫。表现为,典型癫痫持续状态对常规治疗无效。治疗方法为,IV 维生素 B_6(吡哆醇)。疗效有剂量依赖性。如果异烟肼剂量不详,B_6 经验性治疗剂量为 IV 5 g,可重复用药。

处置

▶ **住院**

癫痫持续状态患者需住监护室。首次发作缓解者有明确的继发因素需住院进一步检查。已确诊癫痫及症状不典型者,需住院进一步检查。

▶ **出院**

首次发作癫痫缓解,无确定的继发性因素且精神状态恢复正常可出院。首次发作缓解者不适用抗癫痫药,因为只有 1/3 患者一生中有第二次发作。出院患者应就诊神经科医师进行检查,包括 EEG 和 MRI。叮嘱患者不能开车、游泳或进行其他诱发癫痫的活动。如癫痫二次发作,将对患者本人及他人造成伤害。已确诊癫痫的患者,如无其他并发症且补足血药浓度后,可出院。

▼ **推荐阅读**

［1］Duvivier E, Pollack C. Seizures. In: Marx JA. *Rosen's Emergency Medicine*. 7th ed. Philadelphia: Elsevier, 2009. Chapter 100, 1346 - 1355.

［2］Lung D, Catlett C, Tintinalli J. Seizures and status epilepticus in adults. In: Tintinalli JE, Stapczynski JS, Cline DM, Ma OJ, Cydulka RK, Meckler GD. *Tintinalli's Emergency Medicine*: *A Comprehensive Study Guide*. 7th ed. New York: McGraw-Hill, 2011, pp. 1153 - 1159.

［3］Tarabar A, Ulrich A, D'Onofrio G. Chapter 99 Seizures. In: Adams J, Barton E, Collings J, DeBlieux P, Gisondi M, Nadal E. *Emergency Medicine*: *Clinical Essentials*. 2nd ed. Philadelphia: Saunders, 2013, pp. 857 - 869.

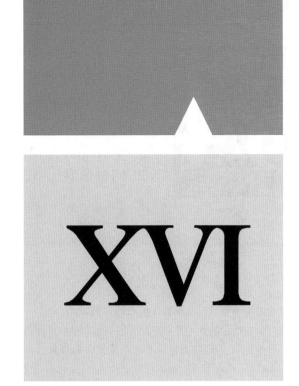

XVI

创伤

Trauma

84 创伤原则
Trauma Principles

Jorge Fernandez，MD
Neil Rifenbark，MD

要点

- 对所有创伤患者进行快速初步检查以进行评估,之后进行更加综合的进一步评估。
- 在初步检查中,按照步骤记录所有危及生命的紧急情况,之后再进入下一阶段。
- 对于血流动力学不稳定的患者,在明确诊断为其他病因前,按照失血性休克进行治疗。
- 对所有血流动力学不稳定的患者开始积极的容量复苏,同时寻找活动性出血源。

引言

目前在美国,创伤是所有年龄段中造成死亡的第四大原因,也是 44 岁以下患者死亡的首要原因。在 19 岁以下患者中,由创伤致死多于其他原因所致总和。急诊科(ED)诊治患者中,近 40% 有创伤相关的主诉,并且每年的花费超过 4 000 亿美元。此外在这些患者中,遗留有永久性残疾的人数是死亡人数的 3 倍之多。

根据受伤机制,创伤大致分为钝器伤和锐器伤,前者较后者常见 2 倍之多。不管受伤机制如何,有明显创伤的患者存在大范围的复杂问题,其恰当的诊治需要多学科的参与,包括急诊医师、创伤外科医师,以及适当的亚专科医师。大多数创伤患者的诊治转运体系遵循由美国外科医师协会制定并修订的高级创伤生命支持指南。

创伤性损伤的死亡率通常呈三峰分布。某些损伤形式,包括大血管损伤、高位颈髓损伤继发窒息,会导致几乎立刻死亡。第二类损伤,包括气胸及心脏压塞等情况,一般会经过数分钟至数小时的进展,并通常会有积极的急诊干预措施。败血症及多器官功能衰竭是导致死亡的第三个高峰,

通常发生在伤后数周到数月。

临床表现

▶ 病史

要尝试确定损伤机制的严重性以预测损伤的模式。例如,确定机动车碰撞(motor vehicle collision，MVC)时的大概速度以及患者是否受到约束。急救医疗服务人员,尤其对于失忆及失语患者而言,是极为重要的病情资源。对于被袭击的患者,要询问他们是否能够准确记起致伤物及被击打次数。询问是否存在意识丧失,因为这可能提示明显的头部损伤。对于锐器伤,询问所听到的攻击次数以及患者自身感觉到的受击次数。

应用 AMPLE 获取主要病史并帮助记忆。询问任何已知的药物过敏(allergies)、近期药物应用(medication)、既往史(past medical history)、最后经口进食时间(last oral intake),以及导致损伤的当时情况(event)。谨记不论既往史如何,老年人器官功能储备较差,更趋于出现高发病率及死亡率。对于育龄期女性,常规询问末次月经时间,并要假设其已怀孕,直至明确除外。妊娠患者可能发生家暴及一些独有疾病,例如胎盘早剥、子宫破

裂、平卧位低血压综合征，以及胎儿窘迫及胎死宫内。甚至一些明显的小损伤，包括摔倒及低速机动车交通意外，可能导致早产或胎盘早剥。

每次都要询问任何存在的症状，并辨别疼痛的准确部位，这会指导体格检查。存在精神异常的患者应按照创伤性脑损伤治疗，直至明确除外。呼吸短促可能提示存在气胸（PTX）、肺挫伤或心脏压塞。胸痛可能提示存在肋骨或胸骨骨折、血胸（HTX）或创伤性大动脉损伤（traumatic aortic injury, TAI）。对于存在腹痛、吐血或直肠出血的患者，应假设其存在腹膜腔内脏器损伤，直到明确除外。主诉血尿的患者，应考虑存在较大泌尿生殖道的损伤风险。神经系统方面的主诉，包括无力和感觉异常，可能提示存在脊髓损伤或血管夹层。

▶ 体格检查

大多数创伤患者的体格检查是非常有系统性的，可以分为初步检查和进一步检查。

（1）初步检查：初步检查是简短而重点突出的检查，以识别并确定危及生命的紧急情况。应按照易于记忆的 ABCDE 步骤逐步进行。在进入下一步检查前，应对上次所见异常进行处置。如果患者在其临床过程中出现失代偿，则应返回到初步检查并重新评估。对于所有大创伤患者，均应假设其存在不稳定的颈椎损伤并立即进行固定，直到明确除外。

评估气道（airway）开放情况。可能的气道损伤征兆包括咽部分泌物淤积，口腔内异物，喘鸣或气过水声，明显的口咽部烧伤，明显的面中部、下颌及喉部骨折，以及扩大的颈部血肿。

评估患者的呼吸（breathing）及通气情况。暴露胸部，寻找任何不对称或矛盾的胸壁运动征象、明显的畸形或开放伤、气管歪斜，以及颈静脉扩张。听诊胸部确认清楚对称的双侧呼吸音。目的是识别危及生命的紧急情况的表现，包括张力性气胸、大量血胸、开放性气胸以及连枷胸。

通过评估意识状态变化迅速评估患者循环（circulation）情况。意识水平下降，则应考虑存在低血容量性休克，直到明确除外。其他提示失血性休克的表现包括苍白、发冷、四肢发绀以及外周

脉搏细弱。听诊心音遥远提示存在心包渗出。识别所有的活动性出血并通过直接压迫进行止血。

进行快速的神经系统查体，记录任何残疾（disability）或缺陷的证据。记录患者意识水平；记录瞳孔大小、是否对称、是否有反应；评估任何局灶性的麻木或无力。进行直肠检查，确定适当的直肠张力，并评价患者的 Glasgow 昏迷评分（GCS）。

完全将患者暴露（expose）以确认所有可能危及生命的情况得以记录。小心地轴位翻转患者，检查患者背部并除外隐匿的锐器伤。一经完成，立即用温暖的毛毯覆盖患者，避免出现低体温。

（2）进一步检查：进一步检查是在患者稳定后应进行的从头到脚的完全查体。检查头皮，记录任何撕裂伤、挫伤及畸形。检查视力、视野、眼外肌运动，以及瞳孔大小及反应。检查眼球是否存在锐器伤、撕裂伤或眼球突出。检查面中部，寻找骨折、撕裂伤、鼻出血或鼻中隔血肿的证据。寻找颅底骨折的征象，例如鼓室积血、眶周瘀斑（熊猫眼）或耳后瘀斑（Battle 征），以及脑脊液（CSF）鼻漏或耳漏。脑脊液鼻漏可以通过床旁"halo-test"进行检测。检查牙齿损伤或下颌骨骨折的证据，包括局部压痛、牙齿咬合不正以及舌下血肿。

检查颈部，记录所有明显的气管歪斜、喉软骨骨折、皮下气肿或扩大的血肿等症状。小心触诊颈椎，探查所有局部压痛或骨分离。再次检查胸部，记录所有挫伤、胸廓不对称、胸壁矛盾运动或锐器伤等症状。触诊肋骨和胸骨，查看局部压痛、软组织捻发音或骨性畸形。再次进行心肺听诊，记录所有异常表现。检查腹部，查找所有腹胀、挫伤或锐器伤的表现。触诊腹部的四个象限，引起压痛、肌紧张或反跳痛。通过轻柔地按压髂骨，小心评估骨盆不稳定性骨折的表现。

检查会阴部有无裂伤、挫伤及血肿。进行阴道及直肠检查，评估总出血量及黏膜创伤。记录直肠张力，检查前列腺移位的征象。提示尿道损伤的表现包括阴囊血肿、尿道口出血以及前列腺高浮。

寻找肢体上钝器伤或锐器伤的所有征象。记

录所有开放伤口、局部压痛或明显的畸形。活动所有的关节,注意异常运动。按压所有的肌间室,探寻张力增加的任何迹象。翻转患者,按压整个脊柱,记录所有压痛点或骨分离。

评估四肢所有的脉搏。对于锐器伤,动脉损伤的主要表现包括远端脉搏消失、搏动性出血、血肿扩大以及出现杂音或震颤。动脉损伤的次要表现包括远端脉搏减弱、可见的血肿、对应外周神经功能缺损,或毛细血管充盈延迟。存在次要表现的患者需通过动脉压力指数(arterial pressure index,API)进行测定。API 通过患侧肢体收缩压除以健侧肢体收缩压进行计算,API<0.9 则为异常,提示动脉损伤。

最后,进行综合的运动及感觉检查,再次评估瞳孔及意识状态,并重新计算 GCS 评分。

诊断方法

▶ 实验室检查

由于低血糖可以引起类似于创伤性脑损伤的意识改变,故而对于所有存在意识状态异常的患者进行床旁末梢血糖水平测定。检查全血计数,评估初始血细胞比容,之后连续监测评估隐性出血并进行相应治疗。如果可以的话,检测床旁血清基数缺损及乳酸水平,连续检测后判断治疗有效性。对所有创伤患者检测血型,并对可能输血或手术干预的患者进行交叉配血。进行尿液检查除外肉眼血尿,对所有育龄期女性进行床旁尿妊娠检查,并对意识水平异常的患者进行尿液毒物筛查。对所有凝血异常的患者(如服用华法林者)检测凝血功能。

▶ 影像学检查

在大多数机构中,便携式放射线平片检查适于对创伤患者进行快速床旁评估。平片在诊断骨折(包括不稳定的骨盆及脊柱损伤),确定锐性抛掷物的伤道,识别血胸、气胸或纵隔异常,以及发现腹膜腔内游离气体等方面有效。

床旁超声检查能快速、高敏感性、无创并可重复地探查隐性出血。进行 FAST 检测寻找心脏压塞、气胸/血胸、腹腔内出血的征象(详见第 88 个专题)。

计算机断层扫描(CT)对创伤患者的诊治是有革命性意义的。即便如此,这种检查方式会导致患者医疗费用增加、可能的造影剂反应以及有害的电离辐射,因此,应竭尽全力将其用于真正需要进行 CT 检查的患者。CT 应仅用于那些足够平稳并能够离开抢救区域一段时间的患者。头颅CT 检查对于创伤性脑损伤患者的评估和治疗是非常重要的。胸部 CT 目前对于评估可能存在胸膜腔内血管急症(如 TAI)及肺挫伤的患者是较为适宜的检查手段。腹部及盆腔 CT 能够同时发现实质性脏器损伤(如肝、脾)以及腹腔内出血,并确定骨盆损伤的严重程度。最后,对于病情允许完善某些放射检查的患者,CT 造影检查很快成为除外血管损伤的较为理想的手段。

磁共振成像可用于评估可能存在脊髓损伤,并可进一步阐释创伤性脑损伤的严重程度。即便如此,磁共振成像应仅限应用于能够承受远离抢救区域一段时间的稳定患者。

操作步骤

• 对于危重创伤患者的协调救治,需要同时进行多方面干预。以下措施在相关专题中详细描述:中心静脉置管及容量复苏(第 3 个专题),胸穿及胸管置入(第 7 个专题),急诊气道管理(第 11 个专题),心包穿刺术及急诊室开胸术(第 87 个专题),诊断性腹腔灌洗(第 88 个专题)。

• 对于所有怀疑尿路及膀胱损伤的患者进行逆行尿道造影及膀胱造影。指征包括骑跨伤、骨盆骨折、阴囊血肿、前列腺高浮以及尿道口出血。尿道造影是通过将静脉注射的染色剂注入尿道中,同时采集骨盆片,以探查尿道破裂的任何征象(如造影剂外泄)。对于未经泌尿生殖系统检查而存在明确尿道损伤的患者,避免插入尿管。对于尿道完整的患者,插入尿管,用 300 ml 稀释后的静脉造影剂充盈膀胱,同时采集骨盆片(膀胱造影),探查有无膀胱破裂的证据。

医疗决策

检查全部生命体征并记录任何存在的异常。在创伤的情况下血流动力学不稳定时,应认为是失血性休克,直至明确除外。对上述患者应在初期即进行积极容量复苏。立即进行初步检查,发现任何存在的危及生命的紧急情况,包括气道梗阻、张力性或开放性气胸、大量血胸以及心脏压塞。应用必要的实验室检查及影像学检查明确出现的损伤及损伤的严重程度。在患者平稳后,进行综合的进一步检查,并治疗所有损伤(图 84 - 1)。

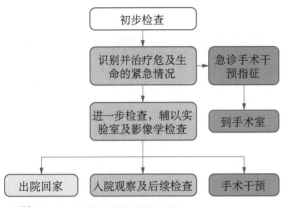

▲ 图 84 - 1 创伤原则诊断流程图。

治疗

在初步检查时评估和治疗应同时进行。在进一步评估前,所有危及生命的情况都必须平

稳。对于存在急迫情况的患者要确保其气道安全。GCS≤8 分的患者需要气管插管以防气道阻塞和(或)误吸。检查胸壁,识别任何开放性气胸并用三面闭合的辅料覆盖以重建正常的呼吸机制。对于所有存在张力性气胸表现的患者立即进行胸穿,对于有创伤性气胸或血胸表现的患者留置胸管。

循环受损的患者需要使用 4 号粗针开放静脉通路予以积极的容量复苏(乳酸钠林格液或普通生理盐水)。尝试确定低血容量性休克分级以指导液体复苏并确定是否需输注红细胞(表 84 - 1)。同时尝试识别出血来源以确定是否需手术干预。不论是否存在临床证据(低血压、心音遥远、颈静脉怒张)还是经超声证实的心脏压塞的不稳定患者,需行急诊心包穿刺术。

予以患者充足的麻醉,以保证其舒适感及促进进一步评估。小剂量静脉注射芬太尼是理想的选择,因为其作用时间短,以及其对血流动力学影响的副作用较小。氯胺酮可用作麻醉药及低于正常阈下剂量的镇静药,而无须担心其呼吸或心血管抑制。应用昂丹司琼减少恶心及呕吐,对于烦躁患者应用氟哌啶醇是必要的。

表 84 - 1 低血容量性休克的分级

	Ⅰ级	Ⅱ级	Ⅲ级	Ⅳ级
失血量(ml)	至多 750	750～1 500	1 500～2 000	＞2 000
失血量(%血容量)	至多 15%	15%～30%	30%～40%	＞40%
心率(次/分)	＜100	＞100	＞120	＞140
血压	正常	正常	降低	降低
脉压(mmHg)	正常或升高	降低	降低	降低
呼吸频率(次/分)	14～20	20～30	30～40	＞35
尿量(ml/h)	＞30	20～30	5～15	可忽略
中枢神经系统/意识状态	轻度兴奋	中度兴奋	兴奋,糊涂	糊涂,昏睡
液体置换量(3∶1原则)*	晶体液	晶体液	晶体液和血	晶体液和血

注: * 液体置换量应为预估失血量的 3 倍。

处置

▶ 住院

大多数钝器伤受害者需收入院观察以除外未在初步检查、进一步检查及 CT 检查中发现的隐匿性损伤。通过创伤超声（FAST）或 CT 成像评估有阳性发现的血流动力学不稳定患者通常需要手术干预。在凶器明确侵入体腔或损伤重要解剖学结构时，锐器伤受害者通常需要收入院并行手术干预。

▶ 出院

损伤小且多次评估血流动力学平稳的钝器伤患者可安全离院。对于锐器伤患者，当凶器伤道明确没有累及明显的体腔或重要解剖学结构时，可以准予离院。在离院前通常要保证患者可以行动及耐受经口进食。

推荐阅读

[1] Bailitz J, et al. *Emergent Management of Trauma*. 3rd ed. Chapter 3. Patient evaluation. New York：McGraw-Hill，2011.

[2] Bonatti H, Calland J. Trauma. *Emerg Med Clin North Am*. 2008；26：625 - 648.

[3] Brunett PH, Cameron PA. Trauma in adults. In：Tintinalli JE, Stapczynski JS, Ma OJ, Cline DM, Cydulka RK, Meckler GD. *Tintinalli's Emergency Medicine：A Comprehensive Study Guide*. 7th ed. New York：McGraw-Hill，2011.

[4] Initial assessment and management. *ATLS Student Course Manual*. 9th ed. Chapter 1. Chicago：American College of Surgeons，2012,2 - 28.

85 头部损伤
Head Injuries

Katie L. Tataris，MD

要点

- 创伤性头部损伤可根据严重程度分为轻度（GCS≥ 14 分）、中度（GCS 9～13 分）及重度（GCS≤8 分）。
- 急诊非灌注头颅 CT 对颅脑创伤患者是可选的影像学检查。
- 存在颅内出血的患者病情可能迅速恶化，需要多次反复神经系统评估。
- 通过识别和防范同时发生的低氧血症、低血压及颅内压升高，以限制继发脑损伤。

引言

在美国，有 120 万～200 万患者受到不同形式的创伤性头部损伤（traumatic brain injury，TBI）。所幸的是，大多数病例（约 80%）为轻度头部损伤，而中度及重度头部损伤会遗留明显的长期残疾或死亡。事实上，在 25 岁以下的患者中，头部损伤是创伤性死亡的首要死因。目前，每年由于 TBI 造成超过 50 000 人死亡及 370 000 人住院治疗。急性或慢性 TBI 患者诊治的相关花费是巨大的，每年超过 40 亿美元。TBI 发生于直接（物体撞击颅骨）或间接（加速/减速）力量破坏正常的脑生理功能。损伤形式可分为初期损伤（发生在碰撞同时）或继发损伤（由于神经化学反应及炎症反应而经一段时间发展而来）。TBI 患者根据 Glasgow 昏迷评分（GCS）进一步分为轻度（GCS≥ 14 分）、中度（GCS 9～13 分）及重度（GCS≤8 分）（表 85-1）。

脑循环由脑灌注压（cerebral perfusion pressure，CPP）决定，对于 TBI 患者，保证其适当的脑血流量是至关重要的。CPP 和平均动脉压（MAP）及颅内压（ICP）是成比例的（CPP∝MAP-ICP）。颅

表 85-1　GCS 评分	
睁眼	
自主睁眼	4
呼唤睁眼	3
刺痛睁眼	2
不睁眼	1
运动	
遵嘱活动	6
对疼痛刺激定位反应	5
对疼痛刺激屈曲反应	4
异常屈曲反应	3
异常伸展反应	2
无反应	1
语言	
正常交谈	5
错乱	4
不当	3
不能理解	2
无反应	1

内空间是定容的,ICP 由脑组织、血液及其中脑脊液(CSF)的总量所决定。脑内容物增加会引起 ICP 继发升高。在正常生理状态下,脑可以自动调节脑灌注,但在 MAP 及 ICP 超出极限时将无法进行调节。因此,明显降低 MAP 的过程(如创伤性休克)或增加 ICP 的情况(如颅内出血)会减少脑灌注并加重继发性脑损伤。

以下是 TBI 患者的各类脑损伤形式:

(1)脑震荡:是在 CT 中未见异常而出现神经系统功能创伤性变化的表现。症状包括可持续数月的反复头痛、睡眠困难以及注意力不集中(脑震荡后症状)。

(2)颅骨骨折:可根据部位(颅底或颅顶)、形式(线性、凹陷或粉碎性)以及是否为开放性损伤来分型。

(3)脑挫裂伤:表现为周围有水肿的脑实质点状出血,常见于额叶、颞叶及枕叶。挫裂伤可发生于损伤直接撞击部位,以及继发于间接减速力量所致的脑对侧部位,即直接损伤和对冲伤。

(4)创伤性蛛网膜下腔出血:是创伤后 CT 中最常见的异常表现。创伤性蛛网膜下腔出血发生于蛛网膜下腔血管损伤导致的蛛网膜下腔内继发出血。

(5)硬膜下血肿:常见于存在明显脑萎缩的患者(老年、嗜酒者),发生于过大剪切力损伤硬膜下腔小的桥静脉。硬膜下血肿在 CT 上的典型表现是可通过骨缝的新月形血肿。由于可能没有明确的创伤史,对于存在非特异性精神状态改变的老年患者应高度怀疑硬膜下血肿。

(6)硬膜外血肿:常见于颞顶骨折及继发脑膜中动脉损伤的患者。硬膜外血肿发生于压力较高的动脉出血,将硬膜与颅骨内板分离而形成血肿。硬膜外血肿在 CT 上的典型表现是不通过骨缝的梭形血肿(图 85-1)。常见的临床表现是受到钝性头部损伤的患者在伤后初期表现正常(称为清醒期),在数小时后病情迅速恶化。

(7)弥漫性轴索损伤:发生于突发减速机制时横断剪切力弥漫性通过脑轴索纤维。CT 无特异性表现,患者可能临床表现很差。

(8)穿通性脑损伤:由于巨大的动能作用于

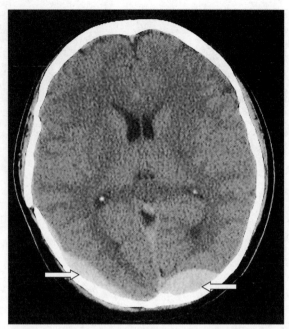

▲ 图 85-1　头颅 CT 显示硬膜外血肿(患者左侧)及硬膜下血肿(患者右侧)。

敏感的脑组织而常常会结局很差。头部枪伤的死亡率接近 90%。

除以上列举的这些脑损伤形式外,TBI 会导致颅内压剧烈升高,引起脑疝。最多见的是颞叶钩回的小脑幕切迹疝,常表现为神志改变以及继发于动眼神经(第Ⅲ对脑神经)受压导致的瞳孔扩大或不规则。颅内压明显升高,特别是存在后颅窝血肿时,会使小脑扁桃体经枕骨大孔进入椎管形成枕骨大孔疝,由于压迫脑干而脑干功能丧失,会迅速致命。

临床表现

▶ 病史

要尝试识别确切的损伤机制,以预测中枢神经系统(CNS)损伤的严重性。例如,弄清楚坠落的高度,机动车碰撞时的速度,或是否使用安全带以及安全气囊的情况。在此时急救人员是极为重要的。查清任何出现的意识丧失,因为这可能预示着更多明显的损伤。摄入酒精或违禁药品可能增加神经系统评估的复杂性,这些影响应进行记录。由于抗凝药物即使在微小损伤时也可能会引起危及生命的出血,因而要询问任何处方药或非处方药的使用情况。最后,寻找任何提示颅内压升高的症状和体征(意识状态变化、呕吐、头痛),因为可能需要神经外科手术干预。

▶ 体格检查

对于所有创伤患者,首先进行快速的初步检查,积极处理任何危及生命的紧急情况。仔细记录生命体征,因为其能预示继发脑损伤的可能性。Cushing 反射,即进行性血压升高、心动过缓以及呼吸频率增加,常常提示可能危及生命的颅内压升高。

查看头皮可能发现裂伤或明显的颅骨畸形。查看所有深的裂伤是否侵入帽状腱膜,该层结缔组织的撕裂需要仔细初期缝合。按压颅骨以寻找骨分离畸形,提示存在骨折。检查眼睛及耳朵的任何损伤征象。Battle 征(耳后瘀斑)、熊猫眼(眶周瘀斑)、鼓室积血,以及脑脊液鼻漏或耳漏都是存在颅底骨折的表现(图 85-2)。仔细触诊颈椎,并在明确除外前要假设存在颈椎损伤。

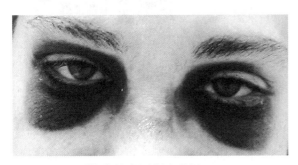

▲ 图 85-2 "熊猫眼"提示颅底骨折。

进行全面的神经系统查体,识别提示明显损伤的任何表现。检查瞳孔,注意大小、对称性以及反应。在颅脑创伤时发现瞳孔散大而无反应,提示小脑幕切迹疝,直到明确除外。记录初期的 GCS 评分,并反复进行 GCS 评分,以发现病情恶化的任何征象。疼痛刺激时上肢不协调的屈曲(去皮质)或伸直(去大脑)运动提示可能是脑干受累的严重颅内损伤。

诊断方法

▶ 实验室检查

创伤患者的常规化验检查包括全血细胞计数、生化、凝血检查,而对于所有存在明显多系统创伤的患者也应完善毒物筛查。也就是说,对于 TBI 的诊断和治疗,并无特殊的实验室检查。

▶ 影像学检查

对于可能存在 TBI 的患者,要行急诊非增强头颅 CT 来评估病情,对骨性及颅内损伤的诊断有快速、无创及高敏感性的特点。对于受伤超过 48 小时的患者,需要进行静脉增强来发现等密度硬膜下血肿。CT 会使患者暴露于可能有害的电离辐射,因而应根据患者的病情决定是否需进行 CT 检查。

成年患者行 CT 检查的指征是存在争议的,但大多数人同意存在以下表现时需要完善检查:GCS<15 分,年龄>65 岁,高能量机制(坠落>3 英尺)所致神经系统功能缺损,≥2 次呕吐,存在颅骨凹陷或颅底骨折的表现,创伤后癫痫发作,持续顺行性遗忘,持续严重头痛,或有凝血障碍的表现。儿科患者的 CT 检查指征存在类似的争议,但常包括存在以下表现时:意识丧失、精神异常、呕吐、可触及颅骨骨折或颅底骨折的表现、头皮血肿,以及高能量机制导致的损伤。

操作步骤

• 存在硬膜下血肿或硬膜外血肿的严重 TBI 患者,以及即将出现或已经出现脑疝征象的患者,需要降低颅内压并由神经外科医师或急诊医师通过颅骨钻孔引流清除血块。

医疗决策

应根据初步检查及目前 GCS 评分的情况指导 TBI 患者的检查及治疗方案。鉴别诊断应包括之前所述的所有情况,包括脑挫裂伤、颅内出血以及 DAI。病情迅速恶化的患者在被明确除外前应认为存在脑疝。急诊 CT 检查有助于明确诊断并指导进一步治疗(图 85-3)。

治疗

TBI 的治疗起始于初步检查。重度 TBI 患者(GCS≤8 分)需要行急诊气管内插管以进行气道保护。进行头颅创伤保护后要进行快速气管插管

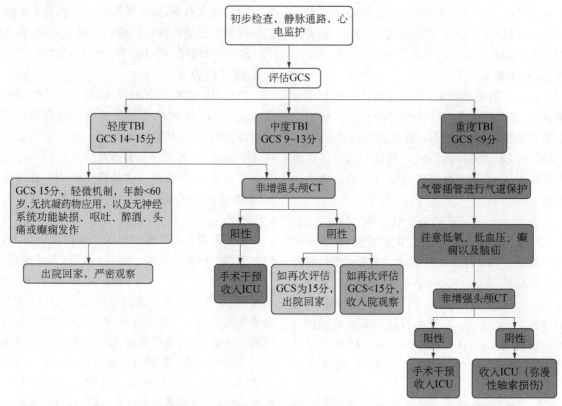

▲ 图 85 - 3　头部损伤诊断流程图。CT,计算机断层扫描;GCS,Glasgow 昏迷评分;ICU,重症监护室。

（见第 11 个专题）。系统性低血压会明显减少脑灌注,因而患者需要进行积极的容量复苏以保持 MAP＞90 mmHg 及适当的脑灌注压（CPP）。处置任何难以控制的头皮出血,以免明显失血。

　　存在颅内压升高表现及进行性脑疝的患者在等待明确的神经外科手术治疗期间需要立即进行医疗干预。中度的过度通气维持 $PaCO_2$ 在 30～35 mmHg,能够通过减少脑血流暂时性地降低颅内压。高渗性脱水药如静脉使用甘露醇（0.25～2 g/kg）能够减轻脑水肿而降低颅内压。床头抬高 30°能通过重力降低颅内压。以上所有措施均为在等待手术减压或行床旁脑室穿刺引流术时的临时举措。

　　创伤后癫痫能明显加剧继发性脑损伤,因而危害极大。对于所有无已知禁忌的患者,应予以负荷剂量抗癫痫药物（如苯妥英钠 18 mg/kg）。对于癫痫发作的患者,予以积极地静脉使用苯二氮䓬类药物（如劳拉西泮 0.05 mg/kg）,直至抽搐得到控制。

　　创伤性蛛网膜下腔出血患者出现继发于血管痉挛导致的缺血性并发症的风险很高。对于血流动力学平稳的患者小心使用外周动脉舒张药物（如口服尼莫地平 60 mg）可减少这种情况的发生,尽管近期数据提示最多可以获得极小的效果。最后,对于累及上颌窦或开放性骨折的患者,需予以预防性使用抗生素以减少继发感染,以及应用破伤风疫苗。对于合并有跨邻近颅骨内板边缘凹陷的颅骨骨折,需对是否行手术请神经外科会诊。

处置

▶ 住院

　　所有重度 TBI（GCS≤8 分）或 CT 可见明确损伤的患者,由于需要持续颅内压检测,因而应收住有神经外科会诊的重症监护室。对于持续 GCS＜5 分、存在颅底骨折表现、开放性或凹陷性颅骨骨折,以及通过动脉沟或静脉窦的线性骨折患者,应收入院观察并进行后续的神经系统检查。

▶ **出院**

对于 GCS 及神经系统查体正常的低风险患者,可从急诊安全地离院。如果在初诊时不能进行 CT 扫描,则应嘱咐患者出现任何意识状态变化、呕吐或头痛加剧时复诊。理想情况是由正常成人在家观察患者超过 24 小时。如果 CT 结果为阴性,则患者在将来需要神经外科干预的可能性较小。如果 GCS 和神经系统查体正常,则这些

患者亦可离院。他们应得到类似的头外伤预防措施。

诊断为脑震荡的患者应避免任何身体接触型体育活动,直至所有症状完全缓解并经由培训过的医师获准。脑震荡后症状,包括头痛、理解力或睡眠障碍,都很常见,可能在伤后持续数周至数月。

推荐阅读

［1］Guidelines for the management of severe traumatic brain injury. *J Neurotrauma*. 2007;24(suppl 1): S1.

［2］Jagoda AS, Bazarian JJ, Bruns JJ, et al. Clinical policy: neuroimaging and decision making in adult mild brain injury in the acute setting. *Ann Emerg Med*. 20080;52: 714.

［3］Nigrovic LE, Lee LK, Hoyle J, et al. Prevalence of clinically important traumatic brain injuries in children with minor blunt head trauma and isolated severe injury mechanisms. *Arch Pediatr Adolesc Med*. 2012;166: 356 - 361.

［4］Wright DW, Merk LH. Head trauma in adults and children. In: Tintinalli JE, Stapczynski JS, Ma OJ, Cline DM, Cydulka RK, Meckler GD. *Tintinalli's Emergency Medicine: A Comprehensive Study Guide*. 7th Ed. New York: McGraw-Hill, 2011.

［5］Zink BJ. Traumatic brain injury outcome: concepts for emergency care. *Ann Emerg Med*. 2001;37: 318 - 332.

86 颈椎损伤
Cervical Spine Injuries

E. Paul DeKoning, MD

要点

- 根据 NEXUS 标准和(或)加拿大颈椎规则判断哪些患者需要放射性影像学检查。
- 摒弃平片,对所有中到高危损伤的患者,直接进行颈椎 CT 成像检查。
- 尽管初始影像学结果为阴性,但对存在神经系统缺损表现而无影像学异常的儿童,应考虑脊髓损伤。
- 不再推荐对脊髓钝性损伤患者使用大剂量糖皮质激素以促进长期神经系统功能改善。

引言

目前在美国,存在超过 200 000 脊髓损伤(spinal cord injury, SCI)患者,且每年新增 12 000~20 000 例病例。大多数患者年龄为 16~30 岁,大部分病例是由机动车碰撞、坠落、暴力以及体育运动损伤所致。<1‰的患者在出院前神经系统功能可完全恢复,相关的经济、物质及精神代价是巨大的。

颈椎由 7 块颈椎骨组成,前 2 块较独特,其他 5 块($C_3 \sim C_7$)功能相似。寰椎(C_1)解剖结构是一个没有真正椎体的骨性环。其由前弓和后弓通过 2 个侧块连接在一起组成,上与枕髁、下与 C_2 连接形成关节。枢椎(C_2)有向上方伸出的独特前部椎体形成齿突。这个结构与 C_1 的前环内侧面形成关节,并由横韧带保持位置。这两块椎骨独特的结构使得上颈椎屈曲能力增加以及能够轴向旋转。其他颈椎骨功能相似,由椎体和后弓构成。

椎骨间由柔韧的椎间盘分开,并通过复杂的韧带系统连接在一起,使脊柱以单一整体发挥功能。前纵韧带和后纵韧带覆盖整个脊柱椎体全长,而后环则由黄韧带和椎间韧带连接在一起(图 86-1)。这种网状结构为脊柱提供了非常明显的纵向活动性,并能为脊髓在每个椎骨的椎体和椎弓之间形成的椎管内移动提供适当的保护作用。外力作用使脊椎超过正常的生理活动范围可能导致骨折、脱位及脊髓损伤。儿童及老年人更易出现上颈椎($C_1 \sim C_3$)损伤,而中青年更易损伤下颈椎($C_6 \sim T_1$)。在颈椎骨中,枢椎(C_2)最常骨折。

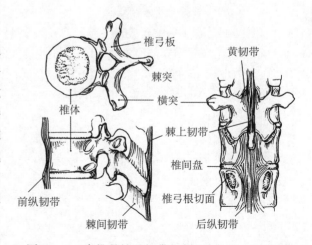

▲ 图 86-1 脊椎骨性及韧带解剖(引自 Tintinalli JE, Kelen GD, Stapczynski JS. *Tintinalli's Emergency Medicine: A Comprehensive Study Guide*. 6th ed. New York: McGraw-Hill, 2004)。

分清稳定及不稳定损伤在临床中极其重要。Denis 三柱理论有助于在此过程中的理解，将脊柱分为 3 个功能单元。前柱由椎体和纤维环前部以及前纵韧带共同构成。中柱包括椎体后部、纤维环后部以及后纵韧带。后柱由椎弓后部以及后方的韧带复合体（包括黄韧带、棘间韧带和棘上韧带）共同构成。≥2 个柱的损伤被认为是功能不稳定的。此外，累及 $C_3 \sim C_7 > 25\%$ 椎体高度的压缩性骨折被认为临床不稳定。

颈椎损伤根据受伤机制可进一步分型（表 86-1）。

（1）屈曲型损伤：压缩前柱分离后柱，导致椎体前部骨折及后部韧带复合体撕裂。具体情况包括前方半脱位、双侧小关节突脱位、单纯楔形骨折、棘突撕脱（铲土者骨折，即 clay shoveler 骨折）以及屈曲型泪滴样骨折。同时发生旋转机制时会导致单侧小关节突脱位。单纯楔形骨折、棘突撕脱及单侧小关节突脱位通常是稳定的，而其他则为不稳定损伤。

（2）伸直型损伤：压缩后柱分离前柱，导致后方结构挤压损伤以及前纵韧带断裂。具体情况包括伸直型泪滴样骨折、悬吊者骨折（C_2 创伤性脊椎迁移）、椎弓板骨折，以及过伸脱位。除外单纯椎弓板骨折，这些损伤通常是不稳定的。

（3）轴向负重：损伤发生于垂直压力使颈椎的环状结构破碎，导致骨碎片向外爆裂。这些损伤使三柱都遭到破坏，临床表现不稳定。C_1 粉碎性骨折（Jefferson 骨折）相对常见，且高度不稳定。

任何明显的脊髓损伤通常发生于一开始损伤之时。尽管损伤常有特定的神经系统表现，但也有一些典型的综合征表现。中央脊髓综合征发生于过伸机制下，通常为存在严重椎管狭窄的老年患者。表现为上肢比下肢更为明显的运动减弱。前索综合征发生于过屈机制下，导致损伤平面以下的运动及感觉丧失，而位置觉和振动觉保留（定位在后柱）。脊髓半切综合征最常见于导致脊髓半切的锐器伤。典型表现包括损伤平面以下同侧运动功能和位置觉及振动觉丧失，而对侧痛温觉消失。

表 86-1 颈椎损伤的稳定性

屈曲
前方半脱位（脊柱过屈）（稳定）*
双侧小关节突脱位（不稳定）
单纯楔形（压缩）骨折（通常稳定）
棘突撕脱（clay-shoveler）骨折（稳定）
屈曲泪滴样骨折（不稳定）
屈曲-旋转
单侧小关节突脱位（稳定）
柱骨折
侧块骨折（可以不稳定）
垂直压缩
寰椎 Jefferson 粉碎性骨折（可能不稳定）
粉碎性（爆裂、分离、轴向负重）骨折（不稳定）
过伸
过伸脱位（不稳定）
寰椎前弓撕脱骨折（稳定）
伸直型泪滴样骨折（不稳定）
寰椎后弓骨折（稳定）
椎弓板骨折（通常稳定）
创伤性脊椎前移（悬吊者骨折）（不稳定）
侧向屈曲
钩突骨折（通常稳定）
多种或难以理解的机制所引起的损伤
枕髁骨折（可以不稳定）
寰枕关节脱位（高度不稳定）
齿突骨折（Ⅱ型及Ⅲ型不稳定）

注：* 常发生。整体稳定性取决于其他韧带结构的完整性。引自 Baron BJ，McSherry KJ，Larson，Jr. JL，Scalea TM. Chapter 255. Spine and spinal cord trauma. In：Tintinalli JE，Stapczynski JS，Cline DM，Ma OJ，Cydulka RK，Meckler GD，eds. *Tintinalli's Emergency Medicine：A Comprehensive Study Guide*. 7th ed. New York：McGraw-Hill，2011。

（4）无放射性影像异常发现的脊髓损伤：在儿童患者中可见，应对所有存在神经系统表现异常但早期平片或 CT 影像为阴性的患者考虑此种情况。磁共振成像（MRI）可能显示明显的病理学特点，包括韧带损伤、水肿和出血。

临床表现

▶ 病史

尝试确定损伤的具体机制,可能有助于预测病理变化的整体严重性(表86-2)。询问颈部疼痛的表现,以及任何神经系统方面的不适,包括无力、麻木以及肠功能或膀胱功能丧失。回顾患者既往病史寻找有关的合并症,包括类风湿关节炎、强直性脊柱炎,或颈部退行性关节病变。

表86-2 颈椎损伤风险高的患者

损伤机制	高速(相对速度＞35 mph 或 56 km/h)机动车事故 有乘客死亡的机动车事故 行人被行驶的机动车撞伤 从＞10英尺或3米高度坠落
初步临床评估	明显或严重闭合性头损伤* 由颈椎引起的神经系统症状或体征 骨盆或多发肢体损伤
其他信息	CT可见颅内出血

注:*明显或严重头外伤是主观判断,但可以包括颅内出血、实质挫裂伤、颅骨骨折,或意识水平持续变化或无意识。1 mph≈1.6 km/h。引自 Baron BJ, McSherry KJ, Larson, Jr. JL, Scalea TM. Chapter 255. Spine and spinal cord trauma. In: Tintinalli JE, Stapczynski JS, Cline DM, Ma OJ, Cydulka RK, Meckler GD, eds. *Tintinalli's Emergency Medicine: A Comprehensive Study Guide*. 7th ed. New York: McGraw-Hill, 2011。

▶ 体格检查

如同所有创伤患者一样,进行初步检查,处置所有危及生命的紧急情况。对于所有怀疑颈椎损伤的患者予以硬颈托限制活动。查看脊柱存在的任何创伤征象,包括擦伤、瘀斑、开放伤口,以及畸形,并仔细触诊寻找局部压痛或骨分离。谨记意识状态变化(如头外伤醉酒)或容易分散注意力的损伤(如明显的肢体骨折)会使查体不够可靠。进行彻底的神经系统检查,包括肌力、感觉(包括轻触及本体感觉)、深部腱反射,以及直肠张力。球海绵体肌反射可以鉴别完全性或不完全性脊髓损伤。一个手指戴手套置于直肠内,另一只手轻轻挤压龟头或阴蒂。肛门括约肌无意识的收缩提示反射为阳性,除外完全性脊髓损伤。

诊断方法

▶ 实验室检查

对于颈椎损伤的诊断及治疗无特异性实验室检查。

▶ 影像学检查

标准的颈椎三角度平片(正位、侧位及开口位)曾是除外颈椎损伤的标准。近期的证据对这些平片的敏感性提出了质疑,大多数存在颈椎损伤中、高可能性的患者需进行非灌注CT成像(骨损伤的敏感度＞95%)。平片通常适合于预估损伤可能性很低的儿童患者以及年轻且原本健康的成年患者。在阅读平片时,要查看从枕骨到T_1上部的整个颈椎影像是否正常(表86-3和图86-2~图86-7)。MRI对于所有存在神经系统功能缺损以及假定存在不稳定韧带损伤的患者是可选的检查。

表86-3 颈椎X线片解读要点

X线片	对线	骨	软骨	软组织
侧位 (图86-2)	前中后弓、后椎弓板线及齿前间隙(图86-3、图86-4)	椎骨及棘突均匀性及高度	椎间盘间隙及高度	椎体前软组织宽度(图86-5)
正位	棘突应在一条直线上(图86-6)	棘间距离应均匀(图86-6)		
开口位	C_1外缘与C_2外缘应对线(图86-7)	齿突各边间隙应均匀。查看齿突骨折		

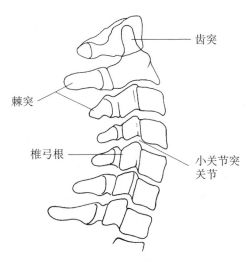

▲ **图 86 - 2**　颈椎正常侧位（引自 Bailitz J，Bokhari F，Scaletta TA，et al. *Emergent Management of Trauma*. 3rd ed. New York：McGraw-Hill Education，2011）。

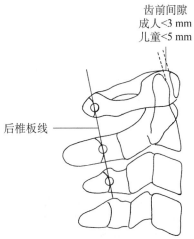

▲ **图 86 - 4**　颈椎侧位片上显示齿前间隙。从 $C_1 \sim C_3$ 的棘突基底部画后椎板线。C_2 棘突基底部应距此线 2 mm 以内。有助于除外 C_2 在 C_3 上的假性半脱位，常见于儿童患者（引自 Bailitz J，Bokhari F，Scaletta TA，et al. *Emergent Management of Trauma*. 3rd ed. New York：McGraw-Hill Education，2011）。

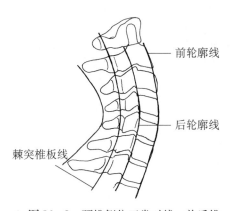

▲ **图 86 - 3**　颈椎侧位正常对线。前后椎体应对线在 1 mm 以内。可以从每个椎骨棘突基底部勾画出棘突椎板线（引自 Bailitz J，Bokhari F，Scaletta TA，et al. *Emergent Management of Trauma*. 3rd ed. New York：McGraw-Hill Education，2011）。

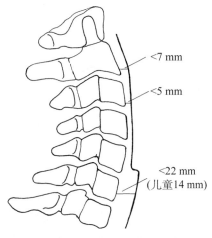

▲ **图 86 - 5**　颈椎侧位正常椎体前软组织距离。距离增加提示软组织肿胀，可能与骨折或韧带损伤相关（引自 Bailitz J，Bokhari F，Scaletta TA，et al. *Emergent Management of Trauma*. 3rd ed. New York：McGraw-Hill Education，2011）。

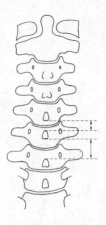

▲ 图86-6　颈椎正位。注意棘突间距不均匀,提示颈椎骨折(引自 Bailitz J, Bokhari F, Scaletta TA, et al. *Emergent Management of Trauma*. 3rd ed. New York: McGraw-Hill Education, 2011)。

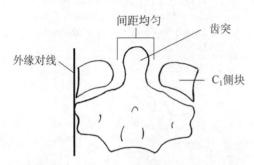

▲ 图86-7　开口位。注意 C₁ 侧块和 C₂ 的对称对线(引自 Bailitz J, Bokhari F, Scaletta TA, et al. *Emergent Management of Trauma*. 3rd ed. New York: McGraw-Hill Education, 2011)。

医疗决策

立即对所有存在颈椎损伤风险的患者予以固定,进行初步及进一步检查,处理任何可能危及生命的紧急情况。所有存在可能颈椎损伤的患者均需经过某种形式的颈椎排查。NEXUS 标准以及加拿大颈椎规则可用于识别明显损伤的低危患者,从临床上排除而无须进行放射学检查(表86-4、表86-5)。不符合任一标准的患者需进行放射学排查。

表86-4　国家急诊 X 线应用检查(National Emergency X-Radiography Utilization Study, NEXUS)标准:符合以下 5 条标准的患者无须颈椎影像学检查

无颈椎中线压痛
神志和注意力水平正常
无醉酒证据
无局灶性神经系统功能缺失
无疼痛而分散注意力的损伤

注:引自 Baron BJ, McSherry KJ, Larson, Jr. JL, Scalea TM. Chapter 255. Spine and spinal cord trauma. In: Tintinalli JE, Stapczynski JS, Cline DM, Ma OJ, Cydulka RK, Meckler GD, eds. *Tintinalli's Emergency Medicine: A Comprehensive Study Guide*. 7th ed. New York: McGraw-Hill, 2011.

表86-5　加拿大颈椎放射学规则:符合以下 3 条标准的患者无须颈椎影像学检查

问题或评估	解释
无须行影像学检查的高危因素	高危因素包括: 年龄≥65 岁 危险的损伤机制(坠落高度>3 英尺;轴向负重损伤;高速机动车碰撞、翻滚或甩出;电动休闲车或自行车碰撞) 肢端麻木表现
存在允许安全评估活动范围的低危因素	低危因素包括: 单纯机动车追尾事故 患者可在急诊坐起 患者在任何时候都可以走动 颈部疼痛延迟出现 无颈椎中线压痛
患者可以主动旋转其颈部	能够向左、向右旋转 45°

注:引自 Baron BJ, McSherry KJ, Larson, Jr. JL, Scalea TM. Chapter 255. Spine and spinal cord trauma. In: Tintinalli JE, Stapczynski JS, Cline DM, Ma OJ, Cydulka RK, Meckler GD, eds. *Tintinalli's Emergency Medicine: A Comprehensive Study Guide*. 7th ed. New York: McGraw-Hill, 2011.

平片无发现的低危患者可进行对症治疗。对中、高危损伤患者,以及不适合平片检查或平片检查异常的患者,进行 CT 检查。对存在脊髓损伤或韧带不稳定表现的患者进行 MRI 检查。所有影像学异常和(或)神经系统功能缺损的患者需要进行神经外科会诊。如有必要,可将患者转运到更高级别的医疗机构(图86-8)。

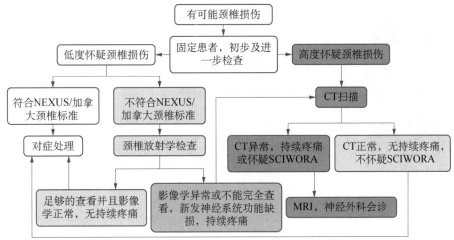

▲ 图 86 - 8   颈椎损伤诊断流程图。CT，计算机断层扫描；MRI，磁共振扫描；
SCIWORA，无放射影像异常发现的脊髓损伤。

治疗

所有怀疑颈椎损伤的患者需在现场立即进行固定。颈托可在进行必要的气管插管时临时取下，操作者应在操作时保持适当的颈椎对线。如果可以的话，一些较新的可视纤维设备能够在尽量少或不活动颈椎的情况下进行气管插管。

临床上或影像学上排除颈椎损伤的患者可予以口服止痛药。需要肠外途径予以疼痛控制的患者，应对其诊断再次予以明确后进行。

对于脊髓损伤患者是否使用类固醇类药物仍存在很大的争议。最近脊髓医学联盟（2008）得出结论称，目前无证据能明确建议在钝性脊髓损伤患者的标准治疗中使用类固醇类药物。此外，最新的美国神经外科医师协会指南（2013）声明写道，不建议对急性脊髓损伤患者使用类固醇类药物，因为并无Ⅰ级或Ⅱ级证据提示临床有益，同时有证据提示存在有害的副作用。

处置

▶ **住院**

将所有明确的脊髓损伤患者收入重症监护室，由神经外科会诊并进行反复的神经系统评估。此外，所有无论有无脊髓损伤而存在不稳定性损伤的患者，在等待手术治疗期间均应收入重症监护室。如果无法得到适当的专科服务，则应将患者转至擅长于脊髓损伤的救治机构。影像学阴性而伴有明显持续疼痛的患者、老年患者，以及社会支持情况差的患者，需要收入院行疼痛治疗和（或）进行康复。

▶ **出院**

临床已排除或影像学检查阴性而仅主诉轻微持续疼痛的低风险患者，可安全出院。此外，对存在稳定骨折（如前方楔形骨折、棘突骨折）的患者，在神经外科会诊予以明确的院外治疗方案后，可安全出院。

推荐阅读

[1] Baron BJ, McSherry KJ, Larson JL, TM Scalea. Spine and spinal cord trauma. In: Tintinalli JE, Stapczynski JS, Ma OJ, Cline DM, Cydulka RK, Meckler GD. *Tintinalli's Emergency Medicine: A Comprehensive Study Guide*. 7th ed. New York: McGraw-Hill, 2011, pp. 1709 - 1730.

[2] Hoffman JR, Mower WR, Wolfson AB, et al. Validity of a set of clinical criteria to rule out injury to the cervical spine in patients with blunt trauma. *N Engl J Med*. 2000;343: 94.

[3] Hurlbert RJ et al. Pharmacological therapy for acute spinal cord injury. *Neurosurgery* 2013;72(3): supplement 93 - 105.

[4] Stiell IG, Wells GA, Vandemheen KL, et al. The Canadian C-spine rule for radiography in alert and stable patients. *JAMA*. 2001;286: 1841.

87 胸部损伤
Thoracic Trauma

Michael A. Schindlbeck，MD

要点

- 胸部创伤在美国是造成创伤性死亡的第二大原因。
- 所有患者需要迅速初步检查，关注患者气道、呼吸和循环，稳定任何危及生命的紧急情况。
- 胸部创伤中危及生命的紧急情况包括气道梗阻、张

力性气胸、开放性气胸、大量血胸，以及心脏压塞。
- 对于某些生命体征目睹丧失的锐器伤受害人，急诊开胸术可能是救命的手段。

引言

胸部损伤每年在美国造成超过 16 000 人死亡,约占所有创伤相关性死亡的 25％。出于临床目的,根据损伤机制可将患者分为钝性损伤和锐性损伤。约 80％ 的明显钝性损伤病例继发于机动车事故(MVC),同时在美国大多数锐性创伤病例为刀伤及低速枪伤。

▶ 钝性胸部损伤

钝性胸部创伤后的损伤包括骨折(胸部/肋骨)、连枷胸、肺挫伤、心肌损伤以及主动脉损伤。尽管胸骨及肋骨骨折通常不会危及生命,但移位和(或)多发肋骨骨折例外。评估骨折部位下层结构的损伤——第 1～3 肋下为纵隔和大血管、第 4～8 肋下为肺、第 9～12 肋下为肝或脾。连枷胸发生于≥2 处、≥3 根相邻肋骨骨折,会出现胸壁反常运动。

肺挫伤是病灶部位淤青的肺实质导致的肺泡出血及水肿,会明显损伤正常的呼吸功能。通常于伤后数小时出现,并常在初诊患者时被漏诊。

对存在明显前胸壁直接创伤的患者应考虑钝性心肌损伤(blunt myocardial injury, BMI)。

心肌挫伤表现为临床上与心肌梗死相似的"顿抑"组织区域。罕见的情况下,有明显 BMI 的患者可能由于泵功能损害或心律失常而即刻出现心源性休克。

钝性主动脉损伤(blunt myocardial injury, BAI)常见于患者出现快速减速力引起明显的垂直拉力继发的主动脉破损。超过 80％ 的病例发生在动脉韧带远端左锁骨下动脉发出的部位。大概有 20％ 的 BAI 患者由于完整包膜的填塞效果而可以活着到达急诊室。由于表现的症状及临床表现非常多样,因而对于任何存在适当损伤机制的患者均应保持高度的怀疑。

▶ 锐性胸部损伤

锐性胸部创伤后的常见损伤包括气胸、血胸、心脏损伤、心脏压塞、大血管损伤,以及气管支气管损伤。气胸在锐性胸部创伤后非常常见,但也可以在钝性损伤导致肋骨骨折撕裂胸膜时出现。单纯气胸发生于损伤的肺组织将空气漏入脏层胸膜和壁层胸膜之间的潜在间隙。开放性气胸或交通性气胸发生于胸壁存在大块开放性缺损时,使胸膜腔和外界环境可以相互交通。气管缺损超过直径的 2/3 时,会严重损害呼吸功能。张力性

气胸形成于胸壁和（或）下层支气管肺组织结构的损伤，使进入胸膜腔的空气逐渐增加。胸内压升高最终会阻碍循环血液静脉回流到右心房，导致心血管塌陷继而产生无脉电活动（PEA）性心搏骤停。张力性气胸时需要立即干预的临床诊断。

血胸继发于肺、心或胸腔血管系统损伤后胸腔内血液积聚。每侧半胸可容纳高达患者40%的循环血量。大量血胸（累积量>1 500 ml）是一种危及生命的紧急情况，可引起严重缺氧及循环性低血压。

锐性心脏损伤（PCI）可迅速致死。偶尔有患者，特别是那些刀伤在心脏前方的患者，由于完整心脏压塞效应而可以存活到达急诊。心包腔内逐渐增多的液体最终会使心脏右侧受压，导致心搏骤停。心脏压塞是需要立即干预的危及生命的紧急情况。

锐性大血管损伤伴有大量血胸需高容量血液胸管引流。对存在锐器性血管创伤的患者要怀疑静脉空气栓塞（VAE）的可能，尤其累及锁骨下静脉的患者，会突然出现无脉电活动而没有其他可能的解释。

气管支气管损伤可见于钝性或锐性创伤，应对存在相应机制并存在广泛皮下气肿或留置胸管后持续排出空气的患者进行怀疑。

临床表现

▶ 病史

详细病史的采集通常延迟到完成初步检查及稳定任何存在的危及生命的紧急情况之后进行（表87-1）。应预估损伤机制的严重性以确定可能存在的损伤。急救系统人员是最具价值的评估者。机动车碰撞后的明显提示，包括未系安全

表87-1　胸部创伤危及生命的紧急情况

气道阻塞
张力性气胸
心脏压塞
开放性气胸
大量血胸

带、仪表盘变形、乘客区域的明显凹陷、持续很久救出、甩出车辆，以及现场其他人员死亡。突发减速性机制，如从30英尺以上坠落或与30 mph以上的机动车碰撞，应考虑血管剪切性损伤可能。对于锐器伤，应弄清锐器类型。

▶ 体格检查

对患者生命体征的评估是初步检查的基础。进行性窦性心动过速以及系统性低血压提示严重心血管功能紊乱，应立即处置。明显的缺氧可能提示存在肺挫伤、血胸及气胸。

检查患者的颈部，可能发现颈静脉怒张，提示心脏压塞或张力性气胸；或气管歪斜，提示进展性张力性气胸。胸部检查应开始于整体视诊。胸壁不对称合并有呼吸时局部胸壁的反常运动，提示存在连枷胸。大块的胸壁缺损，并可听到呼吸时的气流声，提示交通性气胸。位于"心盒"以内或横断"心盒"的锐性伤口，极可能累及心脏及周围纵隔结构，需要更为广泛的检查。前心盒是指中线到乳头、胸骨上切迹到剑突的区域。后心盒指肩胛骨内侧缘之间、肩胛骨上缘至肋缘之间的区域（图87-1）。触诊胸壁可以探查出局部压痛点，提示胸壁存在骨折；或软组织捻发音提示存在气胸或气管支气管损伤。

胸部听诊，发现呼吸音消失或减低，提示存在气胸或血胸，同时吸气时的爆裂音提示存在肺挫伤。心包出血的患者可听到心音减弱，存在心脏压塞可能。

有明显胸部创伤的患者常并存腹部损伤。存在低位肋骨骨折的患者，应仔细检查上腹部，因为可能造成肝或脾的挫伤或裂伤。最后，应评估远端脉搏，不对称可能提示明显的血管损伤。

诊断方法

▶ 实验室检查

对于胸部创伤患者无特异性实验室检查。常规检查包括全血细胞计数、肾功能及电解质、血清和尿毒理检查，包括酒精水平、血清乳酸水平，以及血清碱缺失。

这些检查基本应用于确定创伤损害的严重程度，以及患者生理反应的充分程度。

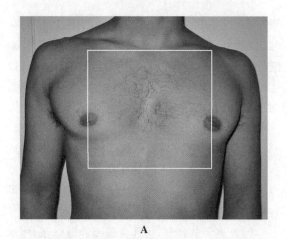

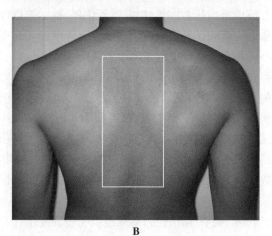

▲ 图 87 - 1　A、B. 前心盒及后心盒。

▶影像学检查

　　所有胸部创伤患者,包括钝器伤和锐器伤,均需进行初步的胸片检查。胸骨及肋骨骨折常较难发现,约有 50% 在初次检查胸片时遗漏。对于仅有正位及侧位片的前 5 肋骨折,以及没有进行侧位片检查的胸骨骨折,尤其易漏诊。幸运的是,其内部建构的可能损伤临床表现是很明显的。肺挫伤表现为肺实质内病灶浊化,常在伤后 6 小时内出现。单纯气胸表现为游离气体出现在胸膜腔内,其相邻可见脏层胸膜边缘。根据经验,成人 2.5 cm 的气胸提示丧失 40% 的肺容积。初次检查胸片正常的锐性胸部创伤患者通常需在数小时后再次拍片以除外迟发性气胸。一旦血量累及达约 200 ml,血胸即可在立位胸片上看到,初始表现为同侧肋膈角变钝(图 87 - 2)。在卧位平片上,由于胸膜腔内自由流动的血液在后方成一层,因而大量血胸表现为整个半胸的弥漫性的透过度减低。最后,胸片可作为钝性主动脉损伤的筛查检查。相关的表现包括上纵隔增宽(>8 cm)、主动脉结模糊、食管内胃肠管向右移位、左主支气管向下方移位,或出现肺尖帽(图 87 - 3)。由于假阴性率约 10%,因而初始胸片正常不能确实地排除钝性主动脉损伤。

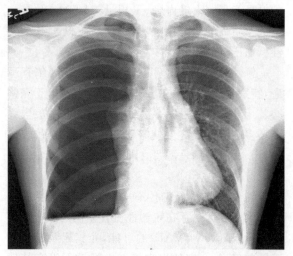

▲ 图 87 - 2　右侧血气胸。注意右胸的肺纹理消失,射线不能透过的塌陷肺组织毗邻右肺门(由于血在胸膜腔内使肋膈角变钝),以及气液平,这些特殊表现能确定诊断血气胸(引自 Young Jr. WF. Chapter 71. Spontaneous and iatrogenic pneumothorax. In: Tintinalli JE, Stapczynski JS, Cline DM, Ma OJ, Cydulka RK, Meckler GD, eds. *Tintinalli's Emergency Medicine: A Comprehensive Study Guide*. 7th ed. New York: McGraw-Hill, 2011)。

　　对于可能钝性心肌损伤的患者首选检查为标准的 12 导联心电图。由于右心室在胸内位置靠前,因而最可能受伤。可能的表现包括 ST 段改变和(或)T 波倒置(通常在下壁及前壁导联)、传导阻滞,以及心律不齐。无症状患者初次心电图正常可确实地排除未来并发钝性心肌损伤。床旁超声心动图对于有症状的怀疑钝性心肌损伤的患者是有用的辅助手段,可能发现心肌挫伤的病灶区域,其可能随后进展为心源性休克。此外,心盒部位锐器创伤提示使用超声心动图,因为合格的超声心动图可探测到心包内少至 20 ml 的血液(图 87 - 4)。最后,床旁超声有助于诊断气胸,并可探查到容量低至 50 ml 的血胸。

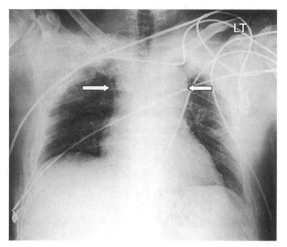

▲ **图 87-3** 胸片上的钝性主动脉损伤。注意上纵隔增宽(箭头处)。

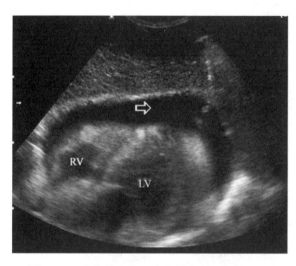

▲ **图 87-4** 床旁快速检查中的创伤性心包渗出(箭头处)。注意心包腔内的大量液体(引自 Ross C, Schwab TM. Chapter 259. Cardiac trauma. In: Tintinalli JE, Stapczynski JS, Cline DM, Ma OJ, Cydulka RK, Meckler GD, eds. *Tintinalli's Emergency Medicine: A Comprehensive Study Guide*. 7th ed. New York: McGraw-Hill, 2011)。

计算机断层血管造影(CTA)已成为评估可能存在钝性主动脉损伤患者的可选手段(图 87-5)。由于延迟诊断会导致高死亡率,任何存在突发减速机制(>30 英尺坠落或>30 mph 机动车碰撞)的患者,以及胸片异常或有胸部损伤证据的患者,应完善 CTA。鉴于 CTA 技术的进步,正常结果基本有 100% 的敏感度可以排除钝性主动脉损伤。

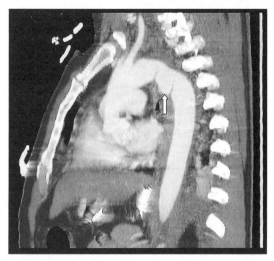

▲ **图 87-5** CTA 上的钝性主动脉损伤。注意动脉韧带附着处主动脉夹层破裂的主动脉腔(箭头处)。

操作步骤

▶ 胸腔穿刺术及胸腔置管引流术

• 张力性气胸胸腔穿刺减压是紧急时刻救命的手段,应在初次检查时即予以实施。胸腔置管引流术应用于几乎所有的气胸或血胸的治疗。详见第 7 个专题。

▶ 心包穿刺术

• 心包穿刺术对于存在心脏压塞的患者可能是紧急救命的手段。应使用长的大规格针(如10 cm长18 规格腰穿针)在剑突下插入,直接朝向下方的心包。超声引导有助于恰当的定位。抽吸少至 10 ml 的心包内血液,即可使每搏输出量增加 25%~50%,使患者在等待确切的手术治疗期间得以稳定。

▶ 急诊室开胸术

• 复苏性的开胸术对于在急救途中或急诊室中丧失生命迹象的患者可能是救命的措施。在最好的可能情况下,生存率<10%,锐器伤受害者常为最高,尤其是胸前刺伤患者。一旦决定行急诊室开胸术,则应毫不延迟地实施。在第 4、5 肋间,由胸骨缘至腋后线做一切口。切断肋间肌,牵开肋骨,暴露其下方的胸膜腔内脏器。将覆于其上方的肺轻柔地牵开,可见心包,继而可看到心包积血。心包应以纵行切口打开(以避免损伤附近的膈神经),心脏向前抬起移出心腔。心脏伤口可行缝合或用吻合器缝合(小心操作避免阻断存

在的冠状动脉),或用尿管水囊填塞。如果患者无反应,则应将降主动脉横跨夹闭以使随后的心脏搏出血液进入脑及心肺循环。

医疗决策

胸部创伤患者的治疗应基于受伤机制及受伤部位按照流程进行。初期精力应集中于快速的初步检查,以及立即对所遇到的危及生命的紧急情况进行积极干预。之后,依靠之前所述实验室及影像学检查的帮助,进行更为综合的进一步检查(图 87 - 6)。

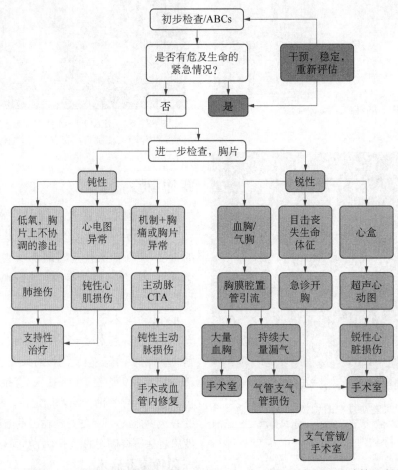

▲ 图 87 - 6　胸部创伤诊断流程图。ABCs,气道、呼吸和循环;CT,计算机断层扫描;CXR,胸部 X 线;ECG,心电图;OR,手术室。

治疗

▶钝性胸部损伤

(1)胸骨及肋骨骨折:如果没有相应内脏器官的损伤,这些损伤的治疗焦点在于适度镇痛。不够满意的疼痛控制会损害肺通气及可能继发肺炎。肋间神经阻滞可能是非常好的疼痛控制选择。

(2)肺挫伤:这些损伤通过非换气面罩补足氧气进行支持治疗以获取适当的全身供氧。存在广泛挫伤的患者或无法补足氧气的患者,需要气管插管行正压通气。需要注意避免过度湿化以限制进行性肺泡水肿以及存在的挫伤扩展。

(3)钝性心肌损伤:临床上需要积极干预的损伤非常罕见。初始心电图正常的平稳患者可安全出院回家而无须进一步评估。心电图异常的患者应在持续心电监护下观察 12～24 小时以评估心律失常或心源性休克的进展。出现心源性休克的患者应通过恰当的高级心脏生命支持流程进行救治。对大部分患者需要注意的是，避免应用抗血小板及抗凝药物。

（4）钝性主动脉损伤：可能的话，收缩压应积极降至110～120 mmHg以减少对血管壁的剪切力，降低主动脉破裂的可能性。理想的药物包括联合使用艾司洛尔和硝普钠或尼卡地平静脉点滴。大量的镇静药可能是必要的，以获得适当的血压控制。确定的治疗方法包括手术修复或血管内支架植入。

▶ **锐性胸部损伤**

（1）气胸：几乎所有的气胸都需要在急诊行胸腔置管引流术。对于双侧气胸或进行正压通气的患者尤其如此。患者如为无症状单纯性气胸，胸片上<1 cm且无可见性血胸，或仅在CT上可见气胸（隐匿性气胸），可以在提供100%氧气时进行观察，当后续复查胸片提示气胸量增加，或出现相关症状时，则予以胸膜腔置管引流术。张力性气胸需要立即行胸膜腔穿刺术并留置胸膜腔引流管。开放性气胸需要用三面闭合的敷料覆盖伤口，造成翼形阀并重建胸壁的完整性，之后行胸膜腔置管引流。

（2）血胸：几乎所有胸片可见足够大量的血胸均应行胸膜腔置管引流。<5%的血胸病例需要行手术干预，对于排出的初始血量>1 500 ml、最初2～4小时内胸管持续排出血量>200 ml/h或虽经积极容量复苏但血流动力学不稳定的大量血胸患者，应考虑手术干预。对于这些患者中的大多数，应考虑自体血液回输。

（3）锐性心脏损伤：对现场或急诊室生命体征丧失的患者应进行急诊开胸术。那些有心前区刺伤的心脏压塞患者最有可能存活。通过查体或超声检查提示心脏压塞的不稳定患者应进行紧急心包穿刺术。床旁超声心动证实心包腔内出血的稳定患者应在手术室进行心包开窗或手术开胸。

（4）锐性大血管损伤：能到达急诊室的大部分这类患者需要急诊手术干预。对于存在明显纵隔血肿而继发气管损伤可能的患者应早期进行气管插管。任何留存的器具均应保持原位不动，均应在手术室中将其移除。

（5）气管支气管损伤：所有怀疑气管支气管创伤的患者应进行急诊支气管镜检查，以确定损伤部位及严重程度。这些患者中的大部分需要行手术修复。如果需要的话，气管插管应在支气管镜引导下进行，以限制对支气管气管树的进一步损伤以及避免将气管插管错误放置在软组织假腔内。

处置

▶ **住院**

大多数胸部创伤的患者需要住院。单发气胸或少量血胸且病情平稳的患者可以在留置胸管后收住普通病床。存在钝性心肌损伤或肺挫伤的患者应根据症状的严重性收入心电监护单元或重症监护室（ICU）。钝性主动脉损伤、锐性心脏损伤、锐性大血管损伤，或气管支气管损伤的患者需要收入院后行手术干预。

▶ **出院**

对于无并发症的肋骨骨折或胸骨骨折患者，如果能适当地处理他们的疼痛，可以安全离院回家。初次检查胸片正常以及其他检查阴性的稳定的锐性胸部创伤患者，应在3～6小时内再次拍片复查，以查看是否形成迟发性气胸。如果仍为阴性，则这部分患者可安全离院回家。

■ 推荐阅读

［1］ Bastos R et al. Penetrating thoracic trauma. *Semin Thorac Cardiovasc Surg*. 2008;20：19-25.
［2］ BrunettPH, Yarris LM, Cevik AA. Pulmonary trauma. In：Tintinalli JE, Stapczynski JS, Ma OJ, Cline DM, Cydulka RK, Meckler GD. *Tintinalli's Emergency Medicine：A Comprehensive Study Guide*. 7th ed. New York：McGraw-Hill, 2011.
［3］ Keel M, Meier C. Chest injuries：what is new? *Curr Opin Crit Care*. 2007;13：674-679.
［4］ McGillicuddy D, Rosen P. Diagnostic dilemmas and current controversies in blunt trauma. *Emerg Med Clin North Am*. 2007;25：695-711.
［5］ Ross C, Schwab TM. Cardiac trauma. In：Tintinalli JE, Stapczynski JS, Ma OJ, Cline DM, Cydulka RK, Meckler GD. *Tintinalli's Emergency Medicine：A Comprehensive Study Guide*. 7th ed. New York：McGraw-Hill, 2011.

88 腹部创伤
Abdominal Trauma

Matthew T. Emery，MD

要点

- 体格检查正常不能作为排除腹部创伤患者明确损伤的唯一手段。
- 腹腔锐性损伤或腹部钝性创伤，并有腹腔内出血证据的血流动力学不稳定患者，需急诊开腹。
- 侵及腹膜的枪伤由于损伤可能性高，需要手术探查。
- 对于腹部钝性创伤的患者，CT 阴性结果在排除明确损伤方面具有杰出的阴性预测价值。

引言

腹部创伤患者可能表现为腹膜腔内、腹膜后及胸膜腔内损伤。腹膜腔内结构存在高损伤风险的部位包括实质器官（肝和脾）、空腔脏器（小肠和大肠）以及膈肌，而累及的腹膜后结构包括肾脏及生殖泌尿道、十二指肠、胰腺和部分大肠。对于腹部创伤患者的初始评估及治疗可根据损伤机制分为钝性损伤和锐性损伤。机动车碰撞及明确的坠落造成大多数的钝性腹部创伤，而刺伤和枪伤造成了大多数的锐性创伤。谨记伤口入口位置常常存在误导性。虽然伤口在前腹部是明显的高危损伤，但根据子弹、刀或其他致伤器具的致伤路径，在其他位置（下胸部、骨盆、后背或侧腹）也能导致明显的腹膜腔内（或腹膜后）损伤。

评估锐性创伤患者时，腹部可分为 4 个确切的区域以助于预测存在损伤风险的解剖结构。前腹部位于腋前线之间、肋缘至腹股沟韧带之间（图 88-1）。胸腹部区域为下至肋缘、上至乳头连线或肩胛下角线之间环绕躯干一周的区域（图 88-2）。此区域的创伤可以伤及胸膜腔内及腹膜腔内的结构，以及膈肌。侧腹部构成第三个解剖区域，

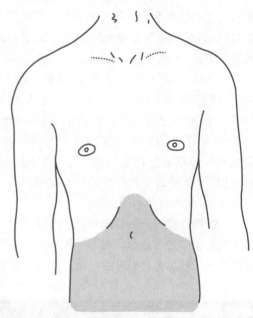

▲ 图 88-1 前腹部区域。

为腋前线和腋后线之间、肋缘至髂嵴之间的区域。此区域损伤需考虑腹膜腔内及腹膜后结构损伤。最后一个解剖区域是背部，位于腋后线之间、肩胛下角线至髂嵴之间的区域。此部位创伤最可能造成腹膜后损伤。

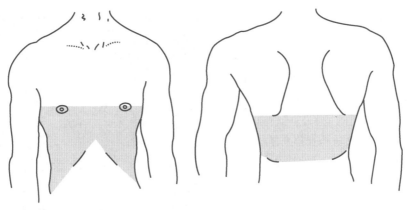

▲ 图 88-2 胸腹部区域。

在所有人口学统计组中,机动车碰撞造成大多数的明显钝性腹部创伤,尤其脾是最常受累的器官。在锐性创伤中,腹部刺伤大约多于枪伤3倍。即便如此,枪伤导致约90%的死亡性损伤,而刺伤侵及腹膜腔引起明确损伤的可能性远小于枪伤。腹部枪伤最常累及小肠、结肠及肝脏,因为这些器官占据腹腔内最大部分空间。腹部刺伤最常累及肝脏,但仅1/4~1/3的患者需要行开腹手术。

损伤的严重程度与能量转移至目标组织的总量成正相关。钝性腹部创伤主要通过外力直接作用于内部的器官而引起损伤。实质脏器,即脾和肝,是最易累及的结构。空腔脏器在突然出现挤压力量引起腔内压力剧增继而出现破裂时造成损伤。钝性创伤也可将剪切力传递至内部结构。明显损伤最常见于由固定位置转换至移动位置的部位,例如小肠Treitz韧带部位或回结肠交界处。

在锐性创伤中,低能量机制的刺伤仅会对致伤器具直接作用的组织造成损伤。由于大多数的攻击者为右利手,所以左上1/4区域是最常累及的部位。另一方面,枪伤会传递大量的能量,常导致明显的腹内损伤。子弹尺寸、稳定性以及速度都可以帮助确定所提供的能量总量。战伤及猎枪的高速射弹(>2 000英尺/秒)可以造成能量波,会导致临时腔隙形成及弹道沿途脱落组织的破裂。事实上,已知腹腔内损伤可在不侵及腹膜的高速枪伤中发生。散弹枪伤独特在于小子弹的速度随着行进距离增加而迅速降低。此外,小子弹扩散的范围和受害者与枪手间的距离成正相关。

小子弹扩散范围为10~25 cm的伤口,最可能发生于3~7码的距离,有足够的能量穿入腹膜腔。最后,衣物或填充物所引起的污染可能会进一步使枪伤更为复杂。

临床表现

▶ 病史

快速初步检查及让患者生命体征稳定应在获取详尽的病史前优先进行。即便如此,需向所有创伤患者迅速获取AMPLE(过敏史、服药史、既往病史、最后用餐时间、受伤前的状态),重点询问关于描述可能损伤机制严重程度的问题。急救医疗系统人员能够提供最具价值的关于损伤机制、现场初步评估、在转运途中干预效果等信息。对机动车碰撞的患者,需询问其关于机动车损伤程度、是否使用安全带、气囊情况、患者是否需被解救出车,以及其他乘客的受伤情况。对枪伤患者,询问枪击次数以及武器种类。

询问所有患者有无腹痛、呕吐、呕血及直肠出血的表现。肩痛与查体时的局部按压及肩部活动不相关时,提示腹膜腔内自由流动的血液刺激膈肌引起反射痛(Kehr征)。

▶ 体格检查

检查生命体征并进行初步检查。存在血流动力学不稳定的证据则提示失血性休克,需要积极处置。

对胸部和腹部进行全面的查体。询问患者,并记录挫伤、血肿及腹胀。安全带瘀斑要高度考虑存在空腔脏器损伤或椎体(Chance)骨折。注意所有开放伤口并确定损伤区域。枪伤可能并非一条线性伤道,需进行全身查体以记录所有可能存在的锐性伤口。寻找留存的器具及外露的内脏,这些情况均需手术干预。小心按压腹部的四个象限,寻找压痛点或腹膜炎的征象。进行直肠指检以评估是否有血。谨记仅腹部查体对于识别所有存在明显损伤而需行手术治疗的患者缺乏足够的敏感性。

诊断方法

▶ 实验室检查

对所有存在明显创伤的患者,进行全血细胞计数、生化检查、凝血检查以及血型筛查。多次复查血红蛋白量,如果可能,床旁乳酸及碱缺乏检测能帮助确定损伤的严重程度以及复苏的生理反应。获得尿样进行快速妊娠试验、尿液分析以及毒理学筛查。血流动力学稳定而在床旁尿液观察无出血证据的患者,无须进行尿液分析寻找镜下血尿,因为明显的生殖泌尿道损伤并非如此。肝功能检测及胰酶测定并无特异性,对预测损伤敏感性较差。因此,在腹部创伤患者的常规评估中其临床效用甚微。

▶ 影像学检查

对所有患者行立位胸片检查,探查有无膈下游离气体,可提示是否存在空腔脏器损伤,或者有无腹部脏器疝入胸膜腔,提示膈肌是否破裂。对于锐性胸腹部创伤患者,仔细阅读胸片以排除气胸。对所有钝性创伤患者完善正位骨盆片,以除外不稳定骨盆骨折,通过围绕患者腰部紧紧固定一条床单以填塞止住任何活动性骨盆出血,使可见的损伤得以稳定。在进行影像学检查前在开放伤口上放置不透射线的标记物(如心电图电极片),以助于确定伤道。

对所有稳定的钝性创伤患者完善腹部及骨盆CT检查,以探查实质器官损伤和腹腔积血(图88-3)。CT尤其适用于限于损伤而不能完整进行体格检查或有神志变化的患者。对于背部或侧腹部锐性创伤患者,进行"三重对比"CT扫描(经口、静脉及直肠)以除外腹膜腔内及腹膜后损伤。

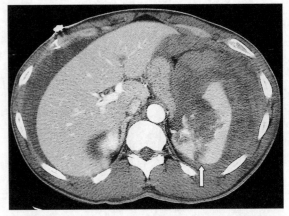

▲ 图88-3 CT扫描显示脾撕裂(箭头处)。注意肝周游离液体。

CT成像也可用于刺伤患者是否累及腹膜的诊断。值得注意的是,CT成像对于排除胸腹部锐性损伤中小的膈肌损伤以及明显钝性创伤中的单一空腔脏器损伤敏感性不足。

操作步骤

▶ FAST扫描

• 创伤重点超声评估(FAST)成像是广泛适合床旁进行的筛查手段,可以探查到低至100 ml的腹腔内游离血液。其易于操作、迅速(<5分钟)、无创,并便于重复进行。FAST检查的敏感性直接与腹腔内游离血液的量成正比,此检查在腹腔内出血足够引起血流动力学不稳定病例中有高度的敏感性。对于钝性腹部创伤的不稳定患者,FAST检查阳性需要进行急诊开腹。详见第8个专题内容。

▶ 诊断性腹腔灌洗

• 尽管有CT及FAST等低侵入性检查手段大量取代,但诊断性腹腔灌洗对于行FAST检查后不能明确的不稳定患者,仍可以在探查腹腔内游离血液方面发挥作用。这个操作可以分解为2个基本步骤。开始插入腹膜腔内一根18规格的针,准备抽出腹膜腔内游离液体。抽出≥10 ml的血或明显的肠内容物需要行手术开腹。对于抽吸阴性的患者,经针置入导丝并通过Seldinger技术行腹膜腔置管。向腹膜腔内注入1 L生理盐水,之后使之通过重力作用引流回空盐水袋。之后将收集的液体送至化验室行细胞计数检查。对于钝性腹部创伤,红细胞计数>100 000/μl 作为考虑探查明显内脏损伤及需要开腹手术的标准。对于腹部枪伤,红细胞计数>5 000~10 000/μl 考虑阳性。对于胸腹部刺伤的患者,红细胞计数5 000~10 000/μl 用以排除膈肌损伤。对于其他腹部刺伤患者,界值为红细胞计数>100 000/μl。

▶ **局部伤口探查**

• 这是作为前腹部刺伤患者除外侵入腹膜腔的有效手段。小心扒开伤口边缘以得到足够的视野查看伤口底部。必须进行充分的局部麻醉。使用钝性工具盲探伤口更好。对于伤口底部不能明确的病例需假定刺入腹膜腔。通常避免对于胸腹部伤口深度的探查,尽管局部伤口探查可能对于确认非常表浅的砍伤深度是合适的。

医疗决策

以快速的初步检查和生命体征检查开始所有的评估。对于所有不稳定的锐性腹部创伤或钝性腹部创伤患者以及 FAST 检查阳性的患者通常需要急诊开腹。不论血流动力学如何,明确累及腹膜腔的枪伤患者需要急诊开腹,因为存在明确损伤的发生率很高。

血流动力学平稳的患者在决定是否需要手术前要进行病情检查。对于锐性创伤患者,可能包括前腹部刺伤的局部伤口探查、平片定位不透射线的异物、FAST 检查查看心包及腹膜腔内游离液体、CT 检查帮助确定是否需要手术及手术干预的途径,以及诊断性穿刺除外膈肌损伤或累及腹膜腔。对于钝性创伤患者,病情检查通常包括立位胸片寻找腹膜腔内游离气体、膈肌破裂和气胸/血胸,以及骨盆平片排除骨折。这些影像学检查之后通常完善腹部 CT 以排除实质性腹腔脏器损伤。其他需要急诊开腹的表现包括保留异物、脏器外露、侧腹部腹膜炎、血便及直肠出血,以及影像学检查发现空腔脏器或膈肌穿孔(图 88 - 4、图 88 - 5)。

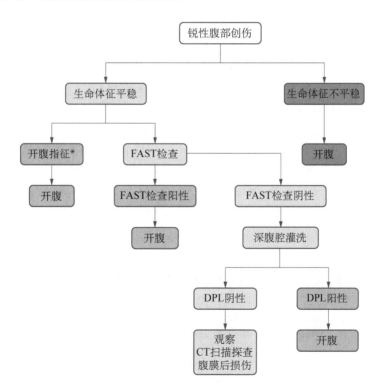

▲ **图 88 - 4**　锐性腹部创伤的诊断流程图。CT,计算机断层扫描;FAST,创伤重点超声评估。* 腹膜炎,游离气体,膈肌损伤,脏器外露,胃或直肠出血,保留有致伤器具,或并非无关紧要的枪伤(穿入腹膜腔内)。

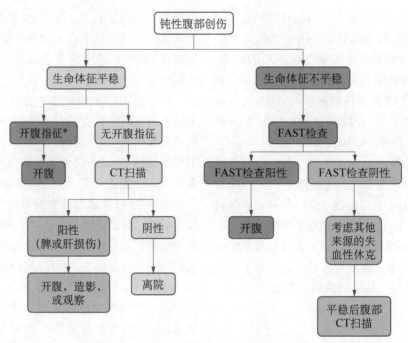

▲ 图 88-5　钝性腹部创伤诊断流程图。CT，计算机断层扫描；FAST，创伤重点超声评估。* 腹膜炎，游离气体，膈肌损伤，胃或直肠出血，诊断检查阳性。

治疗

　　在初次检查初期即进行积极的容量复苏并处理任何危及生命的紧急情况。同时寻找活动性出血的来源，如前所述决定是否需行手术干预。

　　对血流动力学稳定的实质器官损伤患者，不行手术治疗的比例越来越高。这个决定的制订需以与创伤救治者商议形成个体化方案为基础。"观察并等待"的保守治疗方案，对于肝脏损伤存在 10% 的失败率，对于脾损伤为 20%。造影栓塞术在出血血管中的开展应用，已经减少了很多病例的开腹需求。

处置

▶ 住院

　　需要开腹的全部患者收住院。CT 上有肝或脾损伤的血流动力学稳定患者需收住院行后续体格检查及实验室检查。

▶ 出院

　　明确避开了腹膜腔、腹膜后及胸膜腔的腹部刺伤及无关紧要的低速枪伤患者可安全离院。在血流动力学稳定的钝性腹部创伤患者中，CT 影像正常具有良好的阴性预测效果。如没有其他损伤，这些患者可安全离院。

▼ 推荐阅读

[1] Isenhour JL, Marx JA. Abdominal trauma. In: Marx JA, Hockberger RS, Walls RM. *Rosen's Emergency Medicine: Concepts and Clinical Practice*. 7th ed. Philadelphia: Mosby-Elsevier, 2010, pp. 414-434.

[2] Nishijima DK, Simel DL, Wisner DH, et al. The rational clinical examination: does this adult patient have a blunt intraabdominal injury? *JAMA*. 2012;307: 1517.

[3] Scalea TM, Boswell SA. Abdominal injuries. In: Tintinalli JE, Stapczynski JS, Ma OJ, Cline DM, Cydulka RK, Meckler GD. *Tintinalli's Emergency Medicine: A Comprehensive Study Guide*. 7th ed. New York: McGraw-Hill, 2011, pp. 1699-1708.

烧伤
Burns
89

Gim A. Tan, MBBS

要点

- 对于明显存在吸入性损伤的患者,应尽早进行气管插管。
- 急诊焦痂切开术对于存在呼吸损伤或肢体缺血的患者可能是救命或保肢的措施。

- 对于所有火灾受害者要考虑同时存在的一氧化碳及氰化物中毒。
- 绝不要忽略同时出现的多系统创伤,需考虑到烧伤儿童(老年人)被虐待或疏于照料的可能性。

引言

烧伤可发生于热、化学或电机制。3 种机制中,热烧伤是最常见的,发生于烫伤或火焰烧伤。化学烧伤继发于暴露在强酸或强碱中,占所有烧伤入院的 5%～10%。电烧伤由电流通过易感组织引起,常常比初期所见更为严重。

年龄 18～35 岁的患者烧伤发生率最高。热液烫伤在 5 岁以下儿童及老年人中最常见,约 20% 的儿童烧伤缘于虐待或疏于照料。据美国烧伤协会估计,每年在美国,烧伤造成超过 450 000 次急诊就诊、45 000 例住院,以及 3 500 例死亡。目前在美国有 125 家烧伤专业治疗中心收治一半以上的患者。

烧伤皮肤通常经过凝固性坏死、变性的皮肤蛋白质收缩形成坚硬并可能缩紧的焦痂。随后出现的瀑布式炎症反应导致形成明显的局部水肿以及进一步组织缺失可能。当患者全身表面超过 30% 的皮肤受累时,这种炎症反应会成为全身性的,导致多系统器官损伤。

烧伤在临床上可分为一度、二度或三度。一度烧伤局限于表皮,7 天内可痊愈而无长期后遗症(如晒伤)。二度烧伤为部分皮层损伤,延伸至真皮层。进一步可分为浅部分皮层损伤及深部分皮层损伤。深部分皮层损伤导致深部真皮层结构破坏,包括毛囊、汗腺及皮脂腺,而浅部分皮层损伤中这些结构并无损伤。浅部分皮层烧伤在 2～3 周的时间内痊愈并留有极少的长期瘢痕,而深部分皮层烧伤以需要进行皮肤移植为最终治疗。三度烧伤深及皮下组织,表现为皮肤全层损伤。真皮结构(包括毛细血管网以及神经组织)全部被破坏,仅剩无血供、无感觉的皮肤。总是需要行皮肤移植。

从生理学角度讲,皮肤的功能是减少水分蒸发损失,以及抵抗感染和控制体温。严重烧伤时常见低血容量性休克,是由周围血流增加水分蒸发丧失以及过多的毛细血管通透性增加循环液体漏入第三间隙共同导致的结果。常并发于明显烧伤的全身性反应的心排血量降低,会进一步加重循环血量不足。

吸入性损伤在处于封闭空间中的烧伤患者中常见。可根据解剖学分为声门上损伤及声门下损伤。声门上损伤表现为脸及咽部组织的直接热损伤,其在暴露之后数分钟内快速形成,常需紧急气管插管。声门下损伤表现为对细支气管和肺泡化学性质的损伤。其发展极为缓慢,经历数小时,临床上类似急性呼吸窘迫综合征(acute respiratory distress syndrome, ARDS)。

临床表现

▶病史

关于损伤类型的细节极为重要。需识别损伤机制,因为可能提示严重性。例如,烫伤常导致部分皮层烧伤,而暴露在闪电或火中更常造成全皮层损伤。较深的损伤应怀疑电烧伤或化学烧伤,尤其那些暴露于高电压或强碱中的损伤。需识别所有处于封闭空间的火灾患者,因为他们吸入性损伤、一氧化碳(CO)中毒、氰化物(CN⁻)中毒的可能性增高。氰化物由含氮化合物(如羊毛、丝制品、聚氨酯、塑料)燃烧形成,在工业火灾患者中中毒并非少见。向所有儿童烧伤患者获取详尽的病史,以发现任何虐待或疏于照顾的可能性。

▶体格检查

总开始于初步检查并处理危及生命的任何紧急情况。仔细记录所有生命体征,谨记四肢环周烧伤可能无法测量真实的血压。评估患者任何吸入性损伤的征象,包括烧焦的面部毛发、含碳的痰、喘鸣、哮鸣以及发声困难。仔细评估明显胸部烧伤患者的呼吸是否足够,以查找存在胸壁顺应性下降的证据。将所有患者完全脱光,进行综合的进一步检查,因为常见伴随创伤。对所有不能说话或提供病史不可靠的患者假设其存在隐匿的颈椎损伤,直到明确除外,并适当固定。确保四肢完好的神经血管功能,留意环周烧伤。

对所有患者进行细致的皮肤检查。一度烧伤表面发红,疼痛明显,不应出现水疱。浅二度烧伤表现为皮肤发红伴有水疱,真皮暴露后潮湿,毛细血管再充盈良好。另一方面,深二度烧伤真皮层苍白到黄色,无毛细血管在充盈。三度烧伤坚韧、苍白且无感觉,可能存在碳化。

计算二度及三度烧伤占全身体表面积(total body surface area, TBSA)的百分比。"九分法"可帮助进行此项评估(图 89-1)。浸泡烧伤表现为环周组织烧伤而无屈肌褶皱烧伤,是儿童患者

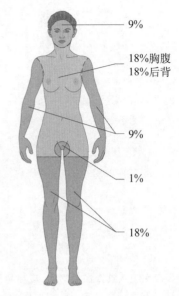

图 89-1 "九分法"计算烧伤面积占全身表皮的比例(引自 Schwartz LR, Balakrishnan C. Chapter 210. Thermal burns. In: Tintinalli JE, Stapczynski JS, Cline DM, Ma OJ, Cydulka RK, Meckler GD, eds. *Tintinalli's Emergency Medicine: A Comprehensive Study Guide*. 7th ed. New York: McGraw-Hill, 2011)。

受虐待的特征性表现。

诊断方法

▶实验室检查

对所有患者进行电解质检测及肾功能检测,并计算阴离子间隙。明显的代谢性酸中毒提示血流动力学不稳定性休克、一氧化碳中毒或氰化物中毒。对一氧化碳中毒的患者行动脉血气分析,检测碳氧血红蛋白水平。对电烧伤患者检测肌酸磷酸激酶以除外横纹肌溶解。

▶影像学检查

对可能存在吸入性烧伤的患者进行胸片检查,谨记声门下的烧伤可能经数小时后发展。其胸片表现常类似于 ARDS。

操作步骤

• 对所有存在环周烧伤的患者,以及存在继发于有水肿的僵硬皮肤焦痂形成而出现肢体灌注差或呼吸受限表现的患者,提示需行急诊焦痂切开术。对于肢体,应对焦痂全长做相对的内中

切口及外中切口,如需要,应包括手指、脚趾。对于胸部,应沿腋前线行双侧切口。有时需要另外行一横向水平切口以完全松解胸壁。不论部位,切口应完全贯穿整个焦痂深达皮下脂肪。

医疗决策

进行适当的初步检查并处理任何危及生命的紧急情况,包括同时发生的创伤。对于所有存在明显声门上吸入性损伤证据的患者,应早期保证其气道安全。对所有存在烟雾暴露的严重患者,应排除一氧化碳及氰化物中毒。详细询问病史并行综合的进一步检查以确定损伤的范围及严重程度。计算累及的体表面积,对于烧伤面积超过20%的患者,早期即应进行积极的容量复苏。这些患者应考虑早期转运至合适的烧伤中心(图89-2)。

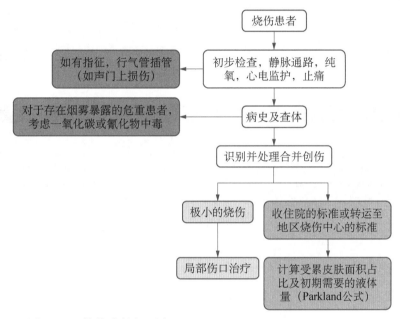

▲ **图89-2** 烧伤诊断流程图。

治疗

通过非循环呼吸面罩对所有患者供氧,并在需要时行止痛治疗。如需插管,琥珀酰胆碱可在烧伤后首个24小时内安全使用,但应在此时间点后避免使用以避免突然出现致命的高钾血症。这种情况发生的原因是明显的烧伤会大大增加受累组织突触后乙酰胆碱受体的数量,这会在给予琥珀酰胆碱时引起钾离子大量外流到细胞外间隙。

用100%纯氧治疗一氧化碳中毒,可以的话使用高压氧治疗(见第58个专题)。治疗氰化物中毒用氰化物解毒剂(仅在同时合并一氧化碳中毒时使用硫代硫酸钠)或羟钴胺(静脉使用5 g超过15分钟)。

对所有烧伤面积占全身体表面积≥20%的患者,初期即进行积极的容量复苏。使用Parkland公式(24小时补液4 ml/kg×所占体表百分比,其中一半在最初8小时内给予)估算初期需液量,但必须滴定以保持血流动力学平稳,尿量0.5~1 mg/(kg·h)。例如,一名80 kg的患者,烧伤面积占全身体表面积50%,则24小时需要总液量为16 L,最初8小时初始补液速度为1 L/h。使用乳酸钠林格液或等张生理盐水,因为胶体液从没有显示能改善生存。

对于热烧伤和化学烧伤,使用冷的流动水冲洗伤口,以减少进一步组织损伤,并去除受累的衣服,以限制不断地暴露于化学物质。在冲洗伤口前,刷掉所有附着的固体化学物。对所有表浅损伤覆盖非黏性无菌敷料。较深的损伤需要对坏死组织清创,并用局部的抗菌敷料(如阴离子敷料)保护。这些损伤大多数最终需要外科手术切除及皮肤移植。由于处理局部伤口异常疼痛,烧伤患者需要应用非肠道镇痛药进行积极镇痛。必要时予以患者抗破伤风治疗。

处置

▶ 住院

住院或转运至烧伤中心的标准列于表89-1。

▶ 出院

烧伤较小的患者在48小时内可在安排适当的随访后安全离院。

表89-1　住院或转运至烧伤中心的标准

部分皮层烧伤:所有年龄组患者>20%TBSA,<10岁或>50岁患者>10%TBSA
烧伤累及面部、手、脚、生殖器、会阴或大关节
任何年龄组三度烧伤>5%
电烧伤(包括闪电)
化学烧伤
吸入性损伤
患者之前存在可能使治疗复杂化的医疗疾患
儿童患者到不治疗儿童的首诊医院

注:TBSA,全身体表面积。

推荐阅读

[1] Kao LW, Nunagas KA. Carbon monoxide poisoning. *Emerg Med Clin North Am*. 2004;22:985-1018.
[2] Monafo WW. Initial management of burns. *N Engl J Med*. 1996;335:1581-1586.
[3] Pomerantz WJ. Emergency management of paediatric burns. *Pediatric Emerg Care*. 2005;21:118-129.
[4] Schwartz LR, Balakrishnan C. Thermal burns. In:Tintinalli JE, Stapczynski JS, Reed JL, Ma OJ, Cline DM, Cydulka RK, Meckler GD. *Tintinalli's Emergency Medicine:A Comprehensive Study Guide*. 7th ed. New York:McGraw-Hill, 2011, pp.1374-1380.

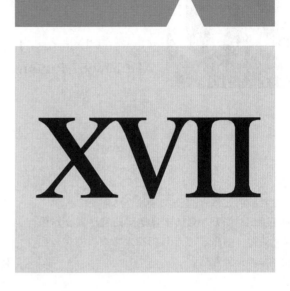

骨科急症

Orthopedic Emergencies

90

上肢损伤
Upper Extremity Injuries

George Chiampas, DO

Matthew S. Patton, MD

要点

- 评估疼痛的肢体时,首先必须除外血管损伤。
- 对于摔倒时张开手且腕部鼻烟窝处有压痛而影像学检查阴性的患者,应予以拇指人字夹板固定直到明确除外舟骨骨折。
- 避免在骨折后使用非甾体抗炎药。这类药物抑制骨愈合。
- 在上肢,骨筋膜室综合征最常见于前臂,尤其在儿童移位的髁上骨折后。

引言

上肢创伤在急诊常见。临床医师的目的是区分良性损伤(如扭伤、挫伤)与紧急损伤(如开放性骨折、脱位、血管损伤)。需要一种系统的方法对骨科损伤进行识别和分类,以适当处理、治疗和处置患者。这需要对骨科解剖和功能有全面的理解。上肢包括一些重要的关节和长骨,在人摔倒或直接外力作用下存在脱位及骨折的风险。

▶ 肩及上臂损伤

肩部盂肱关节是全身最灵活的关节,同时毫无意外也是最常脱位的关节,占急诊所有的大关节脱位的50%。前脱位在所有肩脱位中占95%(图90-1)。最常发生于胳膊外展、后旋并伸直,以及后方力量作用于肱骨时。12%的病例中可见腋神经损伤,可通过三角肌表面感觉及外展力量检查发现。后脱位少见(5%),表现为外展及后旋受限。导致肩关节后脱位的典型机制为癫痫。

肩关节分离是为肩锁关节提供稳定性的肩锁韧带和喙锁韧带出现软组织损伤。这常发生于摔伤直接撞击肩关节之后,根据严重程度分为一度、二度和三度损伤。一度损伤是肩锁韧带扭伤而无明显的肩峰和锁骨分离。二度损伤是肩锁韧带完全断裂而喙锁韧带完整。放射学表现为肩锁关节增宽。三度损伤发生于两根韧带全部断裂,导致肩锁关节增宽以及锁骨向头侧移位。

肱骨骨折可发生于肱骨干任意部位(图90-2)。在肱骨远端1/3骨折的病例中,5%~15%合并有桡神经损伤。

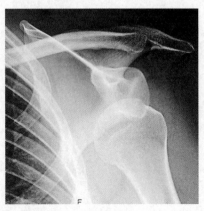

▲ **图90-1** 肩关节前脱位正位片。

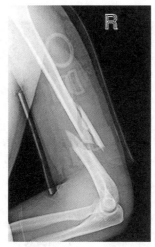

▲ 图 90-2 肱骨骨折。该骨折描述为螺旋形、远端 1/3 肱骨骨折，粉碎性，100％移位，无成角。

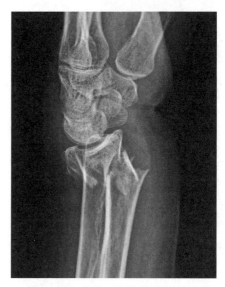

▲ 图 90-3 Colles 骨折，桡骨远端骨折。

▶ **肘部损伤**

肘关节脱位是第二常见大关节脱位，80％～90％为后脱位。常见的肘关节骨折包括成人肱骨头和鹰嘴骨折以及儿童的肱骨髁上骨折。儿童移位的髁上骨折易发生筋膜室综合征。

▶ **前臂损伤**

警棍骨折是单纯尺骨干骨折，发生于患者对身体进行保护免受来自上身或头部的钝性力量时。前臂双骨折（桡骨和尺骨）在儿童摔倒后常见。对于儿童和成人，这些是非常不稳定的骨折，需要尽早骨科会诊。Galeazzi 骨折-脱位是桡骨远端骨折伴有下尺桡关节（腕）尺骨脱位。Monteggia 骨折-脱位是尺骨近端骨折伴有上尺桡关节（肘）桡骨头脱位。这两种损伤都需要手术复位。

▶ **腕和手损伤**

在上肢骨折中，桡骨远端骨折比例高达 15％，其根据损伤的形式进行分型，最常由于手外展时摔倒（fall on an outstretched hand，FOOSH）引起。Colles 骨折是背侧成角的关节外干骺端骨折，而 Smith 骨折与之相反，为掌侧成角的关节外干骺端骨折（图 90-3）。Barton 骨折累及桡骨远端掌侧或背侧关节面，伴有腕关节半脱位。Hutchinson 骨折为单纯桡骨茎突骨折。

在 8 块腕骨中，舟骨骨折占所有骨折的 60％～80％（图 90-4）。此类骨折由于该部位的血供形

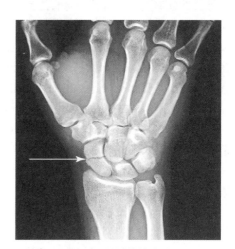

▲ 图 90-4 舟骨骨折（箭头处）。

式有明显的缺血性坏死风险，近端骨折越多，此种风险越大。放射平片的假阴性率高达 20％，因而对舟骨上（鼻烟窝）有压痛的患者进行保守治疗是适合的。

掌骨骨折可发生于掌骨的基底部、骨干、颈部或头部。最常见的骨折为第 4 和（或）第 5 掌骨颈部骨折，称为拳击手骨折（图 90-5）。可接受＜40°的成角。对于第 2 掌骨骨干骨折和第 3 掌骨颈部骨折，可接受更小的成角（10°～20°），因为这些掌骨存在明显的成角的愈合可能影响功能。

腕部韧带损伤在平片上观察到的损伤呈多种形式。进行性韧带损伤导致特有的损伤顺序，从舟月骨分离，到月骨周围脱位，以及最后的月骨

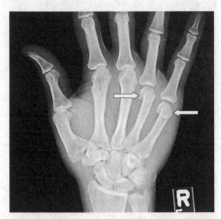

▲ 图 90 - 5　第 4 和第 5 掌骨颈部骨折——拳击手骨折(箭头处)。

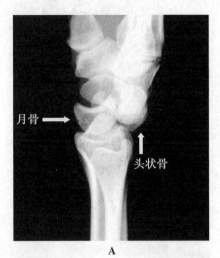

A

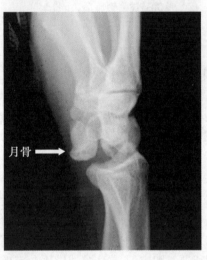

B

▲ 图 90 - 6　A. 月骨周围脱位。注意月骨与桡骨仍构成关节(水平箭头处),但头状骨向背侧脱位(垂直箭头处)。B. 月骨脱位。月骨(箭头处)掌侧脱位,与桡骨不构成关节。

脱位。舟月骨分离发生于舟骨和月骨之间的骨间韧带断裂。在正位片上,舟骨和月骨之间的关节间隙≥3 mm,称为 Terry Thomas 征。其他两种形式在侧位片上易见。在侧位片上,由桡骨中心画一条线应通过月骨和头状骨。在月骨周围脱位时,头状骨对线不良,往往是背侧移位(图 90 - 6A)。在月骨脱位时,月骨位置靠前、翻转如"溢出的茶杯"(图 90 - 6B)。

手裂伤后常见肌腱撕裂。应包括检查手指的活动和力量,以及检查肌腱活动的全部范围。通过远端指节间关节屈曲度(指深屈肌)和近端指节间关节屈曲度(指浅屈肌)来检查屈肌肌腱。槌状指是闭合性的伸肌肌腱损伤,远端伸直的指间关节被迫屈曲。这可能合并有撕脱骨折。这种损伤常发生于一个人尝试抓球时。

临床表现

▶ 病史

存在上肢损伤的患者在集中关注肢体前,必须评估更多紧急的或危及生命的损伤,如头或躯干损伤。应尝试获取详尽的病史,以识别损伤机制,因为这常能帮助确定所受损伤的类型。注意存在明显肿胀和疼痛而镇痛药无效的损伤,因为这些可能是危及肢体的筋膜室综合征的预兆。

▶ 体格检查

全面的神经血管评估可以帮助了解患者损伤的紧迫性。这包括评估脉搏、皮肤颜色、毛细血管再充盈,以及神经功能。桡神经支配伸腕运动以及第 1 和第 2 指背侧感觉,可能在肱骨中段骨折时受损。尺神经走行在肘关节内髁后方,支配手指外展或分开,以及第 5 指的感觉。正中神经支配拇指和第 5 指对指,以及前 3 指的感觉。最常在肱骨髁上骨折时损伤。

评估完神经血管的完整性,评估存在的任何可见畸形或肿胀,以及触痛或"肌紧张",这可能提示筋膜室肿胀。注意撕裂伤,因为这可能代表开放性骨折。必须对整个肢体进行评估,以治疗继发性伤害,这可能会被更明显的疼痛来源所忽视,尤其要注意邻近的关节。

诊断方法

▶ 实验室检查

实验室检查在评估和治疗肢体损伤时通常并非是必要的。

▶ 影像学检查

对于大多数病例,放射线平片足够诊断上肢创伤。必须拍摄骨的正位片及侧位片,以全面了解和描述骨折。同时拍摄骨折上下的关节,以助于识别合并损伤。

骨折必须用一致的语言进行描述,以得到适当的处理及与专科会诊医师有效的沟通。常见形式包括螺旋形骨折、横行骨折以及斜行骨折。必须指出成角度数、移位以及粉碎程度(图 90 - 2),除此之外还有是否有关节内受累,因为这些骨折常常会影响到确定的治疗计划。

肩关节平片包括内旋及外旋正位片、肩胛骨 Y 位片以及腋窝位。腋窝位和 Y 位片尤其有助于诊断后脱位。腕关节平片包括正位、侧位和斜位。在正位片上最好查看腕骨。有骨重叠提示腕骨脱位(如月骨或月骨周围脱位)。侧位最适合查找腕骨脱位以及桡骨远端和三角骨骨折。斜位更适宜观察第 1 掌骨和舟骨远端。舟骨位为腕关节尺偏的正位片,能提高发现舟骨骨折的敏感性。

计算机断层扫描(CT)和磁共振并非常规检查,但在发现隐匿骨折(如舟骨骨折)时比平片有更高的敏感性。CT 扫描也能更好地发现平片所见并发骨折的特点。

操作步骤

▶ 肩关节脱位复位

- 肩关节前脱位可以通过一些技术进行复位。外旋复位法是患者坐位或 45°仰卧,操作者一手支撑患者肘部内收,同时另一手缓慢并轻柔地外旋上臂。肩关节可能自动复位。如果没有复位,将上臂慢慢内收,肱骨头抬高进入关节窝。肩胛骨操作法是将肩胛骨下角下部分向内推,使上

方向外旋。这个动作使关节窝上移向肱骨头,使之自动复位。Stimson 法依靠重力使肩部肌肉缓慢疲劳,从而使肱骨在 20～30 分钟内自动复位。患者俯卧位,手臂悬于床边,腕部悬挂 10～15 磅(1 磅≈0.45 kg)的重物。

医疗决策

大多数上肢损伤可根据全面的病史及查体得到临床诊断。准确的神经血管检查对于快速识别可能危及肢体的损伤,如血管损伤或筋膜室综合征,是极其有用的。如怀疑骨折,需要拍摄平片以适当了解骨折形式,常可指导急诊处置及患者的整体安置(图 90 - 7)。

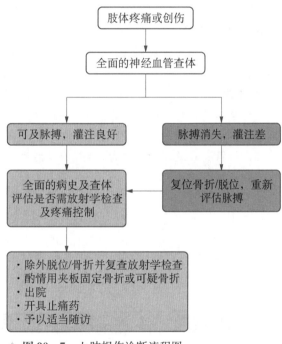

▲ 图 90 - 7 上肢损伤诊断流程图。

治疗

大多数骨科损伤的常规治疗包括休息(rest)、冰敷(ice)、压迫(compression)以及患肢抬高(elevation)(RICE)。大多数骨折应使用覆盖上下关节的夹板制动。应在最初 72 小时内每天予以 3～4 次冰敷,每次不超过 20 分钟。患肢抬高也有助于减轻肿胀和疼痛。用弹力绷带轻柔地缠绕压迫能对软组织损伤提供额外的支撑,而过紧

的包裹会导致筋膜室综合征。对于骨折首选镇静药。非甾体抗炎药可能抑制骨愈合,因而仅对无潜在骨折的软组织损伤建议使用。

▶ 肩关节脱位

成功复位后,予以肩关节悬带或肩关节固定器。尽管常建议肩关节损伤患者早期活动,尤其老年患者,但应指导患者避免外旋上臂。

▶ 肩关节分离

对于一度、二度及三度损伤的初始治疗是悬带及疼痛控制。

▶ 肱骨骨折

对于肱骨干骨折予以接合夹板固定,而对于近端骨折单独肩关节悬带足矣。两种损伤都必须由骨科医师随访。应注意桡神经损伤,常进行保守治疗。

▶ 桡骨远端骨折

对于移位的骨折建议进行闭合复位,并用糖钳式夹板固定。

▶ 舟骨骨折

由于这类骨折存在缺血性坏死的高风险性,即使影像学检查阴性,对于有腕部疼痛及鼻烟窝压痛的患者应假设存在舟骨骨折,并予以拇指人字夹板固定以及随访。

▶ 掌骨骨折

这类骨折如果存在明显的成角畸形,则需要复位,之后予以桡侧或尺侧沟型夹板固定。

▶ 腕关节脱位

予以掌侧夹板固定,骨科会诊以进行复位及手术修复。

▶ 槌状指

这种损伤必须伸直位夹板固定6周使肌腱完全康复。

▶ 肌腱损伤

在急诊对于开放性肌腱损伤的治疗包括全面的伤口冲洗,如有指征则进行皮肤伤口裂伤修复,以及预防性抗生素应用。伸肌腱损伤应夹板固定在伸直位,而屈肌腱损伤则固定在屈曲位。完全性开放性肌腱损伤需要手外科医师在7天内进行肌腱修复。

处置

▶ 住院

住院指征是骨科会诊后发现不可复位的骨折或脱位、开放性骨折、怀疑筋膜室综合征,或计划手术修复。对于存在早期并发症(如感染或筋膜室综合征)等高风险性的任何损伤或造成患者无法照顾自己的损伤,应考虑将患者收入院观察。

▶ 出院

上肢损伤的大多数患者可以在予以适当夹板固定及镇痛治疗后离院回家。如果需要专科医师指导,则应讨论予以专科随诊指导以及时间计划。出院后指导应强调出现感染、神经血管损害或筋膜室综合征的征象时返院的重要性。

▼ 推荐阅读

[1] Carson S, Woolridge DP, Colletti J, et al. Pediatric upper extremity injuries. *Pediatr Clin North Am*. 2006;53: 41-67.

[2] Falcon-Chevere JL, Mathew D, Cabanas JG, et al. Management and treatment of elbow and forearm injuries. *Emerg Med Clin North Am*. 2010;28: 765-787.

[3] Menkes JS. Initial evaluation and management of orthopedic injuries. In: Tintinalli JE, Stapczynski JS, Ma OJ, Cline DM, Cydulka RK, Meckler GD. *Tintinalli's Emergency Medicine: A Comprehensive Study Guide*. 7th ed. New York: McGraw-Hill, 2011, pp. 1783-1796.

[4] Ufberg JW, Vilke GM, Chan TC, et al. Anterior shoulder dislocations: beyond traction-countertraction. *J Emerg Med*. 2004;27: 301-306.

Esther H. Chen, MD

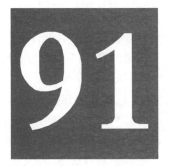

引言

下肢损伤常由机动车碰撞、行人机动车事故、体育活动以及摔伤导致。这些机制常涉及巨大的力量,所以可能合并躯体损伤。骨质疏松患者的骨折及病理性骨折可在轻微的创伤后发生。本专题回顾从髋关节到足部的下肢损伤,并强调一些在处理这些骨折急症中的易犯错误。

▶ 髋关节损伤

髋关节骨折根据其部位进行分类。股骨颈(如头下型)骨折是关节囊内骨折,更易发生于骨质疏松的老年女性。移位的股骨颈骨折引起关节积血,压迫股骨颈血管病影响髋关节血流。这会导致 15%～35% 的病例出现缺血性骨坏死,以及可能存在长期残疾。粗隆间骨折、转子下骨折以及股骨干骨折更可能发生于摔伤或被直接击打膝关节的年轻患者(图 91-1)。

髋关节后脱位占所有髋关节脱位病例的 90%。其由高能创伤引起,如在机动车碰撞时屈曲的膝关节撞击到仪表盘上。

▶ 膝关节损伤

膝关节通过 4 根韧带得以稳定:前交叉韧

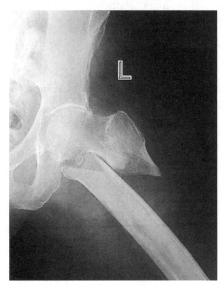

▲ 图 91-1 髋关节移位的粗隆间骨折。

带、后交叉韧带、内侧副韧带以及外侧副韧带。切、蹲、扭的动作可以引起韧带和半月板损伤。腘窝有腘动脉和腘静脉,腓总神经,以及胫神经,因此涉及股骨髁或近端腓骨的骨折可能分别与腘动脉或腓深神经损伤有关。而且,腘动脉损伤可能在膝关节脱位时出现,甚至可以触及远端脉搏。

胫骨平台骨折,常见于老年患者,甚至仅为轻微的创伤之后即可出现,在平片上可能难以发现。近端腓骨骨折发生在直接碰撞,或外旋力量作用于脚或脚踝,使胫骨和腓骨间的骨间膜撕裂,也称为 Maisonneuve 骨折。

▶ **踝关节及足部损伤**

从解剖上讲,足分为后足(距骨、跟骨)、中足(楔骨、舟骨、骰骨)和前足(跖骨、趾骨)。Chopart 关节将中足与后足分开,而 Lisfranc 关节将前足与中足分开。第 2 趾骨基底部骨折与固定 Lisfranc 关节的韧带破裂相关。这导致其他跖骨脱位。Lisfranc 骨折-脱位发生在脚严重跖屈并有外展力量后,如在人行道边缘踩空。跟骨骨折常发生于双侧,因为最常见的机制是从高处坠落,双脚落地。在跟骨骨折的患者中有 10% 的患者合并出现腰椎骨折。

踝关节通过三角韧带、外侧韧带复合体(距腓前韧带、距腓后韧带及跟腓韧带)以及韧带联合得以稳定。最常见的损伤是踝关节扭伤,90% 为内翻损伤。由于周围韧带的张力以及肌肉痉挛,韧带损伤及韧带松弛在急性损伤后数小时内难以发现。

其他重要的下肢损伤包括跟腱断裂,以及髌腱和股四头肌腱断裂。

临床表现

下肢损伤患者表现为损伤部位疼痛、肿胀、瘀斑、畸形、活动范围受限,和(或)无法行走。在初次检查时,固定患肢可能减少血液丢失,并复位骨折/脱位从而恢复神经血管功能。损伤部位上下的关节应检查是否存在畸形、短缩、旋转、撕裂、韧带稳定性,以及神经血管情况。在急性损伤后,由于活动时存在疼痛,所以查体可能非常有限。

髋部粗隆间骨折由于髂腰肌牵拉可能导致腿短缩、内收及外旋。无移位的髋部骨折患者可能可以行走,因此医师应更积极地完善影像学检查。髋关节后脱位表现为腿缩短、内收及内旋。

检查膝关节从检查肿胀、渗出、瘀斑以及髌骨位置开始,并与未损伤侧进行对比。膝关节损伤,不论骨折、脱位还是韧带损伤,常表现为关节积血。前交叉韧带(anterior cruciate ligament,ACL)撕

裂引起关节积血中的大多数(75%),其他病因包括半月板撕裂及骨折。ACL 撕裂的损伤机制是胫骨在股骨上减速、过伸,或内旋,出现异响,并在数小时内出现肿胀。膝关节韧带试验列于表 91-1。膝关节绞锁病史提示半月板撕裂。

表 91-1 膝关节韧带负荷试验

韧带	负荷试验	描述
前交叉韧带(ACL)	Lachman 试验	膝关节屈曲 30°,向前拉胫骨;向前移位为阳性
后交叉韧带(PCL)	后抽屉试验	膝关节屈曲 90°,向后推胫骨;向后移位为阳性
内侧副韧带(MCL)	外翻应力试验	膝关节屈曲 30° 并悬于床边;予以外翻应力同时触诊内侧副韧带
外侧副韧带(LCL)	内翻应力试验	膝关节屈曲 30° 并悬于床边;予以内翻应力同时触诊外侧副韧带

膝关节脱位合并有严重的韧带撕裂。约有一半的膝关节脱位发现前已自动复位。尽管已经自动复位,但仍有很高的可能性存在腘动脉及腓神经损伤。触摸远端脉搏以评估腘动脉,但搏动正常并没有充足的敏感性以排除动脉损伤。对于没有血管损伤证据的患者,踝肱指数(ankle brachial index,ABI)>0.9 允许不进行造影而安全观察。腓深神经通过查看第 1、2 趾间背侧感觉进行评估。

膝关节上的一些裂伤可能深及关节囊(即创伤性关节切开)。膝关节是最常受累的关节。一旦排除骨折,需在关节腔注射生理盐水或稀释的亚甲蓝。如果注射到关节腔内时裂伤处有液体流出,则已侵及关节,需要在手术室进行冲洗。

髌骨骨折及髌腱、股四头肌腱断裂的患者可能正常行走,但膝关节伸直功能受累(即患者不能直腿抬高)。腱断裂患者查体时,髌骨位置显著改变,尤其在髌腱断裂以后。

创伤后筋膜室综合征在伤后数小时开始(但最长可达48小时)引起剧烈疼痛,被动活动时加重,并有损伤区域周围进行性肿胀。在下肢,最常见发生筋膜室综合征的部位为小腿,常发生于胫骨骨折后。小腿的4个筋膜室为前间室、外侧间室、后间室及后深间室。

最常见的踝关节损伤为踝关节侧方扭伤。患者可能表现为踝关节前侧面周围压痛及肿胀,并难以负重。一度踝关节扭伤表现为轻微功能丧失、疼痛及肿胀。二度及三度扭伤涉及部分或全部韧带撕裂,导致明显的功能丧失。

跟腱断裂最常发生于"周末勇士"(即不常进行剧烈活动的中年人)在足背屈时受力,突感小腿背侧严重疼痛。查体可见腓肠肌压痛及肿胀,腱部近端有2~6 cm的间隙。进行Thompson试验,患者俯卧位,膝关节屈曲90°,如挤压腓肠肌时足不能背屈,则跟腱完全断裂。

第5跖骨基底部骨折有2个常见类型——结节撕脱骨折及Jones骨折。结节撕脱骨折发生于踝关节内翻损伤后(图91-2)。患者表现为足外

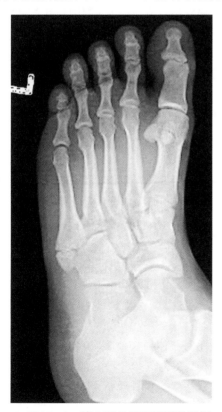

▲ 图91-2 第5跖骨基底部撕脱骨折。

侧疼痛,行走时加重。相比之下,Jones骨折是更远端的第5跖骨骨干骨折(距结节1.5 cm以内)。其发生于踝关节跖屈时前足受到外侧直接作用力。

诊断方法

▶ 实验室检查

评估下肢创伤患者常无须实验室检查,尽管可能在患者需要收住院或手术治疗时需要实验室检查。

▶ 影像学检查

对于任意下肢损伤,平片是首选的诊断影像学检查。如怀疑髋关节骨折,在常规髋关节正位片、内旋位、外旋位以外加做骨盆正位片,以供阅片者对比患侧与非患侧。这尤其对于存在严重退行性关节疾病的患者有用。对于平片正常而负重后持续明显疼痛的老年患者,完善CT或磁共振成像检查有助于发现隐匿骨折。

常规膝关节平片包括正位、侧位及斜位。对于急性膝关节创伤,符合Ottawa膝关节准则中任意标准(年龄＞55岁,单纯髌骨压痛,腓骨头压痛,膝关节不能屈曲90°,在伤后及急诊室不能行走4步)应进行膝关节平片检查。侧位片高位髌骨提示髌腱断裂。侧位片表现脂肪液平(即关节积脂血病)是关节内骨折的间接征象。需要CT检查确定胫骨平台骨折的程度。外侧副韧带在外侧胫骨髁附着点的撕脱骨折(即Segond骨折)提示前交叉韧带撕裂。

踝关节平片包括正位、侧位及踝穴位(15°~20°内旋的正位)。Ottawa踝关节准则帮助判断哪些患者需要踝关节平片检查。任何无法在伤后或在急诊室行走4步的患者,或在内踝或外踝后部有压痛的患者,应进行平片检查。正位或踝穴位片上的距骨侧移提示内侧三角韧带撕裂(图91-3)。其在内踝与距骨间隙大于距骨体顶部(距骨上面)到胫骨远端(胫骨下面)的距离时可以诊断。骨折可以是单踝骨折、双踝骨折或三踝骨折(图91-4)。

足常规平片为正位、侧位及内斜位。对于足部损伤,Ottawa足部准则(即在伤后或在急诊室

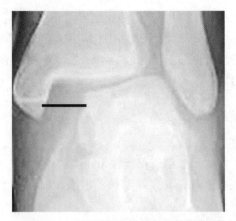

▲ 图91-3　距骨侧移提示三角韧带撕裂。

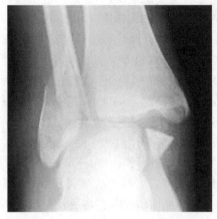

▲ 图91-4　踝关节双踝骨折。

不能行走4步；或在第5跖骨基底部或舟骨有压痛）帮助确定哪些患者需要行影像学检查。如果临床怀疑跟骨骨折，在侧位片上计算 Böhler 角以识别隐性骨折并测量骨折压缩的度数（图91-5）。

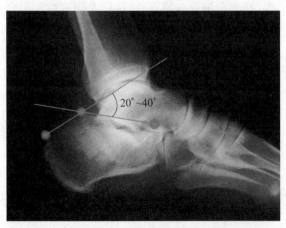

▲ 图91-5　正常的 Böhler 角为20°～40°。

该角为跟骨后结节上缘与跟骨后关节突的连线，以及跟骨前关节突与跟骨后关节突连线所形成的夹角。正常情况下，该角为20°～40°。如果该角<20°，则应怀疑隐匿性压缩性跟骨骨折。

在足正位片上，前3块跖骨应与3块楔骨对线，第4、5跖骨应与骰骨对线，中间楔骨的内侧部分应和第2跖骨的内侧面对线。这些对线的任何异常提示 Lisfranc 骨折-脱位，以及应加做应力（负重）位片。如果存在第1、2跖骨基底部骨移位超过1 mm，则考虑 Lisfranc 损伤。

操作步骤

• 关节脱位及移位的骨折应在急诊复位以恢复对线及功能。常需要镇静以松弛大肌群使得易于操作骨和关节。难以复位获得良好对线的骨折或脱位可能需要手术修复。

• 有两种常用的手法复位髋关节：Allis 法和 Bigelow 法。在 Allis 法中，助手向下按压髂前上棘，同时操作者使髋膝关节放松，屈曲至90°。用双手抓住膝关节同时提拉并内外旋转股骨直至关节弹响复位。在 Bigelow 法中，患者也置于平卧位，患侧髋、膝屈曲至90°，用一侧屈曲的肘部固定膝关节，对侧手抓住脚，用屈曲的肘部对股骨进行牵引，外旋并伸直髋关节，指导股骨头复位。

• 复位膝关节，予以轻柔地纵向牵引小腿，同时助手对于大腿予以对抗牵引。髌骨脱位通过屈曲髋关节、过伸膝关节、将髌骨滑回原位进行治疗。

• 关节穿刺术对于膝关节大量渗出的患者可能有治疗的益处，尽管对于其有效性并无好的证据，且可能发生再次渗出。从诊断角度讲，出现血液及闪亮的脂肪滴可以确诊关节积脂血症，是关节内骨折的征象。

• 踝关节脱位可通过用双手抓握后跟及脚向下牵引并向损伤机制相反方向旋转而复位。

医疗决策

对任何肢体损伤而言，应立即确定神经血管状态是否完好（图90-7）。如前所述，膝关节脱位或严重移位的胫骨骨折可能引起腘动脉损伤，所以存在这些损伤的患者应予以检测踝肱指数

±CT 血管造影评估。膝关节周围侧支循环差，因此胭动脉循环必须在 8 小时内恢复以避免截肢。

　　筋膜室综合征由于在创伤后可能出现，因此也不应遗漏。紧张、严重肿胀的肢体应测量其筋膜室压力，同时检测血清肌酐、肌酸激酶及肌红蛋白水平。对于扭伤、非手术治疗的骨折或已复位的脱位予以夹板固定的患者，应在离院时指导其如有任何筋膜室综合征的症状或体征时返院。

治疗

　　应对所有筋膜室综合征及开放性骨折行急诊骨科会诊。开放性骨折患者应在急诊予以充分的冲洗，并给予广谱抗生素。对于韧带半月板损伤、肌腱断裂以及大多数无移位的骨折，应对关节或受伤区域予以夹板制动。应予以患者拐杖以助行走。予以骨折患者麻醉镇痛、软组织损伤患者非甾体抗炎药以行疼痛控制数天。肿胀通过休息、冰敷、压迫及抬高患肢（RICE）可以减轻。

▶ 髋关节及股骨骨折

　　股骨头、股骨颈、粗隆间以及股骨干骨折需住院行手术复位内固定术（operative reduction and internal fixation，ORIF）。Hare 牵引夹板可临时用于在转运时（如院前）对于股骨干骨折的制动，但不应当用于股骨颈骨折，因为可能影响股骨头血流而引起缺血性坏死。

▶ 膝关节脱位

　　如果存在胭动脉损伤，建议在 8 小时内进行手术修复。当完成复位并除外血管损伤后，制动并转诊给外科是合适的。

▶ 髌骨骨折及脱位

　　通过镇痛、膝关节制动以及可忍受的拄拐负重进行治疗。骨科手术指征是有移位的水平髌骨骨折。

▶ 髌腱及股四头肌腱断裂

　　通过镇痛、膝关节制动以及可忍受的拄拐负重进行治疗。应转骨科行手术修复。

▶ 胫骨平台骨折

　　胫骨平台骨折可以行后方长腿夹板制动，并在 24～48 小时内转骨科评估。这些患者应以无负重拄拐。

▶ 韧带和半月板损伤

　　通过镇痛、膝关节制动以及可忍受的拄拐负重进行治疗。在制动 2～3 天以后，患者应进行日常活动范围锻炼（即膝关节屈曲及伸直 10°～20°，每天 3～4 次）以避免挛缩并保持活动度。建议转骨科可能行手术修复。

▶ 胫骨骨折

　　由于胫骨是下肢承重骨，许多胫骨骨折需收入院行手术修复。这些患者存在发生筋膜室综合征的高风险。

▶ 踝关节扭伤

　　一度踝关节扭伤应使用踝关节支具制动 1～2 天，之后尽早活动及力量锻炼。二度、三度韧带损伤应在踝关节中立位使用短腿夹板进行固定。

▶ 跟腱断裂

　　使用短腿后夹板支撑踝关节，并转诊到骨科进行手术修复，对于年轻患者或大量活动患者更为适宜。踝关节制动在略微跖屈位。

▶ 踝关节骨折及脱位

　　对于踝关节脱位及不稳定踝关节骨折，手术修复是更适宜的治疗方法。双踝骨折及三踝骨折都是不稳定的踝关节骨折，需要常在急诊室进行复位，并转诊行手术修复。单纯远端外踝骨折被认为是稳定损伤，可使用短腿后夹板制动，并转诊至骨科以行后续治疗。

▶ 足骨折

　　无移位的舟骨和骰骨骨折需使用短腿夹板。跟骨骨折需要用大体积加压包扎及后方夹板。患者需保持非负重 6～8 周。距骨骨折应使用后腿夹板制动行非手术治疗，除非合并 Lisfranc 脱位，其移位超过 3～4 mm，或成角＞10°，这些需行手术治疗。由于血供较差，Jones 骨折需行后腿夹板固定及非负重以充分恢复。最后，趾骨骨折将邻趾与伤趾用胶带固定，并穿硬底鞋。

处置

▶ 住院

　　对于存在血流动力学不稳定（由于急性失血）

以及开放性骨折、合并多器官创伤的骨折或需早期手术复位内固定(ORIF,例如髋关节骨折)的患者,需收住院。

▶ **出院**

大多数无移位骨折、韧带损伤或半月板撕裂的患者可使用夹板固定,并转诊至骨科行进一步治疗(即管型石膏固定或手术修复)后离院回家。如需要非负重状态,患者必须可以使用拐杖行走或有日常起居活动的家庭援助。

▼ 推荐阅读

［1］ Newton EJ, Love J. Emergency department management of selected orthopedic injuries. *Emerg Med Clin North Am.* 2007;25: 763 - 793.

［2］ Perron AD, Brady WJ. Evaluation and management of the highrisk orthopedic emergency. *Emerg Med Clin North Am.* 2003;21: 159 - 204.

［3］ Menkes JS. Initial evaluation and management of orthopedic injuries. In: Tintinalli JE, Stapczynski JS, Ma OJ, Cline DM, Cydulka RK, Meckler GD. *Tintinalli's Emergency Medicine: A Comprehensive Study Guide.* 7th ed. New York: McGraw-Hill, 2011, pp. 1783 - 1796.

腰痛
Low Back Pain
92

Paul E. Casey，MD

要点

- 通过将腰痛分为以下3类进行腰痛的诊断：①非特异性腰痛。②神经根病变相关的腰痛。③存在严重病因导致的腰痛。
- 筛查与严重背部病变相关的危险因素并识别神经

系统功能缺损表现是极其重要的。
- 对于某些存在明显危险因素和(或)神经系统功能缺损的患者适宜行影像学检查。

引言

急性腰痛可由多种情况引起，范围从良性的(如肌肉拉伤)到灾难性的(如恶性病变或脓肿压迫脊髓)。对于急诊科医师来说，极为重要的是建立一个系统的途径，使得医师能够将存在危及神经功能情况的小部分患者从良性及自限性病因的患者中区分出来并予以治疗。本专题主要集中在评估及治疗急性(＜4周)腰痛。

在美国，60％～70％的成年人将在其一生中经历腰痛，并且，尽管只有25％～30％的患者寻求医学治疗，但腰痛在美国是急诊就医极常见的原因。腰痛的经济影响是巨大的，据估计，1998年在美国直接医疗费用达263亿美元。

非特异性腰痛的病理生理学常是不确定的，因为疼痛可能源自多个部位，包括脊柱、周围肌肉、肌腱、韧带以及筋膜。这些结构的损伤机制多种多样，有拉伸、撕裂，或由于抬举重物或脊柱扭转导致的挫伤。相比之下，神经根病变相关腰痛的病理生理学更为清晰明确。髓核突破纤维环疝出压迫脊髓神经根周围的硬脊膜，导致神经根痛。

临床表现

病史和体格检查是评估腰痛的基础。为了形成合理的诊断路径，尝试将腰痛分类至3类中的1类。

(1) 非特异性腰痛：疼痛但无症状或体征提示存在重要的情况。

(2) 神经根性腰痛：疼痛伴随神经根功能障碍，与特定神经根分布区的疼痛、感觉异常、力弱，或深部腱反射异常相关。

(3) 存在严重病因：疼痛伴随神经系统功能缺损或存在需要立刻评估的情况(如肿瘤、感染、骨折、马尾综合征)。

▶ 病史

病史应注意疼痛部位(包括疼痛放散)、频率和症状持续时间，以及加重及缓解因素，还有腰痛之前的经历和治疗。疼痛向腿部放射，常常过膝，提示神经根性。疼痛源于椎间盘突出则在活动、坐位或Valsalva动作(如咳嗽)时加重。疼痛在夜间或休息时加重提示恶性病变或脊柱感染。恶性病变或免疫力低下的既往史是确定的。询问最近的体重减轻或发热。患者应被询问严重或进展性的神经系统功能缺损，包括运动缺损、大便失禁，以及膀胱功能降低。双腿疼痛及小肠/膀胱功能低下，提示马尾综合征。其他造成腰痛的严重疾病的警示征象列于表92-1。

表92-1 腰痛中重要病理状态的危险因素

恶性病变的危险因素
• 之前有恶性病史
• 年龄＞50岁
• 无法解释的体重减轻
• 4周后仍无改善
椎骨感染的危险因素
• 发热
• 静脉药物应用
• 近期感染
脊椎压缩骨折
• 老年
• 骨质疏松病史
• 应用糖皮质激素

▶ 体格检查

肌肉骨骼查体应包括背部棘突叩诊。叩诊疼痛提示脊柱感染、脊椎恶性病变，或压缩骨折。脊柱周围肌肉压痛或痉挛常提示肌肉拉伤，但也可能出现在继发情况（如硬膜外脓肿）。因此，在出现其他症状和体征提示严重腰痛的病因时，不要仅仅因为疼痛由按压脊柱旁肌肉引起而忽略。

患者还应进行完整的神经系统评估。提示脊髓压迫的神经系统功能缺损包括肢体痉挛、双侧力弱、Babinski征阳性、多个皮区及双侧反射异常。与马尾综合征一致的表现有大腿内侧和会阴轻触觉及针刺觉减弱（鞍区麻木），直肠张力减低，尿潴留伴排空后残余尿超过100 ml。马尾综合征病例中75%可见鞍区麻木，而90%出现排空后残余尿增加。

当怀疑神经根病变时，行直腿抬高试验及反向直腿抬高试验。直腿抬高试验阳性（腿抬高30°～70°时引出患者神经根症状）有相对高的敏感性（91%），单对于诊断椎间盘突出特异性低（26%）。反向直腿抬高试验特异性高（88%）而敏感性较低（26%）。通过检查膝关节力量（L_4神经

根）、趾/足背屈（L_5神经根）、足跖屈（S_1神经根）来评估神经根功能支配的运动力量。神经根病变的感觉缺失包括第1、2趾感觉减弱（L_5神经根）、足外侧感觉减弱（S_1神经根）。

最后，评估脉搏并按压腹部以发现可能有血管因素引起的疼痛，包括主动脉瘤。

诊断方法

▶ 实验室检查

在腰痛的评估中，实验室检查常常作用有限。对于育龄女性行尿妊娠试验以除外异位妊娠及指导关于影像学的进一步决定。尿常规有助于评估可能引起腰痛的肾结石或肾盂肾炎。虽然血沉和C反应蛋白在某些腰痛患者中可能升高（如硬膜外脓肿、恶性病变），但这些检查是非特异的，不应作为常规检查。

▶ 影像学检查

非特异性腰痛且无前述高危因素的患者，无须行常规放射学评估。当出现严重或进展性神经系统功能缺损，或根据病史及查体怀疑存在严重的情况时，推荐行MRI或CT的即时评估。如果可以的话，MRI比CT更优先选择，因为其能对软组织、椎体骨髓以及椎管有更好的显示。

对于怀疑椎体压缩骨折的患者（如骨质疏松、长期皮质激素应用），建议平片检查（图92-1）。如果出现明显的椎体高度降低或存在任何神经

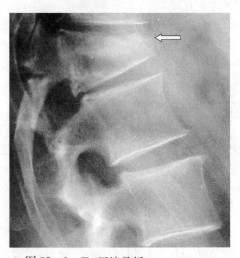

▲ 图92-1 T_{12}压缩骨折。

系统症状,则应考虑行 CT 检查。存在恶性疾病的患者出现急性腰痛而无神经系统功能缺损时,应行急诊 MRI(24 小时内)。对于神经根病变相关的腰痛患者,MRI(首选)或 CT 仅在患者拟行手术或行硬膜外激素注射时推荐,因为椎间盘突出合并神经根病变的自然病程在 4 周内改善。

医疗决策

病史及查体是压痛评估的基础。探查提示存在严重情况的危险因素(如由马尾综合征导致的尿潴留)或在查体时识别神经系统功能缺损,应立即行进一步影像学检查。如果无危险因素、无神经系统功能缺损、无提示可能存在严重诱因的症状,则腰痛原因最可能是良性的,安慰患者并行对症治疗,建议门诊随访(图 92 - 2)。

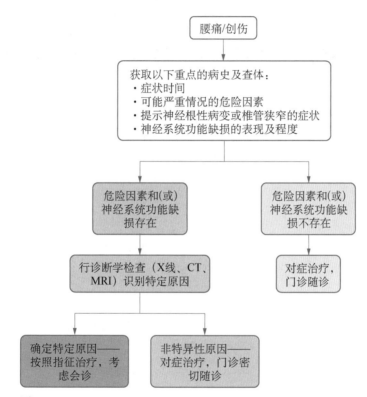

▲ **图 92 - 2**　腰痛诊断流程图。CT,计算机断层扫描;MRI,磁共振检查。

治疗

腰痛的治疗根据所辨别的病因有所区别。对于非特异性腰痛的患者,对症治疗应包括建议保持活动及需要时保暖。对乙酰氨基酚及非甾体抗炎药(NSAID)已显示短期有益。患者必须承受 NSAID 可能的镇痛效益及已知的应用风险。阿片类镇痛药或曲马多对于严重、虚弱而对乙酰氨基酚或 NSAID 无法控制的疼痛患者是一个选择,但是,应慎重开立并限期使用,以避免药物相互作用的风险以及滥用风险。肌松药已由食品药品监督管理局批准使用于肌肉骨骼情况或肌肉痉挛的治疗,也是短期使用治疗急性腰痛的另一个选择。

当明确腰痛为特定病因所致,根据存在的病变不同治疗方法各异。对于神经根病变引起的腰痛(无局灶性神经系统功能缺损)可对症治疗,因为大多数患者非手术治疗可恢复。诊断为椎体骨髓炎的患者需行静脉抗生素治疗,而硬膜外脓肿需由神经外科评估是否需引流及胃肠外抗生素治疗。对于存在马尾综合征的患者,应立即请神经外科会诊。对于椎体恶性病变并出现新发神经系统功能缺损的患者,行急诊影像学检查排查肿瘤,并建议解除脊髓压迫。对于急性脊髓压迫使用糖皮质激素(地塞米松 10 mg 静脉注射)也应在神经外科会诊时考虑。

处置

▶住院

对于患者的处置基本取决于腰痛病因及症状的疼痛控制。存在严重病因(如马尾综合征、硬膜外脓肿)的腰痛患者,应收入院请神经外科会诊。当非特异性腰痛患者(有或无神经根病变)在急诊无法取得疼痛控制时,也应考虑入院观察。

▶出院

疼痛得到适当控制的非特异性腰痛或神经根性背痛患者,可出院并门诊随诊。所有患者应接受关于自我照顾和腰痛治疗以及返回急诊指征(如出现神经系统功能缺损、泌尿或肠道功能改变)的患者教育。

推荐阅读

[1] Chou R, Huffman LH. Medications for acute and chronic lower back pain: a review of evidence for an American Pain Society/American College of Physicians clinical practice guideline. *Ann Intern Med*. 2007;147: 505 - 514.

[2] Chou R, Qaseem A, Snow V, et al. Diagnosis and treatment of low back pain: a joint clinical practice guideline from the American College of Physicians and the American Pain Society. *Ann Intern Med*. 2007;147: 478 - 491.

[3] Frohna WJ, Della-Giustina D. Neck and back pain. In: Tintinalli JE, Stapczynski JS, Ma OJ, Cline DM, Cydulka RK, Meckler GD. *Tintinalli's Emergency Medicine: A Comprehensive Study Guide*. 7th ed. New York: McGraw-Hill, 2011, pp. 1885 - 1893.

筋膜室综合征
Compartment Syndromes

Marc Doucette，MD

要点
- 筋膜室综合征发生于闭合空间内组织压力升高的情况，会影响神经及肌肉血液灌注。
- 最常累及小腿和前臂筋膜室，但筋膜室综合征也可发生于上臂、大腿、手、足、臀部或腹膜腔。
- 筋膜室综合征常与长骨骨折、挤压伤、环周烧伤或敷料包扎过紧有关。
- 急性筋膜室综合征是外科急症，通过筋膜切开以解除压力、恢复血供来进行治疗。

引言

急性筋膜室综合征是外科急症。如果未察觉而未治疗，会导致组织缺血、坏死及长期功能损害。Volkmann 缺血挛缩是肢体肌肉、神经缺血性损伤的最终结果。筋膜室综合征常见于创伤所致，包括四肢长骨骨折、挤压伤以及环周烧伤。男性及年轻人较女性及老年人更易发生。

筋膜室综合征的病理生理学变化涉及肌肉筋膜室内压力升高，筋膜室由伸展能力有限的筋膜结构闭合包围形成。环周烧伤或过紧的包扎，或两种原因共同作用，压迫筋膜室，导致出现水肿或出血，进而引起压力升高。压力升高导致筋膜室内静脉流出减少，引起动静脉压力梯度降低，最终使细胞缺血及组织坏死。

基本的症状和体征包括受累区域严重的疼痛、受累筋膜室内肌肉被动牵拉时疼痛、力量减弱，以及麻木。虽然有可购买到的设备用于测量筋膜室压力，但常常仅通过临床即可诊断。早期识别及骨科会诊对于预防组织坏死和不良结局是必要的。

临床表现

病史

筋膜室综合征最常见于创伤或长骨骨折的情况。明显的钝性创伤或挤压伤能造成筋膜室综合征，甚至无骨折。症状往往在伤后数小时内出现，但也可能在伤后长达 48 小时出现。

过去，筋膜室综合征的症状可描述为"5P"：疼痛(pain)，苍白(pallor)，感觉异常(paresthesias)，无脉(pulselessness)，和变温(poikilothermia)。但是，所有这些不是常见表现，并且很多是预示不可逆损伤的晚期表现。患者的基本主诉常常是受累肢体的严重疼痛，阿片类镇痛药常常无法控制。被动牵拉受累筋膜室内的肌肉时疼痛加剧。神经缺血会引起烧灼样疼痛或感觉迟钝。

体格检查

筋膜室综合征的检查需要临床高度怀疑并细心检查。受累筋膜室肿胀并紧张。触诊时压痛剧烈。如果检查者被动牵拉受累筋膜室内的肌肉时疼痛加剧。可能出现感觉缺失，但活动减弱常为较晚的表现。无脉是罕见及晚期表现，因为动脉血压常常超过组织压力。因此，肢体常保持温暖及正常的皮色、脉搏及毛细血管再灌注。对于需要警惕的患者，无疼痛、感觉异常，以及被动牵拉时无疼痛，可除外筋膜室综合征的诊断。

诊断方法

▶ 实验室检查

实验室检查对于诊断筋膜室综合征没有帮助。对于广泛的肌肉损伤，肌酸磷酸激酶或肌红蛋白可能升高。

▶ 影像学检查

虽然诊断性影像学检查常规用于评估受创肢体的骨折情况，但诊断筋膜室综合征无须影像学检查。明显的或粉碎性的长骨骨折应增加对于出现筋膜室综合征的担心。

操作步骤

• 当怀疑筋膜室综合征的临床诊断时，如患者精神改变而查体不可靠，应测量筋膜室压力。使用可购买到的手持压力计如 Stryker 设备（图 93-1）客观测量压力。这类仪器含有 1 根连接到压力检测器的针。针从张力最大点或骨折部位附近插入肌肉筋膜室。筋膜室内注入少量生理盐水，压力计读出注射时组织产生的阻力。应在受累筋膜室内至少 2 个部位测压，并可测量正常筋

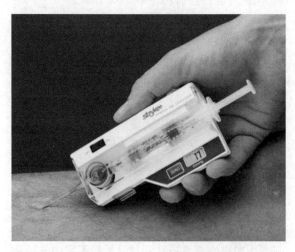

▲ 图 93-1　Stryker STIC 设备（引自 Hutson AM, Rovinsky D. Chapter 63. Compartment pressure measurement. In: Reichman EF, Simon RR, eds. *Emergency Medicine Procedures*. New York: McGraw-Hill, 2004）。

膜室压力以进行对比。

• 肌肉筋膜室正常压力<10 mmHg。压力升至 20 mmHg 通常可良好耐受。压力在 20～30 mmHg 持续数小时可能引起损伤。压力>30 mmHg 通常认为是急诊筋膜切开的指征。最近更多的研究提示一个更重要的数值，是患者收缩压和组织压之间的差别，或"delta 压力"。这些研究提示 delta 压力>30 mmHg 为筋膜切开指征，而当患者 delta 压力<30 mmHg 时，未行筋膜切开而造成组织损伤的可能性较小。

医疗决策

在高度怀疑筋膜室综合征时，有可能只需要病史和体格检查。筋膜室压力测量可作为诊断的工具。漏诊及未行正确处理会导致组织损伤及长期功能缺失（图 93-2）。

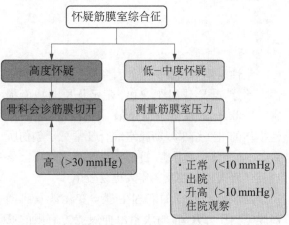

▲ 图 93-2　筋膜室综合征诊断流程图。

治疗

对急性筋膜室综合征确定的治疗手段是急诊筋膜切开术。为尽量减小组织损伤，筋膜切开应在症状出现<8 小时，最好<6 小时内进行。急诊处理包括一旦诊断确定，立即早期骨科会诊。患者应补充水分，并避免低血压。患肢应保持心脏水平而不抬高。患者抬高于心脏水平以上会降低动脉压力而减少灌注。常需要基础止痛。

筋膜切开术应由骨科医师或普外科医师在手术室中进行。皮肤及筋膜行长切口，使筋膜室

内容物肿胀而无压力上升。切口通常在数天肿胀消退后闭合。有时需要行皮肤移植。

处置

▶住院

急性筋膜室综合征的患者需收住院行急诊手术干预。临床高度担心发生筋膜室综合征的患者应在急诊请骨科会诊,并考虑收入院观察。

▶出院

长骨骨折或钝性肢体损伤的患者离院时应教育其筋膜室综合征的症状,并指导其出现肿胀加重、麻木或药物镇痛无效的疼痛时返回医院。

▼推荐阅读

[1] Gourgioutis S, Villas C, Germanos S, et al. Acute limb compartment syndrome: a review. *J Surg Educ*. 2007; 64: 178.
[2] Haller PR. Compartment syndrome. In: Tintinalli JE, Stapczynski JS, Ma OJ, Clince DM, Cydulka RK, Meckler GD. *Tintinalli's Emergency Medicine: A Comprehensive Study Guide*. 7th ed. New York: McGraw-Hill, 2011, pp. 1880 - 1884.
[3] Reichman EF, Simon RR. Compartment pressure measurement. In: *Emergency Medicine Procedures*. New York: McGraw-Hill, 2004.

94 化脓性关节炎
Septic Arthritis

Kim L. Askew, MD

要点

- 化脓性关节炎如不及时治疗会导致严重损害。
- 由于病史及查体存在局限性,所以对于任何怀疑化脓性关节炎的患者均应行关节穿刺术。
- 综合患者表现、危险因素以及关节液检查,确定适当的治疗决策。

引言

当面对患者无创伤性的畸形关节疼痛时,急诊医师最大的担心及诊断困境是化脓性关节炎。细菌侵袭及相关免疫反应可能导致迅速的关节破坏和不可逆的功能丧失。然而,尽管病情严重,但对患者陈述的误解和对可能出现的脓毒性关节炎的患者的错误评估仍然存在于卫生保健的各个方面。

化脓性关节炎每年影响(2~10)/100 000人,在急诊中经常会遇到。一旦感染,关节软骨迅速损伤,高达30%的患者经历残留损害,高达10%的患者由于化脓性关节炎而死亡。化脓性关节炎常侵袭幼儿和55岁以上的成人;但是,所有年龄组均可受累。化脓性关节炎微生物学科分为2组:非淋球菌性和淋球菌性。非淋球菌性病原体包括金黄色葡萄球菌(50%)、肺炎链球菌、化脓性链球菌(25%),以及革兰阴性(20%)。血行播散比局部蜂窝织炎或锐器伤导致的邻近播散更常见。尽管淋球菌性关节炎的发生率在过去20年间已经下降,但仍是性活动活跃人员化脓性关节炎的首要原因,占所有化脓性关节炎中的5%。

临床表现

▶ 病史

(1)非淋球菌性化脓性关节炎:患者常经过数小时到数天出现症状。超过半数的化脓性关节炎患者表现的症状包括关节疼痛、关节肿胀及发热。出汗及僵硬少见。患者常固定关节且拒绝任何主动或被动活动。如果患者曾经有类似的经历,化脓性关节炎的可能性降低,而其他形式的关节炎可能性增加。虽然通常是单关节并且侵袭膝关节的可能性大,但10%的患者中出现多关节受累。化脓性关节炎的危险因素包括免疫抑制(如糖尿病)、应用注射药物、老年、人工关节及既往关节损伤(如类风湿关节炎)。

(2)淋球菌性化脓性关节炎:淋球菌性化脓性关节炎通常有轻微不同的表现。前驱期游走性关节炎及腱鞘炎在单个或多个关节受累前是最主要的特征。患者可能描述淋病的特点,如阴道分泌物、盆腔疼痛、阴茎分泌物,或手上的脓疱。

▶ 体格检查

尽管患者可能表现中毒,但大多数患者无生命体征异常,包括发热。查体的目的是尝试将关节感染与周围结构(滑囊、肌腱、皮肤)的炎症或感染进行区分。化脓性关节炎常有弥漫性肿胀、发红以及发热。疼痛严重限制主动及被动活动。相对比来说,周围结构的炎症或感染中疼痛在主动活动时更为严重。

淋球菌性关节炎可能有更多细微的征象。其常侵及腕、膝,和(或)踝关节,并合并有腱鞘炎、皮疹和游走性关节炎。免疫受损的患者及有人工关节的患者也有更多细微的查体表现。这些患者中,受累关节常较少出现免疫反应。因此,经典的红、肿、热、痛的关节常无法预测化脓性关节炎。

诊断方法

▶ 实验室检查

没有任何一种实验室检查可以确定或除外化脓性关节炎。通常,对于关节疼痛患者进行评估的化验包括全血细胞计数、血沉及 C 反应蛋白。但是,这些化验缺乏敏感性和特异性,不应用于决定是否需行关节穿刺。

▶ 关节液分析

关节液白细胞(WBC)计数已显示出在敏感性和特异性上有较大的变化。虽然没有特定的数值作为阈值,但计数 $>50\times10^9$/L 应考虑感染直至明确除外。化脓性关节炎的可能性在计数 $<25\times10^9$/L 时降低(表 94-1)。虽然如此,10% 的化脓性关节炎患者关节液白细胞计数 $<10\times10^9$/L。免疫受损的患者以及有人工关节的患者常见更低的白细胞计数。对于人工关节,关节液白细胞计数 $>1.1\times10^9$/L 考虑感染性病因。虽然白细胞计数可能有帮助,但白细胞分类并无帮助。有人指出关节液多核细胞计数 $>90\%$ 为排除标准,但是,在一些研究中其敏感度为 $60\%\sim70\%$。

表 94-1　基于不同情况的关节液表现

	正常	炎性	化脓性
关节液白细胞	$<25\ 000$		如为假体,$>1.1\times10^9$/L $>25\times10^9$/L;LR 3.2 $>50\times10^9$/L;LR 4.7 $>100\times10^9$/L;LR 13.2
关节液乳酸	<5.6 mmol/L	<5.6 mmol/L	>5.6 mmol/L
关节液 LDH	<250 U/L	<250 U/L	>250 U/L
培养	阴性	阴性	$>50\%$阳性

注:LDH,乳酸脱氢酶;LR,似然比。引自 Genes N, Chisolm-Straker M. Monoarticular arthritis update: current evidence for diagnosis and treatment in the emergency department. *Emerg Med Pract*. 2012 May;14(5):1-19。

关节液乳酸及乳酸脱氢酶(LDH)已被证实,如果其水平分别 >5.6 mmol/L 及 >250 U/L,可提示化脓性关节炎。应常规行革兰染色及培养。但是,阴性结果可在化脓性关节炎中出现,尤其是在淋病中。在非淋球菌性化脓性关节炎中,$60\%\sim80\%$ 的病例革兰染色为阳性结果。关节液晶体提示晶体性关节炎;但是,化脓性关节炎可能出现在痛风患者或假性痛风患者中。

▶ 影像学检查

放射学检查对于诊断化脓性关节炎存在局限性,常用来除外其他疾病进程。

操作步骤

▶ 关节穿刺术

一旦局部皮肤经聚烯吡酮磺或氯己定清洁后,行局部浸润麻醉,用 18 规格(大关节)或 20~

25 规格针头（较小的关节）穿刺并抽吸关节腔。成功进行关节穿刺的基本原则包括在伸肌表面插入针头、关节屈曲约 20°以及轻轻牵拉关节。人工关节在穿刺前需骨科会诊。髋关节穿刺有较高的并发症可能，可用超声或荧光镜引导协助。表层蜂窝织炎及凝血病是行关节穿刺的相对禁忌。

医疗决策

表 91-2 包括对存在关节疼痛表现患者的鉴别诊断。如果临床医师怀疑化脓性关节炎，则应行关节穿刺术并送检关节液白细胞计数、LDH、乳酸、晶体、革兰染色以及培养。基于这些检查结果，确定适当的处置（图 94-1）。

治疗

急诊医师必须将临床表现及关节液结果联合起来确定患者是否应按照化脓性关节炎进行治疗。治疗包括静脉使用抗生素及予以充分的镇痛。目前无对于抗生素使用的随机对照试验；因此，抗生素的选择基于所怀疑的病原。如果怀疑葡萄球菌，则应使用万古霉素，尤其在耐甲氧西林的金黄色葡萄球菌流行率增高的情况下。其他治疗建议使用头孢曲松，尤其在假定为淋球菌性关节炎时。也应请骨科医师会诊以考虑是否在手术室行切开冲洗。

表 94-2　急性关节疼痛及肿胀的鉴别诊断

关节数量	鉴别诊断
单关节	化脓性关节炎 晶体性关节炎（痛风，假性痛风） 骨关节炎 Lyme 病 缺血性坏死 肿瘤
多关节	Lyme 病 反应性关节炎 淋球菌性化脓性关节炎 风湿热 类风湿关节炎 系统性红斑狼疮 骨关节炎 强直性脊柱炎

注：引自 Burton JH. Chap. 281. Acute disorders of the joints and bursae. In: Tintinalli JE, Stapczynski JS, Ma OJ, Cline DM, Cydulka RK, Meckler GD. *Tintinalli's Emergency Medicine: A Comprehensive Study Guide*. 7th ed. New York: McGraw-Hill, 2011。

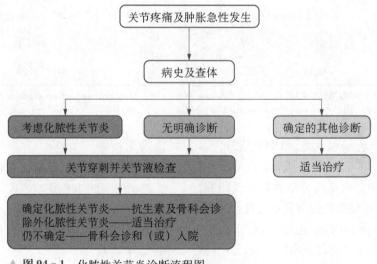

▲ 图 94-1　化脓性关节炎诊断流程图。

处置

▶住院

　　基于表现及实验室检查,假定为化脓性关节炎的患者,应收入院行静脉抗生素治疗及可能性切开冲洗。对于未明确原因并持续疼痛的患者,考虑可能入院或骨科会诊以做培养和监测症状变化。

▶出院

　　不考虑化脓性关节炎的患者可予以疼痛控制,并根据关节疼痛怀疑的病因,由骨科医师、风湿科医师,或其保健医师进行随访。

▼推荐阅读

[1] Burton JH. Acute disorders of the joints and bursae. In: Tintinalli JE, Stapczynski JS, Ma OJ, Cline DM, Cydulka RK, Meckler GD. *Tintinalli's Emergency Medicine: A Comprehensive Study Guide*. 7th ed. New York: McGraw-Hill, 2011, pp. 1926 - 1933.

[2] Carpenter CR, Schuur JD, Everett WW, Pines JM. Evidence based diagnostics: adult septic arthritis. *Acad Emerg Med*. 2011;18: 782 - 796.

[3] Coakley G, et al. BSR & BHPR, BOA, RCPG and BSAC guidelines for the management of the hot swollen joint in adults. *Rheumatology*. 2006;45: 1039 - 1041.

[4] Genes N, Chisolm-Straker M. Monoarticular arthritis update: current evidence for diagnosis and treatment in the emergency department. *Emerg Med Pract*. 2012;14: 1 - 19.

95 夹板疗法
Splinting

Scott C. Sherman，MD

要点

- 用夹板固定骨折有助于骨愈合、缓解疼痛及固定骨块。
- 对于急性损伤，夹板优于环周石膏固定，因为其限制了出现医源性筋膜室综合征的可能性。
- 固定的位置对于促进适当的愈合以及限制继发的

关节强直很重要。
- 在有强烈的临床担忧但影像学正常的情况下，始终降低予以夹板治疗的门槛，因为一些骨折可能在初始影像学检查上是隐匿的。

适应证

骨折固定对于确保适当愈合、缓解疼痛以及稳定骨块极为重要。急诊中大多数急性损伤使用夹板（代替石膏）以防引起组织压力明显增高继而出现肿胀。值得注意的是，不是所有的骨折都需要夹板，在某些情况下，延迟的固定可能引起挛缩形成和长期的功能丧失。在大多数病例中，固定前肢端置于功能位（表 95 - 1）。在夹板固定时应包括骨折远端及近端的关节，以确保损伤适当稳定。

夹板适用于大部分肢体骨折及某些软组织损伤，如复位的关节脱位（表 95 - 2）。当存在骨折的临床证据而平片可疑或阴性时，也应行夹板固定。对于一些病例，初始影像学未见骨折者在数天或数周后再次行影像学检查时出现可见骨折。

表 95 - 1 大多数损伤后固定关节的适当位置

手	远端指间关节和近端指间关节屈曲 5°～10° 掌指关节屈曲 60°～90°
腕	伸直 20°～30°
肘	屈曲 90°
肩	内收内旋
膝	屈曲 20°～30°
踝	中立位（90°）

表 95 - 2 急诊常见骨折建议固定方法

损伤	固定方法
指骨	手指夹板或拇指夹板
掌骨	沟型夹板或背侧"挖蛤者"夹板
舟骨（确诊或疑诊）	拇指人字形夹板
远端桡骨骨折	糖钳夹板
肘关节骨折	长臂后夹板
肱骨干骨折	接合夹板
肱骨近端骨折	吊带
锁骨骨折	吊带
髌骨及胫骨平台骨折	长腿夹板或膝关节固定器
胫骨干骨折	长腿夹板
踝关节及足骨折	短腿夹板

夹板

（1）后腿夹板：该型夹板沿腿后部从足趾到膝下（短腿）或到大腿中部（长腿）（图 95 - 1）。膝关节骨折（如胫骨平台骨折）需行长腿夹板固定，而踝关节仅需短腿夹板固定。对于不稳定的踝关节骨折（如双踝骨折）加用 U 型夹板（"蹬形"）。其应从膝下沿小腿内侧，绕过足跟，沿小腿外侧到与内侧同样位置。

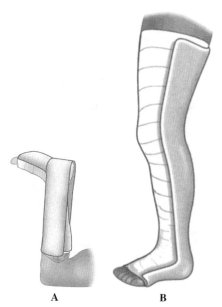

▲ **图 95 - 1** 下肢夹板。A. 后方短腿夹板加用 U 型夹板以增加额外支撑。B. 长腿夹板（引自 Simon RR，Sherman SC. Splints, casts, and other techniques. In：Simon RR，Sherman SC, eds. *Emergency Orthopedics*. 6th ed. New York：McGraw-Hill, 2011）。

（2）接合夹板：接合夹板是肱骨干骨折的首选夹板。该型夹板由肩关节以上沿上臂外侧向下，绕过肘关节，沿上臂内侧向上至腋窝（图 95 - 2A）。夹板的重量为骨折的肱骨提供轻柔的持续牵拉以助于适当的复位及愈合。

（3）糖钳夹板：该型夹板由于外形与夹起咖啡或茶糖块的糖钳相似而命名。肘关节屈曲 90°，由手背侧面掌指关节处，绕过肘关节，至手掌横纹（图 95 - 2B）。糖钳夹板用于桡骨远端骨折及尺骨、桡骨骨干骨折。

（4）后方长臂夹板：后方长臂夹板由掌纹处沿前臂尺侧至上臂中部，作用是固定腕关节及肘关节（图 95 - 2C）。用于前臂骨折及肘关节损伤。

（5）沟型夹板（尺骨和桡骨）：该型夹板置于手和前臂桡侧或尺侧，覆盖前臂 2/3（图 95 - 2D）。两种夹板都包括有手指（尺侧沟型夹板包括第 4、5 指，桡侧沟型夹板包括第 2、3 指）。对于桡侧沟型夹板，需为拇指剪出一个孔洞。这种夹板用于掌骨或第 2～5 指骨骨折。

（6）背侧"挖蛤者"夹板：该型夹板用于手和前臂背侧，覆盖手指全长（图 95 - 2E）。当使用该夹板时，手被窝成杯状，患者似乎可以"到沙滩上去挖蛤"。手保持在"持酒杯位"，注意保证掌指关节屈曲 60°～90°固定。此夹板用于多发手骨骨折而无法用沟型夹板适当固定的病例。

（7）拇指及拇指人字形夹板：拇指夹板由拇指背侧到前臂 2/3，用于固定拇指。该夹板用于拇指骨折及第一掌指关节的尺侧副韧带损伤（狩猎者拇指）。拇指人字形夹板类似但包括附加的从掌纹到前臂 2/3 的掌侧夹板。掌侧夹板进一步延伸过肘关节到上臂中段，将拇指、腕关节、肘关节进行固定。这种夹板用于固定舟骨骨折，能够防止前臂旋前和旋后（图 95 - 2F）。

（8）手指夹板：这种夹板可以迅速使用市面上可买到的可塑形带衬垫材料进行安放（图 95 - 2G）。手指夹板用于指骨骨折后保护手指。或者，动力型手指夹板可以用于近端指间关节韧带轻微扭伤。使用这种功能型夹板，是将伤指的近节和中节指骨与未受伤的邻指用胶带绑在一起（并指贴扎）。

禁忌证

并无夹板疗法的绝对禁忌证。在进行夹板治疗前，要确保所有裂伤或开放伤口得到适当处理。当再次评估该患者时，除去夹板以查看随后是否出现伤口感染。

器材

物品包括弹力织物、棉垫、玻璃纤维或石膏夹板材料、剪刀、温水，以及弹力绷带。

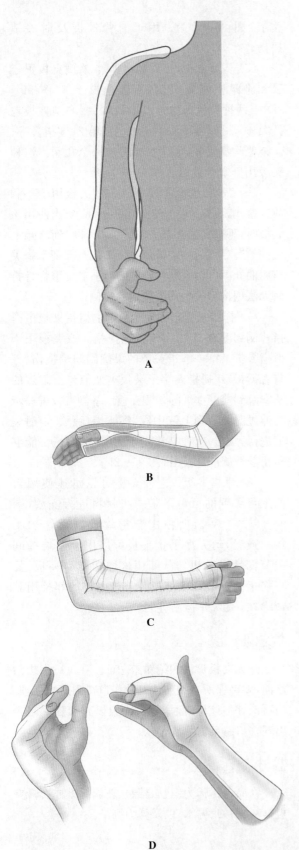

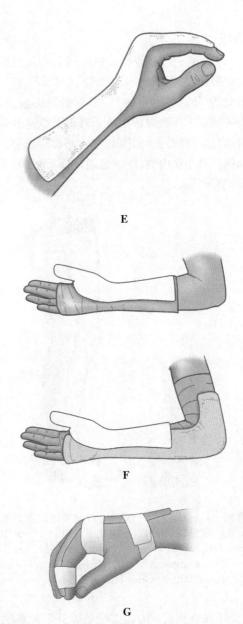

▲ **图 95 - 2**　伤指夹板。A. 接合夹板。B. 糖钳夹板。C. 后方长臂夹板。D. 沟型夹板。E. 背侧"挖蛤者"夹板。F. 拇指夹板和拇指人字形夹板。G. 手指夹板（引自 Simon RR, Sherman SC. Splints, casts, and other techniques. In: Simon RR, Sherman SC, eds. *Emergency Orthopedics*. 6th ed. New York: McGraw-Hill, 2011）。

操作步骤

• 将弹力织物覆盖在受伤肢体，超过夹板所要覆盖的近端和远端（可选）。使用患者未伤侧肢体测量所需材料的正确长度。将预制的玻璃纤维或约 10～15 片石膏裁剪到合适的长度。

▶玻璃纤维

• 大多数急诊科因其简易、快捷而使用玻璃纤维夹板材料。其预制为一层衬垫包裹在玻璃纤维上。在将玻璃纤维部分用温水稍微湿润后放置到患肢上。使用玻璃纤维夹板材料时重要的点包括：

（1）当使用玻璃纤维卷时，切开夹板材料后立即将未使用的保护层末端夹紧。这可以防止长时间暴露于空气中导致之后整卷变硬。

（2）某些预制的玻璃纤维夹板材料有衬垫侧和非衬垫侧。几乎将衬垫侧贴于皮肤。

（3）纵向牵拉衬垫以保证覆盖玻璃纤维断端，因为暴露的断端变硬后持续直接接触皮肤可能导致皮肤损伤（图 95 - 3）。

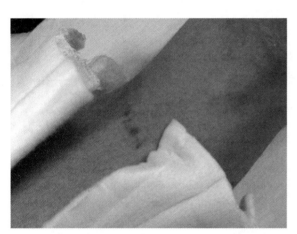

▲ 图 95 - 3 不当使用玻璃纤维夹板造成的皮肤损伤。衬垫应纵向牵拉以避免变硬干燥的石膏和皮肤接触。

▶石膏

• 使用石膏夹板时，先用数层棉垫环周包裹覆盖患肢。特别注意在骨性突起部位（如踝部）额外覆盖束层棉垫，因为该处过度的压力可能使皮肤坏死。最后，记得在受累指间夹上衬垫。

• 将预先量好的石膏在温水中短暂浸泡。用手将多余的水分绞出，并用一手握住石膏片、另一手拇指和示指轻轻挤出褶皱和（或）气泡以弄平石膏片。由于石膏中的硫酸钙与水反应产热，患者在设置夹板时可以注意到。将夹板置于适当的肢体上，并在石膏上另覆一层棉垫（可选），这可以防止最后一层夹板（弹力绷带）粘到干燥的石膏上。

• 用弹力绷带环周包裹肢体和夹板材料（玻璃纤维或石膏），注意在完成时确保夹板保持在理想的位置。避免包裹肢体过紧，以防止继发出现筋膜室综合征。指导患者不要活动肢体，直到夹板足够坚硬（5～10 分钟）。

并发症

环周绷带，尤其过紧时，可能引起医源性筋膜室综合征。指导患者肢体出现任何疼痛加剧、新发麻木或刺痛感时返回急诊。此外，石膏在其干燥时会产生大量的热量，在使用棉垫不够时可能导致热损伤。

▼推荐阅读

[1] Menkes JS. Initial evaluation and management of orthopedic injuries. In: Tintinalli JE, Stapczynski JS, Ma OJ, Cline DM, Cydulka RK, Meckler GD. *Tintinalli's Emergency Medicine*: *A Comprehensive Study Guide*. 7th ed. New York: McGraw-Hill, 2011, pp. 1783 - 1796.

[2] Simon RR, Sherman SC. General principles and appendix. In: Simon RR, Sherman SC. *Emergency Orthopedics*. 6th ed. New York: McGraw-Hill, 2011, pp. 1 - 31 and 563 - 579.

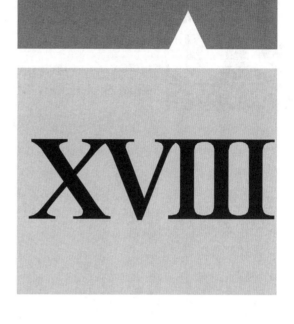

皮肤科急症

Dermatologic Emergencies

96 危及生命的皮肤病
Life-Threatening Dermatoses

Henry Z. Pitzele, MD
Chad S. Kessler, MD

要点
- 快速识别危及生命的皮疹和立刻给予治疗是救命措施。
- 如果病例无明显的病因,治疗最可能的严重病因,特别是脑膜炎球菌血症。

引言

皮肤病变可能是严重全身疾病的初发临床体征。早期识别和治疗这些疾病是非常重要的。危及生命的皮肤病可以被分为3种类型:红皮病(弥漫的红疹)、水疱性病变,以及出血性病变。

▶ 红皮病

金黄色葡萄球菌性烫伤样皮肤综合征(stapkylococcal scalded skin syndrome, SSSS)是一种产生外毒素的金黄色葡萄球菌感染引起的表皮皮肤脱落。SSSS 最常见于儿童和新生儿;98%的患儿<6岁。

中毒性休克综合征(toxic shock syndrome, TSS)引起弥漫性的红色斑疹伴有发热、低血压和至少3个器官的功能不全。原来的诊断见于使用卫生棉条的月经期妇女,但是也可见于有外伤和鼻腔填塞物的患者。发病率约是每10万人中有10~20例。TSS 最常由变异的金黄色葡萄球菌引起,其可产生外毒素 TSST-1,这种外毒素介导了临床变化。酿脓链球菌可能很少引起类似的综合征。

川崎病被认为是被感染或毒素触发的免疫性疾病,导致全身的血管炎。川崎病引起了每年将近3 000例患者住院,常常见于<9岁的患儿,发病高峰见于18~24个月的患儿。主要在晚冬和早春流行。大约有20%的患儿发展出心血管并发症,以及最常见的死因是继发于冠状动脉瘤的心肌梗死,在发热后2~8周可发生。

▶ 水疱性皮损

多形红斑(erythema multiforme, EM),如同名称所指,表现为很多同时发生的皮肤病变类型,包括斑疹、丘疹,以及大疱。EM 占门诊皮肤科就诊患者的1%,在春季和秋季常见。病因是由于药物、感染、结节病、胶原血管病,或恶性肿瘤诱发的超敏反应。约有50%的病例是特发的。

Stevens-Johnson 综合征(Stevens-Johnson syndrome, SJS)是一种 EM 更严重的类型,累及≥2处黏膜表面,例如眼睛、唇部、嘴、泌尿生殖道,或肛门。SJS 可能发展为中毒性表皮坏死松解症(toxic epidermal necrolysis, TEN),伴有大疱和表皮片状脱落。每年每100万人中最多有6例发病。病因和 EM 类似,但是药物更常与 SJS 有关。

TEN 是 EM 最严重的晚期病变,TEN 累及>30%的全身表皮区域。每年每100万人中大约有1人患病,成人最常受累。TEN 使整个表皮脱落,由于血容量不足和感染造成的死亡率在30%~40%。TEN 被认为由药物引起,如苯妥英、磺胺类药、青霉素,以及非甾体抗炎药。通常在治疗开始的 8 周内发病。

寻常性天疱疮（pemphigus vulgaris，PV）特点是松弛的大疱，从口部开始蔓延并累及皮肤。发病率一般是每 10 万人中约有 3 例。发病年龄高峰是 50～60 岁。病因是自身免疫性起疱反应，特点是自身抗体攻击细胞角化细胞表面；一些病例是由药物诱导的。大疱性类天疱疮（bullous pemphigoid，BP）是一个类似的自身免疫性起疱反应，但是一般只累及老年人。和 PV 不同，BP 的大疱是紧绷的而不是松弛的，以及一般不累及口部。

▶ 出血性病变

播散性淋球菌感染（disseminated gonococcal infection，DGI）的患者常常是年轻人，性活跃的女性，伴有发热、皮损、关节炎、关节痛，或迁移性腱鞘炎。约 1% 的患者生殖道淋球菌感染后出现 DGI。某些奈瑟淋球菌的亚型更容易导致弥漫性感染。

另外一种奈瑟菌属——脑膜炎奈瑟菌，可以引起脑膜炎球菌血症。皮肤的表现有全身脓毒症部分导致的出血反应。发病频率是每年每 10 万人中约有 2 例发病，尽管散发的病例常常伴有发病率升高。死亡率在 10%～50%，取决于全身感染的严重程度。

临床表现

▶ 红皮病

SSSS 一般从面部开始（口周部位），呈红色片状改变，皮温高，有压痛。红斑蔓延和变为松弛透明的大疱，之后呈大片状脱皮。常常不累及黏膜。Nikolsky 征阳性，可轻轻牵拉皮肤产生脱皮（图 96 - 1）。疾病的第 2 天开始脱皮，在 10～14 天开始愈合。

TSS 患者表现有发热、低血压和多系统器官功能不全。除了弥漫的红皮病，患者会有草莓样舌、结膜充血，以及面部、双手和双足水肿。皮疹在 72 小时内消退，之后 1～2 周有肢端脱皮。

川崎病的皮疹是红色的，形态上和猩红热很类似。川崎病的临床诊断包括发热超过 5 天，加上以下标准中的 4 或 5 条：结膜炎，累及口腔黏膜（草莓舌、唇皲裂），四肢的水肿/红疹，弥散性斑丘疹，以及颈部淋巴结肿大（常常＞1.5 cm 和单侧肿

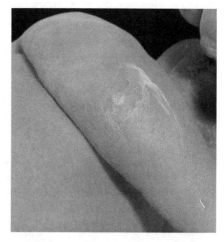

▲ 图 96 - 1   Nikolsky 征（引自 Suurmond D. Section 24. Bacterial infections involving the skin. In: Suurmond D, ed. *Fitzpatrick's Color Atlas & Synopsis of Clinical Dermatology*. 6th ed. New York: McGraw-Hill, 2009）。

大）。患者常常有关节痛和易激惹，可有外周血白细胞升高，以及急性期反应物和转氨酶升高。

▶ 水疱性病变

EM 的典型病变是"靶形"皮损，是红色斑块伴有中心部分颜色减淡，以及环形皮损中有亮红色的边缘像"公牛眼"（图 96 - 2）。皮损呈对称分布，常常在四肢、手掌和脚底出现，也会累及口腔黏膜。有烧灼感，以及不伴有瘙痒。

Stevens-Johnson 综合征的皮损和 EM 的相似，但是还有其他表现，有皮肤起疱的面积＜10%，并累及黏膜。常常有发热、乏力、肌痛和关节痛。皮损从手背和足背开始，并蔓延至中央。

中毒性表皮坏死松解症发病前有一些前驱症状，包括发热、乏力和肌痛。1～2 周后，皮肤会出现疼痛伴有发热的红色水疱，以及大面积的脱皮（＞30% 的皮肤），继续进展成为弥散的脱皮和急性皮肤衰竭（图 96 - 3）。

寻常天疱疮表现可能有多发的散在小水疱和大疱（头皮、面部、胸部、黏膜）。然而，因为大疱容易破裂，患者可能只是表现为疼痛的侵蚀性皮损。几乎所有患者的黏膜受累。

▶ 出血性皮损

DGI 皮损是红斑基底上有出血的灰色坏死性

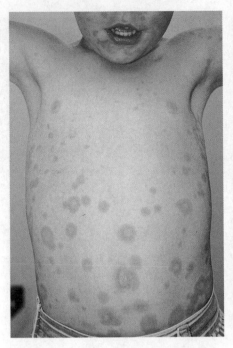

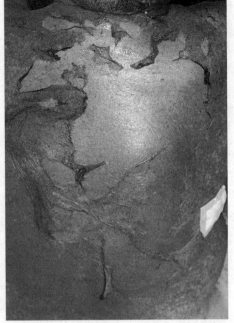

▲ 图 96-2　多形性红斑的典型靶形皮损（引自 Hardin J. Chapter 13. Cutaneous conditions. In：Knoop KJ，Stack LB，Storrow AB，Thurman RJ，eds. *The Atlas of Emergency Medicine*. 3rd ed. New York：McGraw-Hill，2010. Photo contributor：Michael Redman，PA-C）。

▲ 图 96-3　中毒性表皮坏死松解症患者大面积表皮脱落（引自 Suurmond D. Section 8. Severe and life-threatening skin Eruptions in the acutely lll patient. In：Suurmond D，ed. *Fitzpatrick's Color Atlas & Synopsis of Clinical Dermatology*. 6th ed. New York：McGraw-Hill，2009）。

脓疱，数量在 10～30 个，出现在四肢，快速自行缓解。脑膜炎球菌血症典型的皮疹是淤点或斑点样的，中心伴有灰白的水疱，可能进展为出血性皮疹（图 96-4）。有无脑膜炎，都可能出现发热、头痛

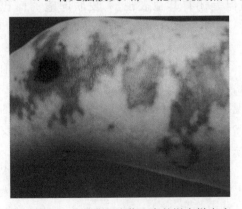

▲ 图 96-4　脑膜炎球菌血症的淤点样皮疹（引自 Suurmond D. Section 24. Bacterial infections involving the skin. In：Suurmond D，ed. *Fitzpatrick's Color Atlas & Synopsis of Clinical Dermatology*. 6th ed. New York：McGraw-Hill，2009）。

和呕吐。其发展迅速，未经治疗的情况下死亡率约 100%。

诊断方法

急诊室中这些疾病没有明确的针对性的诊断方法。患者有明显的、严重的全身疾病表现时，需要完善血液常规检查和一些培养、免疫测定，以及其他特殊检查。然而，在急诊室中无法获得这些检查的结果，无法在急诊室中协助做出诊断。

医疗决策

需要根据临床情况做出初始诊断，着重于评估某些危及生命的疾病。最容易的是先把患者的皮损进行分类——红斑、水疱样，或出血性皮损，以及一旦划分亚型，根据其临床特征明确或排除特定的诊断（图 96-5）。然而，有时在第一次很难明确诊断，早期治疗的关键是高度怀疑最可能迅速致命的症状，特别是脑膜炎球菌血症。

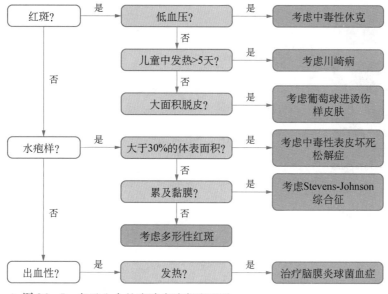

▲ **图 96 - 5**   危及生命的皮肤病诊断流程图。

治疗和处置

▶ 红皮病

　　SSSS 的患者应该给予静脉(IV)抗球菌的抗生素(萘夫西林或万古霉素),以及 IV 补液。患者应该收入院治疗。TSS 的患者首先应该明确感染源(卫生棉条、鼻腔填塞棉条)并移除。IV 免疫球蛋白(IVIG)被证明对中和 TSS 毒素有效并有助于恢复。这些患者也应该给予 IV 抗生素(例如,萘夫西林/万古霉素),以及收入重症监护室(ICU)。当诊断川崎病时,给予高剂量阿司匹林和 IVIG。患者应该收入院进一步监护和完善超声心动图检查。

▶ 水疱性皮损

　　多形红斑常常是良性的、自限性的皮疹,在 2~4 周内消失。其不需要特殊治疗,除了冰敷和尝试去除诱发因素。这些患者不需要收入院。Stevens-Johnson 综合征的患者需要 IV 补液和进行大水疱的清创。合并感染时要 IV 抗生素。患者应该收入烧伤单元病房或 ICU 进行伤口护理。TEN 患者需要类似 SJS 患者的护理;然而,由于其大量脱皮需要收入烧伤单元进行护理。寻常性天疱疮的患者应该给予 IV 激素和液体复苏治疗。他们应该收入院。

▶ 出血性皮损

　　DGI 的患者需要 IV 头孢曲松。全身性病变的患者或那些累及承重关节的患者需要收入院。脑膜炎球菌的患者可以在数小时内迅速恶化,导致低血压、休克、肾功能衰竭、急性呼吸窘迫综合征和弥漫性血管内凝血。治疗包括 IV 广谱抗生素(头孢曲松和万古霉素)和收入 ICU 治疗。

▼推荐阅读

[1] Rosenstein NE, Perkins BA, Stephens DS, Popovic T, Hughes J. Medical progress: meningococcal disease. *N Engl J Med*. 2001;344: 1378 - 1388.

[2] Thomas J, Perron A, Brady W. Serious generalized skin disorders. In: Tintinalli JE, Stapczynski JS, Ma OJ, Cline DM, Cydulka RK, Meckler GD. *Tintinalli's Emergency Medicine: A Comprehensive Study Guide*. 7th ed. New York: McGraw-Hill, 2011, pp. 1614 - 1624.

[3] Weber DJ, Cohen MS, Morrell DS, Rutala WA. The acutely ill patient with fever and rash. In: Mandell GL, Bennett JE, Dolin R, eds. *Mandell, Douglas, and Bennett's Principles and Practice of Infectious Disease*. Philadelphia: Elsevier Churchill Livingstone, 2009, pp. 791 - 807.

97 过敏反应
Allergic Reactions

Lisa R. Palivos, MD

要点

- 治疗过敏症时,肾上腺素是一线药物。二线用药包括抗组胺药和激素。
- 荨麻疹可能是首发体征,之后可能进展为血管性水肿或者过敏性反应。
- 患者有呼吸症状或喉头水肿时,快速评估气道并早期施行气管插管。
- 尝试明确并终止接触应激源。

引言

过敏反应是外来物质接触到皮肤、鼻部、眼部、呼吸道或者消化道时,身体对外来物质的反应。例如过敏原有灰尘、花粉、植物、药物、食物、橡胶和蚊虫叮咬。任何物质都可以是过敏原。过敏反应包括轻度的局部荨麻疹,到严重并危及生命的气道梗阻、呼吸衰竭,以及循环衰竭。荨麻疹或风团是一种对过敏原产生的免疫球蛋白E(IgE)介导的超敏反应,造成发红,增加的风团伴有瘙痒和刺痛。循环中的抗体把过敏原和肥大细胞上的 IgE 受体结合在一起。应答后,肥大细胞释放炎性物质(组胺、缓激肽),这导致血管渗透性增加。荨麻疹是急诊室就诊的患者最常见的皮损之一,年轻患者和老年患者都可见到。约有 20% 的人在其一生中会至少经历一次荨麻疹发作。

血管性水肿是皮肤深层由于血管完整性被炎性介质破坏后造成的非凹陷性水肿。其没有瘙痒,但是有烧灼感、麻木,或疼痛,一般见于面部和颈部。急诊室就诊的患者中,大约有 94% 的血管神经性水肿的病例是由药物诱发的。大部分药物诱发的血管性水肿出现在服用血管紧张素转换酶(ACE)抑制剂的患者中。服用 ACE 抑制剂的患者中,有 0.1%～0.2% 的患者会出现血管性水肿。根据潜在机制,主要有两种血管性水肿。肥大细胞血管性水肿是由 IgE 介导的,和荨麻疹类似。缓激肽是一种炎性介质,是导致遗传性的以及 ACE 抑制剂诱发的血管性水肿的原因,尽管缓激肽增加情况不同。

过敏症是严重的全身性的过敏反应,可以快速出现低血压、支气管痉挛和喉头水肿。美国每年有 500～1 000 人死于过敏。β-内酰胺类抗生素以及膜翅目昆虫叮咬是过敏最常见的原因。过敏症是 IgE 介导的,由炎性细胞释放组胺、白介素和前列腺素引起的。结果是引起全身的血管渗透性增加、血管扩张和平滑肌收缩。

临床表现

▶ 病史

荨麻疹患者表现有一过性、瘙痒的、局限的皮损,为红色,非凹陷性的斑块(风团)被红色环样包绕(图 97-1)。血管性水肿的患者有面部、唇部、舌头、眼睑、远端肢体,或生殖器肿胀。ACE 抑制剂诱发的血管性水肿好发于面部(图 97-2)。过

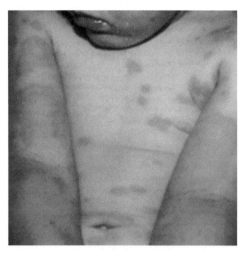

▲ 图 97-1　荨麻疹（引自 Kane KS, Bissonette J, Baden HP, et al. *Color Atlas & Synopsis of Pediatric Dermatology*. New York：McGraw-Hill，2002）。

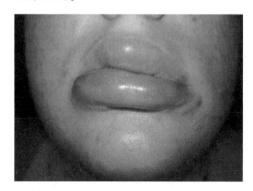

▲ 图 97-2　唇部血管性水肿（引自 Sarah M. Granlund）。

敏症的患者表现有濒死感或"喉部有肿物"，伴气短、胸痛、低血压、恶心、呕吐或者腹泻。＞90％的患者有荨麻疹或者血管性水肿。大部分患者暴露于过敏原数秒后出现症状和体征；然而，症状可能在暴露于过敏原后数小时出现。

如果患者稳定，尝试明确诱发因素。询问过敏史、用药史、暴露史、接触史、潜在疾病、饮食和家族过敏史。

▶ 体格检查

对患者的初步评估应该着重于气道、呼吸和循环（ABCs）。气道梗阻可能有唇部、舌头，或悬雍垂肿胀。患者可能有声音嘶哑、喘鸣音、哮鸣音，或呼吸窘迫。患者可能有红斑、荨麻疹、瘙痒，

或者面部、颈部或四肢的血管性水肿。服用 ACE 抑制剂的患者出现血管性水肿时，有 86％的病例累及面部。

一旦患者血流动力学稳定，应该完善更细致的体格检查。脱去患者衣物，检查皮肤并描述皮疹。包括类型（斑疹、丘疹、水疱）、大小、形状、数量和皮疹颜色。如果能明确过敏原，则去除过敏原。例如，蚊虫叮咬后去除叮咬残留物。

诊断方法

根据临床症状诊断荨麻疹、血管性水肿和过敏症，不需要特殊的实验室检查或影像学检查。

医疗决策

应该有充分的病史和体格检查来诊断急性过敏反应，特别是有明显的暴露史，如蜜蜂蜇伤。诊断常常不明确，因为过敏的症状可能和其他表现很像，如心肌梗死、肺栓塞、晕厥、哮喘持续状态，或脓毒症。荨麻疹可能和病毒疹、多形性红斑，或者血管炎混淆。感染（蜂窝织炎）、接触性皮炎和肾病或肝病可能表现和血管性水肿很像（图97-3）。

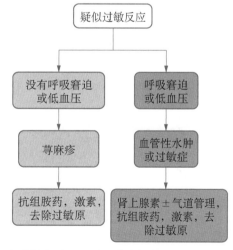

```
        ┌─────────────┐
        │ 疑似过敏反应 │
        └─────────────┘
         │           │
┌──────────────┐  ┌──────────┐
│ 没有呼吸窘迫  │  │ 呼吸窘迫  │
│ 或低血压     │  │ 或低血压  │
└──────────────┘  └──────────┘
       │              │
   ┌───────┐   ┌──────────────┐
   │ 荨麻疹 │   │ 血管性水肿    │
   └───────┘   │ 或过敏症      │
       │       └──────────────┘
┌──────────────┐      │
│ 抗组胺药，激素，│  ┌──────────────┐
│ 去除过敏原    │  │ 肾上腺素±气道 │
└──────────────┘  │ 管理，抗组胺药，│
                  │ 激素，去除     │
                  │ 过敏原        │
                  └──────────────┘
```

▲ 图 97-3　过敏反应诊断流程图。

治疗

过敏症伴有气道损伤和低血压时是急症，必须快速评估和治疗。治疗中最重要的步骤是快速

给予肾上腺素。

初始的稳定性治疗包括 ABCs、心电监护、给氧和静脉内（IV）补液。进一步治疗取决于病情严重性和治疗反应程度。当气道受到威胁时，早期进行气管插管是救命措施。如果血管性水肿的患者气道受损，或是患者支气管痉挛，或是患者因过敏引起低血压，要给予肾上腺素治疗。如果患者血压正常，没有心血管衰竭的体征，每 5～10 分钟给予肌内注射（IM）0.3～0.5 mg 肾上腺素 [0.3～0.5 ml 的 1∶1 000（1 mg/1 ml）]，直到反应良好。IM 给药方式比皮下给药方式更好。在大腿注射比在三角肌区域注射效果好。如果患者没有反应，或出现提示心血管损伤的低血压，慢慢给予肾上腺素 0.1 mg IV 持续 5 分钟以上 [1 ml 的 1∶10 000 溶液（1 mg/10 ml）]。如果患者对这种治疗无反应，那么需要开始给予肾上腺素注射。

二线治疗包括激素和抗组胺药。病情轻者应该给予口服（PO）或肌内注射（IM）H_1 阻断剂（苯海拉明），病情重一些的患者应给予 IV 苯海拉明。患者有严重的荨麻疹、血管性水肿，或过敏症时，应该给予 H_2 阻断剂联合 H_1 阻断剂。可选择的药物包括法莫替丁 20 mg IV、雷尼替丁 50 mg IV，或西咪替丁 300 mg IV。对于所有中到重度的过敏反应患者，要给予激素治疗（泼尼松 40～60 mg PO 或甲泼尼龙 125 mg IV）。针对支气管痉挛的治疗，加用沙丁胺醇雾化、异丙托溴铵和硫酸镁。

遗传性的和 ACE 抑制剂诱导的血管性水肿，给予肾上腺素、抗组胺药和激素治疗后效果常常不好。然而，很难区分血管性水肿和 IgE 介导的反应，后者对这些治疗反应很好。在急性起病的患者中，考虑其他诊断和治疗可能时，假设有超敏反应并给予治疗是非常必要的。其他治疗都无法立刻起效，因而当水肿加重以及有气道损伤的征象时，应该预防性进行气管插管或环甲膜切开术。

停止服用 ACE 抑制剂后 24～48 小时症状可以缓解。对于疑似缓激肽介导的病例，可以给予新鲜冰冻血浆或精制 C_1 抑制剂浓缩物；然而，需要 2～4 小时以后才可能缓解症状。两种药物替代了酶，激肽酶 II——其可分解多余的缓激肽。

处置

▶ 住院

患者有全身症状或有潜在未解决的气道损伤时，必须收入重症监护室。

▶ 出院

患者在急诊观察，症状缓解数小时后可以出院。把患者转诊给过敏症专家或者免疫专家。给予抗组胺药和激素 3～5 天，如果过敏反应很严重，给予肾上腺素自动注射器（EpiPen 肾上腺素笔）。触发因素已知的患者，应该告知其严格避免接触这些诱因。建议患者佩戴个人识别标志，如过敏警告标签。患者服用 ACE 抑制剂时，应该告知其停药，同时还要避免使用血管紧张素受体阻滞剂。

推荐阅读

[1] Bunney EB. Anaphylaxis. In: Wiebe RA, Ahrens WR, Strange GR, Schafermeyer RW, eds. *Pediatric Emergency Medicine*. 3rd ed. New York: McGraw-Hill, 2009: 589 - 591.
[2] Rowe BH, Gaeta T, Gaeta TJ. Anaphylaxis, acute allergic reactions, and angioedema. In: Tintinalli JE, Stapczynski JS, Ma OJ, Cline DM, Cydulka, RK, Meckler GD. *Tintinalli's Emergency Medicine: A Comprehensive Study Guide*. 7th ed. New York: McGraw-Hill, 2011: 177 - 182.
[3] Simons, FE. Anaphylaxis. *J Allerg Clin Immunol*. 2010;125(suppl 2): S161 - S181.

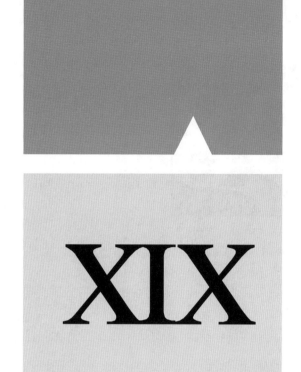

精神科急症

Psychiatric Emergencies

精神障碍
Approach to the Psychiatric Patient

Leslie S. Zun，MD

要点

- 新发精神障碍应进行全面急诊检查，需考虑到原发病。
- 有精神障碍史的患者，并且发病时症状相同，不需要进行全面检查。
- 躁狂患者需要急诊科立即干预。
- 有自杀和杀人倾向的患者或无自理能力的患者需要入住精神病院。

引言

急诊（ED）医师通常遇到精神障碍患者。精神障碍患者的总数在上升，同时在急诊患者中的百分比也在上升，从1992年的4.9%上升到2001年的6.3%。在急诊最常见的精神障碍是物质使用成瘾（22%）、心境障碍（17%）和焦虑相关倾向障碍（16%）。

精神障碍患者表现呈多样性，这既取决于精神疾病本身，又取决于其并发症状。精神障碍患者可能会抑郁、躁狂、有自杀或杀人倾向、紧张、妄想或痴呆。

与其他急诊患者一样，急诊医师应判断此类患者的状况是否威胁生命。威胁生命的状况包括自杀或杀人倾向及由疾病原因引起的精神异常（表98-1）。异常行为的常见病因包括低血糖、缺氧、癫痫、头部创伤和甲状腺功能异常。患者也可能存在谵妄或痴呆，因为两种都有可能因潜在治疗引起。急诊医师首要任务就是确定精神障碍是治疗引起还是由精神病原因引起。这种确定的过程常称为医疗清理过程。其次，急诊医师应评估患者是否同时存在治疗引起的精神障碍，因为此类精神障碍患者通常有很大可能发病，且病因通常被忽略。

一些精神障碍患者发生急性躁狂。跟急诊其他患者一样，这类患者通常急性起病，在完成定性评估之前，需要稳定患者情绪。躁狂控制后，医师必须确定引起躁狂的原因及是否需要专科医师协助治疗。

表98-1 疾病原因引起的精神障碍
酒精中毒或戒断
抗胆碱能药中毒
药物中毒或戒断
电解质异常
头部受伤
肝功能衰竭
甲亢
低血糖
脑膜炎和脑炎
肾功能衰竭
癫痫
脑卒中
Wernicke 脑病

临床表现

▶ 病史

详细的病史和发作史非常重要,有助于确定发作是由疾病引起还是由精神问题引起。确定发作和以前发作完全一样还是相似也非常重要。一些精神障碍患者能够自己提供病史,而另一些患者需要旁人提供病史,某些重要病史可来自家属、旁观者、护理人员、警察或病历记录。其他病史和精神障碍史、用药史、药物依从性、成瘾物质使用和近期压力承受都可以成为佐证。

多种因素导致精神科患者失代偿并到急诊就诊,包括伴随物质使用和戒断、使用非精神科药物、社会状况变化和环境应激反应。确定这些因素非常有用,能更好地满足患者需求。

▶ 体格检查

体格检查能为患者发病的病因提供重要线索。需要注意的病因包括年龄>45岁、大小便失禁、认知障碍、异常生命体征和局部检查异常(表98-2)。

表98-2 需要注意的病因

年龄>45岁
大小便失禁
局部神经系统检查
认知障碍
异常生命体征
局部检查异常

精神障碍患者应在急诊进行全面检查,并着重神经系统和精神状况检查。神经系统检查应着重局部检查,包括脑神经、感觉系统、力量、反射和协调。精神状况检查应包括外表、行为和态度、思想障碍、感知障碍、情绪和影响、洞察力和判断力,感觉和智力包括认知、行为和态度。同时还应对患者进行认知功能评估,因为在常规的急诊检查中经常被忽略。认知功能的具体测试包括简易精神状态检查表、钟表绘画测试和认知能力筛选检查。有精神病因素的患者通常生命体征正常,非局部检查和认知功能检查均正常;而其他疾病引起精神障碍的患者可能具有异常生命体征,局部检查结果异常或有异常认知缺陷。意识障碍和认知水平异常的患者可能患有谵妄,而意识正常但认知受损的患者可能患有痴呆。

诊断方法

▶ 实验室检查

使用临床判断确定是否需要对患者的精神障碍做实验室检查。与使用临床判断相比,一些机构有一套常规对所有异常行为的精神障碍患者进行的实验室检查。首次发病或精神障碍有变化的患者应进行常规实验室检查[全血(CBC)、生化、尿液]。CBC可判断有无感染,异常生化检查可能提示低血糖或低/高钠血症,尿液检查可确定尿路感染。常规药物筛查和酒精检测作用不大,但可用于未知病因引起精神状态改变的患者。对已知精神障碍患者和持续精神障碍患者通常不需要进行实验室检查。

▶ 影像学检查

与实验室检查一样,是否需要影像学检查需临床判断。新发患者可行CT扫描。肺炎或充血性心力衰竭患者需胸片协助诊断。是否需要其他影像学检查应根据患者实际情况。

操作步骤

• 精神障碍患者通常会躁狂,对自身或工作人员存在一定威胁,应尽量使用非约束手段达到控制躁狂的目的。首先安抚情绪,治疗躁狂的患者需逐步进行,基本要素包括尝试平息患者情绪,满足其合理需要,减少周围环境刺激。然后减轻患者焦虑,可以使用苯二氮䓬类或抗精神病药物。这些药物包括氟哌啶醇[5 mg肌注(IM)]、非典型抗精神病药物(齐拉西酮10 mg IM),以及劳拉西泮(1~2 mg IM),这些药物可以单独使用也可以联合使用。最后,患者仰卧位,限制其四肢活动,活动受限的患者需要频繁或连续观察。

医疗决策

询问病史和体格检查,包括神经系统和精神

状况检查,附加判断精神障碍是否为新发使检查更充分。然而,每项病史和体格检查都会影响进一步评估和对原发病的治疗。一旦问题确定,精神病、抑郁、焦虑、自杀或杀人倾向患者都需要进行精神障碍评估和治疗。

新发精神障碍患者有谵妄、痴呆或其他原发病,都需要进一步评估和治疗(图 98-1)。

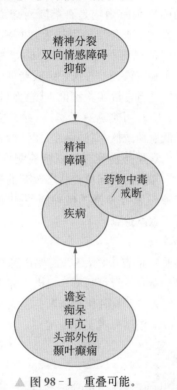

▲ 图 98-1 重叠可能。

治疗

精神障碍患者治疗各不相同。患者可能需要补充精神障碍药物、新药物或紧急处理急性躁狂。多数急诊医师在未咨询精神科医师的情况下不会加用新药物。所有其他医疗情况,急诊都应该及时处理。

处置

▶ 住院

精神障碍患者需要住院治疗的 3 个共识:自杀倾向、杀人倾向和不能自理。临床判断至关重要,包括患者是否有其他精神疾病、是否存在潜在自杀或杀人倾向,或可能无法自理。

▶ 出院

患者离开急诊后需专业人员进行随访。许多社区对精神障碍患者的管理有限,需要专业人员照顾。对于管理有限的社区,需将患者交给初级保健医师或健康专员(执业护士或助理医师),或居委会。

推荐阅读

[1] Zun LS. Behavioral disorders: diagnostic criteria. In: *Tintinalli's Emergency Medicine: A Comprehensive Study Guide*. 7th ed. New York: McGraw-Hill, 2011, pp. 1946-1952.
[2] Zun LS. Evidence-based evaluation of psychiatric patients. *J Emerg Med*. 2005;28: 35-39.
[3] Zun LS. Evidence-based treatment of psychiatric patients. *J Emerg Med*. 2005;28: 277-283.